Schattauer

von Arnim | Lahmann | Johnen (Hrsg.)

Subjektive Anatomie

Theorie und Praxis körperbezogener Psychotherapie

3., aktualisierte Auflage

Mit Originaltexten von Thure v. Uexküll und Marianne Fuchs
Mit einem Geleitwort von Wulf Bertram

Mit Beiträgen von

Angela von Arnim
Peter Cluß
Marianne Fuchs †
Barbara Hickmann †
Barbara Hahn
Horst Haltenhof
Gabriele Janz
Rolf Johnen
Claas Lahmann
Liselotte Löhlein †
Hans Müller-Braunschweig †
Wolfram Schüffel
Thure von Uexküll †
Teodora Woelk

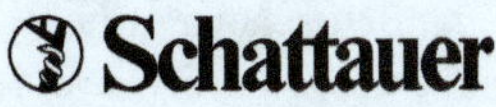

Schattauer

Dr. med. Angela von Arnim
Viktoria-Luise-Platz 8,
10777 Berlin-Schöneberg
arnim.angela@web.de

Prof. Dr. med. Claas Lahmann
Hauptstr. 8, 79104 Freiburg
claas.lahmann@uniklinik-freiburg.de

Dr. med. Rolf Johnen
Eduard-Conz-Str. 20/1, 75365 Calw
rolf.johnen@gmail.com

Schattauer
www.schattauer.de

Cover: Bettina Herrmann, Stuttgart
unter Verwendung einer Abbildung von © iStock / MarsBars
Gesetzt von Eberl & Koesel Studio, Altusried-Krugzell
Gedruckt und gebunden von CPI – Clausen & Bosse, Leck
Lektorat: Marion Drachsel
Projektmanagement: Dr. Nadja Urbani
ISBN 978-3-608-40066-3
E-Book ISBN 978-3-608-11660-1
PDF-E-Book ISBN 978-3-608-20530-5

3. Auflage, 2022

Bibliografische Information der Deutschen Nationalbibliothek
Die Deutsche Nationalbibliothek verzeichnet diese Publikation in der Deutschen Nationalbibliografie; detaillierte bibliografische Daten sind im Internet über http://dnb.d-nb.de abrufbar.

Die Einführung des Subjekts in die Anatomie

Zum Geleit

Lehrbücher und Atlanten der Anatomie waren seit jeher ein besonderes Programmsegment des Schattauer Verlages. Da gibt es die nahezu legendären Werke des inzwischen 100-jährigen Erlanger Anatomieprofessors Johannes Rohen und seiner engsten Mitarbeiterin Elke Lütjen-Drecoll und den brillanten fotografischen Atlas, den beide unter Mitarbeit des japanischen Anatomen Chihiro Yokochi herausgegeben haben. Er zeigt den menschlichen Körper so, wie er den Studierenden, den Ärztinnen und Ärzten in Präpariersaal und bei chirurgischen Interventionen erscheint. Ohne die schön blau gemalten Venen und roten Arterien wie in herkömmlichen Atlanten, sondern in den naturgetreuen, eher wenig variierenden Farbtönen, die wir im Körperinneren vorfinden, wenn wir es mit dem Skalpell eröffnen. Das erfordert eine schärfere Wahrnehmung der natürlichen anatomischen Strukturen und kann so besser auf die Arbeit im Präpariersaal oder im OP vorbereiten.

Als Referenz-Verlag für Anatomie war der Verlag also sehr aufgeschlossen, als er 1994 das Angebot bekam, ein weiteres Lehrbuch zu verlegen, das die Anatomie im Titel führte. Für Überraschung und Befremden sorgte allerdings bei näherem Hinsehen das Attribut dieses Titels: Subjektive Anatomie? War das nicht ein Oxymoron, ein Widerspruch in sich? Gibt es denn etwas Objektiveres als die Anatomie, die keine Interpretation ihres Gegenstandes, sondern nur eine scharfe Wahrnehmung und die umfassende Aneignung der Strukturen verlangt, mit denen sie sich wissenschaftlich und handwerklich beschäftigt?

Es gab Stimmen, die von der Publikation eines solchen Buches vehement abrieten, weil es sich nicht verkaufen lassen würde. Der Titel würde nur verwirren, könnte als Unsinn angesehen werden und als ein somit scheinbar exotisches Buch dem Ruf eines Verlages, der sich einen Namen mit der »objektiven Anatomie« gemacht hatte, eventuell sogar schaden. Es waren die Namen zweier herausragender Persönlichkeiten in der Medizin und der körperorientierten Therapie unter den Herausgeberinnen und Herausgebern, die dann den Ausschlag gaben, dieses Buch doch zu verlegen: Marianne Fuchs, welche die Funktionelle Entspannung entwickelt hatte, und Thure von Uexküll, dem Nestor der psychosomatischen Medizin in den deutschsprachigen Ländern.

Die Unkenrufe erwiesen sich als gegenstandslos. Das Buch erweckte innerhalb von kurzer Zeit so viel Aufmerksamkeit und fand so viele Interessierte, dass bereits drei Jahre später eine neue Auflage erscheinen konnte.

Wie erklärt sich der Erfolg dieses Buches? Die zunehmende Spezialisierung in der Medizin, das Florieren medizinischer Hightech-Verfahren und die rasanten Einführungen neuer pharmakologischer Präparate führten zu zweifellos segensreichen Entwicklungen in der Heilkunde, aber auch zu einem zunehmenden mechanistischen

Verständnis der Medizin mit ihrem Maschinenmodell, dessen Wurzeln schon auf Descartes zurückgehen. Der französische Philosoph sah bekanntlich keinen Unterschied zwischen einer schlecht gemachten Uhr und einem kranken Menschen (Descartes 1662) und bahnte den Dualismus von einer »Medizin für kranke Körper ohne Seelen und einer anderen für leidende Seelen ohne Körper«, wie Thure von Uexküll es plakativ formuliert hat. In dialektische Weise rief die Deutungshoheit der mechanistischen Medizin allerdings auch eine Reihe von Wissenschaftlerinnen und Wissenschaftler in Medizin und Geisteswissenschaften auf den Plan, welche der Überzeugung waren, dass diese Spaltung nicht der menschlichen Natur in Gesundheit und Krankheit entspreche.

Dem Körper begegnen die Studierenden der Medizin im Präpariersaal zum ersten Mal als lebloses Objekt. Dadurch wird ein medizinisches Verständnis induziert, in dem die Ärztin oder der Arzt als handelndes Subjekt erscheinen, die Patientin oder der Patient als zu behandelnder Gegenstand. Angesichts dieser einseitigen ärztlichen Sozialisation forderte schon während der 40er-Jahre des 20. Jahrhunderts der Neurologe und spätere Lehrstuhlinhaber für Psychosomatik an der Universität Heidelberg, Viktor von Weizsäcker, die »Einführung des Subjekts« in die Medizin. Das bedeutet, den kranken Menschen nicht als Objekt der ärztlichen Tätigkeit anzusehen, sondern als Subjekt anzuerkennen, das in einer wechselseitigen Beziehung zu den Handelnden steht.

Dieses Buch liefert nun also eine Einführung des Subjekts in die Anatomie. Seine erste Auflage wurde von einer Gruppe von 13 »Neugierigen« verfasst, wie sie sich selbst bezeichneten: Autorinnen und Autoren, die aus verschiedenen Bereichen der Medizin kamen. Mithilfe der von Marianne Fuchs in enger Zusammenarbeit mit Viktor von Weizsäcker entwickelten »Funktionellen Entspannung« versuchte die Gruppe, eine Begegnung mit dem eigenen Körper zu erreichen, die eigene Körper-Erfahrung zu schärfen und gleichzeitig eine Sprache zu finden, die diese Erfahrung auszudrücken in der Lage ist.

Ich behaupte, dass das bewusste Erleben des eigenen Körpers, seine sinnliche Erfahrung und das Erspüren seiner Funktionen entscheidende Voraussetzungen für eine wahre Begegnung mit dem Körper des Anderen als Patientin oder Patient sind. Je tiefer diese Erkenntnis ist, desto besser kann es gelingen, sich in die Wahrnehmung der Empfindungen eines anderen Menschen einzufühlen, den Bezug zu dessen Schmerzen, Missempfindungen, Einschränkungen, dysfunktionalen oder heilsamen Emotionen zu finden. In einem zweiten Schritt ist der Erwerb einer treffenden Sprache für die wahrgenommenen Empfindungen bei sich selbst und anderen zu fördern, um eine Kommunikation über diese Befindlichkeit zu ermöglichen. Insofern wäre es ein großer Gewinn, wenn die »Subjektive Anatomie« ihren Platz neben den Lehrbüchern der »objektiven« Medizin finden würde. Anders als die Initiation der Studierenden über die Konfrontation mit dem leblosen, formalingetränkten und wächsernen Leichnam im Präpariersaal könnte so eine Resonanz zwischen Untersuchenden und Untersuchten, Behandelnden und Behandelten entstehen, die eine entscheidende Voraussetzung für eine adäquate Diagnostik und Therapie ist.

Ein Gastroenterologe, der mit den Jahren große Erfahrung und Routine in dem scheinbar primär technisch orientierten Vorgehen der Endoskopie erworben hatte, sagte mir einmal, dass seine endoskopischen Befunde umso aussagekräftiger seien, je besser er vor der Untersuchung im Gespräch einen Zugang zum Patienten und dessen Befindlichkeit und Erleben gefunden hätte.

Thure von Uexküll und Marianne Fuchs, die *primi inter pares* des Autorenteams der ersten beiden Auflagen, wurden beide 1908 geboren, Uexküll verstarb 2004 im Alter von 96 Jahren, Marianne Fuchs wurde 101 Jahre alt und verstarb 2010. 1997 war die zweite Auflage der »Subjektiven Anatomie« erschienen. Es mag an dem Verlust der »Eltern« der Gruppe gelegen haben, die die Familie der Autorinnen und Autoren zusammengehalten hatten, dass danach bis heute keine weitere Auflage erschien. Umso mehr ist es Angela von Arnim und Rolf Johnen als Mitautorin und -autor der ersten Stunde zu danken, dass sie sich jetzt, fast ein Vierteljahrhundert nach Erscheinen der zweiten Auflage und nachdem das Buch lange vergriffen war, der dritten Auflage angenommen haben. Als Koherausgeber konnten sie Claas Lahmann, Direktor der Klinik für Psychosomatische Medizin und Psychotherapie der Universität Freiburg, gewinnen, der, nach Lebensjahren gerechnet, ein Enkel von Thure von Uexküll und Marianne Fuchs sein könnte und sich als einem seiner Schwerpunkte in Forschung und Praxis besonders der Körperpsychotherapie und dem Embodiment gewidmet hat. Auf diese Weise wird eine Brücke zu den Pionieren der Körperwahrnehmung um Uexküll und Fuchs geschlagen und eine Verbindung zu den mittlerweile reichhaltigen Ergebnissen der einschlägigen aktuellen Forschung in Medizin, Psychologie und Neurowissenschaften geknüpft.

Der Titel des Buches, »Subjektive Anatomie«, wird vermutlich auch heute noch zunächst als Oxymoron angesehen werden und irritieren können. Gut so, wenn die kognitive Dissonanz den Wunsch und die Neugier erweckt, zu erfahren, was dahintersteckt. Es lohnt sich.

Hornberg im Schwarzwald, im Januar 2022

Wulf Bertram

Vorwort zur dritten Auflage

Im Jahr 1994 erschien im Schattauer Verlag die Erstauflage der »Subjektiven Anatomie«. Herausgeber waren Thure von Uexküll, Marianne Fuchs, Hans Müller-Braunschweig und Rolf Johnen. Der Titel war als Provokation gemeint und wurde auch als provokant wahrgenommen, weil er sich entschieden gegen die »objektive Anatomie« der Schulmedizin richtete.

Das seit Längerem vergriffene Buch entstand in einem siebenjährigen Gruppenprozess (1987–1994) von 13 Psychosomatikern und Körperpsychotherapeuten aus dem Bereich der Funktionellen Entspannung und der Konzentrativen Bewegungstherapie. Diese Gruppe suchte auf der Grundlage eines gemeinsamen Körperwahrnehmungsprozesses (bei dem es in »Selbstversuchen« darum ging, Körpererfahrungen sprachlich zum Ausdruck zu bringen) nach theoretischen Modellen, um zu verstehen, wie die Einbeziehung des Körpers und der Körperwahrnehmung in die Psychotherapie sowie in ärztliches Handeln Heilungsprozesse unterstützen kann.

Im Gruppenprozess erarbeiteten die Beteiligten ihre eigene subjektive Anatomie mithilfe der Methode der Funktionellen Entspannung nach Marianne Fuchs, was besonders anregend und fruchtbar war, weil Marianne Fuchs auch an dem Gruppenprozess teilnahm. Die Funktionelle Entspannung ist eine tiefenpsychologisch fundierte und wahrnehmungsorientierte Körperpsychotherapiemethode, die einen erlebnishaften Zugang zur eigenen subjektiven Anatomie ermöglicht und besondere therapeutische Möglichkeiten für die Behandlung von Patienten mit Entwicklungstraumatisierungen aufweist. Um zu einem umfassenderen Verständnis des auf diese Weise erlebten Körpers zu kommen, griff die Gruppe auf weitere theoretische Modelle zurück, insbesondere auf die Systemtheorie, die Theorie der autopoietischen Systeme, den Konstruktivismus, die Entwicklungspsychologie, die empirische Säuglings- und Pränatalforschung sowie die Biosemiotik.

Die Beschäftigung mit der eigenen subjektiven Anatomie, dem erlebten eigenen Körper, hat in unserer gegenwärtigen Lebenssituation, die in besonderer Weise durch die Covid-19-Pandemie geprägt ist, eine bedeutsame Aktualisierung erfahren. In der gesellschaftlichen Debatte, die um die Möglichkeiten der Bewältigung dieser Bedrohung und deren Folgen geführt wird, geht es direkt oder indirekt immer auch um den Umgang mit dem Körper: Was macht das »social distancing« mit uns? Was bewirken die in Zeiten des Lockdowns fehlenden Kontakte und guten Berührungen mit den Beziehungen zu uns wichtigen Menschen? Wie können wir in derart schwierigen Zeiten Lebendigkeit und einen »inneren Kompass« spüren? Wo finden wir »inneren Halt«, um mit einer uns eigenen »inneren Sicherheit« gut zu überleben? Wie können wir uns, falls die Grenzen unserer Belastbarkeit erreicht sind, wirksam schützen und wieder regulieren? Und wie geht es uns mit diesen Themen als Therapeuten in unseren Psychotherapien?

In der körperbezogenen Therapie mit der Methode der Funktionellen Entspannung geht es primär um Selbstwahrnehmung, Selbstregulation, Halt, Grenzen und Rhythmen der Lebendigkeit. Diese Methode legt den größten Wert auf einen vorsichtigen, feinspürig erkundenden, eher spielerischen Umgang mit dem eigenen Körper, weil dieser besondere Umgang auch zum Gefühl eines »inneren Kompasses« im Sinne einer verbesserten Selbstfürsorge verhelfen kann.

Die in der Nachkriegszeit an der Psychosomatischen Klinik der Universität Heidelberg von Marianne Fuchs in enger Kooperation mit Viktor von Weizsäcker entwickelte »Funktionelle Entspannung« verwendet behutsame, eher kleinschrittige Körperwahrnehmungsangebote – verbunden mit der Wiederentdeckung von im Körper enthaltenen Ressourcen. Aus der »verkörperten« Selbstwahrnehmung sowie dem Bemerken und Zulassen von körpereigenen Rhythmen kann sich ein funktionell bedeutsamer, d. h. auf Regulierung der Körperfunktionen bezogener Entspannungsvorgang entwickeln.

Durch eine Art »propriozeptiven«[1] und affektiven Körper-Dialog mit sich selbst und mit dem Anderen, ebenso durch die Umsetzung des Erlebten in Sprache, werden immer auch biografische Aspekte der »Einverleibung« der eigenen Körper- und Gefühls-Geschichte Inhalt dieses Selbsterfahrungsangebotes sein. Auf dem Boden einer Verbesserung der körperlichen Selbstberuhigungs- und Emotionsregulierungskompetenz wird außerdem das Bemerken körperlicher Resonanzphänomene in der Begegnung gefördert. Auf der leiblichen Ebene spüre ich eine stärkere Verbindung zu mir selbst und mit dem Anderen, was Merleau-Ponty bereits 1945 als »Zwischenleiblichkeit« beschrieb (Merleau-Ponty 1945 [1976]).

Zum gegenwärtigen Zeitpunkt zeichnet sich deutlich ab, dass die Zukunft schon begonnen hat. Deshalb müssen wir uns neue Fragen stellen, z. B.: Wie verändert sich unser Körpererleben in durch eine Pandemie geprägten Zeiten und welche Neuentdeckungen machen wir? Was bedeutet das für unser Selbstempfinden und im beruflichen Bereich für unser psychotherapeutisches und ärztliches Handeln?

Insbesondere wird für viele Menschen die Notwendigkeit, online zu kommunizieren, auch nach Ende der Pandemie fortbestehen. Die anfangs recht neuen Möglichkeiten von »Homeoffice« und sogar von »Onlinetherapien« werden weiter an Bedeutung gewinnen.

Hier zeichnen sich schon jetzt spannende Fragen ab: Kann es wirksame (Körper-) Psychotherapie online geben? Können wir körperliche Übertragungs- und Gegenübertragungsphänomene auch online bemerken und in die Therapie einbeziehen? Was ist anders bei Telefontherapie als bei Onlinetherapie, d. h. welche Phänomene bei der Fokussierung auf den auditiven vs. visuellen Sinneskanal treten auf und was beobachten wir? Wie geht es uns dabei und was brauchen wir, um uns angesichts des Umgangs mit den neuen Techniken, wie z. B. Videokonferenzen, sicher und lebendig zu

---

1 »Propriozeptiv« ist abgeleitet von »Propriozeption«, was so viel bedeutet wie »den eigenen Körper in Besitz nehmen« (→Glossar).

fühlen? Diese Fragen, die auch intensiv beforscht werden, könnten den Titel erhalten: »Subjektive Anatomie in einer veränderten Umwelt – die Zukunft hat schon begonnen«.

Der ehemalige Geschäftsführer des Schattauer Verlages, Wulf Bertram, hatte vor einigen Jahren den Vorschlag gemacht, das Pionierwerk »Subjektive Anatomie« in überarbeiteter Form neu herauszugeben. 28 Jahre nach dem Erscheinen der Erstauflage ist das kein einfaches Unterfangen, da in dieser Zeit auf dem Gebiet der Forschungs- und Publikationsaktivitäten zu den Themen »Körper«, »Körperwahrnehmung«, »Embodiment«[2], »Körperpsychotherapie« und »Einbeziehung des Körpers in verbale Psychotherapien« viel passiert ist. »Der Körper« ist heute auch im großen Bereich der nicht direkt körperpsychotherapeutisch orientierten Psychotherapien »in aller Munde«.

Wir, d. h. die Autorinnen und Autoren der beiden ersten Auflagen dieses Werkes, die heute noch leben und beruflich aktiv sind, haben deshalb diese Auflagen noch einmal gründlich durchgesehen.

Wir würdigen an dieser Stelle besonders die Bedeutung der Beiträge der inzwischen verstorbenen Erstautoren Marianne Fuchs, Lieselotte Löhlein, Hans Müller-Brauschweig und Thure von Uexküll.

Dabei sind wir zu der Überzeugung gekommen, dass der überwiegende Teil der Texte, die wir innerhalb der siebenjährigen Entstehungszeit des Buches von 1987 bis 1994 geschrieben haben, noch heute erstaunlich aktuell ist.

Deshalb haben wir uns entschlossen, den Text der Erstauflagen so weit wie möglich unverändert zu lassen und den einzelnen Kapiteln lediglich kurze erklärende Einleitungen und in Einzelfällen auch Kommentare, jeweils von 2021 und 2022, hinzuzufügen. Der notwendigen Aktualisierung und Ergänzung der ursprünglichen Texte tragen wir auch in den hinzugefügten Kapiteln Rechnung. Dies gilt gleichfalls für einige Stichworte des Glossars. Zusätzlich haben wir für die interessierten Leser eine Liste mit aktueller und weiterführender Literatur beigefügt.

Aus Gründen der besseren Lesbarkeit haben wir im Text überwiegend die männliche Form gewählt. Selbstverständlich beziehen sich die Angaben jeweils auf alle Geschlechter.

Mit Sicherheit trifft die Einschätzung Wulf Bertrams sowie vieler Fachkollegen zu, dass die »Subjektive Anatomie« einer Art Pionierwerk ist und dass es sich auch heute noch lohnt, darin zu lesen, um auf diese Weise immer wieder einmal »zu den Wurzeln zurückzugehen«. Nun haben wir Sie hoffentlich neugierig gemacht. Wir wünschen Ihnen beim Lesen viel Freude.

Berlin, Freiburg, Calw im Winter 2021/2022

Angela von Arnim, Claas Lahmann, Rolf Johnen

---

2 Embodiment ist ein neuer Begriff der Kognitionswissenschaften. Er baut darauf auf, dass Bewusstsein immer einen Körper voraussetzt.

Vorwort zur zweiten Auflage

Das Buch hat rasch eine interessierte Leserschaft gefunden, sodass bereits nach zwei Jahren eine zweite Auflage erforderlich wird. Neben Psychotherapeuten der verschiedensten Schulen ist ein zunehmendes Interesse an der subjektiven Anatomie bei Ärzten festzustellen, die mit dem »Maschinenmodell vom Menschen« der naturwissenschaftlichen Medizin nicht zufrieden sind.

Aufgrund des kurzen Zeitabstandes zwischen den beiden Auflagen konnte die zweite Auflage gegenüber der ersten bis auf wenige Korrekturen und Ergänzungen unverändert gelassen werden.

Frühjahr 1997

Thure von Uexküll
Marianne Fuchs
Hans Müller-Braunschweig
Rolf Johnen

Vorwort zur ersten Auflage

Die **Geschichte dieses Buches** ist die Geschichte einer Gruppe von Neugierigen. Ein Teil der Gruppe sind Ärzte; sie fühlten sich in ihrer täglichen Arbeit mit kranken Menschen von einem ungelösten Problem bedrängt: Weder die somatische noch die psychologische Medizin konnte ihnen sagen, was der Körper ist – der Körper, der sich wohl oder krank fühlt, mit dessen Leiden sie ständig konfrontiert sind. Den anderen Teil der Gruppe bilden »Körper-Psychotherapeuten«. Sie wollten wissen, warum die Sprache, die sie erfinden mussten, um die Phänomene dieses Körpers zu beschreiben, eine Art Geheimsprache blieb, die kaum jemand außer ihnen selbst versteht.

Die Begegnung dieser Neugierigen mit ihren gewissermaßen »komplementären« Interessen war, wie Marianne Fuchs im Juni 1993 in einem Brief an Thure von Uexküll geschrieben hat, »ein glücklicher Zufall«: Im März 1986 entstand in Schömberg im Rahmen einer Tagung des Deutschen Kollegiums für Psychosomatische Medizin (DKPM), zu der Mitglieder der Arbeitsgemeinschaft für Funktionelle Entspannung (AFE) als Referenten eingeladen waren, der Plan, Körper-Selbsterfahrung mit dem Ringen um eine Sprache zu verbinden, die dem, was jeder bei sich selbst erfährt, dem »Selbsterfahrenen« also, Namen geben sollte, die auch von Außenstehenden verstanden werden. Schon ein halbes Jahr später – im Rahmen der 25. Arbeitstagung des DKPM im November 1986 – traf sich auf Einladung von W. Schüffel in Marburg eine Gruppe von Neugierigen, um diese Idee zu verwirklichen. Das Projekt entwickelte sich zu einem spannenden Abenteuer, das die Interessierten zu Mitgliedern einer Gruppe werden ließ, die sich sieben Jahre lang, in jedem Jahr drei- bis viermal für mehrere Tage, traf.

Für die Ärzte dieser Gruppe brachte die Erfahrung des eigenen Körpers eine Überraschung: Sie entdeckten, dass sie ein unbekanntes Land betreten hatten. Das war nicht der Kontinent der somatischen Medizin, auf dem sie sich auskannten. Das war auch nicht der Kontinent der psychologischen Medizin, zu dem die psychotherapeutisch Erfahrenen Zugang hatten und dessen Verbindung zu dem Kontinent der somatischen Medizin seit jeher ungelöste Rätsel aufgibt. In dem Land des eigenen Körpers lernten sie Empfindungen kennen und Räume entdecken, die sie nie beachtet und nie betreten hatten. Sie lernten die Weite einer geheimnisvollen Landschaft mit unbekannten Grenzen spüren.

Handelte es sich bei dieser Landschaft um einen neuen Kontinent zwischen den bekannten Kontinenten der somatischen und der psychologischen Medizin oder um das Grenzland zwischen beiden? Das war eine spannende Frage. Zwei Beobachtungen sprechen dafür, das letztere anzunehmen:

1. Die Grenze zwischen dem Körper der somatischen Medizin, der unserem Erleben verschlossen ist, und unserem erlebten Körper ist durchlässig: In unserem erlebten Körper werden die wechselnden Spannungen des vegetativen Nervensystems als Erfahrungen eines Rhythmus spürbar, und »sprachlose Zwiegespräche« zwischen

Zellen, Geweben und Organen werden in Gefühle umgesetzt, in denen sich der Körper »zu eigen nimmt« und als psychisch erlebtes »Körper-Selbst« erzeugt und bestätigt.

2. Die Grenze zwischen dem Land des erlebten Körpers und dem Kontinent der psychologischen Medizin erweist sich als permanentes Transformations- oder Übersetzungsunternehmen: Gespürte und gefühlte Empfindungen drängen nach Namen und Begriffen, die sie mit dem Kontinent der psychologischen Medizin verbinden.

Im Verlauf ihrer Erkundung von Grenzen zwischen Körper-Selbsterfahrung und den Kontinenten der somatischen bzw. psychologischen Medizin stieß die Gruppe immer wieder auf das Problem der Sprache. Als ein Beispiel für diese Begegnung kann das Protokoll einer Arbeitstagung im November 1989 dienen:

»Die Einigung auf die Definition: ›Funktionelle Entspannung (FE) ist kontrollierte Fokussierung auf Körper-Erspürnisse‹ konfrontierte uns wieder mit dem Sprachproblem der Beziehung zwischen dem bezeichnenden Wort und der bezeichneten Körpersensation (Körper-Erspürnis). Diese Beziehung muss als eine Zeichenbeziehung bzw. semiotische Beziehung verstanden werden. Damit werden zwei Punkte deutlich:

1. Die Worte, die in der FE gefunden werden müssen, sollen Körper-Erspürnisse bezeichnen. Sie sind mit diesen ebenso wenig identisch wie das Wort ›Baum‹ mit dem gemeinten Baum (z. B. im Garten). Das Wort Baum ›bezeichnet‹ den Baum im Garten, wie die gesuchten Worte das im Körper Gespürte bezeichnen sollen. Anders formuliert: Die Worte sollen die gespürten Phänomene nicht repräsentieren, sondern bezeichnen (Worte wie ›oberes‹ und ›unteres Kreuz‹, ›Öffnung‹ usw. sind nicht identisch mit dem, was wir als Kreuz oder Öffnung etc. spüren).
2. Die Stimmigkeit der Bezeichnung ruft, wenn sie gefunden wird, eine Befreiung, ja eine Art Glücksgefühl hervor. Ein Mitglied der Gruppe schilderte, wie das Finden einer (für ihn) stimmigen Bezeichnung (›Drehtür‹) für eine neue Körperselbsterfahrung diese befreiende, beglückende Wirkung hatte. Wir erklärten dieses Phänomen mit der Fähigkeit eines Wortes, als Metapher eine Einheit zwischen bis zu diesem Augenblick (dem Auftauchen des Wortes oder der Metapher) getrennt erlebten Eindrücken zu schaffen. Loewald (1986) spricht von einer ›magisch-beschwörenden Funktion des Wortes‹ und deutet das Erleben der Stimmigkeit als ein gefühlsmäßiges Wiederanklingen eines frühen Erlebens des Zusammenpassens von Erspürtem des Säuglings (als ›Sachvorstellungen‹) mit der mütterlichen ›Begleitmusik‹ (als ›Wortvorstellungen‹), womit nach Freud Primärprozesshaftes (Unbewusstes) in Sekundärprozesshaftes (Bewusstes und Vorbewusstes) überführt wird. Danach wäre das glückhafte Erleben der Stimmigkeit eines Begriffs ein Wiederempfinden einer geglückten frühen Kommunikation mit der Mutter.«

Das Problem der Sprache hatte in der Gruppe noch in einem anderem Zusammenhang eine Bedeutung: In dem Maße, wie die Selbsterfahrung unter den Mitgliedern einen gemeinsamen Erfahrungsschatz geschaffen hatte, begannen sich engagierte und oft kontroverse Diskussionen um terminologische Probleme zu entwickeln. Es ging um eine gemeinsame Sprache, in der sich die aus heterogenen Berufen kommenden Mitglieder der Gruppe verständigen können.

Es handelt sich hierbei um ein bekanntes Gruppenproblem, das bei Versuchen eine Rolle spielt, aus Mitgliedern verschiedener medizinischer Berufe in einer Klinik oder einer Krankenstation ein therapeutisches Team zu bilden. Für uns war es eindrucksvoll zu erleben, wie viel Zeit und Geduld notwendig waren, um unser Ziel zu erreichen. Fast noch eindrucksvoller war aber die Unvorhersehbarkeit des Zeitpunktes, zu dem der Konsens gefunden war und die Plötzlichkeit, mit der er »da« war.

Dieser Zeitpunkt war im November 1990 – nach einer DKPM-Tagung in Hamburg – gekommen, also 4½ Jahre nach dem Entschluss, eine Arbeitsgruppe zu bilden! Hand in Hand mit diesem uns alle überraschenden Vorgang ging der spontane Entschluss, an einem Buch über das unbekannte Land des lebenden Körpers zu arbeiten. Im Laufe der folgenden Jahre wurde deutlich, dass die gefundene Übereinstimmung Ausdruck einer langsam gewachsenen gemeinsamen Sprache war. Deren Wachstum war wiederum ein Zeichen dafür, dass sich die Gruppe in den langen Diskussionen auf eine Theorie oder – bescheidener ausgedrückt – auf ein gemeinsames theoretisches Konzept für den lebenden Körper und seine erlebte, das heißt subjektive Anatomie verständigte. Dieses Konzept wird in unserem Buch entwickelt.

Das Buch beginnt mit dem Märchen von einem Schatten, der die magische Kraft besitzt, unser Erleben des eigenen Körpers Schritt für Schritt zu entwerten, bis wir schließlich den Schatten für Realität und unser Erleben für Täuschung halten. Das Märchen soll dem Leser einen Ariadne-Faden in die Hand geben, der ihm hilft, seinen Weg aus den oft bewundernswerten und oft erschreckenden Katakomben einer Schattenwelt, die von dem Erleben ausgeschlossen ist, zu sich und seinem erlebten Körper zu finden.

Die **körperliche Selbsterfahrung**, auf der die Konzeptualisierungen dieses Buches beruhen, sowie die kasuistischen Beispiele wurden mithilfe der Funktionellen Entspannung (FE) gewonnen. Diese Methode zählt zu den körperbezogenen Psychotherapieverfahren. Vertreter verbaler Psychotherapierichtungen sehen oft mit einer gewissen Geringschätzung auf körperbezogene Psychotherapie herab. Der Grund hierfür liegt wohl vor allem in einer oft dürftigen theoretischen Begründung der einzelnen Methoden. Dieser Vorwurf trifft aber nicht auf alle körperbezogenen Verfahren zu; so können z. B. die Bioenergetik, die Konzentrative Bewegungstherapie und auch die FE Veröffentlichungen vorweisen, in denen die jeweilige Methode detailliert erläutert, die Theorie dargestellt und Behandlungsverläufe geschildert werden (z. B. Becker 1981; Ehrensperger 1991; Johnen 1992). Es bleiben aber weiterhin viele Fragen offen. Um nur einige zu nennen: Warum wirkt das Einbeziehen des Körpers, das »Spüren«? Warum und wie wirken Bewegung und Berührung? Was unterscheidet diese Verfahren grundsätzlich von verbalen Verfahren wie Psychoanalyse und Verhaltenstherapie, und wo gibt es Übereinstimmungen?

Unser Buch erhebt nicht den Anspruch, alle diese Fragen zu klären. Es führt den Leser in das geheimnisvolle Grenzgebiet zwischen den bekannten Kontinenten der somatischen und der psychologischen Medizin. Auch für die Autorengruppe handelte es sich bei diesem Projekt um Neuland. Von daher versteht es sich, dass manche Formulierungen und Aussagen wissenschaftlich noch nicht ausreichend abgesichert sind und den Charakter von Hypothesen tragen, auch wenn das nicht jedes Mal kenntlich gemacht ist. Das Buch möchte aber einen Beitrag zur besseren theoretischen Fundierung der körperbezogenen Psychotherapieverfahren erarbeiten, und es liefert dazu Beispiele aus der Praxis.

Es gab verschiedene Gründe, die Funktionelle Entspannung als Selbsterfahrungs- und als therapeutische Methode (zur Illustration der Wirkungen auf die subjektive Anatomie) zur Vorbereitung des Buches heranzuziehen. Im Vergleich zu anderen Methoden (etwa den beiden oben genannten) liegt ihr Schwerpunkt weniger auf der Auslösung von Emotionen und bisher unbewussten Fantasien (auch wenn diese Vorgänge durch die Körperarbeit hervorgerufen werden können, wie die Falldarstellungen zeigen werden). In der FE führt ein rhythmusorientierter Entspannungsvorgang nicht primär zum Freiwerden von Gefühlen und Fantasien, sondern zur vertieften sinnlichen Selbstwahrnehmung: Gesunde Anteile und Störungen werden erlebbar und in ihrer Bedeutung verstehbar. Die Methode verhilft außerdem zu einer »Umstimmung« der autonomen, vegetativ gesteuerten Körperfunktionen, die gerade bei Erkrankungen mit bedeutenden psychischen Anteilen eine besondere Rolle spielen. Die Umstimmung gelingt – mit den Worten von Marianne Fuchs – durch das leibhaft erfahrbare rhythmusorientierte Wiederholen, das der Patient selbst erinnern, das heißt körperlich verinnerlichen und damit sich aneignen kann. In der FE-Arbeit kommt es also zu einer besonderen Begegnung mit dem eigenen Körper. Solche Begegnungen sind zwar auch im Rahmen der verbalen Psychotherapie möglich, in der FE-Arbeit sind sie jedoch der zentrale methodische Bestandteil.

Das Buch soll einen Beitrag zu dem längst fälligen **Paradigmenwechsel der Medizin** leisten. Die subjektive Anatomie als Lehre vom erlebten Körper ist einerseits Ergänzung und Korrektur für das »Maschinenparadigma vom Menschen« (v. Uexküll und Wesiack 1990), das die naturwissenschaftliche Medizin beherrscht. Diese hat zweifellos bewundernswerte Leistungen hervorgebracht; sie erreicht aber oft – wie wir darstellen werden – nur den Schatten des lebendigen Menschen, nämlich das, was mit naturwissenschaftlichen Mitteln erfasst werden kann. Andererseits ist die subjektive Anatomie auch der Boden, ohne den die psychologische Medizin ihre Lebendigkeit verliert. Auch das Paradigma der Seele als »psychischer Apparat«, das Freud dem »Maschinenparadigma« entgegengesetzt hat, wird ohne ständigen »Rückgriff« auf den erlebten Körper zum Schattenreich; entsteht doch das Seelenleben ursprünglich und ständig immer wieder neu aus dem Körpererleben.

Ein Grundgedanke des Buches ist folgender: Zum Verständnis der pathologischen Physiologie ist das Verständnis der normalen Physiologie erforderlich. Voraussetzung für das Verständnis der pathologischen Anatomie ist das Verständnis der normalen Anatomie. Entsprechend ist eine subjektive Anatomie nötig, um Verständnis für eine subjektive Pathologie zu gewinnen. Das Buch wird seinen Beitrag zu einem Paradigmenwechsel leisten, wenn sich Menschen aus beiden »Lagern« – dem der somatischen und dem der psychologischen Medizin – durch seine Lektüre dazu verlocken lassen, selbst Erfahrungen mit dem eigenen Körper zu machen und diese zu reflektieren.[3]

Das Buch ist ein **Gemeinschaftswerk von dreizehn Autoren**, sieben Frauen und sechs Männern. Neun von ihnen sind in Praxis oder Klinik psychosomatisch, psychotherapeutisch bzw. psychoanalytisch tätige Ärztinnen und Ärzte – zum Teil mit internistischer, pädiatrischer oder psychiatrischer Weiterbildung. Mehrere arbeiten therapeutisch auch mit der FE. Weiterhin zählen ein Psychologe (Psychoanalytiker), zwei FE-Therapeutinnen (Gymnastiklehrerin bzw. Krankengymnastin) und eine KBT-Therapeutin (Krankengymnastin) zu der Gruppe.

In diesem Buch gibt es keine Autoren im üblichen Sinne. Natürlich sind die Entwürfe für die einzelnen Kapitel jeweils von einzelnen oder wenigen Personen verfasst worden, deren Handschrift auch im vorliegenden Text zu erkennen ist. Insgesamt handelt es sich aber um Konzeptualisierungen und Ausformulierungen dessen, was die Gruppe in vielen Stunden körperbezogener Selbsterfahrung und jahrelangen Diskussionen erarbeitet hat. Insbesondere in den ersten drei Jahren hat es eine große Zahl von Konzeptualisierungsversuchen gegeben, die immer wieder verworfen oder modifiziert und weiterentwickelt wurden. Auch die Entwürfe zu den vorliegenden Kapiteln sind in der Regel aufgrund vieler Diskussionen mehrmals überarbeitet worden. Daher ist häufig nicht mehr auszumachen, wessen Gedanken sich in den einzelnen Kapiteln finden: Wurden sie in der Gruppe erarbeitet, haben sie den Verfasser des Entwurfes angeregt, sind es seine eigenen, oder sind sie Ergebnis des Überarbeitungsprozesses? Diese Erfahrung entspricht einem Grundprinzip lebendiger Systeme: Bei sich selbst organisierenden Systemen – und eine auf freiwilliger Basis zielorientiert zusammenarbeitende Gruppe ist ein solches System – ist das Ganze mehr als die Summe seiner Teile oder Subsysteme. Aber das Ganze kann nicht ohne intakte und aktive Subsysteme existieren. Dennoch haben mehrere Autoren der Gruppe verschiedene Kapitel oder Kapitelabschnitte selbstständig verfasst, was in einer Nennung der Autorennamen im Inhaltsverzeichnis seinen Ausdruck findet.

3 Als ein Erfolg der Arbeit dieser Gruppe ist zu werten, dass im Herbst 1992 auf Initiative von W. Schüffel 40 Medizinstudenten zusammen mit FE-Therapeuten und Mitgliedern des Fachbereichs Humanmedizin der Philipps-Universität Marburg ein Unterrichtsprojekt »Subjektive Anatomie – Funktionelle Entspannung« starteten. Die Studenten lernen in diesem Projekt – zum Teil parallel zum Sezierkurs – ihre eigene subjektive Anatomie kennen. Das Projekt wird vom Hessischen Ministerium für Wissenschaft im Rahmen des Programmes »Verbesserung der Lehre an den Hessischen Universitäten« gefördert. – Der Leser wird im Laufe der Lektüre dieses Buches eine Vorstellung bekommen, welche Auswirkungen ein solcher Kurs auf die Praxis der späteren Ärzte haben kann.

Autorinnen und Autoren

Dr. med. Angela von Arnim
Viktoria-Luise-Platz 8
10777 Berlin-Schöneberg

Dr. med. Peter Cluß
Schloßgasse 8
74172 Neckarsulm

Barbara Hahn
Strahlenbergstr. 11
69198 Schriesheim

Prof. Dr. med. Horst Haltenhof
Am Sattelbach 9
08547 Plauen

Gabriele Janz
Burgunder Str. 8
14129 Berlin

Dr. med. Rolf Johnen
Eduard-Conz-Str. 20/1
75365 Calw

Prof. Dr. med. Claas Lahmann
Hauptstr. 8
79104 Freiburg

Prof. Dr. med. Wolfram Schüffel
Kaffweg 17a
35039 Marburg

Teodora Woelk
Liebigstr. 15
35390 Gießen

Verstorbene Autorinnen und Autoren
Marianne Fuchs
Barbara Hickmann
Dr. med. Liselotte Löhlein
Prof. Dr. phil. Hans Müller-Braunschweig
Prof. Dr. med. Thure von Uexküll

Inhalt

Einleitung

Die Vorstellungen über »den Körper« sind bei den meisten Menschen unbestimmt und widerspruchsvoll. Jeder meint, genau zu wissen, was der Körper ist, um dessen Wohlergehen er sich mehr oder weniger intensiv kümmert. Wenn er dieses »Wissen« aber in Worte fassen soll, stellt sich heraus, dass ihn diese Aufgabe überfordert. Der Grund dafür ist, dass er nicht zu wenig, sondern zu viel und zu Widersprüchliches über den Körper gehört und gespeichert hat. Bei den Angehörigen der Berufe, deren Aufgabe die Sorge um den gesunden und kranken Körper ist, sieht es nicht viel besser aus. Der Unterschied ist nur, dass jeder Berufsvertreter zwar eine mehr oder weniger genaue Vorstellung hat, dass diese Vorstellung aber bei jedem Beruf eine andere ist. Das ist eine Folge der Entwicklung unserer Wissenschaften, die sich dem Prinzip der analytisch zergliedernden Methode verschrieben haben und die Antwort auf die Frage nach dem lebenden Körper als einheitlicher Ganzheit von der Molekularbiologie erwarten. Die Konsequenz dieser Haltung ist die Aufsplitterung der Wissenschaft in immer zahlreichere Einzeldisziplinen, von denen jede ihre eigenen Begriffe, ihre eigene Sprache und ihre eigenen Konzeptionen entwickelt hat.

Bei den Versuchen, diese verschiedenen Vorstellungen durch »interdisziplinäre« Diskussionen zu integrieren und den Weg der analytischen Zerstückelung zurückzugehen, stellt sich heraus, dass es nicht gelingt, die Teile wieder zusammenzufügen. Diese Bemühungen scheitern bereits daran, eine gemeinsame Sprache als Voraussetzung für eine gegenseitige Verständigung zu entwickeln.

Unsere Gruppe aus 13 Mitgliedern mit verschiedenartigen Aus- und Weiterbildungen, Berufserfahrungen und Interessen sah sich den gleichen Schwierigkeiten und Gefahren gegenüber, die den Misserfolg interdisziplinärer Diskussionen vorprogrammieren. Das Geheimnis, dass es trotzdem gelang, eine breitgefächerte Diskussion der mit dem Thema zusammenhängenden theoretischen und praktischen Fragen zustande zu bringen, war die klare, eindeutige und konkrete Aufgabenstellung, der sich alle Teilnehmer verpflichtet fühlten: Jeder sollte lernen, den eigenen Körper mithilfe einer genau definierten Methode und Situation zu erleben und die Sensationen, Erspürnisse und Gefühle so zu benennen, dass er sie wiedererkennen und mitteilen konnte. Damit war der gemeinsame Gegenstand erschaffen, über den dann mit den anderen Gruppenmitgliedern diskutiert werden konnte. Dabei konnte jeder Teilnehmer auch die verschiedenen Aspekte seiner Aus- und Weiterbildung, seiner Berufserfahrung und seiner theoretischen Konzeptionen einbringen.

Bei der Erörterung der mit dem Thema zusammenhängenden praktischen und theoretischen Fragen wurde hinsichtlich der therapeutischen Praxis v. a. die Diskussion zwischen der Funktionellen Entspannung und der Psychoanalyse wichtig. Für den übergreifenden theoretischen Rahmen erwiesen sich besonders die Systemtheorie und die Semiotik als hilfreich (vgl. Kap. 7), aber auch Begriffe und Befunde der Psychoanalyse (vgl. Kap. 4), der Pränatal- und Kleinkindforschung (vgl. Kap. 9 und 10) sowie der Neurophysiologie (vgl. Kap. 11). Ihren Bezugspunkt fanden die Diskussionen immer wieder in dem Versuch, ein Konzept für den Körper, der sich spürt und dessen Sich-spüren erlebt werden kann, zu entwickeln sowie in der Frage, wie ein organisatorisches Prinzip aus heterogenen Zeichen die Einheit unseres erlebten Körpers zustande bringt (vgl. Kap. 3, 6 und 11).

Die Summe der bewussten und unbewussten Empfindungen aus dem Körperinnern und der Körperoberfläche führt zum Körper-Selbst (vgl. Kap. 4). Aus den verschiedenen Gefühlen, Fantasien und Gedanken in der von Beginn des Lebens bestehenden Interaktion mit der Umwelt entsteht unser soziales Selbst. Genügend gute Erfahrungen der frühen Kindheit (vgl. Kap. 9), insbesondere die gelingende Abstimmung in der ersten Beziehung zwischen Säugling und Mutter oder einer anderen primären Pflegeperson, vermutlich aber auch schon der Pränatalzeit (vgl. Kap. 10), schaffen die körperliche und seelische Basis für die weitere Entwicklung. Am Modell des »Wunderknäuels« (vgl. Kap. 8) wird dieser eigentlich als Ver-Wicklung zu bezeichnende Prozess verdeutlicht.

Das Erleben von Körper-Selbst und sozialem Selbst kann aus verschiedenen Gründen gestört werden und eine Selbst-Entfremdung zur Folge haben, die hier mit der Metapher des »Schattens« (vgl. Kap. 1) bezeichnet und besonders gut in – kurzen und ausführlichen – Fallberichten (vgl. Kap. 2, 3, 5–8, 11 und 13) verdeutlicht wird. Bei der Entstehung dieses »Schattens« spielt ein Misslingen früher Beziehungserfahrungen eine besondere Rolle. Derartige frühe, im Bereich vegetativer Vorgänge liegende Einwirkungen verschwinden nicht, sondern bleiben – z. B. als erhöhte Vulnerabilität bestimmter Organsysteme – bestehen und werden in die folgenden Entwicklungsstufen »eingewickelt« (vgl. Kap. 7 und 8), die u. a. das willkürliche Nervensystem und schließlich die Symbolisierungsfähigkeit mit der Sprachbildung betreffen. Zur Schattenbildung trägt aber auch die technische Entwicklung wesentlich bei (vgl. Kap. 4).

Störungen der frühen Entwicklungsebenen werden im Folgenden besonders beachtet, da sie bei körperlichen Erkrankungen mit stärkeren psychischen Anteilen eine wichtige Rolle spielen. In solchen Fällen ist auch die Integration der frühen und der nachfolgenden Ebenen gestört. Eine Re-Integration kann aber nicht selten durch die hier beschriebene Funktionelle Entspannung (vgl. Kap. 11), aber auch durch andere körperbezogene Methoden erleichtert werden, da rein verbale Psychotherapieverfahren häufig die vegetative Ebene – und oft auch die frühe affektive Ebene – nicht erreichen. Eine frühe Störung des Körper-Selbst ist, wie erwähnt, nicht von den ersten Erfahrungen mit der Umwelt, besonders mit der primären Pflegeperson zu trennen. Körperzonen können aufgrund ungünstiger Erfahrungen schon früh eine negative Bedeutung erhalten oder nicht mehr gespürt und erlebt werden. Auf diese, durch die Psychoanalyse und die Kleinkindforschung beschriebenen Prozesse wird in Kapitel 12 besonders eingegangen. Dabei wird deutlich, dass die prinzipielle Möglichkeit der Re-Integration bio-psycho-sozialer Ebenen der wesentliche Faktor einer psychosomatischen Therapie ist. Durch mehrere in den Text eingestreute Fallvignetten und einige ausführliche Kasuistiken (vgl. Kap. 13) werden Wege aus dem »Schatten« illustriert. In welchem Sinn wir die Metapher des »Schattens« verwenden, wird im folgenden »Schattenmärchen« deutlich.

1 Schattenmärchen[1]

Jakob von Uexküll, der das Fundament der Biosemiotik, d. h. der Anwendung der Kommunikationstheorie auf lebende Systeme, entwickelt und den Begriff der Umwelt in die Biologie eingeführt hat, hat das folgende »Schattenmärchen« bekannt gemacht. Er belegt mit diesem Zitat seine konstruktivistische Sicht der Welt. In dieser Sicht stehen empirische Aussagen entsprechend der Subjektivität aller Erkenntnis in einer besonderen Beziehung zum jeweiligen Beobachter. Sie hängen insbesondere von seinem Erkenntnisapparat, seinen gegenstandsbezogenen Unterscheidungen und den damit korrespondierenden Forschungsmethoden ab (Stumm und Pritz 2000).
(Rolf Johnen)

»Ein anmutiges Kindermärchen berichtet von einem Manne, der eines Tages auf seinen eigenen Schatten aufmerksam wurde und ihn für ein lebendiges Wesen hielt. Anfangs schien es ihm wohl, dass der Schatten sein Diener sei und allen seinen Befehlen getreulich nachkam, indem er seine Bewegungen nachahmte. Aber allmählich kamen ihm Bedenken, ob der Schatten nicht zuerst die Bewegungen vormache und er es sei, der seinen Schatten nachahme. Er begann, auf seinen Schatten Rücksicht zu nehmen, und er sorgte dafür, dass der Schatten nicht etwa auf scharfe Steine oder Glassplitter fiele, die ihn verletzen könnten. Er selbst nahm die unbequemsten Stellungen ein, wenn nur der Schatten gemächlich sitzen konnte. So wurde er schließlich zum getreuen Diener seines Schattens – ja, er sank zum Schatten seines Schattens herab.

Die Lehre aus dieser Geschichte ist leicht zu ziehen. Leider haben die meisten Naturforscher sie nicht beherzigt und haben in der von ihnen verkündeten Weltanschauung den Schatten zum Herrn der Wirklichkeit gemacht.

Wie kam es dazu?

Jeder Mensch, der in der freien Natur um sich schaut, befindet sich in der Mitte eines runden Eilandes, das von der blauen Himmelskuppel überdacht ist. Das ist die ihm zugewiesene anschauliche Welt, die alles für ihn Sichtbare enthält. Und dieses Sichtbare ist entsprechend der Bedeutung, die es für sein Leben hat, angeordnet. Alles, was nah ist und unmittelbar auf den Menschen einwirken kann, steht in voller Größe da; das Ferne und daher Ungefährlichere ist klein. Die Bewegungen der fernen Dinge

1 Das Schattenmärchen ist dem Buch »Nie geschaute Welten« von Jakob von Uexküll (1936, S. 11 ff.) entnommen. Die weitere Herkunft des Märchens ist unbekannt. Es gibt in der Literatur eine Reihe von Schattenmärchen. Keinem dieser Märchen lässt sich das Schattenmärchen Jakob von Uexkülls eindeutig zuordnen.

können ihm unsichtbar bleiben, während die Bewegungen der nahen Dinge ihn aufschrecken. Wenn wir im Schatten eines Baumes ruhen, so bleibt uns das Wandern seines Schattens, das durch das Vorüberziehen der fernen Sonne hervorgerufen wird, verborgen. Dagegen gibt sich jede Bewegung der Blätter des Baumes, die durch den Wind oder einen auffliegenden Vogel veranlasst wird, deutlich im Schattenbilde kund. Dinge, die sich dem Menschen unsichtbar nähern, weil sie durch andere Gegenstände verdeckt sind, verraten sich seinem Ohr durch Geräusche oder seiner Nase als Geruch und, wenn sie ganz nahe herangekommen sind, erkennt er sie durch den Tastsinn. Die Nähe ist durch einen immer dichter werdenden Schutzwall der Sinne ausgezeichnet. Tastsinn, Geruchsinn, Gehörsinn und Sehsinn umgeben den Menschen wie vier Hüllen eines nach außen hin immer dünner werdenden Gewandes.

Diese Sinnesinsel, die jeden Menschen wie ein Gewand umgibt, nennen wir seine Umwelt. Sie zerfällt in verschiedene Sinnessphären, die beim Herannahen eines Gegenstandes nacheinander in Erscheinung treten. Alle in weiter Ferne gelegenen Gegenstände sind für den Menschen nur Sehdinge, nähern sie sich, so werden sie auch Hördinge, dann Riechdinge und schließlich Tastdinge. Die mit allen Sinneseigenschaften versehenen Dinge kann der Mensch noch zum Munde führen und zu Geschmacksdingen machen.

Die mit allen erdenklichen Sinneseigenschaften ausgestatteten Gegenstände bleiben ihrem Wesen nach immer Erzeugnisse des menschlichen Subjekts und sind keine Dinge für sich selbst, die ohne Subjekt allein bestehen könnten. Erst wenn sie alle Sinneshüllen, die das Eiland zu verleihen hat, sich übergeworfen haben, stehen die Objekte dieser Welt in ihrer vollen Gegenständlichkeit vor uns.

Was sie vorher sind, solange sie noch völlig hüllenlos dastehen, das werden wir nie ergründen. In diesem Zustand sind sie für den Biologen nur dann von Interesse, wenn sie als Reizquellen auftreten und durch ihre Wirkungen auf die Sinnesorgane diese zur Erzeugung von Eigenschaften veranlassen. Denn die Aufgabe der Sinnesorgane besteht immer darin, Reize in Eigenschaften zu verwandeln.

Jedem Sinnesorgan ist, wie wir sehen, eine Sinnessphäre der Umwelt zugeordnet. Die Sinnessphäre des Auges ist die umfassendste, denn sie reicht vom Körper des Menschen bis zum Horizont. Viel kleiner ist die Tastsphäre, denn sie reicht nicht weiter als die tastende Hand.

Da die Sinnessphären der einzelnen Menschen sich in allen Grundzügen gleichen, gleichen sich auch die Gegenstände in ihren verschiedenen Umwelten. Daraus hat man den voreiligen Schluss gezogen, die Gegenstände seien für sich allein bestehende Wirklichkeiten, die auch unabhängig von den Subjekten ihr eigenes Dasein führten. Es wird kaum einen gebildeten Menschen geben, der nicht bereit ist, darauf zu schwören, dass die gleiche Sonne, der gleiche Mond und die gleichen Sterne auf alle Lebewesen herabscheinen – anstatt vorsichtigerweise zu urteilen, dass die Gestirne in gleicher Weise nur in den Umwelten unserer Mitmenschen auftreten [...].

Die Lehren der Positivisten, die sich auf die Eigengesetzlichkeit der Objekte gründen und mit Vorliebe von den Sinnestäuschungen der Subjekte handeln (um nicht die Wandelbarkeit der Objekte zuzugeben), erhalten durch zwei für die menschlichen Umwelten charakteristische Eigentümlichkeiten eine scheinbare Unterstützung: das sind die Erweiterung des Raumes und die Verlegung des Weltmittelpunktes, die eng miteinander zusammenhängen [...].

Der Mensch zeigt nämlich, wenn er weite Wanderungen unternimmt, die Neigung, den Raum, in dem er sich befindet, von seinen Sinnessphären loszulösen und ihn entsprechend den von ihm durchmessenen Wegen nach allen Seiten zu erweitern. Das Himmelsgewölbe muss sich zugleich immer mehr ausdehnen und wird in Gedanken immer höher aufgebaut. Den Mittelpunkt, über den die Himmelsglocke gestülpt ist, bildet dann nicht mehr der umherwandernde Mensch, sondern sein Heimatort. Der Mensch bewegt sich nicht mehr gemeinsam mit dem ihm getreulich folgenden Raum, wie es der Augenschein lehrt, sondern der Mensch bewegt sich in einem ruhenden Raum, der sich völlig von ihm freigemacht hat und seinen eigenen Mittelpunkt besitzt. Der Raum ist dann autonom geworden wie die Gegenstände in ihm.

Im Lauf der Jahrhunderte hat der Mittelpunkt des immer weiter anschwellenden Raumes seinen Platz mehrfach gewechselt. Auf den geozentrischen Raum, in dem die Erde den Mittelpunkt bildete, folgte nach heißen Kämpfen der heliozentrische Raum mit der Sonne als Mittelpunkt, der bis in unsere Tage hinein gedauert hat [...].

Es ist nichts als eine Denkbequemlichkeit, von der Existenz einer einzigen objektiven Welt auszugehen, die man möglichst seiner eigenen Umwelt angleicht, welche man nach allen Seiten räumlich und zeitlich erweitert hat. Die individuellen Abweichungen vom konventionellen Weltbild, die man bei seinen Mitmenschen feststellt, werden aus ihren Denkfehlern und Sinnestäuschungen erklärt. Dabei bildet nur allzu leicht die eigene Persönlichkeit das Maß aller Menschen und Dinge.

Die positivistische Lehre von der einen alles umfassenden objektiven Welt gipfelt in der sogenannten **Milieutheorie**, die den einzelnen Menschen für ein Produkt seiner näheren Umgebung erklärt. Damit hat man endgültig den Schatten zum Herrn der Wirklichkeit gemacht. Denn die objektive Welt ist nichts als ein sehr durchsichtiges Schattenbild aller menschlichen Umwelten und besitzt nicht die mindeste eigene Realität.«

2 Der Schatten als Bedrohung der Lebendigkeit

2.1 Die beiden Bedeutungen der Schatten-Metapher

Die Metapher des Schattens im Märchen hat für die Medizin zwei Bedeutungen:

In der **ersten Bedeutung** ist der Schatten Metapher für ein düsteres Schicksal, das einen Menschen dazu verdammt, sich nur als Schatten seines Selbst und seinen Körper nur durch Verletzungen erleben zu können. Ähnlich wie der Schatten im Märchen erst durch die Gefahr, sich an spitzen Steinen zu verletzen, körperliche Realität gewinnt, kann die Patientin, die als erste dargestellt wird, den eigenen Körper nur erleben, wenn er verletzt wird. Dieses Schicksal kann auf eine frühe Störung der Kommunikation mit der Welt in Gestalt der ersten Bezugspersonen hinweisen: Wenn keine Interaktion zustande kommt, in der Aktivität und Passivität in den naturgegebenen Rhythmen erlebt und eingeübt werden können, weil die »Gegenleistung«, das »Echo« des Außen, d. h. die »Antwort« der Pflegeperson ausbleibt (vgl. Kap. 8), ist die Folge mitunter ein Rückzug in eine Fantasie falscher Selbstgenügsamkeit, in »Autarkie«, um neue Enttäuschung und Unlust zu vermeiden. »Autarkie« wird mit »Autonomie« verwechselt, die den lebendigen Austausch mit der Umgebung voraussetzt. In einer solchen Isolation der Gefühle kann auch die »Propriozeption« (vgl. Kap. 3) des sich fühlenden und erlebenden Körper-Selbst misslingen. Für die erste Patientin ist der Schatten eine Metapher für diese Bedrohung ihres Lebendigseins. Bei Patienten mit Anorexie kann man das Schattenhafte des Autarkieideals als Weltanschauung finden: Der Schatten ist immateriell wie der Geist. Er braucht nichts von seiner Umgebung. Essen ist Sünde gegen den Geist, den die Patienten als Schattengespenst zu »verkörpern« suchen.

In der **zweiten Bedeutung** ist der Schatten eine Metapher für die Vorstellung der Ärzte vom Körper als Maschine. In dieser Vorstellung verwandelt sich der lebendige Körper in ein Produkt der technisch-industriellen Welt, die von den Naturwissenschaften geschaffen wurde. Maschinen sind beliebig manipulier- und reparierbar: Als Prinzip des Unlebendigen, von außen gesteuerten und perfekt funktionierenden Apparats können sie zum Vorbild eines Menschen werden, der wie der Mann im Märchen von seinem Schatten gesteuert wird.

Die Psychoanalyse nimmt an, dass hinter einem solchen Verhalten die Abwehr übermächtiger Wünsche nach Abhängigkeit und Passivität steht. Ein Beispiel für diese

Einstellung ist die »Risikopersönlichkeit«, deren zwanghafte Tendenz zu Aktivität und perfektem Funktionieren bei gleichzeitiger Abwehr von Passivität und Hingabe zum Herzinfarkt disponiert. Diese Einstellung verkörpert die Ideale der technischen Welt von Perfektion und Tüchtigkeit. In ihrem Überangepasstsein sieht sie im Körper eine Maschine, deren »Pumpe« der Arzt wieder in Ordnung zu bringen hat.

Für beide Bedeutungen bringen wir als Beispiele aus der ärztlichen Praxis Krankengeschichten von Patienten. Dabei bewegt uns die Frage nach einem inneren Zusammenhang zwischen dem persönlichen Schicksal eines Patienten und der gesellschaftlich bestimmten Sicht eines Menschen und seines Körpers. Diese Frage drängt sich in den letzten Jahren vor allem durch die enorme Zunahme dieser Krankheitsbilder auf, deren Behandlung nicht nur Kapazitätsprobleme aufwirft, sondern auch Schwierigkeiten, die auf den unzulänglichen Modellvorstellungen der Medizin für den lebendigen Körper beruhen (Plassmann 1989).

2.2 Begegnung mit einer Patientin, die sich selbst beschädigt (Bericht einer Therapeutin)

FALLBEISPIEL Erster Eindruck

Die 22-jährige Patientin wirkt auf den ersten Blick selbstbewusst, mit festem Händedruck, sportlich, intelligent, eine Studentin, die ihr geisteswissenschaftliches Studium gut meistert. Sie lebt in einer eigenen Wohnung, hat einen festen Freund und scheint sicher im Leben zu stehen. Sie erweckt also den Eindruck einer »gestandenen Frau«, die ihr Leben im Griff hat.

Erst bei genauerer Betrachtung ist ihre sehr geschickt, aber stark geschminkte Gesichtshaut zu bemerken. Im Sitzen kommt es schon nach kurzer Zeit zu einer für sie typischen Haltungsänderung: Sie entfernt die Füße vom Boden, winkelt die Beine an, umschließt sie vor dem Oberkörper fest mit den Armen und hält die Füße auf den Sitz geklemmt. In dieser Kauerstellung wirkt sie, besonders bei für sie belastenden Gesprächsthemen, wie eine verschlossene Festung oder aber wie ein frierendes Kind, das sich selbst zu wärmen versucht. Der sportliche Eindruck einer »gestandenen« jungen Frau, »die ihr Leben fest im Griff hat«, erweist sich immer deutlicher als eine kunstvoll und mühsam aufgebaute Fassade, hinter der sich ein verwundetes und verzweifeltes kleines Kind versteckt. Statt einen vitalen Körper in seinem Sichfühlen und Sicherleben aufzubauen, müssen die der Welt zugekehrten Teile zerstört und von einer Schattenwand zugedeckt werden.

Die Einsicht, dass der Körper kein problemloser Besitz ist, den man mitbekommen hat und über den man nach Belieben verfügen kann, steht am Anfang jeder körperbezogenen Psychotherapie. Sie muss vielmehr davon ausgehen, dass wir unseren Körper, den wir erleben und fühlen, ständig in diesem Erleben und Fühlen erschaffen. Diese Leistung muss in der frühesten Kindheit erlernt und eingeübt werden.

Das kann – wie die Tragödie der Patientin zeigt – misslingen. Dann tritt an die Stelle des lebendigen Körpers sein Schatten, der nun das Leben und die Begegnung mit der Umwelt regiert.

Die Beschwerden der Patientin

In Phasen der Ruhe, besonders wenn sie allein ist und sich einsam fühlt, bekommt die Patientin einen unwiderstehlichen Drang, das Gesicht zu »glätten«. Wenn sie davon berichtet, verkrampfen sich die Finger der rechten Hand zu Krallen und bewegen sich immer näher auf ihr Gesicht zu.

Zur **Anamnese** soll hier zunächst nur angemerkt werden, dass sich die Mutter der Patientin durch diese Tochter von Geburt an überfordert gefühlt habe. Sie habe sie nur als Belastung empfunden und zu ihr nicht zärtlich sein können. Das habe sich erst geändert, als ihre Tochter – noch als Säugling – eine schwere Verbrennung erlitt und mehrere Wochen auf einer Kinderintensivstation verbringen musste.[1]

Diese **Symptomatik** führt uns wieder zur Metapher des »Schattens«. Die Patientin will »Unebenheiten« und »Unreinheiten« im Gesicht beseitigen. Sie hört damit erst auf, wenn Blut fließt und ist »beruhigt«. Der Drang zum Kratzen tritt besonders dann auf, wenn sie sich einsam fühlt. Zu den vielfältigen Bezügen der Symptomatik hier nur zwei Hinweise:

1. Bei dem Gefühl der Einsamkeit, das für sie besonders bedrohlich ist, verstärkt sie durch Kratzen die körperliche Rückmeldung. Bei ihr – wie bei anderen Patienten mit einer ähnlichen Problematik – wird das Gefühl oft tödlicher Einsamkeit durch den »eigenen Körper als Objekt« (Hirsch 1993; vgl. Eckhardt 1989; Plassmann 1993) gemildert.
2. Zur Beseitigung der »Unebenheiten« und »Unreinheiten« sagt sie, dass sie ihr Gesicht so »glatt«, »schön«, »unauffällig« und »angepasst« haben wolle, wie sie selbst der Umwelt gegenüber erscheinen wolle. Das heißt, sie muss in ihrem Leben eine Fassade aufrechterhalten, weil die abgespaltenen, zerstörerischen und destruktiven Selbstanteile aus Gründen des Selbst-Schutzes nicht erscheinen dürfen. Sie konnte sie auch nicht, wie viele Borderline-Patienten, externalisieren, sondern projiziert die abgespaltenen »bösen« Anteile in den eigenen Körper. **»Der Körper, da er als fremd und als Nicht-Ich erlebt wird«**, wird zum Gefäß für diese negativen Persönlichkeitsanteile (Plassmann 1993, S. 275).

In derart abgespaltenen Anteilen können gewaltige Kräfte gebunden sein, aber diese Vitalität ist durch ängstigende Destruktivität belastet. Deshalb steht die Energie dem Selbst nicht mehr zur Verfügung, sondern unterstützt das von der Person dissoziierte Symptom. Wenn auch aus anderen Gründen als dem eingangs erwähnten »Maschi-

1 Weitere Angaben zu dieser Patientin werden in Kapitel 6.6.1 dargestellt.

nenparadigma« wird damit auch hier das eigene Erleben reduziert zugunsten eines unauffälligen Funktionierens.

Das Resultat ist partielle Unlebendigkeit, also ein Schattenleben. Die Lebendigkeit ist im Symptom gebunden, sie wird erst im fließenden Blut wieder bewusst gespürt. Die dick aufgetragene Schminke schließlich soll die Zerstörungsarbeit, das Destruktive, zudecken. Dabei wird das Gesicht noch einmal konkret verhüllt und dadurch zur Maske. Der Vorgang erinnert an die Novelle »Tod in Venedig« von Thomas Mann. Unter der Schminke sind Zerstörung und Tod verborgen. Der »Schatten« ist hier also das entleerte Leben. Die unbewussten und unintegrierten Anteile der Persönlichkeit übernehmen dann die Führung des zum Schatten gewordenen Selbst.

2.3 Die Blindheit der Medizin einem kranken Menschen gegenüber (Bericht eines Therapeuten)

FALLBEISPIEL

Der 54-jährige Oberpolier, der bis zu seiner Krankschreibung vor etwa einem Jahr als Leiter von Autobahngroßbaustellen mit 200 bis 300 Arbeitern tätig war, ist verheiratet und hat zwei erwachsene Töchter. Er leidet seit etwa vier Jahren an einer zunehmenden Schwäche und Atrophie der rechten Bein- und der Glutäalmuskulatur. Außerdem wurde er in den letzten Jahren mehrmals wegen stärkster Angina-pectoris-Beschwerden ins Krankenhaus gebracht, ohne dass ein Herzinfarkt nachgewiesen wurde. Er kommt in eine Psychosomatische Klinik, da Untersuchungen in einer kardiologischen und einer neurologischen Fachklinik keinen organischen Befund als Ursache für seine Beschwerden erbracht haben. Die Einweisungsdiagnose lautet »Psychogene Muskelatrophie des rechten Beines und herzphobisches Syndrom«, und es wird der Verdacht auf ein neurotisches Rentenbegehren erhoben.

Im **ersten Gespräch** formuliert der Patient, er leide an einer »Angstneurose« mit immer heftiger werdenden Angina-pectoris-Anfällen und starkem Ziehen bis in die linke Hand. Eigentlich sei er aber nicht davon überzeugt, dass alle diese Beschwerden psychisch bedingt seien, obwohl die durchgeführten Untersuchungen (siehe oben) keinen pathologischen Organbefund erbracht hätten. Von Haus aus sei er ein fröhlicher und hastiger, aber auch harter Mann. In den letzten drei bis vier Jahren sei er jedoch zweimal jährlich unter Herzinfarktverdacht mit Blaulicht ins Krankenhaus gebracht worden. Außerdem habe er eine zunehmende Gehbehinderung im rechten Bein. Dieses sei in den letzten Jahren dünner und kürzer geworden und bleibe beim Gehen hängen. Er habe im Oberschenkel Muskelzuckungen, die sehr lästig seien. Daneben träten immer wieder Herzrhythmusstörungen auf. Er leide unter starken Schmerzen in den Nackenwirbeln, die sehr steif seien, und er spüre das Herzklopfen in diesen Wirbeln. Die Beeinträchtigung des rechten Beines sei wechselnd ausgeprägt.

Bei der **körperlichen Untersuchung** lassen sich die Muskelatrophie im rechten Bein sowie eine Minderung der groben Kraft im rechten Bein und im rechten Arm verifizieren. Weitere neurologische Störungen sind nicht sicher nachweisbar, vor allem keine Sensibilitätsstörungen und keine Seitendifferenz der Reflexe.
Trotzdem entstehen erhebliche Zweifel an der Richtigkeit der **Diagnose** »Psychogene Muskelatrophie des rechten Beines«. Die Situation ist schwierig, weil die in der neurologischen Fachklinik durchgeführte elektromyographische Untersuchung (Ableitung der Muskelströme) keinen krankhaften Befund erbracht hat.[2] Bevor weitere aufwendige und möglicherweise mit Risiken für den Patienten behaftete Untersuchungen veranlasst werden, wird ihm das Angebot einer Therapie mit der **Funktionellen Entspannung (FE)** gemacht.
Die FE stellt eine interessante, bisher kaum genutzte Ergänzung der üblichen neurologischen Untersuchung dar. Über die statischen und funktionellen Ergebnisse der neurologischen Untersuchung hinaus lässt sich mithilfe der FE nicht nur die **subjektive Anatomie**, sondern – wenn Störungen vorliegen – auch die **subjektive Pathologie** erarbeiten. Auf diese Weise können Störungen, die aufgrund der neurologischen Untersuchung nur fraglich oder überhaupt nicht assbar sind, mit subjektiver Evidenz erlebt und mitgeteilt werden.

Verlauf der FE-Therapie

Der Patient nimmt in den ersten FE-Stunden immer wieder eine Position mir gegenüber im Sessel ein, in der er sich mit dem linken Arm abstützt und etwas nach links geneigt dasitzt. Dazu sagt er, bei gerader Haltung spüre er einen »Druck in der Lendenwirbelsäule«. Auch das Liegen auf der linken Seite tue ihm weh. Er drücke sich hoch, weil er denke, das Herz habe auf diese Weise mehr Platz zum Arbeiten. Spontan gibt er ein »unsicheres Gefühl in der ganzen rechten Seite von der Schulter bis zum Fuß« an. Außerdem verspüre er ein Ziehen in der rechten Wade sowie Schmerzen in der Muskulatur des rechten Oberschenkels. *»Das Spüren der Wirbelsäule geht gut von oben bis zur Lendenwirbelsäule, dann tut's weh!«* Mit Überraschung nimmt er in den ersten FE-Stunden erstmals seinen »Sitz« wahr: *»Bisher war in der Lende Feierabend.«* Es zeigt sich aber immer deutlicher, dass die Wahrnehmung des rechten Beines und des rechten Fußes gestört ist: *»Das rechte Bein kann ich fast vergessen; dort ist nicht zehn Prozent der Wahrnehmung im Vergleich zum linken Bein.«* Erst im Rahmen der weiteren FE-Arbeit spürt er, dass ihn das Portemonnaie in der rechten Gesäßtasche drückt, und er nimmt seine Schmerzen deutlicher wahr. Er lernt aber auch, seinen Bewegungsradius zu erweitern, ohne dass sich die Schmerzen verstärken. Die Seitendifferenz zwischen rechts und links wird indes deutlicher. Die Halswirbelsäule ist »beweglich, aber schmerzhaft«, »es kracht und donnert«. Die Brustwirbelsäule ist »wie ein Eisenträger«. Ab der Lendenwirbelsäule ist es »toten-

2 Wie dem Therapeuten später mitgeteilt wurde, war zum Untersuchungszeitpunkt das Gerät defekt!

still«. Der Schulterbereich ist zwar gut beweglich, aber die rechte Schulter ist »härter, enger, schmaler« als die linke Schulter, und die rechte Hand ist »taub und kraftlos«. Immer wieder treten einschießende Schmerzen in der Herzgegend auf, insbesondere im Rahmen der Arbeit an der Halswirbelsäule. Die Sitzfläche ist links weich, rechts kleiner, härter und mit weniger Details spürbar, »ohne Gewichtsgefühl«. Das rechte Bein empfindet der Patient als »massig und undifferenziert«. Insgesamt ist die rechte Seite »weniger enorm«. Der Patient berichtet im Übrigen, dass er in den letzten Jahren im Bereich seiner rechten Körperseite Schmerzen wesentlich besser ertragen konnte als links. Der Unterkiefer fühlt sich verspannt an, doch kann er den Mund gut spüren. Im Bereich der Zunge findet sich keine Seitendifferenz, aber in Höhe des Kehlkopfes ist ein »Stopp«. Außerdem berichtet der Patient von einer seit einigen Jahren bestehenden Erektionsstörung trotz erhaltener Libido. Obwohl die neurologische Störung im Laufe der FE-Stunden immer deutlicher und kompakter wird, lernt der Patient, mit der gestörten Seite besser zurechtzukommen. Er sitzt aufrechter und mehr im Gleichgewicht. Er wagt wieder, kurze Strecken ohne Stock zu gehen. Er erlebt seine Schmerzen mit weniger Angst. Seine Angstträume verschwinden zu dem Zeitpunkt, als er spürt, dass seine körperliche Symptomatik ernst genommen wird.

Aufgrund des Körperbildes, das sich in der FE-Therapie dargestellt hat, bin ich mir nun sehr sicher, dass eine neurologische Störung im Bereich der Halswirbelsäule vorliegen muss und veranlasse weitere neurologische Untersuchungen. Diese ergeben den Befund einer »zervikalen Myelopathie bei traumatisch bedingter Spinalstenose HWK 5/6 und HWK 6/7[3] mit diskreter spastischer Hemiparese und Hemihypästhesie rechts, außerdem ein altes Wurzelkompressions-Syndrom rechts«.

Daraufhin wurde eine Laminektomie im HWS-Bereich (C4 bis C6) durchgeführt. Seitdem sind die Herzschmerzen, die Schmerzen im rechten Bein und die spastische Hemiparese nicht mehr nachweisbar. Der Patient, der vor der Berentung stand, ist beschwerdefrei und hat die Arbeit in seinem Beruf wieder aufgenommen.

3 Im Nachhinein erinnerte sich der Patient, dass ihm vor einigen Jahren auf einer Baustelle eine schwere Bohle auf den Kopf gefallen war.

3 Die Bedeutung des Schattenmärchens für die Medizin

Im vorherigen Kapitel wurden zwei Bedeutungen der Schatten-Metapher beschrieben und durch Krankengeschichten illustriert. Zum einen soll mit dieser Metapher ausgedrückt werden, dass der eigene Körper – als Folge misslungener Kommunikation mit den ersten Bezugspersonen – nicht als lebendig und zum Ich gehörig erlebt werden kann, sondern als fremd wahrgenommen wird, als Nicht-Ich oder sogar als Feind, den es zu bekämpfen gilt. Zum anderen steht diese Metapher für das »offizielle« Körpermodell der Medizin, das den Körper auf die mit naturwissenschaftlichen Methoden untersuch- und beschreibbaren und damit objektivierbaren Strukturen und Funktionen reduziert und den lebendigen und erlebenden Körper – und so die subjektiv-individuelle Perspektive – ausblendet. Diesem Modell liegt ein reduktionistisches Verständnis biologischer Prozesse, ja sogar ein dem Menschen und seiner Körperlichkeit nicht angemessener Biologiebegriff zugrunde (Ulrich 1997), dem nur eine Integration natur- und geisteswissenschaftlicher Zugänge gerecht werden kann.

Die auf Physik und Chemie verkürzte Konzeption des Biologischen ist Folge des im 19. Jahrhundert einsetzenden Siegeszugs der Naturwissenschaften in der Medizin, der allerdings mit einem Verlust der geisteswissenschaftlichen Perspektiven und Methoden erkauft wurde. Die Psychiatrie hat sich diesem Reduktionismus am längsten widersetzt, in weiten Bereichen hat sie aber in den vergangenen Jahrzehnten den Theorie- und Methodenpluralismus verspielt und sich – den anderen medizinischen Disziplinen folgend – zur angewandten Naturwissenschaft im Sinne einer klinischen Neurowissenschaft entwickelt (Fuchs 2017).

Zweifellos hat die Vorstellung eines durch physikalische und chemische Abläufe definierten Maschinenmodells die Kenntnisse über unseren Körper enorm erweitert und zu erheblichen diagnostischen und therapeutischen Fortschritten beigetragen. Sie ermöglicht jedoch keinen Zugang zum lebendigen und erlebenden Körper. Ein solcher Zugang, ein Modell der subjektiven Anatomie, wird in diesem Kapitel auf der Basis system- und zeichentheoretischer Begriffe vorgestellt.

(Horst Haltenhof)

3.1 Der eigene Körper und der Körper der Naturwissenschaft

Das Märchen von dem Menschen, der seinen Schatten zum Herrn seiner Wirklichkeit gemacht hat, sollten nicht nur die Naturwissenschaftler, sondern auch die Ärzte beherzigen. Vornehmlich ihnen ist es nämlich zu verdanken, dass wir zwei verschiedene Modelle für den menschlichen Körper haben: ein Modell für einen Körper, der sich messen und wiegen lässt, und ein anderes Modell für einen Körper, der sich fühlt oder spürt (v. Uexküll 1971).

Das erste ist das **»offizielle Körpermodell«** der Naturwissenschaft und der Medizin. Es bildet die Grundlage der Vorstellungen, die in unserer Kultur über den Körper herrschen. Die Anfangsgründe dieses Modells lernen wir schon in der Schule. Es beschreibt einen »fremden Körper«, den jeder als »objektive Gegebenheit« beobachten kann. Dieser Körper lässt sich nicht nur messen und wiegen, seine Teile lassen sich auch unter dem Mikroskop untersuchen. Künftige Ärzte müssen im Sektionskurs an der Leiche lernen, wie man ihn in immer kleinere Teile zerlegen kann.

Das andere Körpermodell umfasst die Sensationen, Gefühle und Erlebnisse, die wir in und von unserem Körper empfangen. Die Vorstellung, die wir uns daraus von einem »eigenen Körper« machen, bildet das **»inoffizielle Körpermodell«**, von dem auch der Arzt ausgehen muss, wenn er verstehen will, was ihm seine Patienten über ihre Körpererlebnisse berichten. Den Körper, den es abbildet, kann man weder messen noch wiegen. Dafür können wir ihn spüren, anfassen und im Spiegel betrachten. Seine Teile lassen sich nicht unter dem Mikroskop untersuchen, aber sie lassen sich spüren, in ihrer Lage zueinander erfassen – und in jedem seiner Teile begegnen wir uns selbst.

Niemand bezweifelt die Unentbehrlichkeit des offiziellen Modells der Medizin für ärztliche Eingriffe in den Körper eines Kranken. Aber trotz dieses unbezweifelbaren Nutzens ist er nur ein Schattenbild des erlebten Körpers, das dieser auf die Vorstellungen der Naturwissenschaft und der Medizin geworfen hat. Dieses Modell kann uns zwar über viele Dinge belehren, die wir sonst nicht bemerken, doch es kann uns nichts darüber sagen, wie ein Kranker sich und seinen Körper erlebt und was er in oder von ihm fühlt. Das ist aber letztlich das einzige, was den Kranken interessiert. Sein Körper könnte nach dem offiziellen Modell der Medizin noch so perfekt sein und noch so musterhaft funktionieren – ein Druck, den er spürt, eine Unruhe, die ihn umtreibt, ein Schmerz, der ihn plagt, beweisen ihm, dass sein subjektiver Körper – sobald er sich bemerkbar macht – der reale ist.

Insofern verhält sich das subjektive Körpermodell zu dem objektiven Modell der naturwissenschaftlichen Medizin ähnlich wie der Mann, von dem das Märchen erzählt, zu seinem Schatten. Zunächst scheint der Gedanke absurd, man könnte – wie in dem Märchen – seinen Schatten mit sich selbst verwechseln, d. h., die Frage stellen, ob man selbst »wirklich« ist oder sein Schatten. Trotzdem kann uns die Frage, welches Modell den wirklichen Körper abbildet, in Verlegenheit bringen. Viele Menschen haben Schwierigkeiten zu entscheiden, ob sie körperliche Sensationen dem subjektiven oder dem objektiven Körpermodell zuordnen sollen. Sie verwechseln ihren Schatten mit sich selbst.

In der ärztlichen Sprechstunde geht es oft – nach statistischen Untersuchungen sogar in 30 bis 60% aller Beratungsfälle – um diese Frage. Dabei spielt sich Folgendes ab: Der Arzt hat für die Beschwerden, über die seine Patienten klagen, keine »organische Ursache« gefunden. Nach dem Modell für den objektiven Körper sind die Patienten gesund. Das subjektive Körpermodell, das für die Patienten die Realität beschreibt, ist für den Arzt irreal, und das Modell des objektiven Körpers, das für den Arzt die Realität abbildet, bleibt für die Kranken etwas Schattenhaftes. »Der Patient ist verzweifelt bemüht, dem Arzt die Veränderungen seines Körpers (seiner gespürten Wirklichkeit) zu schildern. In der Wirklichkeit des Arztes ist die Wirklichkeit des Patienten (aber) nicht fassbar« (Brucks 1992, S. 49).

In dem »Ringkampf, der sich dann oft zwischen dem Arzt und dem Patienten abspielt, kann sich diese Frage in der Vorstellung beider immer mehr verwirren. Das Resultat ist – wieder in einem hohen Prozentsatz –, dass der Patient operiert oder medikamentös behandelt wird, obgleich es nach dem objektiven Körpermodell des Arztes gar nichts zu operieren oder zu behandeln gibt (Fink 1992).

Daraus entstehen für das Gesundheitssystem hohe Kosten und für die Patienten Gefahren gesundheitlicher Schäden durch nicht indizierte ärztliche Behandlungen. Die Verwechslung zwischen dem eigenen Körper und seinem Schatten stellt in der Medizin also ein reales Problem dar.

Der Glaube, die Gegenstände und Vorgänge unserer sinnlich erlebten Welt seien »Sinnen-Trug«, die »durchsichtigen Schattenbilder der objektiven Naturwissenschaften« dagegen »die Realität«, hat Folgen für unser Verhältnis zu unserem Körper: Er lässt uns an der Realität unserer Empfindungen und Gefühle zweifeln, in denen wir unseren Körper erleben, und zwingt uns, die Realität auch dann noch in den Vorstellungen der Medizin von einem objektiven Körper zu suchen, wenn es dort kein Äquivalent für unsere Empfindungen gibt. Wir lernen früh, dass Beschwerden, die wir spüren, nur dann »real« sind, wenn ein »Sachverständiger« – zunächst wohl die Mutter oder der Vater und später ein Arzt – an oder in unserem Körper etwas findet, das man sehen, tasten oder auf andere Weise »objektivieren« kann. Wir lernen früh, den eigenen Körper mit seinem medizinischen Schatten zu verwechseln.

Der »objektive Körper« ist zwar unfähig, sich zu spüren und sich als Zentrum seiner Welt zu erleben. Trotzdem gibt ihm die Physiologie den Anschein von Lebendigkeit, indem sie lehrt, dass die Organe, Gewebe und Zellen, aus denen er besteht, ständig wie kleine oder größere chemische Fabriken arbeiten. Damit wird die Frage, welcher der beiden Körper wirklich und welcher nur der Schatten des anderen ist, auch theoretisch verwirrend.

Das wird in geradezu gespenstischer Weise deutlich, wenn wir uns die Arbeit der Organfabrik ansehen, die mit unserem Fühlen und Erleben aufs engste zusammenhängt: Unser Gehirn ist die »Fabrik«, in der alles, was wir erleben, erzeugt wird: Was unsere Sinnesorgane über Gegenstände und Vorgänge einer Außenwelt berichten, was uns unsere Empfindungen und Gefühle über unseren Körper und über uns selbst mitteilen: Wohlbehagen oder Missempfindungen, Sorgen, Hoffnungen, Freude, Schmerzen oder Verzweiflung, selbst die Gedanken, die uns durch den Sinn ziehen – sie alle sind Produkte unseres Gehirns. Wird seine Produktionsfähigkeit gestört, können sich seine Produkte bis zur Unkenntlichkeit verändern, und wenn es seine Tätigkeit einstellt, verschwinden sie alle und wir mit ihnen. Dann sind wir tot.

Wer wissen will, was sich in dieser unheimlichen Fabrik abspielt, wie die Maschinen aussehen, die unsere Erlebnisse produzieren und montieren, mit Farben und Tönen ausstatten, mit Gerüchen tränken und mit Gefühlen verknüpfen, der erlebt einen Schock! Die Fabrik besteht aus einem einzigen, unvorstellbar komplizierten Netzwerk von Zellen, die durch lange Ausläufer miteinander verbunden sind. Es gibt dort nichts, was auch nur im Entferntesten an das erinnern würde, was wir erleben. Es gibt weder Licht noch Farben, noch Töne oder Gerüche. Es gibt keine Gefühle, nicht einmal Schmerzen! Es gibt nur chemische Umsetzungen, die über elektrische Spannungsdifferenzen sogenannte »Nervenaktionsströme« hervorbringen. In diesem Schattenreich elektrochemischer Vorgänge verblasst alles Erleben zu irrlichterartigen »Epiphänomenen«. Die Vertreter einer exakten naturwissenschaftlichen Forschung lassen sich dadurch nicht von ihrer Suche nach der objektiven Realität der Dinge und Vorgänge ablenken. Hier ist unser Erleben zum Schatten und der Schatten zur Realität geworden!

Nur die Psychologie hat sich dieser schattenhaften »Epiphänomene« angenommen, um sie unter dem Namen »seelischer Vorgänge« zu erforschen. Aber die Frage, wie aus elektrochemischen Gehirnprozessen die Farben, Töne und Gerüche der Welt, die wir erleben, die Empfindungen des Körpers, den wir spüren, und die Gedanken, die wir denken, hervorgehen, kann weder die Naturwissenschaft noch die Psychologie beantworten. Der eigene Körper lässt sich nicht aus Teilen seines Schattens rekonstruieren.

Wir werden hören, dass die **Systemtheorie** das Problem auf eine andere Weise zu lösen sucht. Sie nimmt an, es gebe in der Natur »Sprünge«, mit denen, bei einem Zusammenwirken sehr vieler und verwickelter Einzelvorgänge, plötzlich etwas gänzlich Neues, etwas, das es vorher nie gegeben hat, in Erscheinung tritt; das Neue lässt sich nicht auf die Einzelvorgänge reduzieren, aus denen es besteht. Wir werden von »Stufen der Verwicklung« hören, die immer wieder zu neuen Phänomenen führen.

Für die Systemtheorie ist die Entwertung unseres erlebten Körpers zu einem Komplex irrealer Epiphänomene in einem stummen, farb-, licht- und gefühllosen – dafür aber »realen« – Schattenreich »objektiver Gehirnvorgänge« das Ergebnis einer falschen Fragestellung: Für sie geht es nicht um ein »entweder Schatten oder Realität«, sondern um ein »Sowohl-als-auch verschiedener Realitäten«. Damit stehen wir vor der Frage, wie diese Wirklichkeiten entstehen, wie sie zusammenhängen und wie es möglich war, dass die eine Realität ein solches Übergewicht über die andere gewinnen konnte. Eine Voraussetzung, um diese Fragen zu beantworten, ist aber die Wiederentdeckung der Realität des eigenen Körpers.

Der Medizin ist damit die Aufgabe gestellt, aus unserem subjektiven Erleben das Konzept für einen Körper zu entwickeln, der sich spürt und dessen Sichspüren erlebt werden kann, ohne dieses Erleben sofort wieder reduktionistisch in heterogene Einzelerscheinungen aufzulösen. Aber wenn aus diesem Erleben ein reflektiertes Konzept für den eigenen Körper hervorgehen soll, muss es phänomenologisch erarbeitet werden und theoretisch von anderen Voraussetzungen ausgehen als das biomechanische Körpermodell der modernen Medizin.

Dieses Buch berichtet von dem Versuch einer Gruppe von Ärzten, Psychologen und Physiotherapeuten, ein Konzept für den »eigenen Körper« zu entwickeln. Für die phänomenologische Aufgabe hat sie die Methode der »Funktionellen Entspannung« nach Marianne Fuchs (1989) gewählt, weil diese Methode einen Dialog mit dem eigenen Körper ermöglicht, in dem der erlebte Körper mit seinen autonomen Antrieben über seinen Eigenrhythmus zugänglich wird.

Was die theoretischen Ansätze betrifft, so sind in den letzten Jahrzehnten mit der Systemtheorie (Bertalanffy 1968), der Theorie der Selbstorganisation lebender Systeme (Jantsch 1975; Maturana 1982) und der Biosemiotik (Sebeok 1979; J. v. Uexküll 1983) neue Ansätze entwickelt worden. Sie gehen von dem Begriff des **»lebenden Systems«** aus und verstehen darunter ein »autopoietisches«, d.h. sich »selbst« herstellendes und auf »sich selbst bezogenes« oder »selbst-referenzielles« Gebilde. Sie erklären uns aber nicht, was wir unter einem »Selbst« verstehen sollen, das sich selbst herstellt. Offensichtlich stehen wir hier vor einer zentralen Frage für das Konzept eines lebenden, »eigenen Körpers«, d.h. eines Körpers, der sich selbst spüren und dieses Spüren erleben kann. Denn: Sich selbst spüren, heißt lebendig sein.

Die folgenden Ausführungen versuchen nun, ein methodisches Gerüst für die phänomenologische Analyse des Körpererlebens zu entwickeln.

3.2 Ein Konzept für den lebenden Körper

3.2.1 Sensation als »Zeichen« und Gefühl als »Kode«

Wir wollen zunächst eine These aufstellen, diese These dann durch ein kurzes Beispiel erläutern und anschließend genauer differenzieren, wie sich daraus ein methodischer Ansatz für ein Modell entwickeln lässt, das den »eigenen Körper« auch für einen anderen Menschen beschreiben kann.

Unsere These lautet: **Wir erleben unseren Körper durch Zeichen, deren Bedeutung durch Gefühle dechiffriert wird.** Nach dieser These sind Körpersensationen **»Zeichen«** und Gefühle **»Kodes«**, die uns über die Bedeutung der Körpersensationen informieren.

Ein Beispiel zur Erläuterung der These: Versuchspersonen, denen Adrenalin injiziert wurde, erlebten ihre Körpersensationen nicht stereotyp als Zeichen für Nervosität und Angst, sondern verschieden, je nach der Erwartung, welche die Versuchsleiter bei ihnen erweckt hatten (Schachter und Singer 1962). Das (als Erwartung) suggerierte Gefühl »interpretiert« die Körpersensationen, die nach der Adrenalin-Injektion auftreten. Zur Differenzierung unserer These wollen wir den »Gefühls-Kode« analysieren, der bestimmte Sensationen zu Zeichen für die Anordnung der Glieder unseres Körpers in einem Raum verschlüsselt, in dem wir uns mit nachtwandlerischer Sicherheit bewegen. Dabei wird sich herausstellen, dass unser erlebter Körper eine besondere zeitliche und räumliche Struktur aufweist.

3.2.2 Das »Körperschema« als Kode

Wir wollen das Ergebnis der Analyse gleich vorwegnehmen: Die Zeichen, aus denen sich unser Körper (als autopoietisches System) selbst erschafft, sind die Sensationen, die er von seinen Muskeln, Sehnen und Gelenken empfängt. Den Gefühls-Kode, der sie als Zeichen für »sich selbst« interpretiert, hat Head **»Körperschema«** genannt (Head 1911/12, 1926). Er versteht darunter ein »organisatorisches Prinzip, das gespeicherte Eindrücke der Vergangenheit und aktuelle Eindrücke der Gegenwart in eine Beziehung setzt, aus der organisierte Modelle unseres Selbst hervorgehen«.

Diese organisierten Modelle unseres Selbst sind unsere »eigenen Körper«. Head betont, dass diese »Modelle unseres Selbst« mehr enthalten als die bloße Repräsentation eines physischen Körpers. Ohne den Kode des Körperschemas könnten wir keinen Löffel und keinen Stock benutzen, ohne unsere Bewegungen ständig mit den Augen zu kontrollieren: »Alles was an den Bewegungen unseres Körpers teilnimmt, wird zu dem Modell unseres Selbst hinzugefügt und (wird) ein Teil dieses erlebten Körpers. Die Fähigkeit einer Frau zu lokalisieren, reicht bis zur Spitze der Feder auf ihrem Hut«.

Ein organisatorisches Prinzip, das heterogene Eindrücke wie Buchstaben zu einem Text zusammenfügt, den wir als unseren eigenen Körper und seine unmittelbare Umgebung »lesen«, müssen wir als **»kodierende Instanz«** oder in der Terminologie von C. S. Peirce als »Interpretant« definieren (vgl. Nöth 1985). Die kodierende Instanz bringt mit diesem Text etwas zustande, das es vorher nicht gab und das sich auch nicht aus den Elementen (den einzelnen Buchstaben des Textes) ableiten lässt. Um das Auftreten von Erscheinungen zu definieren, die aus vorher vorhandenen Elementen weder abgeleitet noch vorhergesagt werden können, spricht die Systemtheorie von **»Emergenz«**.

Wenn wir uns mit der Beschreibung des rätselhaften Vorgangs durch einen neuen Begriff nicht zufriedengeben, sondern wissen wollen, wie in diesem Fall »Emergenz« zustande kommt, d.h. wie das organisatorische Prinzip oder die kodierende Instanz »Körperschema« aus heterogenen Zeichen die Einheit unseres erlebten Körpers zustande bringt, müssen wir versuchen, den Vorgang zu rekonstruieren. Wir erfahren dann, dass der Kode motorischen Eindrücken die Bedeutung von Zeichen für ein »Selbst« erteilt, das sich in sensorischen Eindrücken spürt.

Diesem Zeichenprozess hat Sherrington den Namen **»Propriozeption«** gegeben, um auszudrücken, dass der Körper sich in den sensorischen Antworten auf motorische Impulse »zu eigen nimmt« (lat. *proprium:* das Eigene; lat. *capere:* nehmen).

Oliver Sacks beschreibt diesen Vorgang genauer: »Wenn man den Arm eines Mannes bewegt, während er zusieht, wird er es vielleicht schwierig finden, sein Gefühl von seinen visuellen Eindrücken zu unterscheiden. Beide sind so natürlich miteinander verbunden, dass man nicht daran gewöhnt ist, sie zu trennen. Wenn man ihn jedoch bittet, die Augen zu schließen, hat er keinerlei Schwierigkeiten, auch die winzigsten passiven Bewegungen anzugeben, beispielsweise die Veränderung der Lage eines Fingers um den Bruchteil eines Millimeters. Und in der Tat ist es dieser Muskelsinn (wie er früher, bevor Sir Charles Scott Sherrington ihn untersucht und in ›Propriozeption‹ umgetauft hat, genannt wurde), der von den Impulsen der Muskeln, Gelenke und Sehnen abhängig ist und gewöhnlich übersehen wird, weil er im allgemeinen unbewusst ist – es ist dieser lebensnotwendige ›sechste Sinn‹, durch den der Körper sich selbst erkennt und mit vollkommener, automatischer, augenblicklicher Präzision die Positionen und Bewegungen aller beweglichen Körperteile, ihr Verhältnis zueinander und ihre Ausrichtung im Raum erfasst. Früher gab es noch ein anderes altes Wort [...] Kinästhesie oder Bewegungssinn (Tiefensensibilität), aber ›Propriozeption‹ scheint mir [...] ein besseres Wort zu sein, weil damit auf ein Gefühl angespielt wird – etwas, durch das der Körper in die Lage versetzt wird, sich selbst zu erkennen, [...] ›in Besitz‹ (property) zu nehmen. [...] Man besitzt sich selbst, man ist man selbst, weil sich der Körper durch diesen sechsten Sinn immer und jederzeit erkennt und bestätigt« (Sacks 1989, S. 68).

Die Entstehung dieses Kodes im Verlauf unserer frühesten Entwicklung stellt ein besonderes Problem dar: Die Krankengeschichte zu Beginn von Kapitel 2, die von einer Patientin berichtet, die ihr Gesicht zerstören muss, um sich als akzeptables und akzeptiertes Selbst fühlen zu können, zeigt uns (ebenso wie die Krankengeschichten anderer »Artefaktpatienten«), dass der Kode des Körper-Selbst nicht angeboren ist und dass seine Entwicklung gestört werden kann (vgl. Kap. 9 und 10). Wir müssen annehmen, dass auch der Kode, der das Körper-Selbst durch Propriozeption erzeugt, ursprünglich aus einer Abstimmung der befruchteten Eizelle bzw. des frühen Embryo mit dem Kode des mütterlichen Organismus entstanden ist.

Vielleicht lässt sich das, was Bion als »Container-Funktion« in der Interaktion der Mutter mit dem Säugling und kleinen Kind beschreibt, als reifere Form einer archaischen Beziehung auffassen, in der Kode-Abstimmung noch als biologisches Geschehen vor sich geht.

3.2.3 »Gleitende Gegenwart« oder die Zeit als Werden, in der wir »sind«

Eine Eigentümlichkeit unseres Körpers, in der die Dynamik und Kreativität des Kodes deutlich wird, machen wir uns gewöhnlich nicht klar: Unser Körper – und mit ihm unser »Ich« – sind kein Besitz, auf den wir »zurück«-greifen können. Wenn Plessner (1976) betont, dass wir »Körper sind« und dass wir gleichzeitig »Körper haben«, so stehen »Sein« und »Haben« in einer geheimnisvoll verschränkten Beziehung: Um Körper zu »haben«, müssen wir Körper »sein«. Aber um Körper zu sein, muss er – mit uns zusammen – ständig »Körper werden«. Diesen zeitlichen Aspekt unseres »Seins« können wir als **»gleitende Gegenwart«** bezeichnen.

»Gleitende Gegenwart« ist erlebte »Autopoiese«. Um diesen Zusammenhang deutlich zu machen, können wir V.v. Weizsäckers Ausspruch über »Gesundheit«[1] auf den Körper übertragen. Es heißt dann sinngemäß: »Unser Körper ist kein Besitz, den man aufzehren kann. Er ist überhaupt nur dadurch vorhanden, dass er in jedem Augenblick erzeugt wird. Wird er nicht mehr erzeugt, dann sind wir tot.«

Dieses »Werden«, unsere »gleitende Gegenwart«, in der unser »Sein« ständig vergeht und entsteht, bedarf der fortlaufenden substanziellen Unterstützung durch unsere Umgebung. Das wird am eindrucksvollsten beim Atmen: Jeder Atemzug ist ein Geschenk der Umgebung und gleichzeitig Ausdruck ihrer Bereitschaft, das, was wir nicht gebrauchen, wieder zurückzunehmen. Jeder Atemzug ist gewissermaßen eine »Rente aus Lebenszeit«, die uns vor dem Sterben bewahrt, das uns droht, wenn die Zufuhr von Lebenszeit versiegt. Aus Atem-Holen und Atem-Zurückgeben entsteht der Rhythmus unseres Lebens, der uns, wie es Goethe beschreibt, immer wieder »zweierlei Gnaden« schenkt (vgl. Kap. 8).

Die Tatsache, dass wir unser »Werden« und sein Angewiesensein auf eine ständige »Substitution« durch eine »genügend gute Umgebung« nicht bemerken, dass wir unsere gleitende Gegenwart als »Sein« erleben, hat tiefenpsychologische Gründe: Balint (1973) hat die früheste Phase unserer psychischen Entwicklung als **»Urform der Liebe«** oder **»primäre Objektbeziehung«** beschrieben. Da sie präverbal abläuft, ist alles, was sich in dieser Phase ereignet, schwer oder gar nicht in Worten zu beschreiben. Das ist ein Grund dafür, dass wir die Zeitstruktur unseres Körper-»Seins«, die auf dem damals »erlernten« Zusammenspiel mit freundlichen Substanzen unserer Umgebung beruht, nicht bemerken. Balint schildert sie als eine »Art harmonischer Vermengung und gegenseitige Durchdringung zwischen dem sich entwickelnden Individuum und seinen primären Substanzen oder seinen primären Objekten«. In unserem Verhältnis zu der uns umgebenden Luft wird die noch ganz nach dem Muster »primärer Liebe« geprägte Eigenart beispielhaft deutlich: »Wir brauchen die Luft, können ohne sie gar nicht leben; wir atmen sie ein, entnehmen ihr Elemente und benutzen sie nach unseren Bedürfnissen; dann beladen wir sie mit Stoffen, deren wir uns entledigen wollen, und atmen sie wieder aus – ohne ihr die geringste Aufmerksamkeit zu widmen. Die Luft-Umwelt muss einfach da sein; solange dies der Fall ist, solange wir genügend Luft zum Atmen haben, nehmen wir sie als selbstverständlich hin, sie ist kein Objekt, nichts von uns Getrenntes, wir brauchen und gebrauchen sie. Die Lage ändert sich plötzlich, wenn die Umwelt sich verändert, wenn z.B. dem Erwachsenen die Luftzufuhr abgeschnitten wird. Dann nimmt die scheinbar nicht besetzte Umwelt plötzlich ungeheure Bedeutung an, das heißt aber, die latente wirkliche Bedeutung wird deutlich« (Balint 1973, S. 82).

Die **»harmonische Vermengung«** mit unserer Umgebung vollzieht sich in Rhythmen. Die ständige Erneuerung unseres Seins ist ein rhythmisches Werden, das der »gleitenden Gegenwart« unseres Körper-Seins eine rhythmische Zeitstruktur gibt.

1 »Die Gesundheit eines Menschen ist eben nicht ein Kapital, das man aufzehren kann, sondern sie ist überhaupt nur dort vorhanden, wo sie in jedem Augenblick des Lebens erzeugt wird. Wird sie nicht erzeugt, dann ist der Mensch bereits krank« (v. Weizsäcker 1951, S. 94)

Wenn wir das bedenken, beginnen wir zu verstehen, welcher Reichtum an Bedeutungen im Körpererleben auf uns wartet: Marianne Fuchs deutet das mit Worten an wie »Wiege«, »Halt«, »Gegenseitigkeit«, »Kohärenz« oder »Komplementarität«, »Ruhe und Antrieb«, »Wiederkehr des nicht ganz gleichen« und »Vertrauen« (Fuchs 1992).

Immer geht es dabei um »Einver-Leibung« von Teilen der Umgebung in unseren Körper. Nicht nur alles, was an seinen Bewegungen teilnimmt, wird zu einem Teil unseres Körpers, wie der Raum, den die Spitze unseres Stocks oder die Feder auf dem Hut der Dame begrenzen; auch alles, was die Funktionen der Organe unseres Körpers ergänzt, wird dem Körper »einverleibt«. Damit verschwinden die Grenzen zwischen ihm und seiner Umgebung. Balint beschreibt das, wieder im Hinblick auf unsere Beziehung zur uns umgebenden Luft, folgendermaßen: »So wie bei dem Verhältnis vom Fisch zu dem Wasser ist unsere Beziehung zur Luft ohne scharfe Grenzen. Es ist eine müßige Frage, ob die Luft in unserer Lunge oder in unserem Darm ein Teil unserer selbst ist oder nicht, oder wo man die Grenze zwischen Selbst und dieser Luft ziehen sollte; wir leben mit der Luft in einer fast harmonischen gegenseitigen Durchdringung« (Balint 1973, S. 82).

3.2.4 Der Raum, der ich bin und den ich habe

Wir haben jetzt die zeitlichen Besonderheiten des Kodes betrachtet, den Head »Körperschema«, Sherrington »Propriozeption« und Sacks »sechsten Sinn« genannt haben. Dabei wurde bereits ihr Zusammenhang mit der räumlichen Qualität sichtbar. Um diese Verquickung deutlich zu machen, müssen wir die zeitlichen Besonderheiten vor dem Hintergrund unserer räumlichen Vorstellungen betrachten. Wir sehen dann noch deutlicher, dass der eigene Körper kein statisches Gebilde ist wie ein Möbelstück oder ein anderes Objekt unserer Umgebung. Als emergentes Produkt von Zeichenprozessen, in denen sensorische und motorische Sensationen nach einem Kode oder Interpretanten als Zeichen mit einem Bezeichneten verknüpft werden, das sich »selbst« spürt, erweist sich der »eigene Körper« als »autopoietisches« System, und Gesundheit als »salutogenetischer Prozess« (Antonovsky 1979).

Je nachdem, ob der Akzent auf den motorischen oder den sensorischen Eindrücken liegt, erlebt sich der Körper als »Subjekt« oder als »Objekt« oder, wie Plessner es ausgedrückt hat, als Körper, der wir (als Subjekt) sind, oder den wir (als Objekt) haben. Das hat Konsequenzen für seinen »Raum, in dem wir uns mit nachtwandlerischer Sicherheit bewegen«. Dieser Raum ist nicht homogen. Er weist drei Bereiche auf: einen »inneren«, einen »intermediären« und einen »äußeren« Bereich, die alle von einem eigenen Horizont begrenzt werden.

Den **»inneren Raum«** begrenzt der Horizont unserer Körperoberfläche. Er unterscheidet sich von den beiden anderen Räumen durch die bedeutsame Eigenschaft, dass wir ihn nicht nur, als Arena für unsere Bewegungsmöglichkeiten, »haben«, wie die beiden anderen Räume auch – wir »sind« zugleich dieser Raum. Es ist der Raum, in dem wir unseren Körper wie ein Haus erleben, mit dem wir uns identifizieren müssen und in dem wir gleichzeitig umhergehen und Räume, Nischen, Gänge, Treppen und Stockwerke inspizieren und neu entdecken können.

Der nächste oder **»intermediäre Raum«** wird von dem Horizont begrenzt, der von dem Ende des Stocks gezogen wird, mit dem wir den Boden berühren, oder der Spitze der Feder auf dem Hut der Dame, deren Orientierungsvermögen Head beschreibt. Dieser Raum wird von unserem Tastsinn aufgebaut. Er ist eng mit dem »inneren Raum« des eigenen Körpers verbunden. Er unterscheidet sich aber dadurch von ihm, dass wir ihn zwar »haben«, aber nicht auch »sein« können.

Der dritte oder der **»äußere Raum«** schließlich wird uns von unseren Augen und Ohren eröffnet. Er endet mit dem Horizont, der von den fernsten Punkten gebildet wird, die unsere Augen noch als getrennte Orte unterscheiden oder unsere Ohren noch wahrnehmen können. Sacks weist darauf hin, wie eng der intermediäre und der äußere Raum verbunden sind, und dass man sie nur unterscheiden kann, wenn entweder der optische Raum (z. B. durch Schließen der Augen) oder der taktile Raum ausgeschaltet sind. Alle diese Räume zeichnen sich durch die paradoxe Eigenschaft aus, dass wir sie überallhin mitnehmen müssen und uns gleichzeitig in ihnen bewegen können.

An dem Aufbau des äußeren Raumes sind außer dem Tastsinn, unseren Augen und unseren Ohren noch andere Sinne beteiligt. J. v. Uexküll (1936) hat die dadurch gegebene Struktur des äußeren Raumes unter dem Aspekt seiner biologischen Schutzfunktion für unser Selbst in dem eingangs zitierten Schattenmärchen eindrucksvoll beschrieben.

3.3 Die »subjektive Anatomie« des eigenen Körpers

Der »innere Raum« des eigenen Körpers, der von dem intermediären Raum des Tastsinns begrenzt wird, ist Gegenstand der **subjektiv erlebten Anatomie**. Diese Anatomie handelt nicht von dem Körper, den die Medizin mit ihrem biomechanischen Modell beschreibt, sondern von dem Dialog, den »der eigene Körper« ständig mit sich selbst und seiner Umgebung führt. Für den Therapeuten ist das Handwerkszeug der subjektiven Anatomie nicht das Messer oder das Mikroskop, sondern die Aufmerksamkeit, mit der er den Dialog des »eigenen Körpers« mit sich selbst, in empathischer Begleitung des Dialogs eines Patienten mit seinem Körper, führt.

Subjektive Anatomie hat nicht nur mit dem Kode des Körperschemas und den Sensationen zu tun, die als Zeichen die Texte für die räumlichen und zeitlichen Strukturen des eigenen Körpers schreiben. Zeichen für Schmerzen oder Verspannungen folgen anderen Kodes. Darüber hinaus hat der Kode für eine hedonistische Tönung der Zeichen des Körpers eine besondere Bedeutung für das, was wir »Lebensqualität« nennen. Aber darauf wird in einem späteren Zusammenhang eingegangen.

Ein letzter Hinweis: Um ein erstes Verständnis für den Körper als Problem eines

Patienten zu gewinnen, müssen wir die Verschiebungen kennen, die im Verlauf einer Krankheit zwischen dem inneren, dem intermediären und dem äußeren Raum auftreten können. Diese Verschiebungen können dazu führen, dass der innere Raum plötzlich oder allmählich eine enorme Bedeutung gewinnt, während der äußere Raum verblasst. Bei Schmerzen kann das in Sekundenbruchteilen geschehen, im Verlauf einer Krankheit kann allmählich ein Zustand erreicht werden, in dem die individuelle Wirklichkeit fast nur aus dem inneren und dem intermediären Raum besteht. Aber der innere Raum ist die Quelle unserer Lebendigkeit. Darum gilt es, seine Zeichen besonders zu beachten und diese Quelle zu beleben, wenn sie zu versiegen droht.

3.4 Folgerung

Ärzten sollte das Konzept der subjektiven Anatomie des eigenen Körpers auch als Basis für Modelle einer **»Pathologie des Körpererlebens«** geläufig sein. Bisher musste jeder Arzt die Aufgabe, solche Modelle für bestimmte Krankheiten zu entwickeln, für sich allein lösen. Niemand sagte ihm, dass seine diagnostischen und therapeutischen Fähigkeiten weitgehend davon abhingen, wie gut oder wie schlecht er diese Aufgabe zu lösen vermochte. Statt dessen suggerierte man ihm, die Kenntnis der objektiven Anatomie des Körpers genüge für diese Aufgabe, und man lehrte schon Medizinstudenten, den eigenen Körper mit dem Modell zu verwechseln, das die Naturwissenschaft und die Medizin von einem objektiven Körper entworfen haben.

Als Beispiel folgt die Krankengeschichte einer jungen Patientin, in der wir zunächst ihrem Schatten begegnen und in deren Verlauf wir miterleben können, wie aus dem »Körpermodell der Naturwissenschaft« sich das »Modell des eigenen Körpers« zu entwickeln beginnt.

3.5 Asthma und Angst (Bericht einer Therapeutin)

3.5.1 Begegnung mit dem Schatten

FALLBEISPIEL

Ich beginne mit dem **ersten Eindruck**, den eine junge Patientin auf mich machte, die mich nach telefonischer Anmeldung aufsuchte. Sie war damals 24 Jahre alt, mittelgroß, schmal und blass. Sie sah mich mit hellen Augen an, deren Farbe ich nicht richtig einschätzen konnte. Ihr Blick war abwartend, kühl und kritisch. Die blonden Haare habe ich glanzlos in Erinnerung, straff zurückgekämmt und am Hinterkopf fest zusammengebunden. Auch ihre farblose Kleidung brachte keine Auflockerung oder gar Lebendigkeit in ihr Erscheinungsbild. Die Hand, die sie mir reichte, die war anders. Sie veranlasste mich aufzumerken, und ich spüre sie heute noch in meiner Hand, sehr schmal und feingliedrig, trocken und etwas kühl, aber mit einem erstaunlich kräftigen Händedruck. Die Stimme der Frau erschien mir hochsitzend, wenig modulationsfähig und im Ton fast fordernd.

Insgesamt empfand ich R. damals als eingeengt und unlebendig, eben wie den Schatten ihrer selbst, aber es blieb ihr Händedruck, der aus dem Gesamteindruck herausfiel und der seine Quellen haben musste. Er war für mich wie ein Hinweis auf ihre ungenutzte Kraft. In mir kamen Abwehr und Sympathie zugleich auf sowie große Unsicherheit, ob ich mich in eine so nahe Beziehung zu dieser Patientin einlassen wollte, wie zu ihrer Hilfe notwendig sein wurde.

Die **Beschwerden** von R. waren ihr Bronchialasthma und ihre quälenden Angstzustände. Den ersten Asthmaanfall hatte sie während einer Klassenfahrt ins Ausland gegen Ende der Schulzeit. Diese Auslandsreise war zugleich ihre erste längere Trennung vom Elternhaus. Sie sagte dazu: *»Ich wusste damals meinen Platz nicht und musste mit einem Mädchen, das ich nicht mochte, das Zimmer teilen.«* Der erste schwere Angstanfall war aufgetreten, nachdem R. als junge Musikstudentin einen Kommilitonen in einer entfernt hegenden Großstadt besucht und mit ihm geschlafen hatte. Vor beidem, dem Besuch, aber besonders vor dem sexuellen Kontakt, hatte ihre Mutter sie dringend, fast drohend gewarnt. Seitdem wünscht sie sich zwar sexuelle Kontakte, fürchtet sie aber zugleich wegen der meist darauf folgenden panischen Angst. Meist vermeidet sie sie darum ganz. Inzwischen hatte die Angst fast von ihrem ganzen Leben Besitz ergriffen, und nichts ging mehr ohne Außenhilfe, vorwiegend durch die der Eltern und die ihres derzeitigen Freundes. Studium und Konzerttätigkeit hatte sie aufgeben müssen. Sie hatte stark an Gewicht verloren, weil sie oft an Übelkeit litt und sich zum Essen meist zwingen musste. Wegen dieser Symptome herrschte bei allen Menschen ihrer Umgebung völlige Ratlosigkeit, am meisten aber bei ihr selbst. Überall kam es zu Gereiztheiten, weil sie ständig Hilfe anfordern musste.

In dieser Not hatte R. zahlreiche **Behandlungsversuche** unterkommen Sie war ambulant und stationär bei Internisten, Allergologen, Otologen und auch bei einem homöopathischen Arzt gewesen, und sie wurde untersucht, mit Medikamenten behandelt und operiert. Neben zwei stationären Aufenthalten in psychotherapeutischen Kliniken besuchte sie zwei Jahre ambulant eine offensichtlich analytisch orientierte Gruppen- und einige Zeit eine Verhaltenstherapie. R. wurde sozusagen zur Konsumentin sowohl der Angebote der naturwissenschaftlichen Medizin als auch der verschiedensten Methoden der Psychotherapie. Sie wusste nicht mehr, ob sie den richtigen Beruf anstrebte oder ihn je würde ausüben können, aber sie wusste auch keinen anderen.

Ich fragte meine Studentin, wie sie ihre **Umwelt** und ihre Erziehung und überhaupt das Klima im Elternhaus empfunden habe, und ich erfuhr Folgendes: R. war zum Zeitpunkt des Erstgespräches Musikstudenten. Beide Eltern – praktizierende Katholiken – waren als Philologen im Schuldienst tätig. R. hat einen älteren Bruder und eine jüngere Schwester. Der ältere Bruder, mit dem sie sich besonders gut versteht, hatte nach abgeschlossenem naturwissenschaftlichem Hochschulstudium geheiratet und hat inzwischen zwei Kinder. Die jüngere Schwester studiere an der Hochschule ihres Heimatortes mit »unnormalem Fleiß« ein geisteswissenschaftliches Fach. Diese Schwerter lebe im Vergleich zu ihr »wie in einer anderen Welt« und verstehe R.'s Probleme überhaupt nicht. Alle drei Geschwister hatten während der Gymnasialzeit eine Klasse übersprungen. Sie selbst sei noch zusätzlich ein Jahr zu früh eingeschult worden, sodass sie mit gut 17 Jahren Abitur gemacht habe. Leistungsprobleme habe es dennoch bei keinem der Geschwister gegeben. Ihre Schwester habe einmal eine Fünf geschrieben. Das sei so ungewöhnlich gewesen, dass sie sich noch heute lebhaft daran erinnere. Ihre Mutter hätte selbst sehr gerne Musik studiert, aber keine Erlaubnis bekommen. Vielleicht habe sie ihrer Tochter darum alle Wege zum Musikstudium geebnet. R. habe sehr früh Instrumentalunterricht bekommen und schon während der Schulzeit wiederholt Preise bei anerkannten Musikwettbewerben gewonnen. Mit dem Musikstudium habe sie direkt nach dem Abitur, also mit siebzehn Jahren, im Ausland begonnen, habe es aber nach gut zwei Jahren unterbrechen müssen, da sie sich zunehmend schlecht, depressiv und voller Angst gefühlt habe. Schließlich sei sie für ein Jahr in ihr Elternhaus zurückgekehrt.

Das **Klima in der Familie** wurde von ihr als eher distanziert beschrieben. Keiner wisse so recht über das Innenleben des anderen Bescheid. Pflicht herrsche vor, Misserfolge habe es nie gegeben. Von ihrer Mutter fühle sie sich selten richtig verstanden, da die Mutter schnell Vergleiche zu ihrer eigenen Jugend ziehe, die teilweise in die Kriegszeit gefallen sei, sodass Vergleiche nach Ansicht der Tochter kaum möglich seien. Zum Wort »Genuss« fiel ihr aus der eigenen Familie kein Beispiel ein. An gelöst fröhliche Familienfeste erinnerte sie sich nicht. Wenn etwas gefeiert werden sollte, habe in erster Linie alles stimmen und in Ordnung sein müssen. Das sei ihr oft nicht so richtig echt vorgekommen. Lebensfreude habe sie zu Hause nicht lernen können. Sie selbst habe als Kind nur wenig gespielt, und auch das Spielen miteinander in der Familie sei nicht üblich gewesen.

So also sah R. ihre Umwelt während ihrer Kindheit und Schulzeit, und jetzt kam sie zu mir mit der illusionären Vorstellung, möglichst schnell ein angst- und asthmafreies Leben zu führen, wobei sie die mit Studium und Partnerschaft verbundenen Angstvorstellungen am meisten bedrückten. Sie brachte das alles vor wie einen Anspruch an mich. Ich dagegen ging davon aus und erklärte es ihr auch, dass es immer irgendwelche Veränderungsmöglichkeiten gebe, dass das Ausmaß ihrer persönlichen Möglichkeiten allerdings offen bleiben müsse. Ich wollte mit ihr nicht von ihren Symptomen (»Schatten«) ausgehen, sondern mit ihr suchen und ihr verfügbar machen, was bei ihr noch ging und was für sie stimmte.

Die Defizite im Körpererleben, in Sinnlichkeit und Emotionalität waren offensichtlich. Es bot sich darum eine körperbezogene Methode an, in diesem Fall die Funktionelle Entspannung, um mit ihr auf die Suche nach ihrem lebendigen Körper zu gehen.

Als mich wenig später die Mutter meiner Patientin um ein Gespräch bat und mich unter anderem fragte, ob sich R. ihren Lebensunterhalt je selbst verdienen könne, auch wenn es »durch Putzen« sei, kamen Ärger und Abwehr in mir auf. Die Resignation und Ratlosigkeit aller Beteiligten wurden mir aber noch deutlicher einfühlbar und bestärkten mich in dem Entschluss, R. eine verlässliche therapeutische Beziehung mit klaren Grenzen anzubieten. Wir sprachen ab, dass sie mich ohne Außenhilfe aufsuchen und sich in Notsituationen zunächst einmal an mich wenden sollte; das eine, um ihr die mögliche Angst des Weges nicht zu ersparen, das andere, um die bestehende Spannung zwischen ihren Eltern bzw. ihrem Freund und ihr zu reduzieren und eine größere Distanz zwischen den Betroffenen möglich zu machen.
Das war mein erster Eindruck von meiner Patientin, und so verlief unsere erste Begegnung.

3.5.2 Der gemeinsame Weg zum lebendigen Körper

FALLBEISPIEL
Aus der langen Behandlungszeit von nahezu 170 Stunden in 5 Jahren beschreibe ich im Folgenden nur wenige Episoden. Wie bereits erwähnt, habe ich mit der Methode der Funktionellen Entspannung gearbeitet. Auf die naheliegenden psychodynamischen Deutungen verzichte ich im Rahmen dieser Darstellung. Auch das eindrucksvolle Traummaterial, das mir R. besonders in der zweiten Hälfte unserer gemeinsamen Arbeit mitbrachte, bleibt unberücksichtigt; denn es soll hier vorwiegend um das Aufsuchen und Finden des bisher vernachlässigten Körpers gehen. Zu ihm als Grundlage dieser therapeutischen Arbeit sind wir immer wieder zurückgekehrt, um eine konkret spürbare Ordnung in die beängstigende und verwirrende Situation meiner Patientin zu bringen. Sollte der Eindruck einer stetigen Besserung oder gar einer Heilung entstehen, so trifft das nur sehr begrenzt zu. Immer wieder kam es zu Rückschritten, zu Hoffnungslosigkeit bis zur Verweigerung der Mitarbeit, ja zu Hilf- und Ratlosigkeit bei uns beiden. Die Phasen stabiler Mitarbeit wurden aber allmählich länger.

Erste Episode
In den ersten zehn Stunden bemühen wir uns, immer wieder zu bemerken, dass das Ausatmen eine erfahrbare Richtung hat, spürbar etwa an Rippen, Brustbein, Schultern und Haut, und dass R. ihr Gewicht ausatmend dem tragenden Grund überlassen kann. In dieser Zeit entsteht Asthma in der Stunde oft im Anschluss an einen unschönen, harten, mich fast aggressiv anbellenden Husten. Wir versuchen beide, uns an die Laute dieses Hustens zu erinnern und ihnen noch einmal nachzuhören. Dann lege ich meine Hände an ihren Rücken und atme – für sie wahrnehmbar – ihr Ausatmen mit. Immer häufiger verschwinden Husten und Luftnot in dieser Situation, und sie sagt schließlich: *»Es geht wie automatisch, und manchmal kann*

ich es auch zu Hause für mich wiederholen, am besten an den Tagen, an denen ich bei Ihnen gewesen bin.«

Zweite Episode

Nach etwa zwanzig Stunden beginnen wir einmal die Stunde mit Funktioneller Entspannung in Bauchlage. Ich fasse R.'s Rücken an, und sie gönnt sich beim Einatmen viel Raum und Entfaltung. Nach einiger Zeit aber sagt sie; *»Mir wird so komisch, so als wenn ich nicht richtig ›ich‹ wäre. Beim Spüren des Bauches, da stelle ich mir die Gedärme vor, das ist wie ein Ekel, so als wäre ich innen schmutzig. Das mag ich nicht, es ist so, als wenn es mir schlecht ist, und ich vermeide zu brechen. Die Finger in den Hals stechen und sorgen, dass alles rauskommt, das kann ich nicht.«* Es gibt eine Pause, in der wir wahrscheinlich beide bedenken, was sie gespürt und gesagt hat. Dann biete ich ihr an, sich auf den Rücken zu legen, ihn gegenüber dem Boden zu bewegen und irgendetwas zu versuchen, was ihr den Grund und auch ihr inneres Gerüst deutlich macht. Sie reckt sich, streckt sich, räkelt sich und sagt: *»Das ist gut, das Spüren der Unterlage und das Liegen mit dem Rücken auf dieser schönen, warmen Decke.«* Beim Hinausgehen nach dieser Stunde lacht sie mich an: *»Das wollte ich Sie schon immer fragen: Was machen Sie eigentlich mit Patienten, die Ihnen nicht sympathisch sind?«*

In die nächste Stunde kommt sie voller Abwehr gegen jede Körperarbeit. Sie wälzt sich, stöhnt, klagt über Druck auf dem Magen, Herzklopfen und immer wieder über den Magen, *»so als wenn ein rohes Kotelett drin liegt. Überhaupt, ich will nicht spüren. Ich komme mir blöd dabei vor. Wenn jetzt einer reinguckte und uns hier sähe, würde er sagen: ›Von dem Quatsch soll die gesund werden!‹ Manchmal bin ich wie zwei Personen, eine, die denkt wie ich und die andere, die denkt, was meine Mutter sagen würde.«* Wir besinnen uns, und es ist lange still. Dann nehme ich den Faden wieder auf und erinnere sie, dass irgendetwas immer geht, z. B. die Lage ihrer Hand auf der Tischplatte mit einem stöhnenden (Aus-)Atmen zu verändern. Sie tut es. Die Stunde ist zu Ende, und sie geht noch immer ziemlich mürrisch.

Dritte Episode

Nach einer sehr wechselvollen Zeit, während der sie einen dramatischen Asthmaanfall bei mir im Haus hatte, sagt sie: *»Das Asthma ist wie Wut, wie Verzweiflung, Hilflosigkeit und Ratlosigkeit über das ganze beschissene Leben.«*

Immer wieder müssen wir uns über die Arbeitsbedingungen und über die Grenzen unserer Beziehung auseinandersetzen, aber ihre asthmatischen Zustände werden unter der Körperarbeit immer häufiger von einem Loslassen oder einem weichen Abhusten abgelöst. Sie sagt: *»Ich habe wenig Vertrauen zu mir, aber ich merke Ihr unerschütterliches Vertrauen.«*

Sie liegt auf dem Rücken, und ich sitze neben ihr am Boden und habe meine Hand seitlich an ihrem Brustkorb. Sie atmet frei und ruhig und liegt friedlich da wie ein Kind. Ich finde sie sehr gelöst und reizvoll. R. weint in dieser Stunde zweimal und sagt: *»Ich weine, weil ich das nie gehabt habe, dass einer mich spürt und ich seine*

Hand spüre und meine eigenen Bewegungen unter dieser Hand. Das tut so gut, diese Ruhe. Bei uns war es immer hektisch und immer sollte ich etwas.« Sie lacht mich an, und ich ermuntere sie, noch etwas ganz Animalisches zu tun, z. B. in Vierfüßlerstellung auszuprobieren, was sie alles mit ihrer Längsachse machen kann. Danach setzen wir uns beide auf den Boden und werfen und rollen uns einen kleinen Ball zu. Sie lacht wieder, und ich meine, dass ich sie noch nie so befreit habe lachen sehen, und ich lasse ihr den Ball.

Vierte Episode

Es ist große Sommerhitze, und ich habe R. in den vergangenen Tagen vergnügt mit Kommilitonen im Schwimmbad gesehen. Auch zu mir kommt sie fröhlich, mit rosigen Wangen und lockeren, inzwischen kurz geschnittenen Haaren. Die Haut sei in diesen Tagen besonders gut erlebbar durch die Wärme, die Sonne und das Schwimmen. Sie spüre die Haut als Außengrenze und so, als wenn sie durch sie neue Kraft und neues Leben tanke, glatt und runder. Die Haut sei dicker und der Po breiter. Sie finde das alles sehr angenehm.

Diese vier Episoden habe ich den ersten achtzig Behandlungsstunden entnommen, also etwa der Hälfte unserer Arbeitszeit. In der zweiten Hälfte fing einiges im Leben meiner Patientin an sich zu ändern. Sie begann wieder erfolgreich in Konzerten zu spielen. Wenn ich sie mit moderner Frisur, gepflegt und attraktiv auf dem Podium sah, merkte ich meine große innere Beteiligung und meine Freude an ihr. Inzwischen hatte sie mit sehr gutem Ergebnis ihre Musiklehrerprüfung gemacht und studierte ihr Instrument weiter. Sie plante nicht nur, sondern unternahm auch eine Amerikareise, um ihren vorübergehend dort lebenden Bruder zu besuchen. Obwohl es immer wieder zu Rückschlägen kam, wurde ihr Befinden insgesamt beständiger. Sie sprach echter, wärmer und reifer mit mir, und sie lebte inzwischen allein in einer eigenen Wohnung. Ihr Freund hatte aus beruflichen Gründen die Stadt verlassen, und die beiden hatten sich auch privat getrennt. Religion, Abschied und Tod wurden in dieser Phase häufig von ihr angesprochen. Der Hauptarbeitsstoff aber blieb für uns der Körper, mit dem sie selbst lebendiger umzugehen begann. In dieser Zeit sagte sie einmal; *»Ich fühle mich blutvoller, so als ob sich etwas tut und etwas anders wird. Ich bin mehr in mir. Ich weiß nicht, ob Sie verstehen, was ich meine: mehr in meinem Körper, nicht so, als hätte ich da einen Arm und da ein Bein, nein, da sind zwei Arme und zwei Beine von mir, warm und durchblutet, und ich freue mich, dass ich da bin. Ich bin mehr ›Ich‹ und ein Ganzes.«*

In der Vorbereitungszeit auf ihre »Künstlerische Reifeprüfung« ruhten für vier Monate unsere Therapiestunden ganz. Sie vergewisserte sich lediglich ab und zu, dass ich noch da war. Die Prüfung mit dazugehörigem öffentlichen Konzert schloss sie mit sehr gutem Ergebnis ab. Danach standen wir noch mit wechselnden Intervallen in therapeutischem Kontakt, den wir nach 169 Stunden beendeten.

Zuletzt hörte ich sie mit souveränem Spiel bei einem Hochschulkonzert, und wenig später begann sie ihre Berufstätigkeit in fester Stellung an einem entfernt liegenden Ort. Katamnestisch habe ich erfahren, dass sie seit drei Jahren ihrer Tätigkeit beständig nachgeht, keine therapeutische Hilfe mehr in Anspruch genommen hat und teils mit Asthmamitteln in geringer Menge, teils medikamentenfrei lebt. Zu mir hat sie in diesen drei Jahren keinen Kontakt aufgenommen.

Der jahrelange gemeinsame Weg mit R. war gekennzeichnet durch einen sprunghaften Wechsel zwischen Besserung, Hoffnung, Fröhlichkeit und vorwurfsvollen Klagen, destruktiver Abweisung und Mutlosigkeit. Ich bemühte mich vor allen Dingen um Verlässlichkeit, Berechenbarkeit und geduldiges Aufzeigen meiner eigenen Grenzen. Mit wechselndem Erfolg, aber unbeirrbar brachte ich den Körper als etwas sehr Konkretes ins Spiel. Durch einfache Angebote zur Entdeckung dieses lebendigen Körpers und seiner »subjektiven Anatomie« galt es, bisher Unbemerktes zu bemerken. Ich wollte meiner Patientin die Erfahrung vermitteln, dass dieses Bemerken und das Benennen des Bemerkten etwas bewirken: sowohl bei ihr als auch in ihrer Umwelt und im Austausch zwischen beiden. Kleine einfache Veränderungen machten Entwicklung, Auswickeln möglich, Neuverwicklung konnte erprobt werden und besser gelingen (vgl. Kap. 7 und 8).

3.5.3 Kommentar

Der vorstehend geschilderte Fall einer Patientin mit Asthma bronchiale und Angstzuständen könnte unter Psychotherapeuten – besonders unter psychoanalytisch orientierten – kontroverse Diskussionen auslösen. Er regt zumindest zu einer Reihe von Fragen an: Was hat den erstaunlich günstigen Ausgang dieser Behandlung bewirkt? Hat die Therapeutin einfach eine »schlechte Mutter« durch eine »gute Mutter« ersetzt? War es also vielleicht im psychoanalytischen Sinne eine reine Übertragungsheilung (unter Mithilfe des einfühlenden Anfassens)? Aber dann wäre die Besserung nicht so anhaltend gewesen. Und immerhin hatte die Patientin eine Reihe von Behandlungen hinter sich: zwei Jahre analytische Gruppentherapie, zwei Aufenthalte in psychotherapeutischen Kliniken, Verhaltenstherapie und zahlreiche somatische Behandlungen von Ärzten verschiedener Fachrichtungen.

Die Frage »Was half eigentlich?« ist also auch provozierend. Sie betrifft bestimmte eingeengte Sichtweisen des üblichen Medizinbetriebes ebenso wie etwa allzu sichere Überzeugungen mancher Psychoanalytiker von der Allgemeingültigkeit des psychoanalytischen Settings.

Gehen wir kurz noch einmal zurück zum ersten Eindruck, den die Therapeutin von dieser Patientin hatte: Ihr Blick ist »klug, kühl, kritisch«. Man kann vermuten, dass sie es vorzieht, ihre Umgebung (und sich selbst) eher rational »im Griff« zu haben, zu überschauen, als sich ihr und ihren eigenen Gefühlen zu überlassen. Dazu passen auch das distanzierte Klima der Familie und der Umgang mit Gefühlen, der dort vorherrschte. Zu einer eher kontrollierenden Haltung passen die »hochsitzende Stimme« (Kopf!) und schließlich das »straff« zurückgekämmte Haar.

Es zeigt sich also einerseits eine Tendenz zur Kontrolle, andererseits ist die Patientin aber ihrer Angst und den Asthmaanfällen ausgeliefert. Hier ist sie absolut ohnmächtig. Affekte und Emotionen, die sonst nicht zugelassen werden, erscheinen in den Anfällen mit zerstörerischer, »vitaler« Kraft, während ihr sonstiges Verhalten im Alltag eher »unlebendig« erscheint. Wenn diese Vermutung zutrifft, warum muss sie diese Emotionen abwehren, abspalten, verdrängen, und warum können sie sich nur in pathologischer Form ausdrücken?

Wir haben gelesen, dass das Asthma in dieser Heftigkeit nach einer ersten längeren Abwesenheit vom Elternhaus auftrat und später die Angst nach einem ersten sexuellen Kontakt mit ihrem Freund. Aus vielen psychoanalytisch-psychotherapeutischen Behandlungen wissen wir, dass in solchen Fällen die Ablösung vom Elternhaus und damit der Schritt zu einem eigenständigen Leben nicht geschafft wurde. Die Gründe können verschiedener Art sein. Unter anderem geht es um die Tendenz der Eltern oder eines Elternteils, das Kind zur eigenen Stabilisierung zu verwenden. Das heißt, die individuelle psychische Struktur der Eltern oder eines Elternteils oder die Struktur der ganzen Familie »braucht« dieses Kind zum Ausfüllen eigener Lücken. Unbewusst werden deshalb Selbstständigkeitsbestrebungen des Kindes unterdrückt; ein eigenes Selbst kann sich nur unvollständig entwickeln, jede Trennung löst Angst und Schuldgefühle aus. Damit wird das Selbst des Kindes zum falschen Selbst (Winnicott), zum »Schatten«. Verbunden ist hiermit natürlich auch ein Defizit an Zuwendung, denn das Kind muss in zu hohem Maße für die narzisstischen Bedürfnisse der Eltern da sein. Diese Aspekte spielen in der Vorgeschichte von Asthma-bronchiale-Patienten oft eine Rolle, auch wenn weitere, unter anderem somatische Faktoren hinzukommen müssen, damit dieses Krankheitsbild entsteht (vgl. Schüffel et al. 1990).

Für unseren Blickpunkt erscheint es wichtig, dass bei Asthmakranken oft schon früh im Leben eine Störung des Atemrhythmus aus äußeren oder inneren Gründen entsteht. Neben Erkrankungen (z.B. Bronchitis) oder anderen (erschreckenden) Ereignissen kann auch die frühe Einstimmung zwischen Mutter und Kind, die im Folgenden noch eingehender behandelt wird, gestört sein, sodass eine Art wiederholter, subtiler Traumatisierung des Kindes erfolgt, die den empfindlichen Atemrhythmus fortlaufend beeinträchtigt. Wie auch in Filmaufnahmen (Müller-Braunschweig 1975) nachgewiesen wurde, zwingt das den Säugling zu einer Art angespannter Aufmerksamkeit und zum Anhalten des Atems, einer Haltung, die so schon sehr früh im Leben auftritt und später weiter verstärkt wird. Es könnte hier eine Verbindung zum oben erwähnten »kühlen, kritischen Blick« bestehen, der die Umgebung eher rational beurteilt, anstatt sich ihr zu überlassen, sodass in diesem Fall das Misstrauen überwiegt.

Genau an diesem Punkt setzt die Therapeutin mit der Patientin an. Sie verspricht »Verlässlichkeit«, und zwar mit »klaren Grenzen«, was die Patientin vor unerwarteten Ereignissen (»Übergriffen«) schützt. Wir verweisen auf die heute häufiger betonte »hilfreiche Beziehung« als einen der wichtigsten, aber unspezifischen Faktoren der Psychotherapie (vgl. Hoffmann 1987; Luborsky 1988). Die Therapeutin kümmert sich also in einfühlender Weise um die körperlichen Reaktionen der Patientin, besonders um den Atemrhythmus. Zur psychischen Einstimmung kommt damit körperliche Einstimmung und langsame »Umstimmung« eines fehlgeleiteten Atmens. Der Zugang zum Symptom erfolgt psychisch und körperlich – eine Vorgehensweise, die die Wirkung auf das jeweils andere Gebiet wechselseitig verstärkt. Damit setzt sie außerdem an den genannten frühen Traumatisierungen an. Thomä und Kächele sagen zur Wirkungsweise der psychoanalytischen Therapie unter anderem: »In der Therapie geht es um Konfliktbewältigung unter günstigeren Bedingungen als denjenigen, die bei der Entstehung Pate gestanden haben« (1985). Die »günstigeren Bedingungen« finden sich in unserem Fall darin, dass basale körperliche und psychische Abläufe (u. a. Berührung, Bewegung und entsprechende körperliche Reaktionen sowie die sie begleitenden Affekte und Emotionen) nun in einem anderen Umfeld erlebt werden und damit zu einer langsamen psychosomatischen Umstimmung führen. So muss z. B. der Atem nicht angehalten werden, um unerwünschte schmerzliche Gefühle abzuwehren, »abzublocken« (wie es die Bioenergetik betont), sondern diese gespannte Bereitschaft kann langsam einem neuen Vertrauen in einen möglichen ungestörten Fortgang ohne die Gefahr plötzlichen Erschreckens weichen. Das wird durch die Propriozeption verstärkt. Diese neuen Erlebnisse mit sich selbst können dann eher in das eigene Selbst eingegliedert und integriert werden, wodurch Emotionen wieder verfügbar werden. Das gilt auch für die aggressiven Reaktionen, die u. a. eine Reaktion auf das Gefühl, nicht verstanden zu werden, sind und die in diesem Falle auch am »bellenden Husten« spürbar wurden. Sie wurden außerdem in der Reaktion der Therapeutin auf die Bemerkung der Mutter deutlich, ob sich die Tochter »wenigstens als Putzfrau« ihr Geld verdienen könne. Als diese Aggressivität auftaucht, während die Patientin ihren Bauch spürt und damit das Gefühl von »innerem Schmutz« verbindet, reagiert sie mit Angst und einer angedeuteten Depersonalisation, *»... so als wenn ich nicht richtig ›ich‹ wäre«*. Aber die Therapeutin (Mutter) wendet sich nicht ab, sie lässt sie stattdessen sich spüren, ihren »eigenen Grund«, und die Patientin muss nur noch beim Hinausgehen (entspannt!) fragen: *»Was machen Sie eigentlich mit Patienten, die Ihnen nicht sympathisch sind?«*

Es wird deutlich, dass es sich hier nicht einfach um eine »Übertragungsheilung« oder um eine »Streicheltherapie« handelt. Es gab lange Zeiten der Ratlosigkeit, des Stillstandes und der Abwehr, in denen die Patientin offenbar ihre negativen (Übertragungs-)Gefühle erlebte. In diesem Zusammenhang kann auf eine Feststellung von Krause (1992) hingewiesen werden, dass sich Beziehung zu einem sehr wesentlichen Teil über die nonverbalen Kommunikationskanäle herstellt.

Die mit dem Körper verbundenen Erlebnisse in positiver und negativer Hinsicht wurden im Bericht detailliert dargestellt. Wir haben in diesem Kommentar versucht, einige psychodynamische Ergänzungen nachzutragen. In den folgenden Kapiteln werden die hier geschilderten Phänomene in einen breiteren theoretischen Rahmen gestellt. Am Schluss des Buches werden weitere Fallberichte und Behandlungsprozesse eingehend beschrieben.

Embodiment und Achtsamkeit

Die Situation innerhalb der Psychotherapie ist heute eine völlig andere als vor 28 Jahren, als die Erstausgabe der Publikation »Subjektive Anatomie« erschien. Die bedeutsame

Rolle des Körpers in der Psychotherapie wird inzwischen allseits betont und zunehmend erforscht, das Thema Embodiment wird von vielen Autoren behandelt, und zwar von verschiedensten psychotherapeutischen Richtungen, von der Verhaltenstherapie (Storch et al. 2017) über die Psychoanalyse (Leutzinger-Bohleber et al. 2013) bis hin zu verschiedenen Vertreterinnen und Vertretern der inzwischen als eigene Psychotherapierichtung etablierten Körperpsychotherapie (Geuter 2015, 2019) oder auch Forscherinnen und Forschern aus den künstlerischen Therapieansätzen wie der Tanztherapie (Koch 2011). Der Begriff Embodiment ist also in aller Munde, d. h. er wird von so vielen Disziplinen angewandt, dass er semantisch leer (Metzinger 2013) geworden ist, sodass eine klare Definition kaum noch möglich erscheint. Am besten wird er mit »Verkörperung« übersetzt, d. h. in der Welt der Autorinnen und Autoren, die von einem mentalisierten inneren Repräsentanzen-Bild des Körpers ausgehen, ist Embodiment etwas Abstraktes – eine Idee, aber auch ein Gefühl, verkörpert sich oder ist dann verkörpert wahrnehmbar. Aus der Sichtweise der Phänomenologie (Fuchs 2021) handelt es sich allerdings eher um die Tatsache, dass all unser Sein und dessen Wahrnehmung von Beginn an verkörpert sind – insofern passt der so verstandenen Begriff natürlich auch zu den Essentials der subjektiven Anatomie, besonders in der Erweiterung von Varela et al. (2017), die den Embodiment-Begriff zuspitzen auf das »embodied and embedded«, worunter sie – ganz im Verständnis der subjektiven Anatomie – das Eingebettetsein des Systems lebender Organismus in der Umwelt verstehen. Jedoch geht der systemische Blickwinkel der subjektiven Anatomie noch weiter: Das lebende System unseres Organismus erlebt und äußert sich auf verschiedenen Systemebenen und zwischen den Systemebenen sind »Auf- und Abwärtsbewegungen« vorhanden, die das lebende System benötigt, um Probleme, die auf einer Systemebene entstehen, ggf. mithilfe der anderen Ebenen zu lösen. Nur so ist eine biopsychosoziale Integration möglich.

Ein Beispiel

Ein Patient klagt über quälende Druckgefühle im Bauch, von innen nach außen ausstrahlend, die er nicht deuten kann, die jedoch besonders in Situationen auftreten, in denen er sich fürchtet, negativ aufzufallen und dabei von anderen Menschen beschämt zu werden. Seine Gedanken dazu sind: »Wenn mein Darm sich meldet, wenn er Geräusche macht, dann lachen die anderen mich aus (z. B. die anderen Teilnehmer eines Meetings in der Firma oder auch meine Partnerin), daher muss ich meinen Bauch zusammenhalten, damit er nichts Negatives von sich gibt, aber das tut richtig weh und ist anstrengend!« – Noch bevor er verstand, was es mit den Beschämungsbefürchtungen auf sich hatte, bestand eine hilfreiche körperbezogene Intervention in der therapeutischen Situation darin, ihm anzubieten, dem Bauch andere Wege der Selbstregulation anzubieten als die bisherigen, die meist darin bestanden, Bauchdecke und Analbereich zusammenzuziehen, um den Darm damit zum Schweigen zu bringen, was allerdings meist vergeblich gewesen war.

Hier mein Angebot an den Patienten: Er möge es sich auf seinem Stuhl einmal möglichst bequem machen, dann mit den Füßen den Boden und mit dem Gesäß die Sitzfläche seines Stuhls spüren. Dabei könne er dann seine Aufmerksamkeit darauf richten, wie es ist, wenn er einmal nur die Außengrenzen seines Bauchbereiches wahrnimmt, eventuell auch mit-

hilfe der aufgelegten eigenen Hände. Der Patient nahm die Bauchdecke als angespannt wahr. Ich schlug ihm vor, wie es sei, wenn er sie nicht länger anspannt und zusammenzieht, sondern ein wenig loslässt. – Dabei konnte er bemerken, was sich durch dieses Loslassen an kleinen, automatischen Bewegungen von selbst entwickelte, z. B. das Heben und Senken der Bauchdecke im Rhythmus der Atmung. Dies erlebte er als erstaunlich und irgendwie befreiend.

Da die Bindung zur Therapeutin sicher war, konnte der Patient sich auf dieses Angebot einlassen. Er wurde nach und nach ruhiger, nahm wahr, wie sich auch der Atemrhythmus verlangsamte, und sagte erstaunt: »Obwohl ich loslasse, macht er keine Geräusche, kein Gluckern, kein Grummeln!« Die Folge: Die Beschämungsangst nahm ab. Anstatt im »Teufelskreis« von Anspannung der Körperregion und der Furcht vor Eigengeräuschen sowie der Angst vor Beschämung und Ausgrenzung weiter gefangen zu sein, konnte sich ein »Selbstregulationskreis« entwickeln: Wahrnehmung der eigenen Grenze, der Halt-und Sicherheit gebenden Körper-Strukturen und des eigenen Innenraumes, Loslassen, Selbstberuhigung, Verringerung der Darmgeräusche sowie der Angst vor hörbaren eigenen Körperreaktionen und, damit verbunden, der Befürchtung, von anderen ausgegrenzt, verlacht, beschämt, verachtet zu werden. Schritt für Schritt konnte er zu einer Symbolisierung der Körpersymptome gelangen, d. h. sie im Zusammenhang mit seiner Biografie biopsychosozial verstehen und sich allmählich in sozialen Kontexten freier bewegen. Im gleichen Atemzug nahmen die Darmbeschwerden ab. Vielfältige »Auf-und Abwärtsbewegungen« führten, systemisch betrachtet, nach und nach zu einer Integration von Körpersymptomen, Gefühlen und biografischem Hintergrund sowie zu neuen Modellen der Beziehung zu sich und der Umwelt.

Ganz anders die Embodiment-Techniken innerhalb der Verhaltenstherapie.

Ein Beispiel

In einem Trainer-Video (Storch 2012) für Manager eines großen Unternehmens wurde Embodiment so verstanden: Die Firma habe im letzten Jahre einen beträchtlichen Gewinnzuwachs erzielt und die Kursteilnehmer sollen einen dazu passenden Satz, zunächst ohne, dann mit Verstärkung durch dazu passende Körper-Mittel, aussprechen wie Haltung, Gestik, Prosodie. »Wenn Sie den Satz mit nach oben gereckten Armen begleiten, dann hat er doch eine viel glaubwürdigere Wirkung!«

Ähnlich die Richtung verschiedener Embodiment-Studien, welche die Wirkung von Körperhaltungen, Gesten, speziellen Bewegungen auf die eigene Stimmung untersuchten – als Modell dient dann z. B. der bekannte Snoopy-Cartoon: Snoopy sagt zu Lucie: »Wenn Du depressiv bist, musst Du **so** (mit gebeugtem Kopf) dastehen, niemals aufrecht, denn sonst kannst du's ja gar nicht genießen!«

Auch hier wird Embodiment überwiegend als Abwärtsbewegung gesehen: Ich plane, d. h. mit kognitiver Kontrolle, eine Bewegung, eine Haltung, eine Stimmveränderung, um damit eine Wirkung auf meine eigene affektive Gestimmtheit bzw. die meines Umfeldes zu erzielen. Neurophysiologische Untersuchungen (Roth 2018, Roth und Strüber 2018) ergaben jedoch, dass der Einfluss der kognitiven Kontrolle auf Gefühle, Stimmungen und

Körperreaktionen weit weniger groß ist, als sich die auf der kognitiven Verhaltenstherapie beruhenden Verfahren erhofft hatten. Vielleicht liegt hier auch einer der Gründe für die erneute Wende der Verhaltenstherapie, die sogenannte dritte Welle der **Achtsamkeit**. Neuere Studien zeigen, dass das bewusste Ausblenden von störenden Gedanken und Gefühlen – durch eine Beschränkung auf die Wahrnehmung von sich selbst und der Umwelt im jetzigen Moment – die Resilienz gegenüber angsteinflößenden Ereignissen, die Sorgen auslösen, erhöhen kann. Allerdings kann dadurch auch – das ist die Schattenseite – die Bedeutung des »inneren Kompasses« der Körperwahrnehmung (Fuchs 1994) für Bedeutungskopplungen und intuitive Entscheidungsprozesse, die auch mit ethisch-moralischen Bewertungen des eigenen Verhaltens einhergehen, herabgesetzt werden. Nach dem Motto: »Was auch passiert und mich ggf. zum Handeln motiviert, ich fokussiere mich, anstatt (z. B. bei gesellschaftlichen Themen) zu handeln, auf die Wahrnehmung des Geschmacks einer Rosine und freue mich, dass ich mich so gut darauf konzentrieren kann.« Darüber hinaus mehren sich zunehmend Stimmen, die den inzwischen massenhaften Einsatz von Achtsamkeitskursen zur Effizienz- und damit zur Profitsteigerung in Unternehmen kritisch sehen.

Im engeren Sinne geht es beim Konzept der Achtsamkeit nicht um eine Intensivierung des Erlebens der eigenen subjektiven Anatomie als Ausgangspunkt, um mein eigenes Erleben und Verhalten zu meiner Umwelt integrierend zu gestalten, sondern darum, im buddhistischen Sinne »leer« zu werden oder, wie Harrer (2017) es beschreibt, tendenziell am Ende auf den Körper ganz zu verzichten bzw. ihn aus der Wahrnehmung verschwinden zu lassen.

Auch in der sogenannten **Mind-Body-Medizin**, einem Konzept, das sich seit einigen Jahren in der Naturheilkunde durchzusetzen beginnt (Michalsen 2019), geht es häufig um Angebote, den Lebensstil mithilfe von Achtsamkeit und Bewegung sowie veränderten Ernährungsgewohnheiten zu verbessern, wobei »mind« als Motivationsförderung zur Verhaltensänderung verwendet wird, um den Körper im Rahmen einer »Ordnungstherapie« positiv im Sinne eines verbesserten, gesundheitsförderlichen Lifestyle umzugestalten. Hier wird ebenfalls auf eine systemische Abwärtsbewegung fokussiert, um Gesundheitsverhalten zu trainieren und z. B. »den inneren Schweinhund« zu überlisten. Der Neurobiologe Roth (2018) warnt allerdings immer wieder, dass das Grundkonzept der Verhaltenstherapie, Heilung in erster Linie durch Top-Down-Regulationsansätze, d. h. mithilfe der kognitiven Kontrolle, zu erreichen, inzwischen wissenschaftlich nicht mehr haltbar sei.

Diese Konzepte, auch wenn sie in der Mind-Body-Medizin als komplementäre Heilungsansätze gesehen werden, entsprechen – weit mehr als vor 28 Jahren – jedoch im Grunde sehr dem Zeitgeist, der den Körper als Instrument der »Selbstoptimierung« versteht, der ständig verbessert werden muss, z. B. durch Fitness gestählt und gleichzeitig permanent digital vermessen – dies alles, um auf dem globalisierten Markt in der Konkurrenz und im Rahmen der inzwischen zunehmend individualisierten Leistungspflicht zur Erhaltung der eigenen Gesundheit in der Gesellschaft besser bestehen zu können. So ist heute der Körper zum Zentrum und Objekt eines globalen Trends zur effektiven Leistungssteigerung und Selbstvermarktung geworden (Arnim 2019).

Auch heute noch – nach mehr als 28 Jahren – ist das damalige Pionierwerk, die »Subjektive Anatomie«, erstaunlich aktuell. Sie hat erstmalig die Körpererlebensorientierung bzw. die Fokussierung auf den Körper und dessen biologische Bedürfnisse als ein zentrales Agens in der Psychotherapie identifiziert und so dazu beigetragen, die Entfremdung vom eigenen Sein und den eigenen grundlegenden Bedürfnissen und Gefühlen zu verringern. Hier finden wir primär keine Top-Down-, sondern zunächst einmal eine ressourcenorientierte Bottom-Up-Regulation, die m. E. einen wesentlichen Aspekt der Einbeziehung der »Subjektiven Anatomie« in die Psychotherapie darstellt – inklusive der Etablierung einer Beobachterfunktion, eines selbstfürsorglichen »Auf-sich-Achtens« – als Basis einer dann **auch** Top-Down-Selbsthilfe i. S. einer Integration der Aktivität aller Systemebenen: des Körper-Empfindens, der Gefühle und des denkenden Integrierens.

(Angela von Arnim)

4 Frühe Entwicklung, technische Welt und Körper-Selbst

In diesem Kapitel geht es um die Frage, welchen Einfluss unsere moderne Umwelt, die immer mehr von Technik geprägt wird, bereits in der frühen Lebenszeit auf das Körpererleben des Individuums – seine subjektive Anatomie – hat. Diese Frage ist von beträchtlicher Bedeutung, da Selbstentwicklung und Selbstempfinden ursprünglich und zeitlebens zu einem großen Teil von der Fähigkeit, den eigenen Körper lebendig zu erleben, abhängen.

Der größte direkte Einfluss auf die Entwicklung des Kindes in seiner frühen Lebenszeit geht zweifellos von den wichtigsten Bezugspersonen aus. Es zeichnet sich aber immer deutlicher ab, dass auch die technischen Zivilisationsprozesse zunehmend auf die frühe Entwicklung einwirken. Technische Errungenschaften, insbesondere die Informationstechnologie, beeinflussen nicht nur das psychische Leben und Erleben der Erwachsenen immer mehr, sondern auch das von Kindern. Der Einfluss der Technik trifft die Kinder in der frühesten Lebenszeit zunächst auf dem »Umweg« über die Eltern, wenn diese sich von der Technik zu sehr in Besitz nehmen lassen, wie Bilder zeigen – von Müttern, die sogar beim Stillen auf ihr Smartphone schauen, anstatt mit dem Säugling in Kontakt zu sein. Mit zunehmendem Alter, oft bereits im Kleinkindesalter, nimmt die Technik auch auf direktem Wege großen Einfluss auf die Kinder, wenn diese beispielsweise vor einen Bildschirm gesetzt werden, um sie ruhigzustellen.

Um verständlich zu machen, was auf diese Weise mit dem Kind geschieht, wird in diesem Kapitel auf die Ergebnisse der modernen Säuglingsforschung zurückgegriffen (→ Kap. 9). Diese legen nahe, dass der Mensch keineswegs mit fertig ausgebildeten psychischen Kompetenzen, z. B. Differenzierung und Regulierung seiner Affekte, also einem differenzierten »Seelenleben«, geboren wird. Der Mensch ist zum Zeitpunkt seiner Geburt vielmehr noch völlig unvertraut in der extrauterinen Welt, es findet eine Art »Neubesetzung« (Bürgin und Rost 1990) seiner intrauterin entwickelten Kompetenzen (→ Kap. 8 und 10) statt und die postnatalen differenzierten psychischen Fähigkeiten bilden sich in der folgenden Entwicklung mitnichten alle »von selbst« aus, sondern nur mithilfe »genügend guter« Beziehungen. Daher ist es erforderlich, dass das Kind im Alltag von seinen Bezugspersonen einfühlsam und ausreichend intensiv begleitet wird. Dabei werden in der frühen menschlichen Entwicklung nur die Bereiche des leiblich-seelischen Erlebens stabil ins bewusste Ich integriert, die durch entsprechende Reaktionen der Bezugspersonen bestätigt werden. Dieser notwendige Beitrag der mütterlichen Umwelt bzw. der Beitrag der frühen Bindungspersonen für eine gesunde Entwicklung des Kindes kommt insbesondere dann zustande, wenn das Kind immer wieder den »Glanz im Auge der Mutter« (Winnicott 1960a) spüren kann. Das Kind nimmt in diesem frühen leiblich-seelischen Dialog Qualitäten des mütterlichen (oder väterlichen oder anderer früher Bindungspersonen) Seelenlebens als Bestandteile seiner eigenen, erst entstehenden inneren Welt auf (Beebe 2019), wie es bereits auch in der pränatalen Kommunikation zwischen Mutter und Fetus intensiv der Fall gewesen war (→ auch einleitender Kommentar zu Kap. 10), allerdings ohne die Möglichkeit der Beziehungsaufnahme über den Blick. Wenn hier vom »postnatalen mütterlichen Seelenleben« gesprochen wird, ist auch die frühe Beziehung zum Vater gemeint, der gemäß den Untersuchungen von Papousek (2008) das gleiche genetische Verhaltensrepertoire aufweist, um mit Säuglingen adäquat zu kommunizieren.

Das Kind muss also in der frühesten Lebenszeit sozusagen »mit Liebe gefüttert werden«. Nur wenn genügend zugewandte Bezugspersonen in den ersten Lebensmonaten und -jahren in zeitlich ausreichendem Ausmaß zur Verfügung stehen, bildet sich ein differenziertes Seelenleben mit verschiedenen strukturellen Grundkompetenzen (Rudolf 2020), d. h. mit einem stabilen Selbst aus, das den Anforderungen des Lebens, vor allem den Anforderungen an komplexe menschliche Beziehungen, gewachsen ist. Das Erleben des eigenen Körpers, die eigene subjektive Anatomie, ist die entwicklungsgeschichtliche Grundlage dieses Selbst und die Fähigkeit zum Körpererleben bildet zeitlebens eine wichtige Ressource für psychische Stabilität.

In diesem Kapitel wird dargestellt, welche Risiken und Gefahren die zunehmende Technisierung unserer Umwelt für eine gesunde Selbstentwicklung darstellt. Im ungünstigen Fall trägt sie dazu bei, dass das Erleben des eigenen Körpers – die subjektive Anatomie – zum Schatten wird.

(Rolf Johnen)

4.1 Einflüsse in der frühen Lebenszeit. Selbst und Körper-Selbst

Im vorangegangenen Kommentar zur Therapie einer Asthmapatientin (vgl. Kap. 3.5.3) wurde aus einigen Ausdrucksmerkmalen der Patientin der Schluss gezogen, dass sie eher dazu neigt, eine distanzierte Haltung einzunehmen, als sich inneren oder äußeren Gegebenheiten zu überlassen. Das gilt sowohl für den Umgang mit dem Atemrhythmus auf der vegetativen Ebene als auch für den Umgang mit ihrer Emotionalität. Gleichzeitig aber fühlt sie sich ihren Ängsten und dem asthmatischen Anfallsgeschehen ohnmächtig ausgeliefert. Ihre Tendenz zur Distanzierung könnte also als verständliche Folge des Erlebens von Ohnmacht gesehen werden. So sehr diese Annahme auch zutreffen mag, die Erfahrung mit der Vorgeschichte vieler psychosomatischer Patienten legt noch weitere Schlüsse nahe, insbesondere die Annahme, dass sehr früh im Leben verschiedene schwere Belastungen vorhanden waren, wie beispielsweise eine Erkrankung des Kindes selbst oder seiner frühen Pflegeperson oder auch eine belastende Familienatmosphäre, die sich dem Kind über die Mutter mitteilt – also Umstände, die die Forderung nach einer »genügend guten Umgebung« nicht erfüllen.

Die daraus resultierende Tendenz zur rationalen Kontrolle bei gleichzeitigem Zurücktreten der Emotionalität zeigt Ähnlichkeiten mit der in Kapitel 3 beschriebenen einseitigen naturwissenschaftlichen Sichtweise in der Medizin. Auf einige Charakteristika der heutigen technischen Welt und ihre möglichen Auswirkungen auf den einzelnen wird im dritten Abschnitt dieses Kapitels eingegangen.

Zunächst wollen wir uns wieder dem Körpererleben und besonders dem Körper-Selbst zuwenden. Dieses **Körper-Selbst** kann in Anlehnung an eine Definition von Lichtenberg (1978, S. 360) als Summe der (noch diffusen) Empfindungen von der Körperoberfläche und aus dem Körperinnern angesehen werden, die sich in der weiteren Entwicklung zu einem bewussten und unbewussten Bild des eigenen Körpers organisieren. Die Entwicklung eines übergreifenden Selbst, das sich aus allen erlebten eigenen Zuständen, Fantasien, Gedanken, Außeneindrücken, aber auch Körperempfindungen aufbaut, ist vom Körper-Selbst als einem »Subsystem« nicht zu trennen. Das psychische Selbst als Gesamtsystem würde z. B. im Hinblick auf unsere persönliche Identität auch die spätere »Gesamtheit aller Fantasien, Gedanken, Gefühlserfahrungen, Erinnerungen etc.« umfassen, die die »unverzichtbaren Elemente unserer persönlichen Eigenart ausmachen« (Deneke 1989, S. 578).

Die enge Verbindung körperlicher und psychischer Funktionen sowie das noch weitgehend ungeschiedene Erleben dieser beiden Bereiche charakterisieren den jungen Organismus. Die Summe der noch diffusen Empfindungen von der Körperoberfläche und aus dem Körperinnern, die sich im weiteren langsam zum Körper-Selbst organisieren, und die wechselnden frühen Wahrnehmungen, Stimmungen und Affekte, die in der weiteren Entwicklung einen wesentlichen Teil des umfassenden Selbst-Systems bilden, sind im Erleben noch weitgehend ungeschieden. Momente dieser Ungeschiedenheit bzw. das globale Empfinden der präverbalen Welt bleiben auch in der weiteren Entwicklung erhalten und werden »eingewickelt« (vgl. Kap. 8 und 9).

Ebenso eng verbunden und wenig differenziert wie Körper und Psyche sind aber in diesen frühen Stadien auch die äußeren und inneren Reize. Unangenehmes Berührtwerden durch eine Pflegeperson und ein gleichzeitiger unlustvoller von innen kommender Reiz einer Magenkolik werden sich erst langsam klarer unterscheiden lassen. Aus diesem Grunde sind in der frühesten Zeit die Bausteine des Körper-Selbst und die vorwiegend aus der Umwelt stammenden Anteile des **Gesamt-Selbst** nicht zu trennen.

Natürlich enthalten sowohl das Körper-Selbst als auch das Gesamt-Selbst Psychisches. Anders wäre es nicht erlebbar. Bei der Unterscheidung von Körper-Selbst und einem umfassenden Selbst-System geht es eher um die jeweiligen Inhalte des Erlebens. Lichtenberg (1978) spricht in seiner Definition des Körper-Selbst von den Erlebnissen, die sich um den Körper zentrieren und die aus dem Körperinnern und von der Körperoberfläche stammen. Zu diesen Erlebnissen gehören nach seiner Definition die »entsprechenden Vorstellungsrepräsentanzen«.

Der Begriff der **Repräsentanz** stammt von S. Freud. Er ging dabei vom Trieb aus, den er als Grenzbegriff zwischen dem Somatischen und dem Psychischen betrachtete. Der psychische Anteil des Triebes kann als Wunsch oder Vorstellung (neben dem »Affektquantum«) erlebbar werden (vgl. Laplanche und Pontalis 1973, S. 441f.) In der deutschen Übersetzung der Arbeit von Sandler und Rosenblatt (1984) wird *»representation«* mit »Vorstellung« übersetzt und von den »Bildern« (*»images«*) unterschieden. »Eine Vorstellung kann so aufgefasst werden, dass sie eine mehr oder weniger dauerhafte Existenz als Organisation oder Schema besitzt, das aus einer Vielfalt von Eindrücken aufgebaut ist« (Sandler und Rosenblatt 1984, S. 240). Als ein Beispiel weisen die Autoren in diesem Zusammenhang auf die vielen Bilder der Mutter hin, die das Kind erlebt und aus denen sich allmählich die Vorstellung der Mutter bildet. Affektive Momente und der Gesichtspunkt der **Interaktion** werden dabei nicht erwähnt. Diese Phänomene finden sich jedoch in einer Arbeit von Zelnik und Buchholz. Hier werden Repräsentanzen als »unbewusste **interaktionelle** Organisationsstrukturen« beschrieben (1992, S. 811). In diesem Zusammenhang soll auch auf die »Hierarchie affektiv-kognitiver Bezugssysteme« hingewiesen werden, wie sie Ciompi beschrieben hat (vgl. Ciompi 1993).

Denkt man an die besondere Bedeutung der frühen Interaktion zwischen Mutter und Kind, wie sie die Säuglingsforschung beschreibt (vgl. Kap. 9), so hätte eine relativ dauerhafte Existenz derartiger Strukturen, wie sie auch bei Sandler und Rosenblatt anklingt, für die weitere Entwicklung besondere Bedeutung. Aus den zunächst unbewussteren Strukturen können später bewusstere Bilder entstehen, die bei Zelnik und Buchholz (1992) offenbar gleichsinnig mit dem Begriff **Vorstellung** gesehen werden. Diese Vorstellungen können dann »evoziert und reflektiert« werden. Bei pathologischen Entwicklungen wird dies allerdings aufgrund fehlgelaufener früher Interaktion oft nur über eine therapeutische Beziehung möglich sein, in der der Therapeut diese empathisch mitvollzogenen, bisher noch nicht sprachlich kodierten Empfindungen und Bilder benennt (vgl. Kap. 11).

In jedem Fall haben diese **frühen Eindrücke**, soweit sie sich zu bleibenden seelischen Strukturen organisieren, auch Einfluss auf das spätere Erleben und Verhalten des Erwachsenen. Der direkte Einfluss von Außenreizen auf die sich entwickelnden neuronalen Strukturen des Gehirns in der frühesten Lebenszeit dürfte hierbei ebenfalls eine wichtige Rolle spielen. Die frühen Erfahrungen bleiben in der weiteren Entwicklung erhalten, werden aber »eingewickelt« (vgl. Kap. 7).

Betrachten wir den von Krause (nach Lempp) erwähnten Fall eines Kleinkindes, das unter unerklärlichen lebensbedrohlichen Magenkrämpfen litt. Die Ursache dieser Koliken wurde erst klar, als man entdeckte, dass die Mutter beim Stillen des Säuglings jeweils mit ihren Freundinnen telefonierte (Krause 1983, S. 1027). In diesem Falle war die empathische Feinabstimmung zwischen Mutter und Säugling gestört (vgl. Kap. 9). Der Säugling reagierte u. a. mit einer heftigen physiologischen Störung. Dieser physiologische Ausdruck und der Unlustaffekt werden für den Säugling kaum oder gar nicht unterschieden sein. Wiederholen sich derartige Abläufe, könnte sich eine »innere« Verbindung von menschlicher Nähe, Erwartung einer negativen Erfahrung und Abwehrreaktion des Magens entwickeln, also konditioniert werden. Damit wäre eine Disposition zur besonderen Anfälligkeit des Gastrointestinaltraktes gegeben bzw. könnte verstärkt werden. Man denke in diesem Zusammenhang an die von Thure von Uexküll erwähnte »individuelle Physiologie von Organen« (v. Uexküll 1986).

Wir erinnern daran, dass gerade sehr frühe Eindrücke stärkere Auswirkungen auf den werdenden Organismus haben können als später erlebte. Die von Sandler und Rosenblatt (1984) erwähnten »mehr oder weniger dauerhaften« Schemata werden also häufig eine Tendenz zur Beständigkeit zeigen. Die »Repräsentanzen« würden damit als bleibende basale Strukturen das Erleben und Verhalten des Kindes und Erwachsenen mitbestimmen und die weiteren Lebenserfahrungen mehr oder weniger beeinflussen, »tönen«, so wie es oben am Beispiel des Säuglings mit der abgelenkten Mutter in einer Situation intimer und existentiell bedeutender Nähe dargestellt wurde. Auch diese interaktionellen Strukturen würden einen Bestandteil des späteren Selbst-Systems bilden.

Als weiteres Beispiel für eine frühe Interaktionsweise, die bei Wiederholung Einfluss auf die Organisation des Selbst haben kann, sei ein Beispiel erwähnt, das Beebe und Stern geben. Sie schildern eine Szene, in der eine Mutter ihren Säugling, der sich von ihr abwendet – und diese zeitweilige Interaktionspause offenbar braucht – nicht in Ruhe lässt: Die Mutter »jagt« ihm mit ihrem Blick nach, stimuliert ihn durch Berührung und versucht mit allen Mitteln, seine Aufmerksamkeit wieder auf sich selbst zu lenken. »Schließlich schaut der Säugling nur noch durch die Mutter hindurch, wird lahm [...]« (Beebe und Stern, zit. n. Köhler 1990, S. 44).

In diesem Beispiel tritt eine Überstimulation auf sowie das (wahrscheinlich noch diffuse) Erleben unlustbetonter Nähe. Es ist aber auch ein weiterer Hinweis auf die enge Verbindung körperlicher und seelischer Eindrücke in dieser Zeit. So werden die Unlustgefühle dieses Säuglings eng mit dem Muskeltonus und der motorischen Handlung des Abwendens verbunden sein, weiterhin mit optischen Eindrücken, dem (»verfolgenden«) Blick der Mutter, vielleicht auch mit dem Geruch des Körpers, dem eigenen gespannten Anhalten des Atems, mit Tastempfindungen und auch den begleitenden physiologischen Prozessen. Mit anderen Worten: Subjekt, Objekt, Interaktion, Affekte, Sinneserlebnisse, physiologische Prozesse und motorische Aktionen bilden eine Einheit, ein erlebtes Ganzes (vgl. Krause 1988).[1]

Aus der engen Verbindung aller Eindrücke, die auch beim Erwachsenen in tieferen Schichten erhalten bleiben, beziehen **körperbezogene Psychotherapiemethoden** einen wesentlichen Teil ihrer Wirkung: Die Psyche – und damit auch die früh erworbenen Störfaktoren im psychischen und somatischen Bereich – ist nicht allein über Wortsymbole, sondern auch über die Arbeit mit dem Körper bzw. dem Körper-Selbst zu erreichen und zu verändern.

Die Wichtigkeit des Körper-Selbst zeigt sich damit auch für die Therapie der sogenannten frühen Störungen. Belastende Erfahrungen können sich in besonderer Weise

---

1 In Kapitel 1 wurde darauf hingewiesen, warum wir uns »selbst« spüren (Propriozeption); hier geht es eher darum, wie – mit welcher Tönung – wir unser Selbst spüren.

über somatische Prozesse manifestieren, wie im oben genannten Fall des Asthma bronchiale gezeigt wurde. Das Erleben des Zusammenhangs zwischen dem krankhaften körperlichen Geschehen und den seelischen Vorgängen ist dabei häufig unterbrochen. Erst an der subjektiv erlebten Körperlichkeit kann »leibhaftig« wieder die seelische Bedeutung der bisher nicht gefühlten Teile des eigenen Körpers erlebt werden.

Ein **gestörtes frühes Selbst** spielt auch für viele andere psychische Störungen eine Rolle. Gaensbauer (zit. n. Lichtenberg 1987) hat darauf hingewiesen, dass entscheidende Misserfolge bei der Behandlung von Patienten auf der symbolischen (sprachlichen) Kommunikationsebene auftreten können, wenn ihre Störungen aus »wiederholten, subtilen und heimtückischen Formen von empathischem (frühen) Versagen auf Seiten der Pflegeperson herrühren«. Lichtenberg meint dazu: »Wenn die Klärung des präsymbolischen Charakters des Affektdefizits in der Übertragung nicht einige Resultate bringt, bleibt eine Analyse oder aufdeckende Psychotherapie für Patienten wie für Analytiker oft eine bestürzende Enttäuschung, ohne dass der Grund dafür gewürdigt wird« (1987, S. 137).

Bei dieser Aufgabe können körperbezogene Verfahren eine wesentliche Hilfe sein bzw. zuweilen eine verbale psychotherapeutische Behandlung erst ermöglichen. Da der spätere – vor allem emotionale – Bedeutungsgehalt der Worte zu wesentlichen Teilen auf den Erlebnissen der präverbalen Phase basiert, muss dieser »Unterbau« erst wieder gekräftigt und aus seinem Schattendasein erlöst werden. Eine verbale Psychotherapie kann damit durch eine körperbezogene Methode gleichsam »unterfüttert« werden, wie es Christel Schöttler formulierte.[2]

So war die Bedeutung des »Sich-Raum-Nehmens« für eine Patientin mit Morbus Crohn (vgl. Kap. 13) erst in der FE-Therapie beim Einatmen in ihrer ganzen Bedeutsamkeit zu erleben. Ebenso kann das »Auf-eigenen-Füßen-Stehen«, also die »Selbst-Ständigkeit«, in einem entsprechenden Erlebnis des Stehens – etwa während der Konzentrativen Bewegungstherapie – erst die ursprüngliche Substanz gewinnen. Die »Sachvorstellung« (Freud 1915), deren Erlebnisgehalt ungenügend erfahren oder später abgewehrt wurde, kann dann lebendig werden. Aus ihr kann eine erfülltere »Wortvorstellung« erwachsen. Worte sind dann nicht in der Gefahr, »leer und schattenhaft« zu bleiben, wie es auch Loewald (1986) dargestellt hat. Die Verknüpfung mit dem Körpererleben schafft erst die Grundlage für eine sinnvolle verbale psychotherapeutische Arbeit.

Dieser Vorgang vollzieht sich ebenso in einer rein verbalen Psychotherapie, wenn die Körpersignale des Patienten genügende Beachtung finden, indem die sinnlichen und nonverbalen Qualitäten der Sprache wie Tonfall und Stimmklang, eben die »Atmosphäre« einer Behandlung, subtil registriert werden. Empathie und Präsenz des Therapeuten sind dabei von besonderer Wichtigkeit (vgl. Krause 1992). In nicht wenigen Fällen wird allerdings der Zugang zur entleerten Welt des Patienten zusätzlich die

---

2 Persönl. Mitteilung.

direkte Arbeit mit dem Körper erfordern. Das bedeutet dann auch ein direkteres Ansprechen des Körper-Selbst (vgl. Müller-Braunschweig 1989, 1990, 1992a).

4.2 Zur Auswirkung störender Einflüsse in der frühen Lebenszeit

Einige Annahmen über die Auswirkungen wiederholter störender oder sogar traumatischer Einwirkungen in der frühen Lebenszeit wurden bereits dargelegt. Sie stellen auch ein Beispiel für eine nicht »genügend gute Umwelt« (Winnicott) dar, in der keine »harmonische Vermengung« (Balint) gelingt (vgl. Kap. 3). Betrachten wir noch einmal den schon erwähnten Fall des Säuglings, der mit Magenkoliken auf die abgelenkte Mutter reagiert: Wir sagten, dass hier die Einstimmung (*»matching«* nach Stern; vgl. Kap. 9) zwischen Mutter und Kind gestört ist, sodass der unreife (psychische und somatische) Organismus des Kindes wiederholt Traumatisierungen erleidet. Diesen Eindrücken ist der junge Organismus noch weitgehend schutzlos ausgeliefert. Sie werden also – in der Sprache der Erwachsenen ausgedrückt – eher als fremd, bedrohlich, irritierend bis unheimlich, überflutend, katastrophal empfunden werden. Aufgrund der starken Reize und gewisser Vorformen psychischer Abwehr können auf diese Weise Dispositionen entstehen, die im späteren Leben verletzbarer gegenüber erneuten Belastungen machen, welche dann aus dem weiteren Raum der familiären und beruflichen Umwelt und dem allgemeinen Zustand der Gesellschaft kommen können (→ unten).

Es sind gerade die **frühen störenden Einflüsse**, die die Verletzbarkeit des Organismus nachhaltig prägen. Überstarke Eindrücke können noch nicht in die wachsende Psyche integriert und dann zu fördernden Strukturen umgewandelt werden. Der übermächtige Eindruck löst oft sehr starke Abwehrmaßnahmen aus, die dann ihrerseits negative Auswirkungen haben.

Auf die Bedeutung dieser **Abwehrmaßnahmen** für den Organismus in somatischer und psychischer Hinsicht hat H. G. Wolff in der Einleitung zu seinem Buch »Stress and Disease« (1953) hingewiesen: »Im 19. Jahrhundert hat Claude Bernard ein Konzept für die Krankheit entwickelt, das sich zunehmend als fruchtbar erwiesen hat: Danach entsteht Krankheit aus Versuchen, die Homöostase des Organismus durch adaptive Antworten auf schädigende Faktoren zu erhalten, die zwar ihrer Art nach angemessen, in ihrer Stärke aber über das erträgliche Maß hinausgehen. Adaptive Antworten auf Gewebsschädigungen können aufgrund ihrer Intensität mehr Schaden anrichten als die ursprüngliche Noxe.«

Wolff hat gezeigt, dass sich Einflüsse von Menschen auf Menschen ebenso traumatisch auswirken können wie Einwirkungen von Mikroorganismen, chemischen oder physikalischen Kräften. Er schreibt: »Trennungen, Behinderungen und Bedrohungen von einzelnen oder Gruppen führen zu adaptiven Antworten, die sich nicht von den

Antworten des Organismus auf andere Faktoren der Umgebung unterscheiden.[3] Affekte und körperliche Reaktionen sind nicht kausal verknüpft, sondern getrennte Manifestationen von Antworten auf Stimuli, die durch frühere Erfahrungen geprägt wurden. Solche Reaktionen, die für protektive Aufgaben integriert wurden, dann aber inadäquat für andere Aufgaben eingesetzt werden, können zu Schäden und Zerstörungen führen« (Wolff 1953).

In der Zwischenzeit ist dieses Konzept weiter untersucht und erhärtet worden. Neu hinzugekommen sind entwicklungspsychologische Beobachtungen über die Entstehung **»protektiver Reaktionsmuster«** in der frühen Kindheit. Dabei sind vor allem solche Muster interessant, die gegen frühe Traumata gebildet wurden und die sich im späteren Leben als disponierende Faktoren für die Entstehung von Krankheiten auswirken.

Frühe störende Außenreize können z.B. zu Rückzugsreaktionen im sensomotorischen System führen. Darauf weist Czetczok bei seiner Beschreibung der Feldenkrais-Methode hin. Er zitiert Ausführungen von Hannah (1990), der entsprechend dem Schreck- oder Fluchtreflex als einem entwicklungsgeschichtlichen alten Überlebensreflex von einem »Stopp-Reflex« spricht. Diese reflexartigen Reaktionen manifestieren sich insbesondere im geraden Bauchmuskel. Dessen dauernde Anspannung führe zu einer gebeugten Haltung, die auch der eines Embryos ähnle (Hannah 1990, zit. n. Czetczok 1994). Hier geht es also um die Haltung des »Sich-klein-Machens« mit dem Ziel, unangenehmen Außenreizen auszuweichen und weniger Angriffsfläche zu bieten. Derartige Reaktionen lassen sich im Ansatz schon bei der Amöbe beobachten (vgl. v. Uexküll 1990, S. 15).

Diese Handlungsmuster können schon sehr früh im Leben beginnen und dann als Disposition oder dauernde Haltung bestehen bleiben. Ähnliches könnte für die Blockade von Affekten gelten, die dem Ich bedrohlich erscheinen. P. Fonagy sagte dazu in einem Vortrag: »Wir nehmen an, dass dieser Zustand als ein primitiver Versuch des Individuums zustande gekommen ist, sein psychisches Funktionieren vor spezifischen, außerordentlich schmerzlichen psychischen Repräsentanzen zu schützen.« Und: »Die psychoanalytische Behandlung enthüllt häufig frühe Erfahrungen der Überwältigung durch Affekte.« Es wird weiter darauf hingewiesen, dass derartige Patienten häufig an somatischen Störungen leiden (Fonagy 1991).

Ein einfaches Beispiel in diesem Zusammenhang ist die Beherrschung von Gefühlen, die wir durch Muskelanspannung zu erreichen versuchen, wenn uns etwa ein Weinen in der Öffentlichkeit zu überwältigen droht. Offenbar kann der Versuch einer

---

3 Das Konzept der adaptiven Antwort zur Erhaltung der Homöostase vertritt auch Mentzos (1992), wenn er beispielsweise den Syndromwechsel einer Patientin von diffusen Angstzuständen zu Depressionen, zu Zwangsritualen und schließlich zur Psychose schildert und diese Wechsel als Versuch einer psychodynamischen Anpassung ansieht. Es würde sich dabei sozusagen ein Rückzug auf neue, »weiter rückwärts liegende Verteidigungslinien« vollziehen, um ein prekäres Gleichgewicht zu erhalten. Das gleiche gilt etwa auch für den Wechsel von Neurodermitis oder Asthma zur Psychose.

Gefühlsblockade durch Muskelanspannung (und durch die oben von Fonagy genannten psychischen Prozesse) schon sehr früh beginnen und gleichfalls zu einer Dauerhaltung werden. Als Ursache dürften in vielen Fällen die genannten mehr oder weniger subtilen Traumatisierungen eine Rolle spielen, die als »Überwältigung durch Affekte« bezeichnet wurden.

Auch die beiden oben dargestellten Beispiele einer missglückten Mutter-Kind-Interaktion (störende und »verfolgende« Mutter) weisen in unterschiedlicher Weise auf das Zusammenspiel von Interaktionen und früher Abwehr hin. Eine Folge kann u. a. die Einschränkung der Fähigkeit sein, »sich«, d. h. seine Lebendigkeit, seine eigenen Bedürfnisse, Wünsche und Emotionen zu spüren.

Bräutigam und Christian betrachten »[...] die drei Funktionsglieder, die das Asthmasubstrat bilden – Bronchospasmus, sekretorische und entzündliche Dyskrinie und Zwerchfellkrampf – [...] als koordinierte Schablone unter dem übergeordneten Gesichtspunkt einer Abwehrleistung des Organismus« (1986, S. 157). Wie von den Autoren weiter ausgeführt wird, schützen diese Maßnahmen die empfindliche Atemfläche vor Außenreizen. So treten beispielsweise u. a. die Ruhigstellung des Zwerchfells, Bronchokonstriktionen und Schleimsekretion als Reaktion auf das Einatmen von Reizgasen auf. »Der Zweck dieser Funktionsschablone ist eine auf die Umwelt bezogene Leistung mit dem Ziel der Abwehr von Fremdstoffen. Die biologische Leistung enthält aber beim Menschen ein neues subjektives Element derart, dass das Individuum nicht nur auf den objektiven Reiz antwortet, sondern auf die Bedeutung, die in einer Reizsituation enthalten ist« (Bräutigam und Christian 1986, S. 157). So reagieren Asthmatiker auch auf unangenehme psychische Reize. Levenson (1979) konnte nachweisen, dass sich der Atemwegswiderstand von Asthmatikern bei der Darstellung emotional belastender Filmszenen erhöhte. Kuhn (1981) beobachtete das gleiche Phänomen beim Ansprechen persönlicher Konflikte in einer Interviewsituation (zit. n. Schüffel et al. 1990, S. 752).

Hier wird auf unangenehme Reize mit einer archaischen Körpersprache (vgl. Mentzos 1984, S. 244) reagiert, die auch auf psychische Reize mit der Tendenz antwortet, sich abzuschließen, auf Distanz zu gehen, also »dicht zu machen«. Auf die multifaktorielle Genese des Asthma bronchiale gehen wir in diesem Zusammenhang nicht ein.

Wenn wir noch einmal an das beschriebene Beispiel der störenden oder »verfolgenden« Mutter denken, das Beebe und Stern beschreiben, wird besonders deutlich, dass als Folge derartiger wiederholter früher affektiv-vegetativ-motorischer Lernvorgänge **»interaktionelle Vorstellungsbilder«** entstehen können, die Psyche und Körper in der weiteren Lebensgeschichte nun auch verletzbarer für Geschehnisse machen können, die diesen früh erfahrenen Abläufen ähneln. So werden z. B. wiederholte abrupte Trennungssituationen eine Bereitschaft hinterlassen, auf spätere Erlebnisse dieser Art psychisch und/oder körperlich verstärkt zu reagieren. Ein für die Außenwelt vielleicht wenig auffälliges Ereignis kann dann im späteren Leben unerwartet schwere Störungen auslösen. In derartigen Fällen hat bereits eine basale Disposition und damit erhöhte Verletzlichkeit bestanden, die vielleicht in der Zeit zwischen früher Verletzung und dem eingetretenen späteren Ereignis einigermaßen kompensiert werden konnte, aber durch die spätere Verstärkung wieder mobilisiert wurde. Damit kam es zu einer für das fragile Selbst übermäßigen Belastung. Die in der Zwischenzeit erreichte Stabilisierung bricht dann zusammen, und es treten psychische oder psychosomatische Symptome auf. So berichten z. B. Schwartz und Schwartz (1982) in einer Studie über 46 Patienten mit Morbus Crohn, dass 33 dieser Patienten von kumulativen Traumata in ihrer Kindheit erzählten. Auch in einer Untersuchung von Biebl und Mitarbeitern (1984) gaben 14 von 15 Patienten mit Morbus Crohn in der Vorgeschichte traumatische Erfahrungen wie Tod des Vaters, Tod der Mutter oder Trennung der Eltern an (zit. n. Paar 1988b, S. 380). Paar (1988b) setzt derartige kindliche Traumatisierungen in Beziehung zu den Ergebnissen von Hofer, der 14 Tage alte Rattenjunge plötzlich von der Mutter trennte. »Die Reaktionen bestanden aus einem Muster voneinander unabhängiger psychischer und physiologischer Prozesse. Neben Gewichtsabnahme, Schlafstörungen, verminderter Kerntemperatur fanden sich verminderte Herzfrequenz, ein erniedrigtes Wachstumshormon und eine Immundepression. Die homöostatischen Systeme dieser Rattenjungen schienen relativ offen und teilweise zur Mutter hin delegiert.« Paar setzt dann diese Befunde (in Verbindung mit seinen Ergebnissen bei Patienten mit Morbus Crohn) in Relation zur menschlichen Entwicklung und schreibt unter anderem: »Die Regulationen basaler psychosomatischer Zyklen verbleiben aufgrund der genannten kumulativen Traumata unausgereift. Wir meinen damit eine Vulnerabilität vegetativer, neuroendokriner und immunologischer Funktionen. Vor Krankheitsausbruch ist die Steuerung dieser Funktionskreise synchronisiert worden durch narzisstische Selbstobjektbeziehungen [...]. Die hier vermutete Auswirkung früher Traumata auf die Regulation autonomer Prozesse und ihre zeitweise Kompensation durch Realpersonen bricht in der Auslösesituation zusammen« (Paar 1988b, S. 384 f.).

Ein letztes Beispiel, bei dem sich Ursache und Folgen vorwiegend psychisch zeigen. Hartmann und Milch (1992) schildern das Kontaktverhalten suizidgefährdeter Patienten, das sie in der psychiatrischen Klinik beobachteten. Die Kontaktaufnahme erfolgte häufig gegenüber Ärzten, Schwestern und Pflegern so aggressiv, dass auf dieser Seite eher die Tendenz verstärkt wurde, den Kontakt zu beenden oder den Patienten sogar zu verlegen – das heißt, den Kontakt abzubrechen. Diese Art des Kontaktverhaltens rief also zumindest aversive Reaktionen hervor, die dann wiederum die unbewusste Erwartung des Patienten bestätigten, aber natürlich auch das Suizidrisiko erhöhen konnten. Zuweilen geschah das auch ohne direkt ausgesprochene Aggressionen gegen den Partner, aber unter Umständen umso wirkungsvoller. So bat eine Patientin den Arzt: *»Ach, Herr Doktor, geben Sie mir doch endlich die Todesspritze!«*

»Nach Bowlby gehört die Bereitschaft zu Wutäußerungen nach Trennungen zu den angeborenen Mustern bei Menschen und auch Primaten, die das Überleben der Gruppe durch ihren Zusammenhang fördern. Die Äußerung von Wut soll der Rückkehr eines Abwesenden dienen und die Gruppe vor äußeren Gefahren, wie wilden Tieren, schützen [...]. Bei suizidalen Patienten scheint die Wut als ursprüngliche biologische Antwort auf einen Verlust – das kann auch eine ›Disruption‹ der Beziehung durch eine Kränkung sein – durch das überschießende Ausmaß der Gefühlsantwort selbst zum Problem zu werden« (Hartmann und Milch 1992).

Fassen wir die bisher genannten Fakten und Annahmen zusammen, so schaffen frühe Traumata im Körper-Selbst und im sozialen Selbst Dispositionen die – zeitweilig kompensiert durch störanfällige Funktionsweisen – bei späteren belastenden Ereignissen zu Erkrankungen führen können.

4.3 Gesellschaft und psychosomatische Entwicklung

4.3.1 Symptomwandel

Wenn wir von späteren Außeneinflüssen reden, so müssen neben Ereignissen im privaten Bereich der Beziehung, der familiären oder beruflichen Umwelt, auch allgemeinere Einflüsse der Gesellschaft einbezogen werden, also Wirkungen des sozialen Systems auf psychologische und biologische Systeme des einzelnen Menschen.

Der **Symptomwandel** bei psychischen und psychosomatischen Erkrankungen, der nach dem Urteil von Psychotherapeuten in den letzten Jahrzehnten eingetreten ist, kann nur durch allgemeinere gesellschaftliche Änderungen erklärt werden. Die Psychoanalytiker Anzieu (1991) und Wolf (1989) weisen unter anderem auf den veränderten Einfluss der Familie durch den Wechsel von der Groß- zur Kleinfamilie hin. So hat der Einfluss unbewusster Wünsche der Eltern wahrscheinlich bei einem Einzelkind wesentlich stärkere Wirkungen als in einer Familie mit vielen Kindern bzw. einer größeren Anzahl erziehender Personen (Anzieu 1991; vgl. auch die »narzisstischen Projektionen der Eltern auf das Kind«, die Richter [1991] beschreibt).

Die Änderungen der Symptomatik betreffen auch das häufig erwähnte seltenere Auftreten **konversionsneurotischer Störungen** und ihrer »offenen« und »lauten« Symptomatik in unserer westlichen Industriegesellschaft (z. B. der großen hysterischen Anfälle mit *arc de cercle*, die um die Jahrhundertwende nicht selten waren). Es zeigt sich eine Verschiebung von den Konversionsneurosen (»Ausdruckskrankheiten« nach v. Uexküll) zu den **funktionellen Syndromen** (»Bereitstellungskrankheiten«) und **psychosomatischen Erkrankungen** im klassischen Sinne. Dadurch ergibt sich eine Verschiebung von auffälliger Symptomatik im Bereich der Motorik, der Sinnesorgane oder des Wachbewusstseins (hysterische Dämmerzustände) zum weniger sichtbaren Bereich vegetativer Störungen, bei denen, wie wir sagten, auch auf ein frühes Stadium von archaischer Körpersprache regrediert wird. Ein Grund für diese Änderung ist offenbar in der unbewussten Anpassung an das gewachsene Wissen um die Bedeutung derartiger spektakulärer Symptome zu sehen, einer Bedeutung, die vor den Entdeckungen Freuds nicht bekannt war.

Das seltenere Auftreten der »klassischen« Neuroseformen, wie Zwangsneurosen, Phobien, Hysterien, wird auch von Anzieu und Wolf erwähnt, ebenso wie von vielen anderen ihrer Kollegen. Die beiden Autoren betonen das heute häufigere Auftreten von narzisstischen Persönlichkeitsstörungen und Borderline-Störungen zwischen Neurose und Psychose. Es geht also nicht mehr um oft relativ gut abgrenzbare Erkrankungen mit Angst vor bestimmten Tieren oder Situationen (wie bei der Phobie) oder um hysterische Parästhesien etc., sondern um Gefühle innerer Leere und allgemeiner Sinnlosigkeit, um labiles Selbstwertgefühl, Zustände leichter und mittelschwerer Depersonalisation, ausgeprägte Beziehungsstörungen, emotionale Labilität, Körperentfremdung und suchtartige Zustände oder um Kombinationen dieser Symptome (Kernberg 1978; Wolf 1989).

Häufig sind auch die als **»Alexithymie«** diskutierten Zustände von Affektarmut und Fantasielosigkeit, die mit einer Entfremdung vom eigenen Körper und psychosomatischen Erkrankungen verbunden sind. Dieses Phänomen entsteht offenbar ebenfalls in wesentlichen Teilen aus mehr oder weniger subtilen Traumatisierungen und Defiziten der frühen Kindheit. Wenn eigene Affektäußerungen nicht empathisch rückgespiegelt wurden, wenn Berührung durch die Pflegeperson fehlte, um die eigene Körperwahrnehmung zu unterstützen, wenn die frühen überwältigenden Affekte, wie schon beschrieben, zum Selbstschutz blockiert werden mussten, dann werden das eigene emotionale Leben und das Erleben von Bedeutsamkeit reduziert: Außen- und Innenwelt einschließlich des eigenen Körpers werden grauer und lebloser, »schattenhafter«.

4.3.2 Einflüsse der technisierten Welt auf die Entwicklung

Diese umfassenderen Gefühle eines von Fragmentierung bedrohten Selbst oder einer schattenhaft werdenden (Körper-)Welt könnten auf einen Zusammenhang hinweisen, der zwischen subjektiv erlebter Bedrohung durch die eigene psychische Symptomatik und der objektiven Bedrohung unserer heutigen Lebensgrundlagen besteht.

Ehe wir uns wieder der individuellen biologischen und psychischen Entwicklung zuwenden, sollen deshalb einige Besonderheiten der heutigen technisch-industriellen westlichen Welt dargestellt werden, die offenbar zu der erwähnten Verunsicherung beitragen. Es handelt sich dabei um eine Bedrohung biologischer Grundlagen unseres Lebens auf der Erde (die auch mit dem wiedererwachten Interesse am eignen Körper und seiner Beziehung zum psychischen Erleben zu tun haben dürften), aber auch um die allgemeine Änderung der Lebensbedingungen in der modernen technisch-industriellen Gesellschaft. Zwei Linien dieser Veränderungen seien kurz skizziert:

a) Der ständige Wechsel der Eindrücke durch technische Innovationen
Durch den ständigen Wechsel der Eindrücke entsteht ein Zwang, sich immer wieder neuen Gegebenheiten anzupassen und den eigenen Lebensstil zu verändern. Geht man nochmals in die frühe Kindheit zurück und stellt sich ein Kleinkind vor, dessen Umwelt sich ständig ändert, dessen Pflegezeiten z. B. immer wieder abrupt unterbrochen werden, so lässt sich damit vielleicht etwas von der Verunsicherung erfassen, die auch die in uns verbliebenen basalen biologischen und frühen psychischen Anteile betreffen kann. Der Erwachsene kann sich zwar im allgemeinen den

veränderten äußeren Gegebenheiten aufgrund seiner reiferen Ich-Funktionen anpassen. Gleichzeitig aber erhöht sich die Gefahr einer Kluft zwischen biologischen Rhythmen sowie frühen psychischen Erlebnisweisen einerseits und kognitiver Erfassung der Außenwelt andererseits. Diese Gefahr ist besonders dann erhöht, wenn bereits die erwähnten frühkindlichen Schädigungen vorlagen. Es kann dann auch zu der von Loewald (1986, S. 177) erwähnten **»leblosen Behändigkeit«** im Umgang mit der Außenwelt kommen. Bei einer psychosomatischen Erkrankung hat man die Außenwelt vielleicht kognitiv (wie bei der in Kapitel 3 geschilderten Asthmapatientin) »im Griff«, ist aber den mit dem eigenen Körpergeschehen verbundenen archaischen Gefühlen ausgeliefert – ebenso wie der Borderline- oder der psychotische Patient seinen eigenen archaischen psychischen Erlebnisweisen ausgeliefert ist.

Auf ein ähnliches Phänomen weist der Philosoph Wolfgang Welsch hin, der den Menschen der postmodernen Welt beschreibt. Dieser sei nach außen hin einer Vielzahl von parallel existierenden Meinungen, Überzeugungen und Strömungen ausgesetzt (Pluralismus), sei aber auch innerlich »unfestgelegt«, »offen«. »Nicht personaler Selbstbesitz ist für Es (das Subjekt) charakteristisch, sondern archaische Reminiszenzen einerseits und offene Möglichkeiten andererseits prägen seine Erscheinung« (Welsch 1990, S. 184).

Man könnte daraus den Schluss ziehen – auch wenn das eine unbewiesene Annahme bleibt –, dass Irritationen oder Schädigungen in der frühen präverbalen Entwicklungszeit, die eine besondere Nähe zum sich entwickelnden Körper-Selbst hat, heute deshalb häufiger sind, weil die Mutter bzw. frühe Pflegeperson selbst dem Einfluss der wechselnden Umwelt ausgesetzt ist und weil diese Unruhe in die frühe Pflegesituation hineinreicht. Hierdurch würde die Möglichkeit zur notwendigen Einstimmung zwischen Mutter und Kind gestört, und Störungen im Bereich der »Mikroreaktivität« wären wahrscheinlicher. In der weiteren Entwicklung ist es dann das größere Umfeld der Familie, in der sich die erwähnten Einflüsse in vielfältiger Weise zeigen können. Die erwähnte Unruhe würde vor allem ein Defizit an ruhiger Zuwendung bedeuten, die für die sich langsam entwickelnden biopsychischen Strukturen des Kindes unerlässlich ist.

b) Der Verlust an übergreifenden Überzeugungen und Ideologien

Dieser Verlust zwingt das Individuum zu manchmal überfordernden eigenständigen Orientierungsleistungen und führt auch zu der Gefahr, die mehr oder weniger bewusst erlebte Sinnleere durch Konsum suchtartig zu füllen, u. a. durch das immer weiter aufgefächerte Medienangebot. Damit lebt dann der einzelne partiell in einer künstlichen und manipulierten Welt, die ihn wiederum anfälliger für etwaige neue Ideologien machen könnte.

Die Entwicklungs- und Lebensbedingungen des Individuums in der Industriegesellschaft sind also komplizierter geworden, weil sie weniger festgelegt und weniger überschaubar und geordnet sind. Ein Beispiel dafür gibt auch die Umstellung der Lebensweisen in der früheren DDR nach der Wende. Während in der Dritten

Welt um die nackte Existenz gerungen wird, ist in der westlichen Welt die materielle Basis für das Überleben gesichert. Mehr oder weniger sichtbar haben sich aber andere, weniger spektakuläre Prozesse entwickelt, die auf Dauer über andere Mechanismen zur Existenzgefährdung führen können und im beschriebenen Sinne auch einen Einfluss auf die Entwicklung von Selbst und Körper-Selbst haben.

Reiche (1991) hat allerdings in einer bedenkenswerten Arbeit darauf hingewiesen, dass vorschnelle Schlüsse über den Zusammenhang zwischen gesellschaftlichem Zustand und dem Auftreten »früher Störungen« unter Psychoanalytikern zwar »endemisch« seien, seiner Meinung nach aber oft in die Irre gingen. Er bejaht zwar den Symptomwandel vieler neurotischer Krankheitsbilder, sieht aber einen Strukturwandel nur über größere historische Epochen hinweg. Allerdings bestimmt der Strukturwandel den erwähnten Symptomwandel mit (R. Reiche, persönl. Mitteilung). In der erwähnten Arbeit wird weiter betont, dass die Zunahme relativ diffuser Störungen, beispielsweise die einer unsicheren Identität, eher im Zusammenhang mit geänderten Lebensbedingungen gesehen werden könne, wie z. B. mit dem Wegfall vieler früherer Zwänge. Als Beispiel beschreibt er, dass sich die Ausbildungsmöglichkeiten junger Menschen so geändert haben, dass in den letzten 30 Jahren eine Verzehnfachung der weiblichen Studienanfänger zu verzeichnen sei. Für die betroffenen Frauen gebe es dadurch wesentlich mehr Gelegenheit zur Selbstreflexion, zu Zweifeln über den eigenen richtigen Weg, zur Möglichkeit von Sinnkrisen im Verlauf der eigenen Entwicklung etc. Diese Probleme seien zwar früher auch latent vorhanden gewesen, hätten aber – aufgrund des frühen Eintritts in den Beruf, des Zwangs zum Geldverdienen, der frühen Familiengründung etc. – nicht in dieser Weise bewusst werden und reflektiert werden können. Hinzu komme die »Dauerrevision verflüssigter, reflexiv gewordener Traditionen« (Habermas 1981, S. 214, zit. n. Reiche 1991). Schließlich sei der Einfluss der Gesellschaft auf das Individuum nie ein relativ einfach zu erfassender, sondern ein komplexer psychischer Vorgang, der (über eine repräsentanzenbildende Verinnerlichung der Welt) mit »subjektiver Neuschöpfung« verbunden sei (Reiche 1991).

Damit klingt das in Kapitel 7 ausführlicher beschriebene Problem der Beziehung zwischen verschiedenen Systemen, hier zwischen dem sozialen und dem psychischen System, bereits an.

4.4 Technik, Umweltzerstörung und Selbst

Die rasante technische Entwicklung und Industrialisierung bedrohen die natürlichen Lebensgrundlagen des Menschen durch die heute allseits bekannten übermäßig starken Schadstoffemissionen, die die Ozonschicht und das Erdklima schädigen und viele ökologische Kreisläufe stören. Ständig steigender Energieverbrauch erschöpft die in Jahrmillionen entstandenen Energieträger wie Kohle, Erdöl und Erdgas. Hinzu kommt die Vernichtung der Wälder und der Artenvielfalt, die sowohl aus der Not großer Bevölkerungsteile der Dritten Welt als auch aus der Wachstumsideologie der kapitalistischen und – bis in die letzten Jahre – auch der sozialistischen Wirtschaftsformen erwächst.

Diese Ideologie beruht – wie der Physiker Hans Peter Dürr kürzlich in einem Vortrag feststellte – auf Wirtschaftstheorien des vorigen Jahrhunderts und geht von der irrigen Vorstellung aus, »die Ökosphäre unserer Erde [...] könnte gewissermaßen als ein unendlich großes, unendlich leistungsfähiges und duldsames Medium betrachtet werden, dem wir, unserem immer steigenden Bedürfnis gemäß, Ressourcen beliebig entreißen [...] können« (Dürr 1992). Es ist dieser **Raubbau mit den natürlichen Ressourcen**, der häufig die Menschen der industriellen Gesellschaft zu immer rücksichtsloserer Ausnutzung auch der eigenen Körperressourcen antreibt. Dabei wird dieser Körper ebenso hemmungslos ausgebeutet wie die Ressourcen der umgebenden Welt. Gleichzeitig ist allerdings in Bezug auf die Umwelt die steigende Besorgnis festzustellen, dass wir letztlich die Basis, auf der wir leben, zerstören. Dabei könnte sich auch das bewusste und unbewusste Bild einer »bergenden« und »entgegenkommenden«, also »genügend guten Mutter Natur« verändern. Es droht die Gefahr ihrer Zerstörung.

Damit zeigt sich aber wiederum ein Gegensatz: Die **Natur** braucht langsame und langdauernde Prozesse, um beispielsweise die oben genannten Energieträger aufzubauen. Sie braucht überhaupt längere Zeit, um komplexe und differenzierte Systeme entstehen zu lassen, die überlebensfähig sind, da nur so aus der Vielzahl möglicher Entwicklungen die besten Neuschöpfungen ausgelesen werden können. »Ein Evolutionsprozess, der höher differenzierte Strukturen hervorbringen will, muss daher genügend langsam erfolgen, um den vielfältigen Neuschöpfungsversuchen eine Chance zu geben, ihre Lebensfähigkeit [...] zu erproben.« (Dürr 1992)

Die **Technik** bevorzugt dagegen beim Umgang mit den Ressourcen der Natur – ob es sich um Neuschöpfungen oder um Energieumwandlungen handelt – »rasante Prozesse« (Dürr). Das rasche »Funktionieren« und das »Alles-in-den-Griff-Bekommen« stehen im Vordergrund.[4]

Dieses Denken ist also den Naturprozessen entgegengesetzt. Es fördert, wie es der Schriftsteller Günter Kuhnert kürzlich formulierte, »Automatendenken«: »oben einwerfen, unten das Gewünschte in Empfang nehmen.« Die Prozesse dazwischen sind uninteressant.

Diese Prinzipien einer »rasanten« effektiven Umsetzung der Energiereserven, die dem reibungslosen technischen Funktionieren einen besonderen Stellenwert zumessen, haben Auswirkungen auf den gesamten menschlichen Lebensrhythmus und damit auch auf psychische Abläufe, da gerade die frühen Beziehungsformen, wie bereits

4 Diese Merkmale lassen wieder an die in Kapitel 3 beschriebenen Unterschiede zwischen technischer Medizin und subjektivem Erleben denken: Chemische und physikalische Maßnahmen wirken eher rasch, psychologische Methoden brauchen meist längere Zeit. Auch dieser Hinweis bedeutet natürlich keine Abwertung der lebensrettenden Sofortwirkung medikamentöser Therapie und ähnlicher Maßnahmen.

dargestellt, nicht »Hast« und raschen Wechsel, sondern Behutsamkeit und empathisches Verhalten erfordern.

So kann es kein Zufall sein, dass man sich heute nicht nur den ökologischen Grundlagen der Natur, also unser aller Lebensbasis zuwendet, sondern auch die psychische Entwicklung schon vor der Geburt und dann besonders in ihrer frühen Interaktion (dem »Mutter-Kind-System«) erforscht und auch hier grundlegende, aber in vieler Hinsicht störbare Prozesse entdeckt (vgl. Kap. 9 und 10).

4.4.1 Entsinnlichung

Das Phänomen der Entsinnlichung ist ebenfalls eine der Folgen der technisch-industriellen Entwicklung. Es betrifft z. B. die **Ersetzung des direkten Erlebens** durch elektronische Bilder und bedeutet auch, dass statt durch reale Aktivität passiv aufgenommen wird. Die Welt verliert ihren direkten sinnlichen Eindruckscharakter und wird schattenhafter. Bergwanderer kennen das ganz unterschiedliche Erleben der Natur, wenn sie einerseits einen Berg selbst bestiegen haben oder sich andererseits mit einer Seilbahn hinaufbringen ließen. Im letztgenannten Fall ist das Erleben blasser und kann fast dem Eindruck eines Diavortrages ähneln, bei dem nur optische Eindrücke vermittelt werden, das gesamte körperliche und psychische Erleben aber entfällt, das aufgrund eigener Bewegung sowie aufgrund von Wind, Gerüchen und wechselnden optischen Eindrücken entstand. Es entfallen auch insbesondere die motorischen körperlichen Rückmeldungen, die mit dem »Erobern« der Höhe verbunden sind, die Empfindung von Abenteuer und Risiko. Das ursprüngliche Erleben kann also wiederum nur in blasser und verflachender Weise übermittelt werden. Schon in den 50er Jahren wies der Pädagoge und Psychoanalytiker Hans Zulliger auf die Schwierigkeit hin, die der Verlust direkter sinnlicher und ursprünglicher Erfahrung für die Entwicklung Heranwachsender bedeutet. Ein Gasherd sei etwas anderes als ein offenes Feuer. Tatsächlich ist in der technischen Entwicklung der Umwelt diese Tendenz immer wieder festzustellen, so etwa die jeweils stärkere Entsinnlichung in der Linie: offenes Feuer, Kohleherd, Gasherd, Elektroherd, Mikrowellenherd. Ein weiteres Beispiel: eigenes Laufen, Pferdewagen, Dampflok, Elektrolok, eventuell Magnetbahn etc. Das Autofahren nimmt infolge seiner »offeneren« Symbolik – »Freiheit«, »Aggressivität« etc. – eine andere Stellung ein. Hier liegen u. a. auch die Schwierigkeiten, die übermäßige Verbreitung des Kraftwagens einzuschränken. Bei allen genannten Beispielen wird also sinnlich erfahrbare und symbolträchtige Wirklichkeit jeweils weniger fassbar, weniger erfahrbar und unsichtbarer. Sie wird auch weniger nachvollziehbar und sozusagen nach innen verlagert.

Damit ist auch ein Wechsel von offener zu immer verborgenerer Kraft verbunden, die gerade Kindern weniger Gelegenheit zur emotionalen Erfahrung und Bedeutungserteilung vermittelt. Das Erleben dieser technischen Objekte und Abläufe, etwa auch bei Computerspielen, könnte dadurch entweder ins »emotionale Nichts« (Piaget) fallen, oder es gewinnt aufgrund seiner schwerer erfassbaren Realität eher magisch-illusionäre Qualitäten, die den Realitätsbezug nicht fördern.

Man kann darüber spekulieren, ob die Änderung überwiegend psychogener Erkrankungen von der »lauten« und »äußerlichen« Hysterie zu mehr »innerlichen« und »unsichtbaren« Erkrankungsformen durch diese technischen Änderungen mitbedingt wird.

Eine weitere Linie abnehmenden sinnlichen Erlebens zeigt sich auch bei den Schreibgeräten: vom Federkiel zum Federhalter, mit dem noch notwendigen Eintauchen in die Tinte, weiter zum Füllfederhalter, zum Kugelschreiber, zur mechanischen, elektrischen und elektronischen Schreibmaschine und schließlich zum Schreibcomputer. Jedes Mal werden wiederum direkte körperlich und sinnlich miterlebbare Handlungen, die auch starken Symbolcharakter haben können, durch unsichtbare Abläufe ersetzt, die, wie erwähnt, körperlich und mental nicht mehr nachvollziehbar sind.[5]

Verhaltensweisen, die **Expression und Kommunikation** fördern, werden durch den technischen Fortschritt ebenfalls verändert. Ein Deutscher, der sich vor einiger Zeit in Oberitalien niedergelassen hat, berichtete: »In dieser Gegend erlebte ich vor 25, 30 Jahren sehr häufig, wie ein Bauer auf dem Weg zur Feldarbeit zu singen begann. Ein Nachbar auf dem nächsten Feld nahm den Gesang auf und sang (mit einer zweiten Stimme!) mit. Das Singen hörte dann bei der schweren Arbeit auf, begann aber wieder während der Rückkehr gegen Mittag. Heute ist das schon durch den Maschinenlärm nicht mehr möglich. Ähnlich war es bei den Frauen, die sich einmal in der Woche zum Wäschewaschen in Gruppen bis zu 20 oder 30 am Fluß trafen. Dort gab es einen lebhaften Austausch. Das hat sich natürlich durch die Waschmaschine geändert.« Ähnliche Prozesse vollziehen sich heute laufend, auch gerade durch das Fernsehen.

Nun kann und will niemand den technischen Fortschritt rückgängig machen und schwere Feldarbeit bzw. Hausarbeit in der alten Form zurückholen. Diese Beispiele geben nur einen weiteren Hinweis auf den Preis, der für Erleichterungen in anderer Hinsicht zu zahlen ist. Ein Ersatz dieser verlorenen Ausdrucks- und Kommunikationsmöglichkeiten ist nur neben den neuen technischen Errungenschaften möglich, z. B. durch Nachbarschaftstreffen, Vereinsleben, Freizeitbeschäftigungen verschiedenster Art usw. Dazu gehören auch die heute – eher für die Mittelschicht angebotenen – vielfältigen »Kreativkurse« und Selbsterfahrungsgruppen. Wir kommen darauf noch zurück. Auf die Technik kann, wie gesagt, nicht verzichtet werden, wir brauchen *»high-tech«* dringend, um die Umweltzerstörung zu verhindern, beispielsweise durch das Finden alternativer Energien oder neuer emissionsarmer Transportmittel.

5 Durch seine Schnelligkeit erleichtert der Schreibcomputer allerdings die Umsetzung von Gedanken in Worte und Sätze beim Schreiben. Mit seiner schnellen Reaktionsfähigkeit passt er zu flexiblen kreativen Denkvorgängen und erleichtert deren Umsetzung. Das künstliche »neuronale Netzwerk« fördert damit auch Kreativität (U. Freyberg, persönl. Mitteilung).

Die Entsinnlichung der Welt hat sich nun auch in der **Schulpädagogik** niedergeschlagen, die heute in erster Linie bestrebt ist, die Schüler auf die zu erwartende technische Welt vorzubereiten und darüber häufig die vielfältige Lebenswirklichkeit vernachlässigt. Rumpf (1988), der eine plastische Darstellung dieser Tendenzen gegeben hat, zeigt u. a. am Beispiel eines Hundes, der sich zufällig während des Unterrichts in ein Klassenzimmer verirrt, wie dieses Tier sofort die Aufmerksamkeit der Schüler in einer Weise auf sich zieht, gegen die der Lehrer machtlos ist. Hier ist es ein spontan reagierendes Tier, das sich nicht an die vorgeformten Regeln hält, das nicht abstrakt, also »abgezogen« von der Wirklichkeit bleibt (und damit nur als Ober- oder Unterbegriff anderer Klassen, Gattungen, Familien existiert). Es verkörpert in seinem spontanen und direkten Verhalten vielmehr das Gegenteil. Es verkörpert das Gegenteil der »Affektdämpfung« (Elias 1990), die sich im Laufe der Jahrhunderte in unserer Zivilisation entwickelt hat und nun auch in der Pädagogik ihren Ausdruck findet. In dieser Pädagogik regiert, dem naturwissenschaftlichen Weltbild gemäß, physikalische Zeit statt erlebter Zeit und mathematischer Raum statt des erlebten Raumes. Sie führt somit eher zur Entfremdung vom Körper und seinen Affekten, erschwert also eine Integration und erhöht unter bestimmten Umständen die Gefahr ungesteuerter Ausbrüche.

4.4.2 Historische Tendenzen

Für diesen Prozess der Zivilisation und die Änderungen, die er hervorgerufen hat, gibt Elias anschauliche Beispiele u. a. aus dem Leben des mittelalterlichen Ritters einerseits und der späteren höfischen Gesellschaft andererseits. Zum Leben des Ritters: »Dort, in den Räumen, in denen die Gewalttat ein unvermeidliches und alltägliches Ereignis ist [...] (und in Lebenszusammenhängen, in die der einzelne weniger eingebunden war), [...] weil er zum größten Teil unmittelbar von den Erzeugnissen seines eigenen Grund und Bodens lebte [...]. Dort ist eine starke und beständige Dämpfung der Triebe oder Affekte weder nötig [...] weder möglich noch nützlich.«

Die Freude am Quälen und Töten anderer war groß, und es war eine gesellschaftlich erlaubte Freude (Elias 1990, Bd. 1, S. 168). Es gab keine strafende gesellschaftliche Gewalt. »Über derartige Verhaltensweisen im 13. Jahrhundert berichtet Luchaire: »Er verbringt sein Leben damit« heißt es z. B. von einem Ritter, »(...) zu plündern, Kirchen zu zerstören, Pilger anzufallen, Witwen und Waisen zu unterdrücken [...]. In einem einzigen Kloster [...] findet man 150 Männer und Frauen, denen er die Hände abgeschlagen oder die Augen ausgedrückt hat. Und seine Frau ist ebenso grausam. Sie hilft ihm bei seinen Exekutionen« (Elias 1990, S. 267).

Während der Krieger im Hier und Jetzt lebte, mit der Möglichkeit hemmungsloser Befriedigung von Liebe und Hass, war er andererseits ständiger Lebensbedrohung ausgesetzt und musste sich mit Leidenschaft verteidigen können. Der spätere Höfling ist dagegen vor plötzlichen Einbrüchen körperlicher Gewalt geschützt, steht dafür aber in starker Abhängigkeit und muss seine Affekte beherrschen können.

Eine Brücke zu unserer Zeit schlägt Elias in einem Beispiel, das den Straßenverkehr des Mittelalters und den heutigen Straßenverkehr vergleicht: Damals, in der naturalwirtschaftlichen Kriegergesellschaft gab es nur einfache Wege, auf denen der Reisende jederzeit auf einen Überfall gefasst sein musste, der sein Leben oder seinen Besitz bedrohte. Auch er musste jederzeit bereit sein, sich mit Leidenschaft zu verteidigen. In der heutigen Zeit geht die Gefahr im Straßenverkehr in erster Linie von denen aus, deren Selbstkontrolle nicht ständig funktioniert. So wie hier muss in den engen Abhängigkeitsketten der modernen Gesellschaft die ständige Selbstkontrolle mit der Zügelung der Affekte verinnerlicht und damit auch selbstverständlich werden. Triebbedürfnisse und Affekte können nun nicht mehr unmittelbar zum Ausdruck kommen bzw. werden im Grad des Ausdrucks sorgfältig den jeweiligen Gegebenheiten angepasst, die animalischen Funktionen werden »hinter die Kulissen verlagert« (vgl. Rumpf 1988, S. 213).

»Wenn im Zuge der wachsenden Arbeitsteilung die Verflechtung der Menschen intensiver wird, werden immer stärker alle von allen, auch die sozial Höherstehenden von den sozial niedriger Rangierenden und Schwächeren abhängig. Für jene, für die sozial Stärkeren, werden diese soweit ihresgleichen, dass sie sich, um es drastisch auszudrücken, selbst vor ihnen, vor den sozial Niedrigerstehenden, schämen. Erst damit schließt sich die Rüstung um das Triebleben bis zu jenem Grade, der den Menschen der demokratisch-industriellen Gesellschaft dann allmählich als selbstverständlich erscheint« (Elias 1990, Bd. 1, S. 187).

Diese **»Zügelung«**, diese **»Selbst-Zucht«** kommt in der Änderung vieler Sitten zum Ausdruck, für die Elias plastische Beispiele gibt. So z. B. im Zusammenhang mit frühen Esssitten, bei denen im Mittelalter z. B. halbe Schweine auf den Tisch kamen und dort mit dem Messer zerlegt und mit dem gleichen Messer auch gegessen wurden. Oder das Körpererleben betreffend: In Gasthäusern kroch man mit fremden Menschen, bekleidet oder unbekleidet, in ein Bett, das Entblößen des Körpers war wenig tabuisiert. Es war üblich, »(...) dass man sich zu Hause auszog, wenn man ins Badehaus ging«. »Wieviel mal«, sagt ein Beobachter, »laufft der Vater bloß von Hauß mit einem einzigen Niederwand über die Gassen, samt seinem entblößten Weib und bloßen Kindern dem Bad zu [...], wieviel mal siehe ich die Mägdlein von 10, 12, 14, 16 und 18 Jahren gantz entblößt und allein mit einem kurtzen Leinen [...]«. »(...) der Anblick völliger Nacktheit (war) die alltägliche Regel bis ins 16. Jahrhundert.« Diese Unbefangenheit verschwindet dann langsam im 16., deutlicher im 17., 18. und 19. Jahrhundert.

Geringere Distanz und mehr Direktheit kennzeichneten also das damalige Leben. Hatte man Gefangene gemacht, so wurden sie häufig getötet oder verstümmelt, denn am Leben lassen hieße, sie ernähren zu müssen. Zurückgeschickt hätten sie die Stärke des Gegners vermehrt. Die stärkere Affektivität des Verhaltens war bis zu einem gewissen Grade gesellschaftlich notwendig. »Das Gros der weltlichen Oberschicht führte das Leben von Bandenführern. Überall war Furcht, der Augenblick galt dreifach« (Elias 1990).

In der Entwicklung bis zur heutigen Zeit wird also die Dämpfung der Affekte, deren Verinnerlichung und zunehmende Distanz zum direkten Ausdruck augenfällig. Freud

(1930) hat in »Das Unbehagen in der Kultur« u.a. die fortschreitende Bändigung der Aggression betont, die nun als die verinnerlichte Distanz (das Über-Ich) die innere Kontrolle ausübt (vgl. Elias 1990, Bd. 2, S. 332).[6]

Diese allgemeine Tendenz der **Zivilisation**, die seit Jahrhunderten im Gange ist, wird nun durch die Industrialisierung, besonders in der zweiten industriellen Revolution, in einigen Bereichen noch rascher vorangetrieben. Zwar ist seit dem vorigen Jahrhundert im Ausdruck von Triebbedürfnissen und Affekten eine »gewisse Lockerung« eingetreten (Elias 1990), aber es ist eine Lockerung »im Rahmen des einmal erreichten Standards von Verhaltenskontrolle«. Weitergegangen sind dagegen die Tendenzen, die Rumpf beschreibt. Im Anschluss an Elias wird festgestellt, dass der Zivilisationsprozess die folgenden Merkmale verstärkt: die Gesichtsbeherrschung, die Sprachregelungen, die Erfahrungsregelung (wenn wir uns in einer Fachwissenschaft z.B. einem Hund allein unter dem Gesichtspunkt der Konditionierung im Sinne der Experimente Pawlows nähern), das »Hinter-die-Kulissen-Verlagern« animalischer Funktionen des Menschen mit dem gleichzeitigen Ansteigen vieler Peinlichkeitsschwellen, die Vorschriften, den Körper undurchlässig für Affekte zu machen und die Herrschaft der von Handlungen und Geschehnissen losgelösten, d.h. abstrakten physikalischen Uhrzeit. Schließlich, hinführend zu unserem Thema: »(...) die an die eigene Bewegung, Berührung gebundenen Empfindungen, Wahrnehmungen, Fantasien, Gedanken, welche sich an dem leibhaft spürbaren Hier und Jetzt entfalten – diese verlieren fortwährend an Bedeutung; einerlei ob in der Wissenschaft, der Aneignung von kulturellen Beständen, in der Arbeit, in der Bewegung (Transport). Die Instrumente der Beschleunigung, der Distanzierung, der Beherrschung (und dazu gehören Eisenbahnen ebenso wie Theorien) haben gemeinsam, dass sie langwierige, mühselige, nicht kalkulierbare körperliche, an den Körper gebundene Annäherungen ersparen« (Rumpf 1988, S. 213).

Damit wird also auch eine Tendenz zu **fortschreitender Distanzierung** deutlich. In diesem Zusammenhang betont Rumpf noch einmal das Zurücktreten des sinnlichen Erlebens und Ausdrucks beim Erwachsenen im Gegensatz zum Kind: Eine Geste, ein Tanzen, ein Stöhnen, eine Körperhaltung, ein Gesichtsausdruck, eine Stimmtönung »müssen jeweils der Umgebung angepasst oder ganz zurückgehalten werden« (Rumpf 1988, S. 43). Auch Rittner (zit. n. Rumpf) weist darauf hin, wie in den letzten Jahrhunderten die Menschen lernen mussten, »ihren seit der Geburt affektdurchdrungenen Körper zu einem Instrument umzubauen, das nach den Anforderungen der Situation von einer Kontrollzentrale aus auf jeweils zulässige Affektdurchlässigkeit eingestellt werden kann« (Rumpf 1988).

6 Allerdings weist Freud auch auf die Fragilität der Triebhemmung in der Zivilisation hin. So zeigt sich der Durchbruch nackter Brutalität in unserem Jahrhundert immer wieder. Ihre Folgen werden durch die fortschreitende Technik verstärkt.

4.4.3 Krankheit als Entfremdung vom lebendigen Körper

Betrachten wir jetzt nochmals mögliche Auswirkungen der bisher beschriebenen Züge und Tendenzen der modernen Industriegesellschaft auf den einzelnen. Wir richten dabei die Aufmerksamkeit besonders auf die Entwicklung von Affekten und Emotionen und auf das Bewusstsein des eigenen Körpers. In der vorhergehenden Beschreibung ging es um ein »Zuviel« an äußeren Eindrücken, gegen die man sich nur schwer abgrenzen kann und die häufig nur ungenügend verarbeitet werden; es ging gleichzeitig aber auch um ein »Zuwenig«, um einen Mangel an unmittelbaren sinnlichen Eindrücken, also um die beschriebene Tendenz zur Entsinnlichung der Außenwelt. An die Stelle unmittelbar erfahrbarer Abläufe, deren Abfolge auch geistig nachvollzogen und sinnlich-körperlich nacherlebt werden könnte, treten unsichtbare, verborgenere Prozesse, die häufig nur »Eingabe« und »Resultat« kennen, während die Zwischenphasen fehlen (Automat).

Mit der erwähnten »Entsinnlichung« verbunden ist eine Tendenz zur **»Entemotionalisierung«**. Es geht dabei um das Bestreben, biologische und psychische Prozesse den technischen Abläufen anzupassen und dadurch wie sie zu »funktionieren«. Bei diesem Versuch geht häufig die Verbindung zu den Gesetzen der organischen Welt und damit auch zu den eigenen psychosomatischen Prozessen verloren: z.B. geduldiges Abwarten, Rücksicht auf die Eigengesetzlichkeiten der eigenen Lebensvorgänge, das »Geschehenlassen« auch eigener Stimmungsänderungen, die Beachtung rhythmischer Lebensvorgänge wie der Abfolge von Spannung und Entspannung. So benimmt sich ein arbeitender Mensch, der ständig »das Letzte aus sich herausholt« seinem Körper gegenüber wie der Rennfahrer gegenüber seinem Wagen in einem Grand-Prix-Rennen (vielleicht tun das aber gerade erfahrene Rennfahrer nicht, weil damit sogar Maschinen überfordert würden). Verbunden mit diesem Verhalten ist die Forderung an Ärzte und Medikamente, eine beeinträchtigte körperliche »Effizienz« sofort und kurzfristig wiederherzustellen, den Körper zu »reparieren«. Die Möglichkeit und Notwendigkeit sofortiger ärztlicher Hilfe in bestimmten Fällen wird dabei zum allgemeinen Prinzip erweitert, das Abwarten, die »Änderung in kleinen Schritten« nicht mehr ernst genommen.

Es ist nicht zu verkennen, dass sich auch häusliche Erziehung und Schulpädagogik in vielen Fällen auf dieses spätere »Funktionieren« eingestellt haben. Eine häusliche Erziehung, die dabei einseitig rasches Funktionieren im Verein mit ständiger Betonung von Norm und Pflicht vertritt, läuft Gefahr, die erwähnte Eigengesetzlichkeit der seelischen Abläufe im Kind nicht zu beachten, Spontaneität auszuschalten und damit die Entwicklung einer selbstständigen Persönlichkeit zu behindern.

Krystal (1977) hat u.a. darauf hingewiesen, dass heute auch in psychoanalytischen Behandlungen Affekte und Gefühle häufig schwerer zu erreichen sind. Er bringt dieses Phänomen ebenfalls in Zusammenhang mit den modernen technischen und gesellschaftlichen Entwicklungen.

Bei der Betrachtung der heutigen technischen Welt wurde sowohl ein »Zuviel« als auch ein »Zuwenig« an Eindrücken beschrieben. In diesem Zusammenhang ist die

Feststellung von Lichtenberg wichtig, dass pathologische Überstimulierung die gleichen Resultate haben kann wie fehlende Stimulierung (1978, S. 364). Shevrin und Toussieng (1965) nehmen an, dass primitive Schutzmaßnahmen die Reizschwelle anheben: »Durch die Abwesenheit einer genügenden Intensität der Stimulation und durch Überstimulierung ergibt sich also Defizienz der psychischen Erfahrung von taktilen-propriozeptiven-kinästhetischen Sensationen.« Hierdurch wird auch die psychische Repräsentanz des Körpers, das Körper-Selbst, beeinträchtigt. Über- und Unterstimulation führen darüber hinaus zum Rückzug, zur frühen Abwendung und zur Abkapselung. Wie erwähnt, stellt das einen Schutz gegen schmerzliche Gefühle dar. »Es scheint dann (später) so, als ob die Rüstung Teil der Haut geworden wäre und nicht nur die archaischen Gefahren abhält, sondern auch alle warme menschliche Berührung, sei diese auch noch so benötigt und ersehnt« (Wolf 1989, S. 20).

Zuweilen kann in diesen Fällen in einer körperbezogenen Therapie eine kräftige Berührung notwendig werden, die natürlich gleichzeitig einfühlend geschehen muss. Erst durch diese spürbare Berührung, die auch haltend empfunden wird, lassen sich in derartigen Fällen die Voraussetzungen für subtile Erlebnisse schaffen, die vorher blockiert oder nicht entwickelt waren. Hier gibt es eine gewisse Parallele zur Veränderung der klassischen analytischen Technik bei frühen Störungen (vgl. Wesiack 1990). Allerdings geht es um basalere Abläufe, und es dürfte nicht allzu selten notwendig sein, vor oder während einer verbalen Psychotherapie sonst unerreichbaren Patienten zu einem besseren Körpererleben zu verhelfen, das dann erst die Basis für verbale Therapieformen schafft.

So sprach eine Patientin von S. Krietsch davon, dass ihr Fuß ihr wie »schattenhaft« vorkäme, »wie nicht zum Körper gehörig«. Auch ein »Hinspüren« änderte diesen Zustand nicht. Die Therapeutin berührte daraufhin zunächst die Zehen, umschloss sie dann mit den Fingern. Später tat sie dasselbe mit dem Fußgelenk. Danach spürte die Patientin den Fuß »größer«, »lebendiger«, »irgendwie heller« und spürte nun auch eine Verbindung zum übrigen Körper. Angeregt, diesen berührten Fuß mit dem unberührten Fuß zu vergleichen, erschien ihr nun der letztere im Vergleich wie »schattenhaft« oder auch wie ein »dürres Stück Holz«. Diese Patientin mit einer sehr frühen Störung hatte u. a. nie die Bindung an ihre Mutter ganz lösen können und hatte so nie wirkliche Selbst-Ständigkeit (also das »Auf-eigenen-Füßen-Stehen«) erreicht (vgl. Krietsch 1990).

S. Krietsch hat in jahrzehntelanger Arbeit in der Psychiatrie eine wichtige Variante der FE entwickelt. Sie konnte mit dieser Variante, die u. a. die empathische Berührung besonders betont, auch die schwergestörten Patienten (z. B. Psychosen) erreichen, für die die FE in der üblichen Form nicht geeignet war (vgl. Kap. 11.2.6, Kommentar B. Hahn).

Der eigene Körper wurde hier also nicht als ein zusammenhängendes lebendiges Ganzes erlebt, sondern eher diskontinuierlich. Der Zusammenhang, die Kohärenz, war unterbrochen, und diese Unterbrechung stand wiederum in enger Verbindung mit ungelösten Problemen der eigenen frühen Lebensbewältigung, u. a. der missglückten Trennung von der ersten Bezugsperson. Damit erschienen »eigene Schritte« gefährlich oder unterlagen einem inneren Verbot. Das hatte Auswirkungen auf das eigene Körperbild, aus dem in diesem Fall die Füße wie »ausgeklammert« erschienen. Häufig sind offenbar derartige Körperzonen – ob es sich um Gliedmaßen, Brust, Bauch, Rücken, Kopf oder andere Teile des Körpers handelt – auch anfälliger für akute oder chronische Erkrankungen. Die gleiche Patientin spürte auch ihren Innenraum kaum. Sie kam sich eher wie »zweidimensional« vor. Dieses Phänomen tritt in derartigen Fällen nicht selten auf und hat wieder eine Beziehung zum »Schatten«.

Eine andere, von Ohlmeier (1989) beschriebene Entwicklungslinie weist auf den Einfluss einer technischen Umwelt hin, die einseitig die Leistung und das Machen betont: Ohlmeier untersuchte die psychodynamischen Persönlichkeitsfaktoren einer Gruppe von Herzinfarktpatienten, die in einer Gruppenpsychotherapie beobachtet wurden. Sehr deutlich zeigten sich »oral-symbiotische Bedürfnisse nach Abhängigkeit«. Als deren Ursache wird, auch nach Meinung anderer Autoren (z. B. Moersch et al. 1980), eine »orale Deprivation in der frühen Kindheit« angenommen. Die daraus resultierenden schmerzlichen Gefühle von Schwäche, Abhängigkeit und Unsicherheit wurden abgewehrt. Die Abwehr bestand u. a. in dem Versuch, selbst die Kontrolle über die Außenwelt zu gewinnen, also in erster Linie über die Mitmenschen, deren (unbeeinflussbares) Verhalten ja als die Ursache überwältigender schmerzlicher Gefühle schon in frühester Kindheit wahrgenommen wurde. Die Abwehr dieser Patienten bestand also auch in dem Versuch einer »Funktionalisierung der Objektbeziehungen«. Diese Persönlichkeitszüge hatten bereits vor dem Infarkt bestanden. Verleugnet wurden dann nach eingetretenem Infarkt und nach einer kürzeren Phase starker Angst (dem Gefühl von »Weltuntergang«) insbesondere die Abhängigkeit von anderen Menschen, die Wahrnehmung von Körpergefühlen (besonders der Beeinträchtigung vonseiten des Herzens) sowie die Wahrnehmung von Affekten (vgl. Fischer 1980, in Moersch 1980). Die Abwehr von Gefühlen und der Versuch, die zwischenmenschlichen Beziehungen zu manipulieren, »in den Griff zu bekommen«, um ihnen nicht passiv ausgesetzt zu sein, wirken also zusammen und zeigen bei Infarktpatienten die gleiche Tendenz wie bei der eingangs erwähnten Asthmapatientin. Frühe Enttäuschungen führen wiederum zu misstrauisch-kontrollierender Haltung und zu einer kognitiven Einseitigkeit, die durch die Erfordernisse der modernen Welt unterstützt werden. Unterstützt wird beim Infarktpatienten (besonders beim »Typ A«) natürlich sein Bedürfnis nach Leistung und Effizienz in einer Gesellschaft, die wesentlich vom Konkurrenzdruck lebt. Dies trifft in ähnlicher Weise für viele Patienten mit arterieller Hypertonie zu (vgl. Bühler et al. 1992). Hier haben wir im Übrigen wieder die Beziehung zur Kindheit, in der dem Kind das Gefühl vermittelt wurde, dass es nur geliebt wird, wenn es etwas leistet.

In Ergänzung zu dem oben genannten »Stopp-Reflex« ist in der Beschreibung der Feldenkrais-Methode von Hannah auch der sogenannte »Start-Reflex« genannt worden, der sich gleichfalls in diesen Zusammenhang fügt. Die mit dem »Start-Reflex« verbundene Haltung dient nicht dem Rückzug, sondern der Selbstbehauptung und Leistung: »Die stressinduzierte chronische Auslösung des Start-Reflexes hat eine gewohnheitsmäßige Kontraktion der Rückenmuskeln zur Folge. Eine industrielle Gesellschaft wird mit der Energie des Start-Reflexes betrieben« (Hannah 1990).

Czetczok zitiert Tinbergen, der in seiner Nobelpreisrede von 1973 »diesem sensomotorischen Aspekt von kulturbedingtem Stress« einen breiten Raum widmet. Er führt aus, dass kulturbedingter Stress die Ursache für die meisten chronisch-degenerativen Erkrankungen darstellt (Czetczok 1994). In diesem Zusammenhang wäre neben dem Herzinfarkt auch auf die weite Verbreitung von Rückenschmerzen in unserer Gesellschaft hinzuweisen (vgl. Canzler 1989).

In Verbindung mit Körperentfremdung sind auch die folgenden Feststellungen einer Arbeitsgruppe des Henry-Ford-Hospitals in Detroit wichtig: Es konnte nachgewiesen werden, dass diejenigen Patienten nach eingetretenem Infarkt verspätet in ein Krankenhaus kamen, die ihre körperlichen und seelischen Empfindungen nur mangelhaft wahrnehmen und ausdrücken konnten. Die notwendige rasche Kontaktaufnahme mit einem Arzt und der Transport ins Krankenhaus spielten dabei in dieser großstädtischen Gegend nur eine nachgeordnete Rolle (Kenyon et al. 1991).

Auch bei diesen Kranken findet sich also Körperentfremdung sowie eine Tendenz zur Entemotionalisierung, die mit Funktionalisierung und dem verzweifelten Versuch verbunden ist, die Umgebung »in die Hand zu bekommen«. Das heißt, das Machen wird besonders betont. Das Erleben wird damit »kälter« – oft bei gleichzeitigem »gekonnten« Funktionieren im rationalen beruflichen Bereich. Diese rational funktionierende Seite, die willensgesteuert ist, steht dann im Vordergrund, während die passiv empfundenen Affekte und Emotionen zurücktreten, verdrängt und abgespalten werden.

Buytendijk (nach Rumpf 1988) hat die Unterscheidung zwischen »Arbeitsleib« und »pathischer Leiblichkeit« betont. Der Arbeitsleib wäre der »technische Aspekt« (das »Ding« mit verfügbaren Organen), während der »pathische Leib« durch seine Stimmungen, Empfindungen und Affekte gekennzeichnet ist – eine Unterscheidung, die auf das »inoffizielle Körpermodell« des 3. Kapitels verweist bzw. auf die in diesem Buch behandelte »subjektive Anatomie«.

Im pathischen Leib »wallen Gefühle auf«. Der Gebrauch des Wortes »aufwallen« durch Buytendijk weist auf das »von unten kommende« hin, das einem einseitig zweckrational ausgerichteten Menschen als Störung oder auch Bedrohung erscheinen kann. Es geht dabei zum Teil um entwicklungsgeschichtlich frühere Anteile, die dem Willen wenig oder gar nicht unterworfen sind, also um das Zusammenspiel verschiedener Ebenen, Systeme, auch des Funktions- und Situationskreises (v. Uexküll und Wesiack 1990). Deshalb werden sie unter bestimmten Umständen nicht wahrgenommen, verdrängt oder auch bewusst abgewertet. Psychoanalytische Verfahren tendieren dazu, die psychische Seite durch »Geschehenlassen« (Assoziation, entspannte Körperhaltung etc.) in ihrem »pathischen« Gehalt zu unterstützen und damit bisher unzugänglichen Gefühlen und Vorstellungen Gelegenheit zu geben, spürbar und wahrnehmbar zu werden. Auch körperbezogene Psychotherapieverfahren wenden sich vornehmlich an diese pathischen Seiten und die damit verbundenen Erlebnisse, die im Verlauf der Entwicklung im Körper »gespeichert« wurden.

4.5 Konsequenzen für die Erziehung

Es geht nun auch um die Frage, in welcher Richtung sich die Erziehung entwickeln müsste, um inmitten der heutigen vielfältigen Einflüsse die Kohärenz der Person zu unterstützen. Die Reformpädagogik hat schon zu Beginn unseres Jahrhunderts viele der Forderungen, die heute gestellt werden, erhoben (vgl. Flitner 1987). Rumpf (1988) macht einige Vorschläge:

1. »Etwas am eigenen Leibe erfahren« (in anderem Zusammenhang würden hierher natürlich auch die körperbezogenen Therapieverfahren gehören).
2. »Etwas berühren, betasten, spüren« (also in der vorgefertigten Welt wieder ein Gefühl für die unmittelbaren sinnlichen Qualitäten verstärken, wie es unter 1. mit dem Körper geschieht).
3. »Etwas Handwerkliches herstellen« (und damit wiederum sinnliche Erfahrungen machen, auch »Sichabarbeiten« erleben).

Das ist kein Romantizismus, sondern die Pflege sonst verkümmernder menschlicher Eigenschaften. Sie betrifft übrigens auch rationale Funktionen: Man schult die Funktion des Rechnens weiterhin, obwohl Taschenrechner existieren, wie etwa Flitner betont. Weiter wird empfohlen, in jeweils verschiedener Umgebung das Verhalten von Menschen zu beobachten und zu beschreiben, besonders auch dieses Verhalten einfühlend nachzuvollziehen. Es wurde bereits auf die Gefahr der »leblosen Behändigkeit« (Loewald 1986) hingewiesen. Diese Behändigkeit kommt der heutigen elektronischen Welt entgegen; der Computer ist schnell, ist »behände« und ohne »Emotionen« – auch wenn er oft Emotionen vorwiegend der Männer auf sich zieht. Er kann sie wohl auf sich ziehen, weil er ein immer anwesender, in gewissem Sinne auch »antwortender und williger Partner« ist, der die eigenen Handlungen widerspiegeln kann und mit dem auch Spiel und Überraschung erlebt werden, der aber prinzipiell bei genügender Einarbeitung immer rationale Beherrschung ermöglicht. Er vermindert damit auch Ängste vor unkontrollierbarem Verhalten des »Partners« (vgl. Kipp und Poluda-Korte 1985).

Die einseitige Vorbereitung auf diese technischen Tätigkeiten kann zu der erwähnten emotionalen Verarmung führen. So gehört es auch zur Hochschätzung des Funktionalen, wenn Kinder oft am »Tagträumen« gehindert werden. »Steh nicht so rum«, wird dem Kind gesagt, das gerade mit »leeren« Augen ins Weite sieht. Dabei braucht es diese Pausen, um die vielfältigen Eindrücke (eher unbewusst als bewusst) zu verarbeiten.

In diesem Zusammenhang sind Beobachtungen interessant, die naturwissenschaftliche Traumforscher bei Katzen machten: Die am Tage neu erworbenen Fähigkeiten (z. B. Jagen) werden offenbar »nachgeträumt«. Unterband man die Träume dieser Katzen, lernten die Tiere die neu zu erwerbenden Fähigkeiten wesentlich langsamer (Wisdom 1991). Dieser Hinweis könnte dazu benutzt werden, auch das träumerische »Dösen« – ähnlich wie schon das »Brainstorming« – in das Kalkül der Effizienz einzubeziehen. Doch ist gerade spielerisches und zweckloses Verhalten für die

Entwicklung kreativer Fähigkeiten notwendig. So stellte man fest, dass Kinder, die in Familien aufwuchsen, in denen auch unsinniges Reden (»Blödeln«) gestattet wurde, sich später kreativer zeigten (Weissberg und Springer 1961). Es könnte eine Aufgabe der heutigen Erziehung sein, die Bereiche im Menschen zu fördern, die Empfindung, Emotion, anschauliches Denken, Intuition etc. betreffen, nicht als einseitige Betonung des »Irrationalen«, als neue Ideologie oder Weltanschauung, sondern als Ausgleich gegenläufiger Tendenzen der technisch industriellen Entwicklung. Dies könnte im o. a. Sinne dazu beitragen, ein stabiles Grundgefühl der eigenen Person zu vermitteln.

Das ist keine Gebrauchsanweisung im Sinne von »besser leben«; denn die Komplexität des Menschen macht es auch möglich, dass die beschriebene Körperentfremdung und »Körperlosigkeit« ein Anstoß zu besonderer Leistung sein können. Die erlebte psychische und physische Gefährdung, die mit derartiger Entfremdung verbunden ist, zwingt oft zu einer Kompensation und kann bei entsprechender Begabung zu besonderen Leistungen führen. Es sind ja im weiteren Sinne die Differenzierung des Menschen und seine Spannung zwischen Natur und Geist bzw. zwischen sehr verschiedenartigen Strukturen und Organisationsformen von Energie, die zu erhöhter Spannung führen und immer wieder die Aufgabe stellen, eine Integration zu finden.

Es lässt sich keine Emotion denken, die sich unter Ausschluss des Körpererlebens ausbilden könnte. Psychische Bewegung (*emotio*), Gestik und Mimik, auch wenn sie nur andeutungsweise vorhanden sind, sowie physiologische Begleiterscheinungen gehören im o. a. Sinne zusammen.[7]

Ein plastisches Beispiel für den Zusammenhang von Körperlichkeit, Emotionen und der Bedeutung von Worten gibt Rumpf (1988, S. 210), der damit gleichzeitig auf einige der Faktoren hinweist, die heute in der Erziehung stärker betont werden sollten. Er sagt einleitend: »In Schule und Hochschule gibt es im Zuge der sogenannten Verwissenschaftlichung und Theoretisierung die starke Tendenz, die Welt nur noch in jenem Aggregatzustand ernst zu nehmen, den sie annimmt, wenn sie zu sprachlichen Symbolen geworden ist: auf Papier [...] eindimensional, ohne Geruch, Geschmack, Gewicht. Die Auseinandersetzung mit dieser Welt findet dann im Sitzen, im Lesen, im Schreiben, im Hören statt«. Hier lassen sich wieder Beziehungen zum eingangs beschriebenen »Schatten« herstellen.

Rumpf gibt dann einen Bericht von Steinweg über eine einwöchige Tagung von Studenten wieder, bei der es um die »Lehrstücke von Brecht« ging. »Sie sind nicht zur interpretierenden Analyse oder zur Vorführung vor Zuschauern zu verwenden, sondern zur Produktion von Erfahrungen der Spieler [...] man kann sich also nicht draußen halten, auf dem Stuhl sitzen, Papier betrachten [...] man muss mit dem ganzen Körper hinein. Es ginge nicht darum, einen verborgenen Gehalt hervorzubringen; sondern um etwas über sich selbst in Erfahrung zu bringen über das, was einem ein-

---

7 Vgl. dazu die Ausführungen der Autoren in dem von B. Hoffmann-Axthelm herausgegebenen Band »Der Körper in der Psychotherapie« (1991).

graviert ist, ohne dass man es gewöhnlich wahrnimmt, über die toten Partien in einem selbst.« Steinweg berichtet von einer Szene, bei der eine Menge, laut Textvorlage, angesichts eines abgestürzten feindlichen Fliegers zur Lynchjustiz zu schreiten hat (hier in symbolischer Form, Anmerkung durch uns), ihm ein Glas Wasser und ein Kissen verweigernd; skandierend muss sie schreien: »Zerreißt das Kissen, schüttet das Wasser aus!« Etwa zehn Leute der Menge wiederholten den Satz immer lauter werdend. Steinweg berichtet von sich als Teilnehmer: »Dabei machte ich eine merkwürdige, für mich aufregende Entdeckung: Ich spürte, wie in meinen Stimmbändern von da sich ausbreitend über den ganzen Körper Lust entstand am Schreien, und zwar nicht an irgendeinem Schreien, sondern am Schreien dieses Satzes, der eine (indirekte) Aufforderung zum Mord war. Ich muss es wiederholen, dass ich es wirklich so meine, wie es da steht: die Lust entstand, ganz deutlich wahrnehmbar, in meinen Stimmbändern, nicht irgendwo in meinem Körper. War ich das? – ›Ich‹ konnte jedenfalls den Vorgang beobachten. Es war ein körperlicher Vorgang. Der aber stand in fundamentalem Gegensatz zu meiner Meinung, zu meiner politischen Ansicht« (Steinweg 1977, zit. n. Rumpf 1988).

Dieser Bericht ist u.a. ein eindrucksvoller Hinweis auf den auch beim Sprechen wirksamen Faktor Propriozeption. Loewald bemerkt dazu: »Propriozeptive Komponenten der entsprechenden Erinnerungsspuren würden beim Aussprechen von Wörtern eine Rolle spielen.« (1986, S. 167f.) Und an anderer Stelle: »Die sensomotorischen Elemente des Sprechens bleiben körperliche Bestandteile der Sprache, die Worten und Sätzen den Aspekt konkreter Handlungen und Einheiten verleihen, den Ferenczi erwähnt« (1986, S. 191).

Für den therapeutischen Bereich ist wichtig, dass hier über die sprachliche Aktion ein Zugang zu Gefühlen gefunden wird, die vorher unzugänglich waren, unzugänglich auch deshalb, weil sie nicht einer bestimmten Norm entsprechen (die durch die Erziehung vermittelt ist) und weil sie mit den Affekten zu tun haben, die durch die beschriebene Affektdämpfung in den Hintergrund treten müssen. Das Psychodrama kann sich verdrängten Inhalten auf eine ähnliche Weise wie im obigen Beispiel annähern. Die klassische Psychoanalyse steht derartigen Methoden häufig noch mit Skepsis gegenüber. Es muss in diesem Zusammenhang auch gesagt werden, dass das Bewusstwerden von Affekten nicht immer nur als »merkwürdig« und »aufregend« erlebt und vom »Ich« weiter beobachtet wird, sondern dass im Falle einer unsachgemäßen Anwendung dieser Methoden das Ich überschwemmt werden kann und damit die Gefahr einer psychischen Dekompensation besteht. Zu diesen Vorgängen gehört – in der therapeutischen Anwendung – die Fähigkeit abzuschätzen, inwieweit der einzelne den Einbruch bisher nicht wahrgenommener starker Affekte ertragen kann. Es bedarf also einer entsprechenden Ausbildung und Selbsterfahrung, die sowohl das Verständnis von Körpersprache als auch das Wissen um psychodynamische Prozesse, v.a. Übertragung und Gegenübertragung, einschließt.

Das zweckrationale Denken hat zur Betonung des »Machbaren« und zur hemmungslosen Ausbeutung der Natur geführt. Es hat eine Gegenströmung hervorgerufen, die eher »auf die Natur hört«, also zu einer Haltung führt, die im oben genannten

Sinne mehr geschehen lässt und geduldiger ist. Dieses Einbeziehen auch unbewusst ablaufender und nicht unmittelbar zweckgerichteter Prozesse hat Flitner (1987) im Sinn, wenn er auf die Wichtigkeit einer »schöpferischen Erziehung« als Gegengewicht gegen zu viel Anpassung und Selbstentfremdung hinweist – wiederum u. a. unter Berufung auf Ansätze der Reformpädagogik bereits zu Beginn unseres Jahrhunderts. Auch die Kunstpädagogik könne zwar eine wichtige Rolle bei diesen Zielen spielen, habe aber in der Schule nie die ihr zukommende Stellung erreichen können.

Statt dessen spielen heute »Kreativkurse« und die vielfältigen »Psychomethoden« eine zunehmende Rolle im Erwachsenenleben. Sie drücken zweifellos auch ein Bedürfnis nach einer erneuten Annäherung an direkte sinnliche Erfahrung aus. Dagegen wäre nichts einzuwenden. Fragwürdig sind allerdings viele Angebote im oben genannten Sinne, die Körpererleben und intensive Selbsterfahrung versprechen, ohne dass der Anbietende eine sorgfältige Ausbildung erfahren hat.

4.6 Folgerung

Die sich ändernde Umwelt zwingt uns heute zu fortwährenden Anpassungsleistungen und kann deshalb zu Überforderungen führen, die zu somatischen und/oder psychischen Störungen beitragen. Die Umwelt wirkt – wie oben ausgeführt – über die Familie, d. h. die Erziehungspersonen, schon in sehr frühen Entwicklungsstadien auf das Kind ein. Negative Einflüsse aus dieser Umwelt können sich also auf diesem Wege dem noch verletzlichen Selbst des Kindes mitteilen und dessen Entfaltung stören. Wir können die Entwicklung nicht umkehren, insbesondere nicht die Veränderungen, die durch Wissenschaft und Technik entstanden sind. Es geht darum, die Gefahren der zur Schattenwelt und zu einem Schattendasein führenden Entwicklung zu erkennen und die Möglichkeiten zu fördern, sie zu kompensieren. Und es geht darum, unsere Umwelt durch eine entsprechend angewandte und darauf ausgerichtete Technik vor der völligen Zerstörung zu bewahren. Dazu gehört ein »menschlicher« Umgang mit der äußeren und inneren Natur.

Heinrich von Kleist spricht in seiner Schrift »Über das Marionettentheater« von der störenden Bewusstheit, die die ursprüngliche Anmut beeinträchtigt, eine Anmut, die der Mensch nur durch ein »unendliches Bewusstsein« wiedererlangen könne (vgl. Fuchs 1987). Diese Ausführungen erinnern daran, dass nur der gezielte Einsatz der Technik und die gleichzeitige Berücksichtigung unserer äußeren und inneren Natur Überleben überhaupt ermöglichen können. Das heißt, die Überwindung der augenblicklichen Bedrohung verlangt sowohl eine bewusste Steuerung durch mühsam gewonnene Einsichten (also gewissermaßen ein »höheres Bewusstsein«) als auch (eben über dieses »höhere Bewusstsein«) einen Respekt vor den »selbstorganisierenden« und unbewussten Prozessen im Menschen, also auch vor der Autopoiese. Dazu gehört auch die Rücksichtnahme, das »Hinhorchen« auf das, was in uns geschieht, auf unsere authentischen Impulse und Emotionen, die unser Selbst davor bewahren können, im eingangs angeführten Sinne zum »Schatten« zu werden. Die Beschäftigung mit dem erlebten Körper und dem Körper-Selbst kann dazu einen Beitrag leisten.

5 Skulpturengeschichte

Zum Verständnis der hier beschriebenen Fallgeschichte ist die Metapher der »inneren Bühne« hilfreich. Damit ist eine besondere menschliche Fähigkeit gemeint: Der Mensch kann sich auf seiner »inneren Bühne« alles, was er erlebt hat, und alles, was er gegenwärtig erlebt, sowie alle Fantasien oder auch alle Pläne für die Zukunft »vorstellen«.
Die besondere Ausprägung und Ausgestaltung dieser Bühne ist das wichtigste Kennzeichen der Sonderstellung des Menschen im »Reich des Lebendigen«. Die »innere Bühne« ermöglicht uns, aus unmittelbaren Handlungszwängen herauszutreten und frei zu sein, d. h. auch: den Umständen entsprechend Verantwortung zu übernehmen.
Bis vor wenigen Jahren gingen die meisten Wissenschaftler »selbstverständlich« davon aus, dass Tiere keineswegs über die Fähigkeit der Ausbildung einer »inneren Bühne« verfügen. Diese Auffassung wird heute – vor allem bei höher entwickelten Säugetieren, aber sogar auch bei einigen Vogelarten – in Zweifel gezogen.
Die Grundlagen für die Ausbildung dieser »Bühne« sind zweifellos in unseren Genen verankert. Ihre konkrete Ausgestaltung hängt jedoch vor allem von Art und Ausmaß der Bemutterung ab, die wir in der frühesten und frühen Lebenszeit erfahren haben.
In Fällen, in denen in der frühen Lebenszeit die Wahrnehmungen vom eigenen Körper *nicht* in eine ausreichende Bemutterung eingebettet waren, bleibt das Erleben des eigenen Körpers auf der »inneren Bühne« zeitlebens schattenhaft; es bildet sich anstelle einer mit Gefühlen des Wohlbefindens verbundenen subjektiven Anatomie das **Schattenreich einer subjektiven Leidenswelt** aus.
Die folgende Skulpturengeschichte zeigt eindrucksvoll, wie durch künstlerisches Gestalten (Malen und Modellieren mit Ton) – unterstützt durch ein verlässliches Beziehungsangebot mit Funktioneller Entspannung – Wege aus dem Schattenreich in eine »gesündere« und wohltuendere Wirklichkeit gefunden werden können.
(Rolf Johnen)

5.1 Einleitung

In der folgenden Geschichte geht es um eine Patientin, die ihren Körper, so wie sie ihn erlebt, in plastischen Skulpturen modelliert und damit das nicht Sichtbare sichtbar macht. Die Abbildungen lassen uns miterleben, wie sich ihre subjektive Anatomie im Verlauf einer körperbezogenen Therapie verändert.

Ihre Krankengeschichte beginnt mit der Schilderung von zwei Kindern: Das eine erscheint auf einer hell erleuchteten Bühne, auf der sich ein vor Leben sprühender Körper immer wieder mit einer farbigen, von lockenden Abenteuern erfüllten Welt vereinigt. Das andere Kind – die Patientin – friert als Schattenwesen in einer kalten und gefährlichen Umgebung.

Unser Körper ist eine unvorstellbar große Ansammlung lebender Individuen, der Zellen, die in ihm in Organen wie Berufsgruppen in einem Staat leben. Dieser biologische Bereich unseres Körpers lebt – mit sich beschäftigt – in den Interaktionen seiner Subsysteme, aber wir können sein Leben nicht erleben; denn Erleben setzt eine Bühne voraus, in die der Körper seine Umgebung verwandelt, um darauf mit anderen Körpern in Beziehung und Interaktion zu treten.

Mit anderen Worten: Der Körper muss die empfangenen Rückmeldungen, z. B. über seine Bewegungen, die bisher vorübergehende, flüchtige Empfindungen waren, »selbst« merken (Propriozeption), d. h., sie von einem Zentrum, dem sich entwickelnden Selbst her interpretieren. Das gleiche geschieht mit den von außen kommenden Zeichen, die mit den Zeichen aus den Körperbewegungen je eine Einheit – dem Handelnden auf seiner Bühne integrierbar – werden müssen. Erst auf dieser »Bühne« gibt es Scheinwerfer des Erlebens. Sie beleuchten die Einheit aus dem Körper und bedeutungsvoller Anteile seiner Umgebung. Außenstehenden wird dieses Leuchten als Abglanz der Bewegungen sichtbar, in denen der Körper sich zu sich selbst und seiner Umgebung verhält.

Wird die Umwandlung der Umgebung in die Bühne für unser Verhalten, aus welchen Gründen auch immer, blockiert, kann unser Körper nicht zum Akteur werden, als den wir ihn in dem Scheinwerferlicht unserer Bühne erleben. Stattdessen verwandelt er sich jetzt in eine Schattenwelt, in der »Erleben« ein »Erfahren« rätselhafter und bedrohlicher Ereignisse bleibt. Vor diesen Erfahrungen muss man sich verstecken. So berichtet die Patientin, deren Geschichte in Kapitel 3 dargestellt wurde, von Phasen der »Abwehr gegen jede Körperarbeit«, Phasen, in denen sie sich nicht spüren will, da dort nur Magendrücken, Herzklopfen und vor allem die Asthmaanfälle lauern, die sie »wie Wut, Verzweiflung, Hilflosigkeit und Ratlosigkeit über das ganze beschissene Leben« erlebt.

Häufig war bei solchen Patienten bereits der frühe Dialog mit der Mutter gestört. Als eine mögliche Folge treten Störungen im Körper-Selbst auf, weil die Mutter nicht einfühlend die Bewegungen des Kindes begleitet, mit Tönen »benannt« und seinen Körper empathisch berührt hat. Das kann dazu führen, dass einzelne Regionen des Körpers nicht als lebendig gespürt werden und nicht in das Körper-Selbst integriert sind. Das gleiche gilt für die Emotionen, die von der Mutter oder ersten Pflegeperson ungenügend aufgenommen, »aufbewahrt« *(containing)* und rückgespiegelt wurden. Sie können sich ohne diese frühe geglückte Beziehung offenbar nicht voll entwickeln. Sie bleiben eher fremd, können – wie erwähnt – auf das sich entwickelnde Selbst bedrohlich wirken, wie von außen kommend und nicht selbst hervorgebracht.

Im Folgenden beginnt die Patientin ihre Geschichte als Schatten in einer Schattenwelt. Während der Behandlung entdeckt sie allmählich ihr Körper-Selbst als Akteur. Im

Verlauf des therapeutischen Prozesses nimmt dieses Körper-Selbst immer neue Formen an. Grenzen werden deutlich und eine Bühne beginnt sich aufzubauen, auf der Raum für Bewegung entsteht und das Licht eines interessierten und beteiligten Erlebens zu leuchten beginnt. Jeder von uns hat in seiner Entwicklung den Übergang von einem frühen, nicht erlebbaren Leben zu einer Welt chaotischer Bewegungen durchgemacht, in denen sein Körper ununterscheidbar mit Objekten seiner Umgebung zusammenfloss. Er hat dann die schwierige Zeit erster Erfahrungen durchlebt, in denen allmählich ein eigener Körper als Zentrum einer Welt des Erlebens entstand, die schließlich zu der vertrauten Bühne seines Verhaltens wurde.

Piaget hat beschrieben, wie in einem frühen Stadium zunächst eine Welt entsteht, »in der nur die wahrgenommenen Bewegungen geordnet sind, (die) in der Tat weder stabil noch vom Ich getrennt (ist): Es ist eine Welt von noch chaotischen Kräften, deren Organisation nur in Gegenwart des Subjektes beginnt. Außerhalb des Wahrnehmungsfeldes [...] sind die Elemente [...] noch keine ›Objekte‹, sondern (nur) Realitäten, die der eigenen Handlung [...] zur Verfügung stehen« (Piaget 1974, S. 88 f.).

Dann beginnt eine Entwicklung, die Piaget als »kopernikanische Wende« bezeichnet, in der das Kind eine innere Welt der Vorstellungen aufbaut, in der die der Wahrnehmung entzogenen »Elemente« – wie der Partner, dem wir den Rücken kehren, das Zimmer, das wir verlassen haben usw. – »wirkliche Permanenz« erlangen. Damit »kehrt das Kind schließlich seine anfängliche Welt ganz um, deren bewegte Bilder auf eine eigene, ihrer selbst unbewusste Aktivität zentriert waren, und formt sie zu einer festen Welt von koordinierten Objekten um, die den eigenen Körper als Element einschließt« (Piaget 1974, S. 89).

Die Entstehung der subjektiven Anatomie eines erlebten Körpers im Zentrum einer Welt koordinierter Objekte kann also in verschiedenen Stadien und auf verschiedene Weise gestört werden.

In der folgenden Beschreibung vollzieht sich die langsame Integration von nicht integrierten Anteilen des Körper-Selbst und des sozialen Selbst sowohl durch ein erstes Erleben der gestörten, zuvor nicht erlebten Zonen und ein nachfolgendes Benennen (als »Merken von Merken«) als auch durch das plastische Gestalten, also durch eine andere Art der Symbolisierung. Hier wird das nicht Sichtbare sichtbar und kann nun erst sowohl auf der inneren Bühne erlebt als auch externalisiert und kommuniziert werden. In diesem Prozess müssen häufig schwerwiegende Ausfälle bei der frühen Bildung eines permanenten Objektes ausgeglichen werden, oder es muss der Zugang zu zwar vorhandenen, aber bisher verborgenen Objekten möglich gemacht werden. Das geschieht in der einfühlenden – aktuellen therapeutischen – Beziehung und in den Übertragungsphänomenen, in denen frühere Beziehungen wiederbelebt werden. Es kann auch in einem (von außen begleiteten) Dialog mit dem eigenen Körper oder mit selbst geschaffenen Objekten, wie hier den Plastiken, geschehen. Der Weg dahin ist meist lang und mühsam. Die folgende Krankengeschichte lässt uns ein wenig von den Ereignissen miterleben, die einem Menschen auf diesem Wege widerfahren können.

5.2 Subjektive Anatomie – an Skulpturen dargestellt

FALLBEISPIEL

Eine Patientin sucht mich wegen quälender Schwindelzustände auf. Da sie auch häufig unter Kopfschmerzen leidet, wird sie die Angst vor einem Hirntumor nicht los. Die klinisch-neurologischen Untersuchungen haben keinen organpathologischen Befund erbracht. Zusätzlich hat sich bei ihr das Bild eines herzphobischen Syndroms mit nächtlichen Angstanfällen entwickelt. Vor mehr als 10 Jahren wurde die Patientin wegen einer Magersucht mit analytisch orientierter Psychotherapie und Katathymem Bilderleben behandelt. Deshalb liegt ihr die psychosomatische Bedeutung ihrer jetzigen Beschwerden nicht fern. Zu der für sie damals hilfreichen Therapie sagt sie: *»Das Leben ist für mich trotz der Therapie eine enorme Anstrengung geblieben – abgeschnitten von Spielräumen, vom Genießenkönnen und immer wieder geplagt und verwirrt durch die Sprache meines Körpers.«*

Die Patientin ist 40 Jahre alt. Sie ist verheiratet und hat vier Töchter. Auf die weitere Vorgeschichte und Familienanamnese gehe ich hier nicht ein. Nur ein lange vergessenes Ferienerlebnis, das sie mit 11 Jahren hatte, möchte ich erzählen. Dieses Erlebnis fiel ihr bei der Begegnung mit ihrem Körper wieder ein, und es schien ihr »ganzheitlich« zu vermitteln, was ihr Problem war. Die sprachlich sehr differenzierte und ausdrucksstarke Patientin beschreibt das Erlebnis aus ihrer heutigen Erinnerung so:

»Mit 11 Jahren lernte ich in den Sommerferien Ria kennen. Sie war etwas jünger als ich und hatte ganz braungebrannte Haut, an die sie auch an trüben Tagen viel Luft heranließ. Ihr Körper war etwas mollig. Sie biß lustvoll in Apfel und Brot und mampfte mir aufmunternd zu, während ich ›Rotbäckchen‹ trank (eine Ferienmaßnahme meiner Eltern, mit der sie mein Appetitproblem energisch in die Hand nahmen). Wir standen am Ufer eines Sees, als Ria unversehens und sehr behände eine Weide hinaufkletterte, die sich weit über den See bog. Mit großer Sicherheit fand sie zwischen den Ästen hindurch bis zum Ende und sprang dann, ohne zu zögern, einige Meter tief ins kalte Wasser. Es klatschte, und mitten in den Spritzern tauchte Rias Gesicht auf. Sie lachte und winkte mir zu, und sie schwamm mit kräftigen Stößen ans Ufer, um das Spiel zu wiederholen. Ich stand am Ufer und staunte über diese enorme ›Flüssigkeit‹, mit der Ria vom Einfall zur Tat gelangte, mit der sie zwischen Land und Wasser, Klettern und Schwimmen, Wärme und Kälte, Eintauchen und Auftauchen, Sichtrennen und Wiederkommen wechseln konnte. In meine Bewunderung mischte sich aber auch Traurigkeit: Ich fühlte mich getrennt von ihr, abgeschnitten von ihrer Weise zu leben. Ich fror beim Anblick des Wassers, und ich ahnte schon die Seitenstiche, die mich schwungvollere Bewegungen stets im Ansatz stoppen ließen – kurz: Ich fühlte mich sehr unwohl in meiner Haut, sehr klein und matt, glatt zum Verlorengehen, wenn mein körperliches Unbehagen mir nicht gemeldet hätte, dass ich noch da war. Energie spürte ich erst wieder, als es mir durch den Kopf schoss: ›Wie spät ist es eigentlich?‹ Denn mein Vater bestand auch in den Ferien auf Pünktlichkeit. Diese kleine Begebenheit enthält für mich beides: meine damalige Qual, aber auch eine Wegweisung, eine Vision, was heilend sein könnte – nämlich die Entbindung und Entwicklung einer Ria in mir.«

Diese Patientin brachte mir während ihrer FE-Therapie aus eigener Initiative Bilder und Tonfiguren, die das Erleben ihrer »subjektiven Anatomie« und deren Veränderung während des Therapieverlaufs eindrucksvoll darstellen; ich beschränke mich hier auf die Tonfiguren. Schon vor einigen Jahren habe ich die Patientin angeregt und ermutigt, selbst einen begleitenden Text zu ihren Skulpturen zu schreiben. Für ihre Erlaubnis, Text und Skulpturen in diesem Buch zu benutzen, danke ich ihr an dieser Stelle ganz besonders. Ich lasse sie nun selbst sprechen:

»Während meiner FE-Therapie in den letzten beiden Jahren entstand eine Reihe von Bildern und Tonfiguren. Das war – obwohl ich schon früher gelegentlich malte – eine Überraschung für mich und meine Therapeutin. Wir erlebten das beide aus unterschiedlichen Perspektiven als Bereicherung unserer FE-Arbeit. Für mich hat der Wahrnehmungsmodus sowohl beim Malen und Gestalten als auch in der FE-Arbeit viel Ähnlichkeit. Wie die Spürebene hier, so ist die Gestaltungsebene dort nonverbal, intuitiv, ganzheitlich, konkret, absichtslos, auf das Erleben im Hier und Jetzt bezogen. Die messbare Zeit wird vergessen, das Räumliche wird im Verhältnis und Vergleich erlebt. Wertungen treten zurück; die Lust übernimmt die Regie. Da aber FE- und Gestaltungsarbeit eine sehr ähnliche Wahrnehmung anregen, haben sie sich bei mir sozusagen gegenseitig verstärkt. Ebenso wie das Probieren (das nach Alternativen sucht) in der FE, so ist auch das Gestalten eine Probehandlung, aus der mir Mut erwuchs, es auch in der Realität des Alltags zu wagen. So etwa verstärkte mein ›Wandervogel‹ meine Begegnungslust, sodass ich sie besser umsetzen konnte. Rückblickend entdeckte ich, dass Gestaltetes bei mir viel Gelungenes enthält. Es entstand kaum etwas in Zeiten der Verwirrung und Verunsicherung.«

Nachdem meine Patientin zu Beginn der Therapie eine Reihe von Bildern mitgebracht hatte, wollte sie nach intensiver Arbeit an ihrem »inneren Gerüst« (Skelettsystem) ihre Erfahrungen mit dem »oberen Kreuz« darstellen, aber sie gab den zeichnerischen Versuch bald auf. Zum ersten Mal griff sie zu Ton, und sie gestaltete das **»Schlingenkreuz«** (Abb. 5-1).

»Immer wieder schmerzt es mich an der vorgestellten Kreuzungsstelle zwischen Brustwirbelsäule und der Verbindung von Achselhöhle zu Achselhöhle, als sei dort ein Nagel eingeschlagen. Den Begriff ›Kreuz‹ – erstmals spürend gehört – verbinde ich durch die christliche Tradition mit Blut, Schuld und Tod, aber auch mit Festgenagelt- und Behaftetwerden. Meine Therapeutin spricht in dieser Zeit von ›Kreuzungsstellen‹. Da beginnt sich, indem ich die Beweglichkeit der beiden Achsen gegeneinander spüre, etwas zu lösen. Die Kreuzungsstelle gleicht einer Wegkreuzung, und von ihr aus führt es in alle Richtungen. Ich habe den Impuls, ein Kreuz zu gestalten, haltgebend und flexibel zugleich an der Kreuzungsstelle, aber nicht festgenagelt, sondern mit ›Luft‹. Die horizontale Flügelform ist sofort da, ebenso der untere Abschnitt. Während ich ihn forme, wird mir rundherum warm im Becken. Den oberen Teil knete und winde ich immer wieder neu, bis ich Kopfschmerzen bekomme. In der FE-Stunde fragt meine Therapeutin nach der Längsachse. Als ich sie aufsuche, spüre ich, wie wohltuend sie Kopf, Brust und Becken miteinander verbindet. Mir ist, als ob durch sie im Rhythmus meines Atmens der Lebenssaft auf- und niedersteigt.«

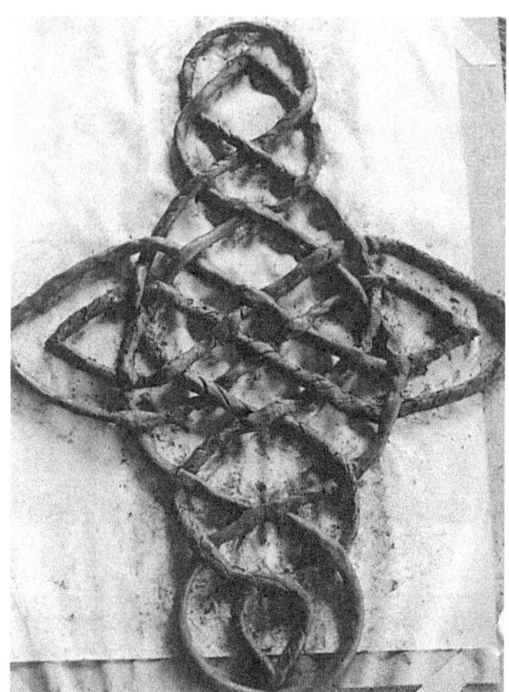

Abb. 5-1: Das Schlingenkreuz

»Die Freude über meine Längsachse – diese geschmeidige und zugleich kräftige Verbindung von ganz oben bis unten – findet in meinem **›Urtier‹** (Abb. 5-2) *einen Ausdruck. Ich genieße es, diese starke, schwungvolle Linie nachzubilden, die – an mir selbst erinnert – Halt und Verbindung schafft. Vor allem entlastet es mich zu spüren, wie so ganz natürlich und urwüchsig der Kopf mit dazugehört als schlichte Verdickung. Beim Töpfern taucht mir ein früherer Traum wieder auf: ›Ein weißer, sehr starker und schöner Dinosaurier durchbricht die Fenster unseres Klassenzimmers und schaut sich ohne Zeichen von Schuld über entstandene Scherben und die Störung im Raum um.‹«*

»Die Weite meines Beckens ist die große, sich anschließende Entdeckung, die mich über viele Wochen beschäftigt. ›Idol‹ meint in der bildenden Kunst die ›Grundform‹ des Menschen – ich habe für mich noch die weibliche Endung drangehängt.

Es entsteht meine **›Idola I‹** (Abb. 5-3)*: Mit Lust gestalte ich den großen Bauchraum, der sich beim Einatmen entfaltet, so als ob die Schrift am Luftballon immer größer wird. Die Form und Größe des Kopfes variiere ich viele Male, bis ich mit dem kleinen Kopf sehr einverstanden bin. In der Nacht nach der Entstehung meiner ›Idola I‹ träume ich, ein Kind von 11 Pfund zur Welt gebracht zu haben.«*

»Das Thema Haut findet in den folgenden drei Tonplastiken seinen Niederschlag: Der **›Sitzenden‹** (Abb. 5-4) *liegt das Erlebnis der fallenden Haut im Ausatmen zugrunde, durch das ich vor allem in den Schultern und den Rippen festgehaltene Energie loslassen und ins Becken leiten kann. Dadurch vergrößert sich meine Auflage, und meine*

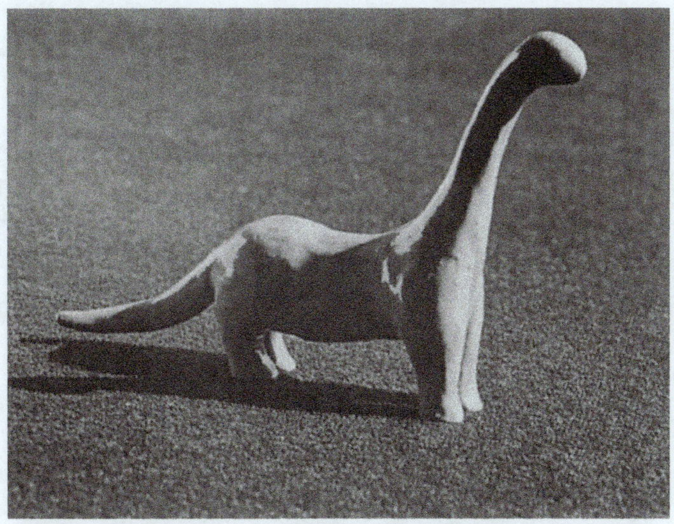

Abb. 5-2: Das Urtier

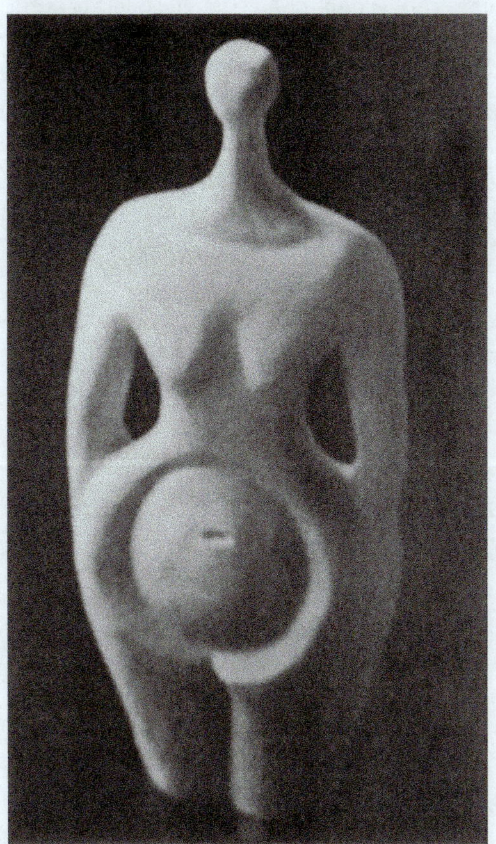

Abb. 5-3: Idola I

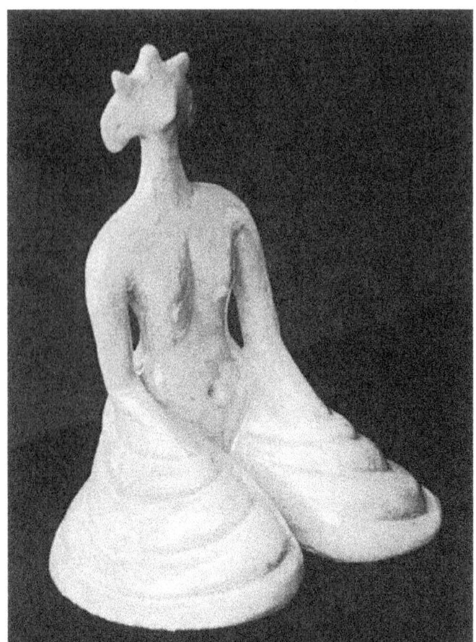

Abb. 5-4a: Die Sitzende (Vorderansicht)

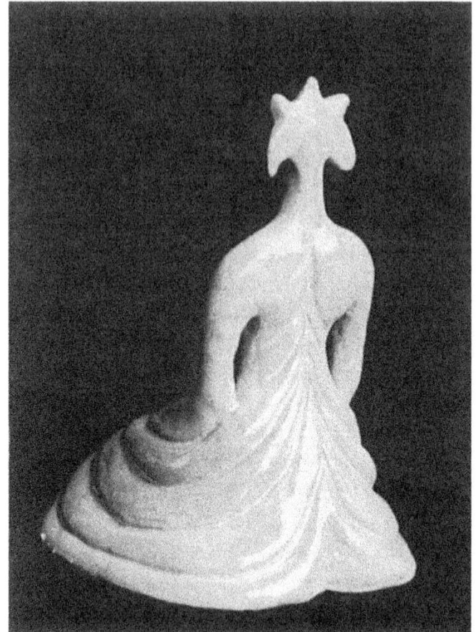

Abb. 5-4b: Die Sitzende (Rückansicht)

Bodenhaftung nimmt zu. Meine Schultern und meinen Kopf kann ich anstrengungslos halten, indem ich die drei Kreuze übereinander ausbalanciere. Der Kopf – wie bei der Aufrichtung im ›Aus‹ zum Schluss draufgesetzt – gelingt im ersten Anlauf. Er ist jetzt Träger von Sinnen und nicht mehr nur Ort denkerischer Möglichkeiten. Die drei Kopfzacken, die auch beim ›Wandervogel‹ (Abb. 5-12) *wiederkehren, erinnern mich an den Kopfschmuck Eingeborener, haben aber wohl auch mit meiner Kontaktliebe zum Himmel zu tun, die durch zunehmende Bodengewinnung leibhaftiger wird. Meine Kinder haben die Figur ›Die Göttin‹ genannt. Auch für mich hat sie etwas Feierliches und erinnert an den Leib als ›Tempel‹ (den inneren und den äußeren Tempel).«*

»Die Vorstellung vom ›weichen Fell‹ für die im ›Aus‹ nachgebende Haut lockt Tierbilder hervor: die Katze, den Bären, das Schaf. Als ich beim ›Mäh‹ die Erweiterung des Mundraumes zusammen mit einer wohligen Molligkeit des Rumpfes erlebe, taucht mehrmals das Bild vom ***›Lama‹*** (Abb. 5-5) *auf. Ich töpfere es. Sein Fell legt sich so, dass Bahnen entstehen, auf denen es abfließen kann, weniger geordnet als bei der vorhergehenden Figur, mehr tastend erspürt, wo sich ein Weg bahnt. Im Nachhinein entdecke ich, dass der Weg häufig von einer symmetrischen, eher statischen Ordnung hin zu einer mehr bewegten, spielerisch variablen Ordnung führt. Die zarten Beine sind mir wichtig. Sie haben mit Gelenkigkeit und Bewegungslust zu tun, die ich an mir entdecke und mag. Der Hals ist beim Lama langer als beim Schaf. Das Lama duckt sich weniger und lebt aufgerichtet. Bei dem fertigen Tier freue ich mich über eine gewisse Heiterkeit in seinen Zügen. Statt verbissen dreinzublicken, lebt es vergnügt von dem, was da ist – zufrieden wiederkäuend, weil nicht alles einmalig sein muss. So bereiten auch mir Wiederholungen zunehmend mehr Vergnügen: ein ›Aus‹ das den Beckenboden streift; einmal spüren, wie die Haut weich wird; den Spielraum in einem Gelenk*

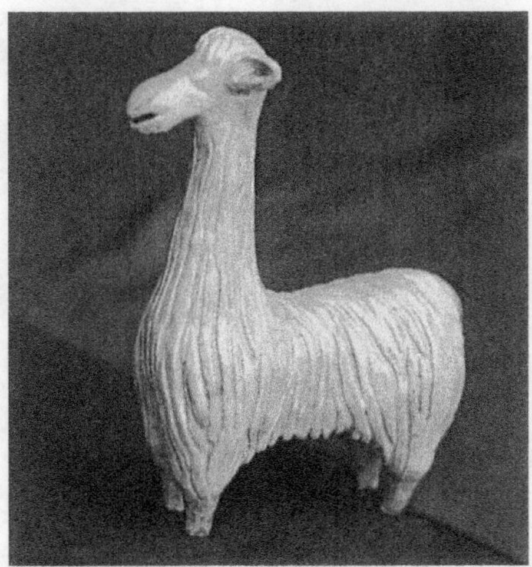

Abb. 5-5: Das Lama

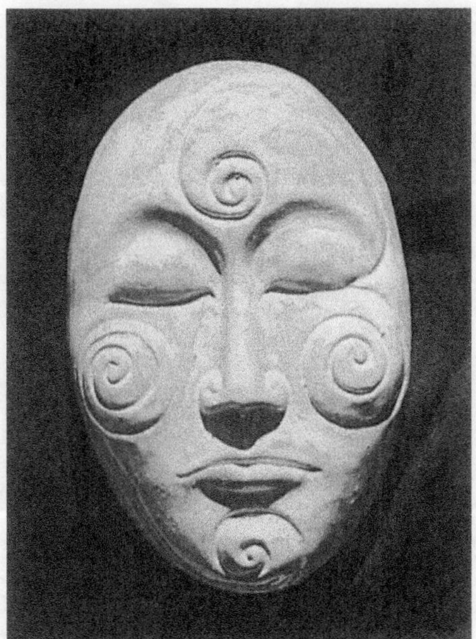

Abb. 5-6: Das Tongesicht

erproben. Selbst in Spannungszeiten beginnt solches Erinnern zu wirken. Ich bin da und lebe. Der Atemrhythmus lässt mich vertrauen und tröstet mich.«

*»›**Das Tongesicht**‹* (Abb. 5-6) *entsteht in Erinnerung an das gespürte Gesicht – ein ›Gerüst‹ mit Öffnungen und mit Haut bekleidet. Immer wieder bin ich überrascht, wie viele oft ungenutzte Bewegungsspiele von klein bis groß möglich sind. Ich erlebe danach mein Gesicht lebendiger, gegliederter und reliefartig, also mit Höhen und Tiefen*

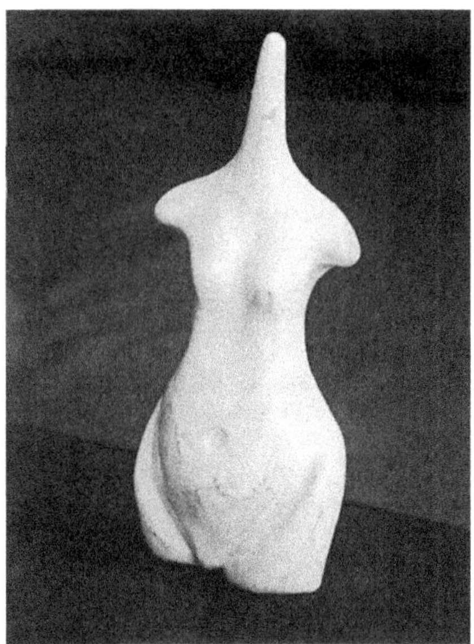

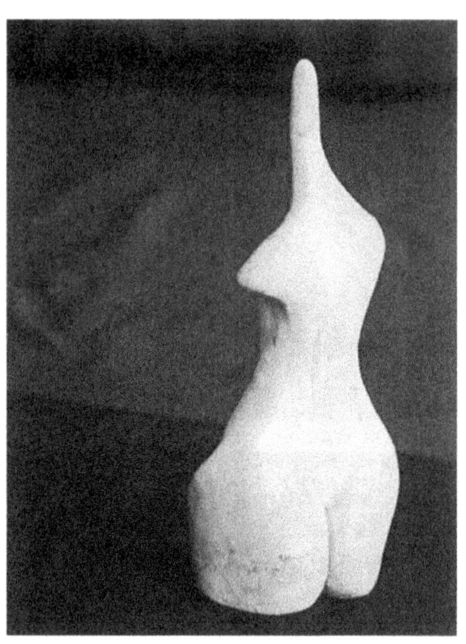

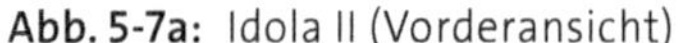

Abb. 5-7a: Idola II (Vorderansicht)

Abb. 5-7b: Idola II (Rückansicht)

wie eine Landschaft. Im Alltag entdecke ich die vielfältigen Möglichkeiten, mit meinem Gesicht Kontakt aufzunehmen, aber auch mit der Möglichkeit, es ruhen zu lassen. Die Spiralen führen von außen nach innen als Sammlung oder von innen nach außen als Beziehungsangebot. Allerdings ist, wie die geschlossenen Augen es anzeigen, für mich in dieser Zeit der Weg aus dem Alltag hin zu meiner Mitte noch wichtiger. Zu leicht verliere ich mich noch, sodass verlässlichere Kontaktlust erst später möglich wird (stehe unten zum ›Wandervogel‹).«

»Wenige Monate später entsteht die ***›Idola II‹*** (Abb. 5-7). *Sie ist plastischer als die erste. Der Hintern ist einbezogen, und die Standfläche vergrößert. Die leichte Verdrehung der beiden Querachsen vom unteren und oberen Kreuz macht mir Spaß. Etwas mehr Mut zum Variieren meldet sich. Ich liege auch im Bett zum Schlafen nicht mehr nur auf dem Rücken, sondern ich riskiere auch Seitenlagen ohne Schwindelangst. Mit dem Kopf habe ich diesmal keine Gestaltungsprobleme. Die nach oben auslaufende Längsachse als Form reicht mir aus. Es ist die Zeit, in der meine häufigen Kopfschmerzen nachlassen.«*

»Während ich ***›Die Liegende‹*** (Abb. 5-8) *forme, ist es für mich spannend auszuprobieren, wieviel an Öffnung und wieviel an Rückzugsmöglichkeiten und Schutz für mich stimmig sind. Der Kopf bleibt nach innen gewandt: der Rückzug, der nötig ist, um mich nicht zu verlieren. Immer häufiger gelingt es, vor allem im Liegen, die Arme und Beine im Rhythmus als mit dem Körper verbunden zu erleben. Meinen Platz ganz einzunehmen – und dies in den verschiedenen Lagen und Alltagssituationen – wird mir zum wichtigen Erlebnis. Die Erfahrung, dass es auch ohne Anstrengung und Kampf gehen kann, etwas hinspürend umsonst zu bekommen, ist besonders lustvoll.«*

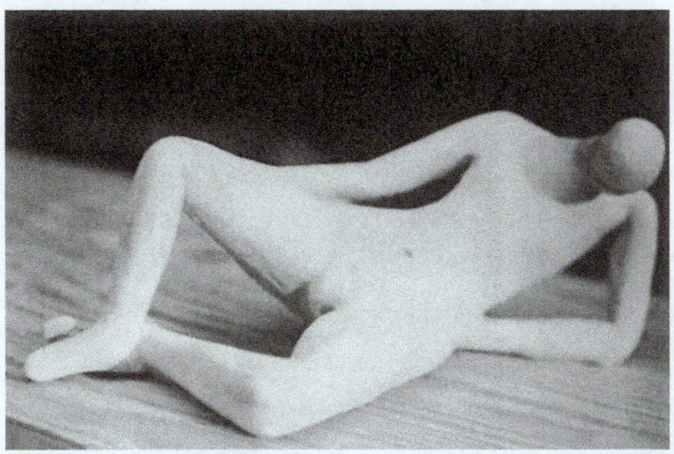

Abb. 5-8a: Die Liegende (Vorderansicht)

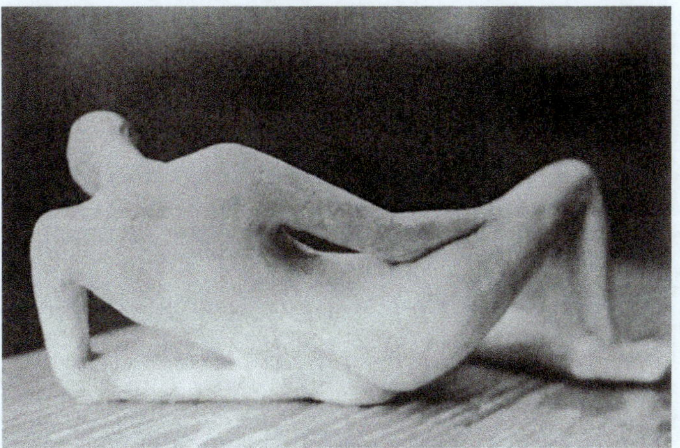

Abb. 5-8b: Die Liegende (Rückansicht)

»›***Das stehende Becken***‹ (Abb. 5-9) *male ich, nachdem ich mit meinen Kindern ›Tierwiese‹ gespielt habe mit Katzenschnurren, Bärenbrummen und Schwanzwedeln. Das dabei Gespürte will ich wiedergeben: die Höhe der beiden Beckenkämme, die Breite von Hüftgelenk zu Hüftgelenk, die Längsachse, die gut verankert, tief in die knöcherne Beckenöffnung hineinreicht, wo mir ganz warm und wohlig zumut ist. Über die Querachse, die kleinen Bewegungen beim ›Stochern im Ofen‹, finde ich die Gelenke. Hier ist Spielraum und gleichzeitig solide Ansatzstelle für meine Beine, die mir in diesen Wochen sehr wichtig werden. Knie-, Hüft- und Fußgelenke spielen lassend, suche ich einen sicheren Stand. Immer wieder bin ich erstaunt, wie wenig Energie dazu nötig ist.*

In der Nacht nach diesem Bild träume ich, dass mein Vater gestorben ist. Meine Mutter und ich sind auf dem Weg zum Grab. Unterwegs versagen meiner Mutter die Beine,

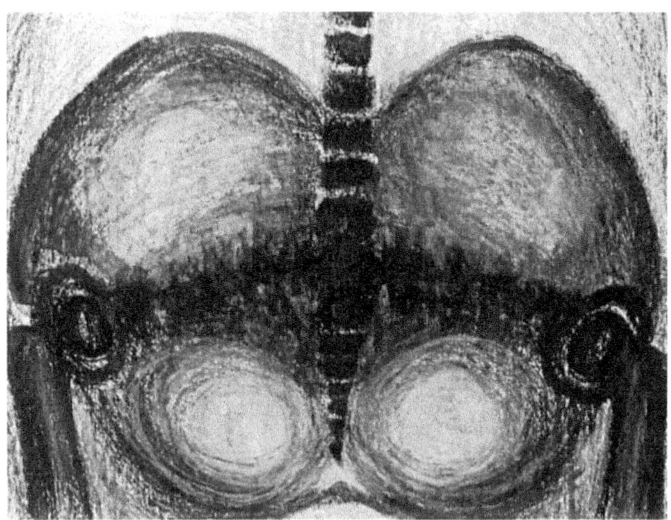

Abb. 5-9: Das stehende Becken

und ich trage sie bis zum Grab. Dann stehen wir beide am Rand der Grube und sehen hinunter. Ich erwache. Zwei Monate später stirbt mein Vater. Mein Traum bewahrheitet sich: dass ich den Verlust durchstehe, standhalte, nicht den Boden unter den Füßen verliere und meiner Mutter leiblich nahe sein kann, was mir früher nicht möglich war. Meine heftigen, wechselnden Gefühle haben Platz in mir, ohne mich zu überfluten. Das Selbstverständliche wird mir kostbar.«

»Nach einer längeren Gestaltungspause beginne ich wieder mit Ton zu arbeiten, und ich spüre, dass sich etwas verändert hat: meine Beziehung zum Räumlichen. Mit der Belebung meines Rückens geht die Lust einher, etwas rundum zu gestalten. Es entsteht das ***›Meerpaar‹*** (Abb. 5-10). *Ich forme zunächst mit geschlossenen Augen einen Klumpen Ton von allen Seiten. Als ich die Augen öffne, ist eine Wellenform entstanden mit Öffnungen. Bei der weiteren Gestaltung assoziiere ich Körperteile, ohne dass es mir auf Vollständigkeit ankommt: Hüftknochen, Schultern, Brust, Kopf und Beine. ›Geburt des Mädchens‹ fällt mir dabei ein; dann sehe ich, dass es zwei ineinanderliegende Körper sein können. Die untere, weibliche Figur bekommt, wie ich finde, zu wenig Luft. Da stelle ich die Plastik auf, und ich habe meinen Spaß am spielerischen Schwung. Das Meerpaar hat nun die Form eines Schiffes. Nach langer Trennungsarbeit taucht Beziehungslust auf.«*

»Die Belebung meines Rückens eröffnet mir neue Erfahrungen, und es entsteht die Figur ***›Mein Chefsessel‹*** (Abb. 5-11). *Oft spüre ich, wie alle Energie an der Vorderseite des Körpers festgehalten ist. Als lösende Alternative kommt mir das ›hinten‹ in den Sinn. Wir erarbeiten es vom Kopf über die Schultern, Rückenrippen bis zum Becken und Sitz. Ich gewinne Spaß an meinem eigenen, inneren Chefsessel, und ich nütze ihn, leiblich erinnert, ab neue Spur: statt sich ins Volle zu stürzen, um sich und anderen zu beweisen, dass man Chef sein könnte, lieber Energien zurücknehmend auf den Grund*

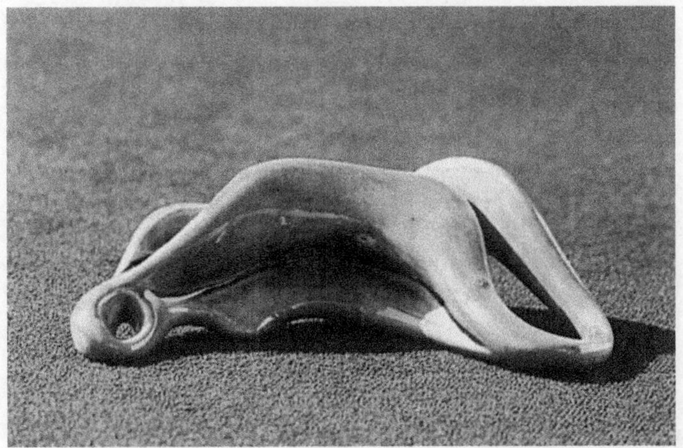

Abb. 5-10a: Das Meerpaar (liegend)

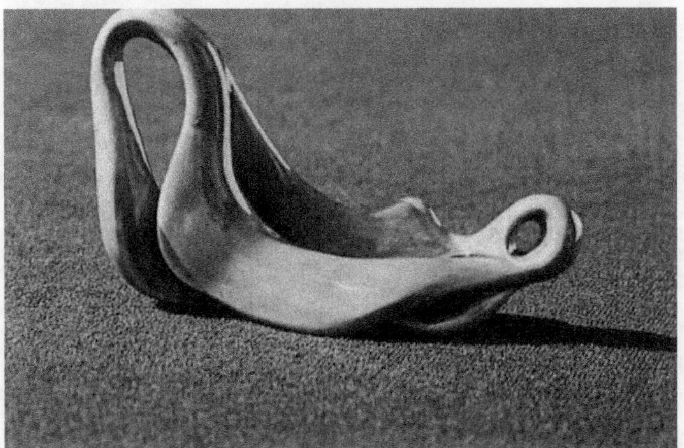

Abb. 5-10b: Das Meerpaar (stehend)

gehen und dort auf den neuen Antrieb warten, auf die Lust zum Engagement. Der Kopf, zunächst kugelig, bekommt zum Schluss die Form einer geöffneten Schale. Das entspricht seiner häufig gespürten, aber für mich immer wieder überraschenden Ähnlichkeit mit dem Becken. Die Knie und das angedeutete Brustbein sind mir wichtig als Schutz nach vorne, damit nicht jemand unerlaubt auf meinem Chefsessel Platz nimmt.«

»Der ***›Wandervogel‹*** (Abb. 5-12) *entsteht, als ich nach einer Nacht mit Verfolgungsträumen noch etwas müde einen Klumpen Ton mit den Händen knete. Die sehr bald entstehende Vogelform mit den kräftig ausholenden Bewegungen macht mich zunehmend munterer. Es entsteht zum ersten Mal eine bewegte Figur. ›Wandervogel‹ fällt mir dazu ein. Der Kopf gerät zwischen Hahn und Adler, was mir gerade recht ist. Kräftig soll er sein, aber auch etwas heiter stolzieren. Beim längeren Anschauen entdecken*

wir, dass er (linke Ansicht) nach rechts gehend durchsetzungsfähig voranschreitet, nach links blickend mit offenem Schnabel singend einherwandert. Statt Flucht wie im Traum, sich auf den Weg machen! Die längsachsiale Mitte – vorne und hinten ver-

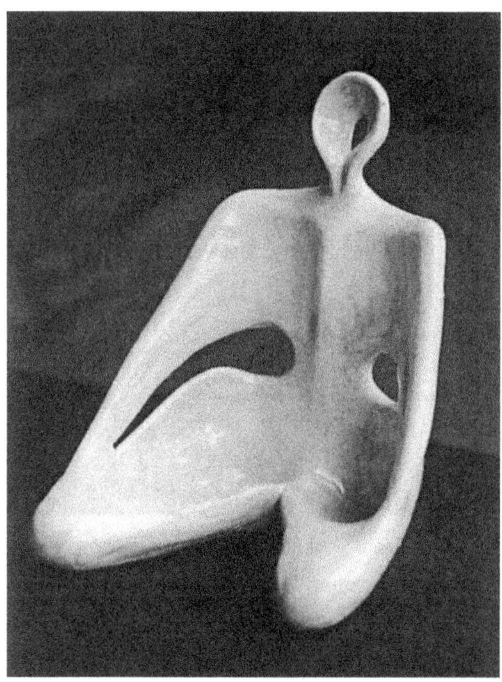

Abb. 5-11: Mein Chefsessel

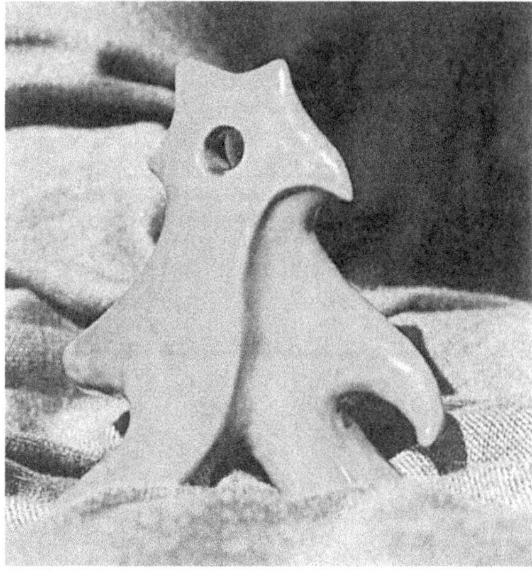

Abb. 5-12: Der Wandervogel

laufend –, die auch beim Formen zuerst da ist, ist die treibende Kraft, von wo aus sich Bewegungs- und Begegnungslust entfalten. Meine Freude an meiner positiven Aggressivität (›herangehen‹) gerät in Gefahr, als mein Wandervogel im Brennofen in viele Stücke zerplatzt. Ich bin verstimmt; Mutlosigkeit meldet sich sogleich: ›Gib's auf, es hat keinen Zweck, sich vorzuwagen!‹ Aber am nächsten Tag meldet sich neue Energie. Der Wandervogel entsteht ein zweites Mal; er steht noch besser als der erste auf seinen großen Füßen. Er bekommt eine rote Glasur, die seiner inneren Dynamik entspricht.«

»Als ich für meinen Vater einen ***›Grabstein‹*** (Abb. 5-13) *entwerfe, engagiert mich das Kreuz, das für mich in so vielen Bedeutungszusammenhängen steht, neu. Es hat sich durch die FE-Arbeit als eine konkret gespürte Grundordnung meines Leibes erwiesen, aber auch als eine Grundform, in der sich das Geistliche mit dem Leiblichen und das Metaphysische mit dem Physischen verbindet. Die Grundform, die bei dem Grabstein entsteht, erinnert mich an eine Tür. Das Kreuz mit gleichlangen Achsen (abrückend vom Historischen) ist so in den Stein gesetzt, dass Durchbrüche entstehen, dass Licht einfallen kann und Öffnungen da sind, die die Festigkeit des Steins ergänzen. Das Kreuz erinnert mich in diesem Zusammenhang an menschliche Endlichkeit, durchlebtes Leiden, Grenzen des Menschenmöglichen. Als Fenster- und Türkreuz weckt es aber auch Erwartungen auf das, was dahinterliegt: das ›Ein‹ nach dem letzten ›Aus‹.«*

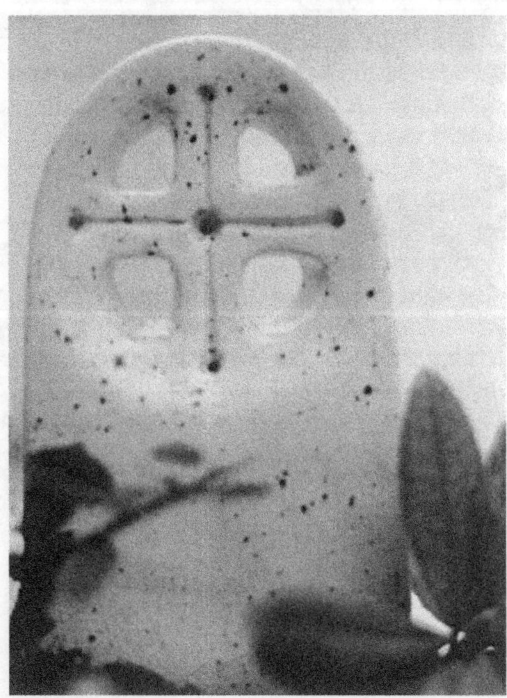

Abb. 5-13: Der Grabstein

»Bei der ***›Idola III‹*** (Abb. 5-14) *suche ich wie schon mehrmals seit der FE-Arbeit nach einer einfachen Grundform für den menschlichen Leib als Ganzes. Bei der sich entwickelnden Grundform spielt die Grabsteinform mit hinein. Es wird eine sehr gut stehende, weibliche Figur. Becken- und Brustraum sind durch Symphyse und Brustbein längsachsial gegliedert. Das schalige Hinten hat eine Längsachse, eine Rinne für den ›Lebenssaft‹. Im Gespräch in der FE-Stunde fällt mir auf, dass etwas entstanden ist, was ich gesucht habe: die Gewinnung meines Leibes als Haus, das ich bewohnen kann, das ich immer bei mir habe, ja, das ich bin und bleibe, auch wenn ich mich trenne von Menschen und Orten. Dieses Haus zu bewohnen ist ein Prozess: der immer neue Versuch, die Räume zu finden; die Öffnungen zum Austausch zu nutzen; sich hinzulassen zu Rumpelkammern, die entstanden sind; wieder in Fluss zu kommen nach Selbstüberschätzungen oder Kränkungen, statt verbissen unterm Dach zu schmollen; Schutz und Rückzugsmöglichkeiten zu suchen; aber sich auch zu öffnen, zu äußern, sich auf Beziehungen einzulassen.«*

Zu dieser Skulpturendarstellung bat ich meine Patientin um eine Katamnese aus heutiger Sicht. Sie antwortete mir schriftlich Folgendes:

»Meine anhand der Skulpturen auszugsweise beschriebene Körpertherapie liegt jetzt 4 Jahre zurück. Während dieser Zeit ist mir das Wahrnehmen meines Körpers zu einer selbstverständlichen Lebensweise geworden. Ich meine damit sowohl erlebtes Wohlempfinden und den Genuss gespürter Ordnungen, Rhythmen, Strömungen, Öffnungen und Verbindungen als auch erlebtes Unbehagen bei Verspannungen, Verhaltenheiten, Undurchlässigkeiten, bei starren oder undurchlässigen Körpergrenzen oder Schmerzen an verschiedenen Körperstellen. Die vielfältigen in der Therapie gefunde-

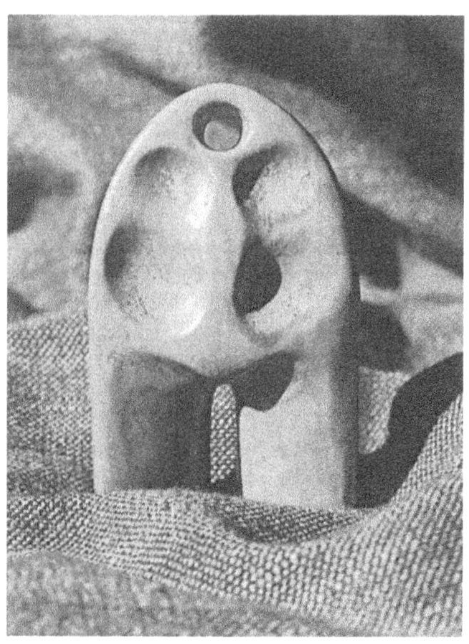

Abb. 5-14a: Idola III (Vorderansicht)

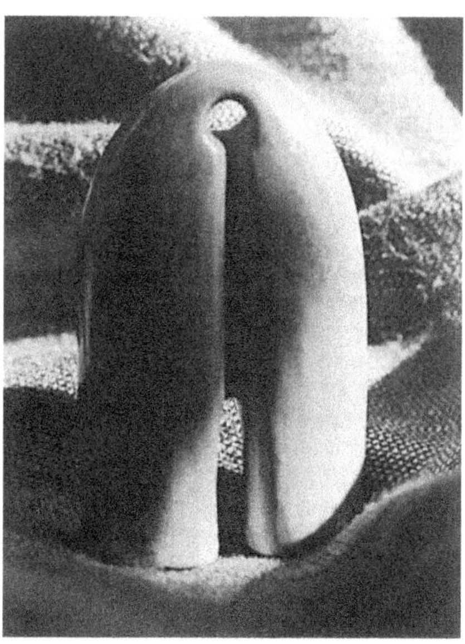

Abb. 5-14b: Idola III (Rückansicht)

nen und auch von mir dazu entdeckten Möglichkeiten, zum körperlich ›Guten‹ zurückzufinden, wenn es durch innere oder äußere Vorgänge gestört wurde, gaben und geben mir das Gefühl von Autonomie. Ich denke dabei an das eigene Vermögen und Tun, aber auch an das Vertrauen auf vorgegebene leibliche Ordnungen, die man nicht ›machen‹, sondern nur ›lassen‹ kann. In diesem Wechselspiel von Tun und Lassen gelingt mir häufig der Alltag und das Leben.

Eine Schilddrüsenoperation vor gut zwei Jahren ernüchterte und erschreckte mich, was die Verlässlichkeit und Haltbarkeit meines nachentwickelten und nicht als Kind grundgelegten Körperdaseins und Vertrauens betrifft. Während und nach dem Krankenhausaufenthalt meldete sich heftige Lebensangst, die sich als Platzangst, Gehunsicherheit und Schwindel manifestierte und meinen Alltag quälend einschränkte. Nach sechs Monaten geduldiger ›Erinnerungsarbeit‹ hatte ich aber den Boden und mich darauf leiblich spürbar wiedergefunden.

Eine Beziehungskrise vor einem Jahr brachte mich neuerlich aus der Balance. Meine Ängste kehrten wieder. Die Möglichkeiten, in solchen Notzeiten für mich allein zum leiblich ›Guten‹ zurückzufinden, nahmen ab. Ist der Vertrauensboden erst einmal schwankend oder lückenhaft, geraten die Körpererinnerungen zu bloßen ›Übungen‹ und greifen nicht mehr. In solchen Zeiten wird mir das Leben zum ›Notbehelf‹. Ich habe deshalb vor kurzer Zeit eine Psychoanalyse begonnen.

Wenn ich in der gegenwärtigen Situation zu meiner ›Ria‹-Erinnerung hinüberschaue, bin ich im Augenblick weit von ›Ria‹ entfernt – nicht im Fluss mit Leben und Möglichkeiten, sondern eher gehemmt und abgeschnitten davon. Ich stehe aber auch nicht mehr vergleichbar hilflos am Ufer, getäuscht von meinem Feind ›Körper‹, der mir früher mit Ausnahme des Kopfes diffus und lästig erschien. Ich glaube nicht mehr, dass ich ihn durch eine geistige Leistung zur Lösung meiner Probleme hinter mir lassen könnte und sollte. Nach wie vor kann ich mir durch die Körperarbeit nicht nur in konkreten Angstsituationen lindernd helfen und mich in Augenblicken erlebter Stimmigkeit ausruhen und Kraft schöpfen, was im Alltag von großem Wert ist, sondern ich nehme darüber hinaus mein körperliches Erleben als leibhaftigen Ausdruck für meine gegenwärtige Lebenssituation.«

5.3 Kommentar

Die vorangegangene Darstellung unterscheidet sich von der üblichen (verbalen) Beschreibung eines Therapieprozesses besonders durch die bildnerische Gestaltung. Im Zusammenhang mit der Thematik »Subjektive Anatomie« erscheint es als ein Glücksfall, wenn eine künstlerisch begabte Patientin den Versuch unternimmt, ihr Körpererleben nicht allein mit Worten zu beschreiben, sondern es auch mit Plastiken sichtbar zu machen.

Bild oder Plastik stehen dabei dem Erleben oft näher als das differenzierende Wort.

So ähnlich drückt es auch die Patientin aus: *»Für mich hat der Wahrnehmungsmodus sowohl beim Malen und Gestalten als auch in der FE-Arbeit viel Ähnlichkeit. Wie das Spüren hier, so ist die Gestaltungsebene dort nonverbal, intuitiv, ganzheitlich, konkret, absichtslos […]«*[1]

Die bildnerisch wie sprachlich begabte Patientin hat ihre Plastiken auch selbst kommentiert. Sie geht dabei auf ihre Erlebnisse in der Arbeit mit der Funktionellen Entspannung ein. Diese Erlebnisse stehen naturgemäß hier im Vordergrund und nicht eine Wertung der formalen Gestaltung, also der Qualität des künstlerischen Ausdrucks. Es wird sich aber zeigen, dass in der Form auch ganz unmittelbar der jeweilige psychische Inhalt auftaucht, z. B. in der Art, in der die Patientin den Kopf der Figuren formt oder auch einzelne Körperregionen hervorhebt.

Dem Gestalten war eine intensive FE-Arbeit vorausgegangen, und es ist auch wichtig festzuhalten, dass die bildnerische Darstellung offensichtlich jeweils erst nach einem inneren Klärungsprozess möglich war. Die Patientin dazu: *»Rückblickend entdeckte ich, dass Gestaltetes bei mir viel Gelungenes enthält. Es entstand kaum etwas in Zeiten der Verwirrung und Verunsicherung.«* Es muss also schon ein innerer Prozess abgelaufen sein, der vorher Unbewusstes und Unzugängliches zugänglich gemacht hat. Das betrifft allerdings nicht nur die bildhafte bzw. plastische Darstellung, sondern auch den verbalen Ausdruck. Doch ist die bildhafte Darstellung den unbewussten Fantasien – wie erwähnt – oft näher und kann Inhalte gestalten, die sich häufig erst später in Worten ausdrücken lassen. Freud (1923) macht über das Denken in Bildern eine Bemerkung, die zunächst dessen Einschränkungen gegenüber dem begrifflichen Denken hervorhebt: »(Es) ist also ein nur sehr unvollkommenes Bewusstwerden. Es steht auch irgendwie den unbewussten Vorgängen näher als das Denken in Worten und ist unzweifelhaft onto- und phylogenetisch älter als dieses.« Er weist dann aber auch darauf hin, dass »ein Bewusstwerden der Denkvorgänge durch Rückkehr zu den visuellen Resten möglich ist« (Freud 1923, S. 248).

An anderer Stelle haben wir betont, dass das **»unvollkommene Bewusstwerden«** nicht nur als Nachteil zu sehen ist. So können z. B. in der kombinierten Behandlung sowohl in der bildhaften Gestaltung als auch in der körperbezogenen Therapie psychische Inhalte früher auftauchen als in der verbalen Therapie. Sie werden dadurch auf verschiedene Weise und auf verschiedenen Ebenen »formulierbar« (vgl. Carl et al. 1982; Müller-Braunschweig 1989). Bildhaftes und sprachliches Symbol ergänzen sich also wechselseitig und tragen beide zu dem therapeutisch so wichtigen Prozess einer **Symbolisierung** bei, der dann auch die Möglichkeit schafft, mit bisher unbegreifbaren seelischen Inhalten »umzugehen«, sie zu modifizieren und zu integrieren. Das vermindert auch Angst und verhindert offenbar den ungeformten und destruktiven Einbruch psychischer Energien in das psychosomatische System. Es klingen damit die klassischen psychoanalytischen Begriffe von »Primär- und Sekundärprozess« an (»Wo Es war, soll Ich werden«) – also die Veränderung der psychischen Organisationsebene, die

1 Es ist vielleicht kein Zufall, dass Körpertherapeuten häufig künstlerische Interessen haben.

Plassmann (1993) in einer jüngst erschienenen Arbeit als **»semiotische Progression«** bezeichnet.

Eine Krankengeschichte im üblichen Sinne mit Anamnese etc. wird in der Skulpturengeschichte nicht geboten. Wir können aus den kurzen Angaben nur ersehen, dass die Patientin an Schwindel, Kopfschmerzen und herzphobischen Ängsten leidet. Zehn Jahre früher war eine Magersucht mit einer analytischen Psychotherapie und Katathymem Bilderleben behandelt worden. Dadurch wurde die differenzierte Ausdrucksfähigkeit sicher weiter gefördert. Von der Symptomatik her kann nur vermutet werden, dass es bei den psychischen Problemen der Patientin u.a. um ihre Autonomie und Identität (besonders ihre weibliche Identität) und die Abgrenzung von der Mutter geht (Magersucht), in Verbindung damit auch um ein beeinträchtigtes Körpergefühl, mangelnde »Standfestigkeit« (Schwindel) und um eine Individuations- und Trennungsproblematik (u.a. Herzneurose). Vermutet werden kann auch der kompensatorische Versuch, sich selbst und die Welt rational »in den Griff« zu bekommen, zu strukturieren – ein Versuch der häufig Kopfschmerz zur Folge hat (→ unten).

Diese Themen tauchen dann auch in der FE-Arbeit und den Skulpturen auf: Nach einer »intensiven Arbeit am inneren Gerüst« formt die Patientin das »Schlingenkreuz« (Abb. 1), und hier zeigt sich auch, wie eng Körpererleben (Körper-Selbst) und umfassendes psychisches Erleben (soziales Selbst) verbunden sind: *»Immer wieder schmerzte es mich an der vorgestellten Kreuzungsstelle von Brustwirbelsäule mit der Verbindung von Achselhöhle zu Achselhöhle, als sei dort ein Nagel eingeschlagen.«* Im Sinne der einleitenden Worte zu diesem Kapitel spricht die Patientin hier also von einem **»Schmerz«**, von etwas »Fremden«, das ihr Körpererleben stört. Sie erlebt diese Störung erst in der Arbeit mit der Funktionellen Entspannung. Dieser Schmerz erinnert die Patientin an die Kreuzigung, also an christliche Inhalte, mit denen sie sich auseinandersetzte. Er erinnert sie weiterhin an »Blut, Schuld und Tod«, Themen, mit denen sicher sehr persönliche Erlebnisse – auch die frühere psychosomatische und neurotische Symptomatik – verbunden sind, denn sie würden sonst wohl nicht in Verbindung mit diesem körperlichen Schmerz auftreten. Über weitere assoziative Verbindungen dieses körperlichen (und seelischen) Schmerzes erfahren wir hier keine Details. Es ist aber wichtig, dass das schmerzhafte Körpererleben hier an einer **»Kreuzungsstelle«** erfolgt, die eng mit der Beweglichkeit und Orientierungsmöglichkeit eines Menschen verbunden ist. Diese Stelle erlebt sie »festgenagelt« und sagt, sie habe mit »Behaftetsein« (Verhaftetsein?), also mit unerledigter innerer Problematik zu tun. Wir denken an eine Störung des frühen Mutter-Kind-Dialoges, dem spätere Störungen folgen, die die Entfaltung der Autonomie behindern.

Bei der FE-Arbeit an diesen »Kreuzungsstellen« beginnt sich dann der empfundene Schmerz zu lösen. Diese Lösung führt nun zum Wunsch der Gestaltung, d.h. der Tendenz, diese neuen Erlebnisse in der Arbeit mit Material zu bearbeiten und somit auch formal-künstlerisch eine befriedigende »Lösung« zu finden.

Während der Arbeit an diesem »Schlingenkreuz« zeigt sich dann auch die Wechselwirkung von gestaltender Arbeit und Körpergefühl. Bei der Arbeit am unteren Abschnitt wird der Patientin »rundherum warm im Becken«. Die innere Konzentration auf diese Körperzone, verbunden mit visuellen und motorischen Aktivitäten, hat also Rückwirkung auf das Wärmeempfinden als Hinweis auf eine vermehrte Durchblutung. Gleichzeitig wird deutlich, dass diese »Lösung« noch nicht ganz gelingt: Bei der wiederholten Arbeit am oberen Teil der Plastik bekommt sie Kopfschmerzen. Hier bestehen also noch Schwierigkeiten der Integration, obwohl das Ergebnis schließlich nicht desintegriert wirkt.

Die Frage der Therapeutin nach der **»Längsachse«** (Wirbelsäule) führt dann zu weiteren Erlebnissen in der FE-Arbeit. Hier spürt die Patientin die Verbindung von Brust und Becken. *»Mir ist, als ob durch sie im Rhythmus meines Atems der Lebenssaft auf- und niedersteigt.«*

Dieses neue Gefühl von innerer Verbindung und Ganzheit zeigt sich dann auch in der geschlossenen und kräftigen Form des »Urtieres« (Abb. 5-2). Der dazu berichtete frühere Traum passt zum Eindruck der Vitalität des »Urtieres«: Ein Dinosaurier durchbricht das Fenster des Klassenzimmers, in dem sie sich aufhält. Das heißt, sie lässt ihn im Traum in eine (ihre) reglementierte und kontrollierte Welt einbrechen. Das Tier schaut sich dann dort »ohne Zeichen von Schuld« um. Offensichtlich dürfen jetzt vitale Impulse und Wünsche eher erlebt werden. Sie ist also auch ihrem Wunsch näher, die »Ria in sich zu entwickeln«.

Das Ergebnis eines künstlerisch gestaltenden Prozesses ist immer vielschichtig. Das trifft häufig auch dann zu, wenn ein Patient innere Bilder ohne besonderen Anspruch auf künstlerische Formung darstellt. Träume, verbal mitgeteilte Fantasien etc. haben ebenfalls jeweils verschiedene Bedeutungsebenen. In diesem Kommentar können nicht alle Bedeutungen und Entwicklungslinien benannt werden. Insgesamt ist aber die Tendenz deutlich, die tieferen, »tragenden«, mit Vitalität und spezifisch weiblichen Funktionen verbundenen Körperregionen (z. B. das Becken) in den folgenden Arbeiten darzustellen, so in der »Idola I« (Abb. 5-3) und der »Sitzenden« (Abb. 5-4). Die Patientin spricht in diesem Zusammenhang davon, dass sie ihre *»vor allem in den Schultern und den Rückenrippen festgehaltene Energie loslassen und ins Becken leiten kann«. »Dadurch vergrößert sich meine Auflage und meine Bodenhaftung nimmt zu.«* Mit dieser »Bodenhaftung« verändert sich dann auch das Erleben des Kopfes: *»Er ist jetzt Träger von Sinnen und nicht mehr nur Ort denkerischer Möglichkeiten.«*

Diese Linie wird fortgeführt in der »Idola II« (Abb. 5-7), mit einem breiten Becken, das aber in den Gesamtkörper integriert werden kann. An dieser Figur kann die Patientin nun auch eine neue Flexibilität entdecken. Sie spielt sozusagen mit den Achsen des unteren und oberen Kreuzes und kann sie leicht gegeneinander verdrehen. In Verbindung mit dieser Arbeit findet sie für sich neue Möglichkeiten: *»So liege ich im Bett nicht mehr nur auf dem Rücken, sondern riskiere auch Seitenlage ohne Schwindelangst.«* Auch mit dem Kopf ergeben sich dieses Mal keine Gestaltungsprobleme. Die nach oben auslaufende Längsachse als Form reicht ihr aus. Sie kann also auf die Gestaltung des Kopfes verzichten und erreicht dennoch eine in sich geschlossene Form. *»Es ist die Zeit, in der meine häufigen Kopfschmerzen nachlassen(!).«* Die Richtung der Integration setzt sich weiter fort in der »Liegenden« (Abb. 5-8), in der nun der ganze Körper dargestellt wird.

Im »stehenden Becken« (Abb. 5-9) mit der *»soliden Ansatzstelle für die Beine«* zeigt sich dann ein Weg zu einem »sicheren Stand« und damit wohl auch zu mehr Selbst-Ständigkeit, die sie in der folgenden Zeit braucht, um den zunächst geträumten, dann tatsächlichen Verlust des Vaters »durchstehen« zu können.

Die Patientin kann nun aber auch die leibliche Nähe der Mutter, die ihr früher Schwierigkeiten machte, besser ertragen. Die gestärkte Autonomie mit intensiverem Körpergefühl und eigener weiblicher Identität vermindert offenbar Ängste vor »Vereinnahmung« – Themen, die an die früher aufgetretene Magersucht erinnern. Auch der unten liegenden Gestalt im »Meerpaar« verschafft sie »mehr Luft«, indem sie diese Plastik durch Drehen um 90 Grad aufstellt. Das Ergebnis ist eine fließend bewegte, formal reizvolle Form. »Bodenhaftung« im »Chefsessel« (Abb. 5-11), der sie nun selbst ist, und Initiative im »Wandervogel« (Abb. 5-12) führen die Entwicklung weiter. Der »Grabstein« (Abb. 5-13) zeigt die fortschreitende Trauerarbeit nach dem Verlust des Vaters, die Auseinandersetzung mit seinem Tod und dem Thema des Todes überhaupt. Diese Skulptur weist aber wohl auch auf die Offenheit für mögliche neue Entwicklungen hin. In der letzten hier abgebildeten Figur, der »Idola III« (Abb. 5-14) stellt sie ihren Körper als »bewohnbares Haus« dar.

Auf die Wichtigkeit der **Symbolisierung** für die seelische Ökonomie wurde eingangs hingewiesen. Malerei und plastisches Gestalten schaffen äußere Objekte, an denen innere Probleme unmittelbar sinnenhaft dargestellt werden können. An diesen Objekten kann dann gearbeitet werden, mit ihnen entwickelt sich ein intensiver »Dialog«, d. h., jede Handlung, also die Veränderung der Form der Tonfigur durch eine Berührung oder die Veränderung einer Linie oder Farbe in Zeichnung und Malerei, führt zu einem neuen Gesamteindruck des Objektes, zu einer Art »Antwort«, die wiederum eine neue Reaktion des Gestaltenden provoziert. Der Künstler schafft sich also ein **»Gegenüber«**, mit dem ein intensiver Austausch stattfindet. Freud wies bekanntlich auf die spezifische Möglichkeit des Künstlers hin, durch seine Werke einen Weg aus der Introversion zurück zur Wirklichkeit zu finden und damit auch – mehr oder weniger – vor einer neurotischen Entwicklung geschützt zu sein. Über seine Gestaltungen erringe der Künstler »Ehre, Macht und Liebe der Frauen« (Freud 1917, S. 391). Denken wir an die pathogene Entwicklung zur Autarkie (vgl. Kap. 2), so zeigt sich im künstlerischen Schaffen eines »Objektes«, einer »Gegenleistung« (vgl. Kap. 6) auch die Chance, eher Autonomie als Autarkie zu entwickeln.

Im zuvor erwähnten Dialog stehen sich auch zwei »Systeme« gegenüber, bei denen die Änderung eines Teiles zu einer Veränderung der Gesamtstruktur führen kann. Bei der bildhaften Gestaltung wird diese Änderung von der zunächst »unstimmig« gewordenen Gestalt sozusagen »gefordert« und muss vom Gestaltenden in diesem Prozess immer wieder geändert werden. Gestalter und Gestaltetes stehen in einem averbalen Dialog, in dem sie sich immer wieder aufeinander einstimmen. Das trifft auch auf die Kommunikation zwischen Erwachsenen, besonders aber auf den Dialog in der frühen Mutter-Kind-Beziehung zu (vgl. Müller-Braunschweig 1964, 1977).

Dieser Prozess der Arbeit an einem objektivierten inneren Geschehen macht auch die therapeutische Möglichkeit von Gestaltung aus. Er ähnelt aber auch dem erstmaligem Spüren und dem Benennen von Körperempfindungen, die bisher unbemerkt und damit auch »gestaltlos« blieben.

Dass die Patientin später nochmals eine analytische Behandlung begann, spricht nicht gegen die positive Wirkung der hier geschilderten Behandlungssequenz. Vielleicht hat ihr eine langfristige, höherfrequente und geduldige Arbeit mit Übertragung und Gegenübertragung wirkungsvoll geholfen, die noch nicht gelösten Schwierigkeiten zu bearbeiten. Nach allen Erfahrungen wirken vorangegangene Therapien – insbesondere körperbezogene Therapien – dabei aber fördernd. Patienten, die im Anschluss an eine körperbezogene Behandlung eine analytische Therapie beginnen, wirken auf uns oft »durchlässiger« für unbewusste Inhalte (ohne von ihnen überschwemmt zu werden), aufgeschlossener und lebendiger im Vergleich zu manchen anderen Patienten. Das deutlichere Erleben des Körper-Selbst und der Zugang zu vorher unbemerkten – zuweilen präverbalen – Erlebnissen, erleichtern dann die weitere Persönlichkeitsentwicklung.

»Das verkörperte Selbst zeigt sich gerade bei geschlossenen Augen« – Die Körperbildskulptur als »Embodiment-Marker«: Erfahrungen mit dem »Körperbildskulpturtest«

Häufige psychosomatische Krankheitsbilder, wie somatoforme Störungen, depressive somatisierte Erschöpfungssyndrome, Essstörungen, Traumafolgestörungen oder Dysmorphophobie, sind mit einer Störung der körperlichen Selbstwahrnehmung verbunden und gehen mit Körperbildstörungen im Zusammenhang mit einer gestörten Mentalisierung einher. Die Wiedergewinnung des Zugangs zur körperlichen Selbstwahrnehmung kann daher zu einem wesentlichen Heilungsfaktor werden. In der Behandlung, z. B. mit körperwahrnehmungsbezogenen Therapien, stellt sich immer wieder die Frage nach adäquaten diagnostischen Begleitinstrumenten, die dieser Erkenntnis Rechnung tragen.

In zahlreichen Behandlungsstudien – ebenso in Fortbildungs-Workshops, aber auch in der Einzeltherapie – arbeite ich in der Selbsterfahrung mit dem Körperbildskulpturtest (KST), einem ursprünglich rein diagnostisch konzipierten dreidimensionalen, projektiven Verfahren zur Erfassung des Körperbildes, das außerdem therapeutisch einsetzbar ist – in der verbalen wie auch in der Körperpsychotherapie.

Mit geschlossenen Augen wird dabei aus Ton eine menschliche Figur modelliert; hierbei machen die Teilnehmer sowohl taktile als auch propriozeptive Erfahrungen. Durch das spontan geschaffene Werk können Empfindungen und Konflikte nonverbal ausgedrückt werden. Direkt an das Plastizieren schließt sich ein Tiefeninterview an, das der Anregung von Assoziationen zur Figur dient – eine Mentalisierung von bedeutsamen Körpererfahrungen in Verbindung mit der eigenen Körpergeschichte – und die Fähigkeit zur Symbolisierung körperbezogener Affekte fördert.

Der Körperbildskulpturtest beruht ursprünglich auf einer Idee der Eutonie-Pädagogin Gerda Alexander. Er wurde im Setting der stationären Psychosomatik, besonders an der Universität Erlangen (v. Arnim und Joraschky 2009), weiterentwickelt und im Rahmen einer spezifischen Körperbilddiagnostik (v. Arnim et al. 2007) zur Begleitevaluation in zahlreichen Therapiestudien eingesetzt, meist in ambulanten RCTs (randomized controlled treatment studies) bei somatoformen Störungen und mit der inzwischen empirisch gut evaluierten Körperpsychotherapiemethode Funktionelle Entspannung (Lahmann et al. 2010a, b), bei der ersten Therapiestudie mit Colon-irritabile-Patienten noch mit direkter Teilnahme der Gründerin der Methode, Marianne Fuchs.

Dabei wurde deutlich: Der Körperbildskulpturtest ist – neben seiner diagnostischen Bedeutsamkeit mit der Körperbildskulptur als einer Art »Embodiment-Marker« – gleichzeitig ein wertvolles therapeutisches Instrument, das einen einzigartigen Zugang zu unbewussten Fantasien, Vorstellungen und Gefühlen über den Körper i. S. des Körper-Selbst ermöglicht (Aßmann et al. 2010). Er ist auch in Gruppentherapien als Katalysator des Körperdialogs einsetzbar, weil sich in ihm ebenso körperpsychotherapeutische Gruppenprozesse in der Skulptur abbilden können, deren jeweiliger Haltungsausdruck als »geronnene Bewegung« aufgefasst werden kann.

Die Arbeit mit der verkörperten Selbst-Wahrnehmung, für die sich die Schaffung eigener Körperbildskulpturen in Verbindung mit Selbsterfahrung mit der Funktionellen Entspannung besonders eignet, ist Inhalt vieler Weiterbildungen, z. B. auch im Rahmen von Masterstudiengängen oder in der psychodynamischen Psychotherapeuten-Ausbildung mit dem Schwerpunkt psychodynamischer Körperpsychotherapie. Hierbei wird gleichzeitig auf Fragen zum Einsatz des Verfahrens im therapeutischen Bereich sowie zur Therapieevaluation im diagnostischen Feld eingegangen.

(Angela von Arnim)

6 Autonomie, Körper-Selbst und soziales Selbst

In diesem Kapitel geht es um ein tieferes Verständnis der Begriffe »Selbst« und »Körper-Selbst«. Dabei wird deutlich, dass das Selbst nicht ohne Rückgriff auf den Autonomie-Begriff verstanden werden kann.

Autonomie ist eine grundlegende Eigenschaft menschlichen Erlebens und Verhaltens. So lassen sich beispielsweise Gesundsein als »Gefühl der Autonomie« definieren, d. h. als ein Erleben des verantwortlichen Verfügen-Könnens über die eigenen Kräfte, und Kranksein als eine Störung dieses Gefühls.

Autonomie stammt aus dem Griechischen und bedeutet Eigengesetzlichkeit i. S. von Freiheit des Entscheides und des Handelns. Das Paradoxon besteht dabei jedoch darin, dass für das Gefühl des Verfügen-Könnens über die eigenen Fähigkeiten und Kräfte eine ständige Verbindung mit der Umwelt notwendig ist, was z. B. einschließt, bei Bedarf auch Unterstützung von der Umwelt zu erhalten und annehmen zu können.

Jede Verhaltensweise des Organismus ist auf eine passende Rückmeldung bzw. eine Gegenleistung aus der Umwelt bezogen. Autonomes Verhalten spielt sich also immer auf zwei Integrationsebenen (Systemebenen) ab, nämlich auf der individuellen und der interpersonalen Ebene.

Im Gegensatz zu Autonomie bezieht sich der Begriff **Autarkie** auf ein anderes Thema, nämlich das der Versorgung. Auch dieser Begriff stammt aus dem Griechischen und meint Selbstgenügsamkeit, Selbstversorgung, wirtschaftliche Unabhängigkeit. Das ist das unbewusste Thema vieler unserer Patienten, deren frühe Versorgung durch die Umwelt mangelhaft war und die aus Selbstschutzgründen reaktiv als Lebensmotto eine autarke Haltung der Bedürfnislosigkeit und Selbstgenügsamkeit zeigen (→ Abschn. 6.6) – im Sinne einer Art Pseudoautonomie: Ich benötige die Umwelt nicht!

Entwicklungsgeschichtlich leiten sich diese Zusammenhänge daraus ab, dass sich die »inneren Kodes« des »lebenden Systems« Mensch bereits in der frühesten Lebenszeit auszubilden beginnen. Diese Kodes legen die Wechselbeziehung zwischen den Zeichen, die wir empfangen, und den bezeichneten Objekten fest, also die selbstverständlichen Bedeutungserteilungen, mit denen wir durchs Leben gehen. Das geschieht zuerst durch eine »Kode-Abstimmung« des Säuglings mit dem mütterlichen »lebenden System« – und umgekehrt. Durch diesen Vorgang, der mit einer ganz engmaschigen Bezogenheit, z. B. der Bewegungen und Laute von Säugling und Mutter bzw. der erwachsenen Bindungsperson, einhergeht (Beebe 2019), wird, so paradox das auch anmuten mag, das kindliche System erst zur Autonomie befähigt.

Christian und Haas haben bereits 1949 diese grundsätzliche Besonderheit menschlicher Beziehungen, das »Geheimnis der Bipersonalität«, anschaulich an dem einfachen Beispiel einer Baumsäge dargestellt (Christian und Haas 1949). Sie ließen zwei Personen an einer zweigriffigen Baumsäge zusammenarbeiten (vgl. Abschn. 6.2.1). Dabei wurde mithilfe einer technischen Einrichtung fortlaufend gemessen, welche Arbeitsleistung jeder der beiden Partner erbrachte, und gleichzeitig ihr subjektives Erleben aufgezeichnet. Im Ergebnis zeigte sich, dass sich jeder der beiden *nicht* dann am besten fühlte, wenn er am meisten »leistete« (Kraft aufbrachte), sondern wenn objektiv ein hohes Maß an Bezogenheit i. S. einer Gegenseitigkeit erreicht war: »Die subjektive Selbstständigkeit des einzelnen, seine Autonomie, entspricht [...] genau derjenigen Selbstständigkeit, die er dem anderen insgeheim gibt, und die der andere auch positiv annimmt. Sie kann nicht aufgezwungen werden, sondern muss in gegenseitiger Freiheit angenommen werden« (Christian 1989).
(Rolf Johnen)

6.1 Die Aufgabe der Medizin in einer durch die Technik entsinnlichten Welt

Die Folgen der Entsinnlichung unserer Welt und unserer Körpervorstellung durch die technische Entwicklung werden in dem Menschenbild der Medizin und der an diesem Menschenbild orientierten ärztlichen Ausbildung besonders deutlich. Die folgende Darstellung aus einer Schrift, die sich mit praktischen Fragen einer Reform der ärztlichen Ausbildung auseinandersetzt, mag einige der daraus entspringenden Probleme illustrieren.

»Die **›real existierende Medizin‹** hat seit 150 Jahren und insbesondere seit ihrem enormen Gewinn an Machbarkeit in den vergangenen 70 Jahren eine empfindliche Einbuße an Gehalt erlitten. Die unüberschaubar gewordene Anhäufung medizinischer Kenntnisse, deren fortschreitende [...] Parzellierung und eine materialistische Faszination mit der Analyse des Organismus in seine Teile bis hin zur Atomisierung [...] hat die Sicht auf die großen Zusammenhänge von Gesundheit und Krankheit mit Natur, Gesellschaft und Kultur behindert. [...] Institutionen der Ausbildung, Berufsweiter- und Fortbildung sowie Forschung im Gesundheitsbereich, speziell diejenigen im ärztlichen Beruf, haben (trotz eines Paradigmenwechsels in den Naturwissenschaften) ihre traditionelle biomechanische Orientierung, mit ihrer Aufsplitterung in Spezialitäten und Subspezialitäten [...] beibehalten. [...] Auf dem Hintergrund dieser Sozialisation in den Gesundheitsberufen orientiert sich die Versorgung vorwiegend an Prinzipien der Heilung als Reparatur im technischen Sinn und auf der Seite der Betroffenen am Konsum von Versorgungsleistungen, was mit dem Phänomen der ›Medikalisierung‹ verbunden ist. Bedeutsame Phasen der menschlichen Existenz, wie Reproduktion und Geburt, Schwersterkrankung, Sterben und Tod, spielen sich zunehmend in einem technischen und bürokratisch-institutionellen Rahmen ab. Die gesamte Gesundheitsversorgung ist damit stark durch finanzielle Anreize determiniert, sowohl auf Seite der Versorgenden als auch derjenigen der Betroffenen. [...]

Die Entfremdung der Individuen in einer extrem technisch ausgestatteten Umgebung ist dann begleitet von einer Unfähigkeit, mit Informationen aus dem Gesundheitsbereich umzugehen, von einem Verlust an persönlicher Initiative zu Selbsthilfe, von Medikamentenmissbrauch und schließlich von iatrogenen – durch die Gesundheitsversorgung selbst – verursachten Schäden, die vielfach auf eine übermäßige Anwendung diagnostischer und therapeutischer Verfahren zurückzuführen sind. Schließlich haben die Kosten der Gesundheitsversorgung ein Ausmaß erreicht, welches das Gleichgewicht der nationalen Haushalte sowie der politischen und sozialen Chancen bedroht.

Aus solchen gesundheitspolitischen Erwägungen ergeben sich Folgerungen und Forderungen für die ärztliche Ausbildung« (Zaman und Pauli 1991).

Diese Darstellung macht deutlich, dass es sich bei diesen Folgerungen und Forderungen nicht in erster Linie um Verbesserungen der unzulänglichen didaktischen Verhältnisse handelt, sondern um eine Ablösung des biomechanischen Paradigmas und der darauf basierenden Modelle und Konzepte der heutigen Medizin durch das Paradigma des **lebenden autopoietischen**, d.h. sich selbst erschaffenden und erhaltenden **Systems**. Im Zentrum dieses Paradigmenwechsels steht die Feststellung, dass die Aktivitäten solcher Systeme als Zentren von Aktivität und Spontaneität (vgl. Bertalanffy 1968) und nicht als kausale Folgen mechanischer Ursachen verstanden werden können. Das erleben wir subjektiv ständig in der Erfahrung, dass unser »Selbst« nicht nur Adressat unserer Sensationen und Gefühle, sondern auch Ursache unserer Willkürbewegungen und damit unseres Verhaltens ist.

Mit anderen Worten: Wir stehen vor der Aufgabe zu verstehen, was der Begriff eines **»Selbst«** eigentlich bezeichnet. Wir dürfen diese Aufgabe nicht abstrakt theoretisch – oder »technisch entsinnlicht« – angreifen, sondern wir müssen uns »selbst« nach dem befragen, was wir als unser »Selbst« erleben und wie wir zu diesem Erleben kommen.

6.2 Autonomie und Körper-Selbst

6.2.1 Die Paradoxie des Autonomie-Begriffs

Um eine Antwort auf diese Fragen zu erhalten, ist es sinnvoll, von dem Begriff der **»Autonomie«** auszugehen. Darunter verstehen wir nicht nur die Fähigkeit eines Menschen, sich »selbst« zu bewegen (Zentrum der Aktivität zu sein), sondern auch für sich »selbst« verantwortlich zu sein, d.h. sich die Gesetze seines Handelns selbst zu geben (griech. *autos:* selbst; *nomos:* Gesetz). Die Begriffe **»Gesundheit«** und **»Krankheit«** lassen sich von hier aus sinnvoller definieren, als es der biotechnischen Medizin möglich ist, die nur »harte Daten« gelten lässt. Sie kann Gesundheit nur als Normalverteilungskurve physiologischer und biochemischer Messwerte und Krankheit als deren Schwanzende definieren. Demgegenüber könnte eine Heilkunde, die auch »weiche Daten«, wie das subjektive Erleben eines Menschen, gelten lässt, Gesundsein als Gefühl der »Autonomie«, d.h. als ein Erleben des freien Verfügenkönnens über seine Kräfte, und Krankheit als eine Störung dieses Gefühls definieren. Das ist auch diagnostisch bedeutsam. Denn »Autonomie« ist nicht »Autarkie«. Das Streben nach **Autarkie**, d.h. nach völliger Unabhängigkeit von äußeren Ressourcen, ist ein krankhaftes Symptom. Es ist z.B. ein zentrales Motiv von Patienten mit Magersucht.

Aber was ist demgegenüber Autonomie? Die Antwort auf diese Frage gibt auch eine Antwort auf die Frage, was wir unter »Selbst« verstehen sollen.

Der Begriff »Autonomie« bezeichnet als umweltoffenes und umweltabhängiges Verhalten im Grunde eine Paradoxie. Denn Autonomie oder »Selbstgesetzlichkeit« muss ständig das Verhalten der Umgebung in das eigene Verhalten einbeziehen. Das geschieht in der Tat, und sogar so konsequent, dass Autonomie geradezu ein Beweis für Integration in die physische Umwelt und die soziale Mitwelt ist. Dies geht jedoch auf »selbstverborgene Weise« vor sich und wird erst einsichtig, wenn wir uns Rechenschaft geben, dass jede Leistung unseres Körpers einer passenden Gegenleistung seiner physischen Umwelt und dass im sozialen Bereich jede unserer Rollen der passenden Gegenrolle der Mitwelt bedarf. Jeder Atemzug unserer Lungen bedarf der Gegenleistung der Außenluft, jeder Schritt unserer Füße der Gegenleistung des Bodens. Ebenso bedarf die Rolle des Gebens der Gegenrolle des Nehmens, Sprechen des Zuhörens und Verstehen des Verstanden-Werdens.

Diese Zusammenhänge haben Christian und Haas in einer damals weitgehend unbeachteten Arbeit analysiert und anschaulich beschrieben (Christian und Haas 1949). Dabei wird deutlich, dass die »Paradoxie« des Autonomie-Begriffs Ausdruck der Zugehörigkeit zu zwei verschiedenen Integrations- oder Systemebenen ist. Die Autoren ließen zwei Personen an einer zweigriffigen Baumsäge zusammenarbeiten. Eine sinnreiche Vorrichtung registrierte fortlaufend die Arbeitsleistungen jedes der beiden Partner, während gleichzeitig ihr subjektives Erleben aufgezeichnet wurde. Die Autoren beschreiben die wichtigsten Ergebnisse ihrer Untersuchung folgendermaßen:

Die beteiligten Personen sind nicht autonom. Gerade dann, wenn beide Beteiligten sich (auf der individuellen Ebene) auf dem Höhepunkt einer gekonnten Zusammenarbeit maximal selbstständig (d.h. autonom) erlebten, zeigte die Analyse, dass beide (auf der überindividuellen »bipersonalen« Ebene) in strenger Gegenseitigkeit der Abläufe verbunden waren. Daraus folgt, dass bei dem gemeinsamen Tun das Erlebnis freier Selbstständigkeit nur dadurch gewonnen wird, dass die Gegenseitigkeit des Tuns objektiv erreicht ist. Die subjektive Selbstständigkeit des einzelnen, seine Autonomie, entspricht also genau derjenigen Selbstständigkeit, die er dem anderen insgeheim gibt und die der andere auch positiv annimmt. Sie kann nicht aufgezwungen werden, sondern muss in gegenseitiger Freiheit angenommen sein.

»Fundierend für die Zusammenarbeit ist die Gegenseitigkeit, d.h., Partner A überantwortet nicht einfach sein Tun dem Partner B zu dessen Aneignung, sondern handelt in der Voraussicht, dass sein Tun wieder auf ihn zurückkommen kann. Ebenso Partner B. Keiner entzieht sich einer Rückbindung zum anderen, sondern ermöglicht diese Rückbindung seinerseits. Das Verhalten ist immer derart geformt, dass das Tun des einen von dem anderen aufgenommen, erwidert und unterstützt werden kann. [...] Was A für B tut, tut B für A. Das Spiel, die Arbeit (das Verhalten) ist für beide und nicht zwischen beiden.

Die Solidarität gründet in Selbstverborgenheit voreinander: Im Vollzug einer zügigen Zusammenarbeit verschwinden die Partner gewissermaßen voreinander, keiner kann den Gegenspieler vom eigenen Selbst trennen, jeder ist Glied eines Arbeitsganzen, dessen Rolle er spielt. Objektiv führt zwar einer, aber er weiß und merkt es nicht; objektiv ist einer der Geführte, und auch dann hält er das gegnerische Tun unbewusst für sein eigenes Tun« (Christian und Haas 1949).

Der Versuch, »Selbst« von »Autonomie« her zu verstehen, deckt die Paradoxie auf: Autonomie setzt Abhängigsein und unbewusste Einwilligung in dieses Abhängigsein, ja sogar Identifikation mit ihm voraus.

6.2.2 Autonomie und Kommunikation

Um besser zu verstehen, worum es dabei geht, wollen wir das Geschehen, das Christian und Haas beschreiben, genauer analysieren. In diesem Geschehen erfolgt eine Abstimmung zwischen zwei Partnern, aber dieser Vorgang ist keinem der beiden bewusst. Trotzdem verlangt er, dass jeder das Tun des anderen als eine Nachricht versteht, die ihm mitteilt, was der Partner als **»Antwort-Verhalten«** erwartet. Da beide das Tun des anderen nur in dem Widerstand erfahren, den sie bei ihren Bewegungen spüren, müssen sie dem, was sie spüren, die »Bedeutung« einer Nachricht »erteilen«, die ihnen sagt, was ihr Tun für den anderen »bedeutet«, und welche **»Bedeutungsverwertung«** dieser von ihrem Antwortverhalten erwartet. Anders formuliert: Beide müssen die subtilen Sensationen, die sie bei ihren Bewegungen spüren, unbewusst zu Zeichen kodieren, zu denen die gemeinsame Aufgabe den Kode liefert. Das heißt, dass wir das Zusammenspiel der beiden auf zwei Ebenen verstehen müssen – auf der subjektiven Ebene der individuellen Wirklichkeit des einzelnen Partners als dessen individuelle Leistung und auf der sozialen Ebene einer gemeinsamen, »bipersonalen« Wirklichkeit als Handlungs-Ganzes aufeinander abgestimmter Leistungs-Gegenleistungs-Einheiten oder – kurz – als Form einer nicht verbalen Kommunikation. Was A (mit seinem Verhalten bzw. seiner Leistung) einbringt, ist gleichzeitig als Nachricht eine unbewusste Frage (nach der Adäquatheit der Leistung) an B. Und was B (mit seinem Verhalten bzw. seiner Gegenleistung) beiträgt, ist gleichzeitig als Nachricht eine Antwort auf die Frage von A – und vice versa.

Bliebe die Nachricht der Rückmeldung aus, so zerfiele nicht nur die gemeinsame Wirklichkeit, auch die individuelle Wirklichkeit des einzelnen müsste neu aufgebaut werden; denn jede Leistung unseres Körpers ist auf die Rückmeldung der Umgebung angewiesen, welche mit ihrer Gegenleistung die Adäquatheit der Leistung beurteilen und anerkennen muss (vgl. Helmich et al. 1991, S. 147). Wir können »Autonomie« erst dann definieren, wenn wir uns über die kommunikative Qualität des Begriffes klar geworden sind.

Das bedeutet etwas Grundsätzliches: Herstellung von **Bipersonalität** ist vom Augenblick der Geburt an Voraussetzung für Überleben. Anfangs ist diese Gegenseitigkeit so eng, dass wir von einer **»symbiotischen Beziehung«** sprechen. Zerfall oder Misslingen von Bipersonalität bedeutet für den Säugling akute Todesdrohung, und es dauert Monate und Jahre, ehe aus ihm eine »Person« wird, die auch außerhalb dieser frühen Beziehung überleben kann. Aber die einzelnen Schritte, die getan und die Stationen, die durchlaufen werden müssen, um Kommunikation bzw. Bipersonalität herzustellen, bleiben in allen Lebensphasen im Prinzip die gleichen. Daher lassen sich auch Begriffe wie »Übertragung« und »Gegenübertragung«, die geschaffen wurden, um dabei auftretende Phänomene zu deuten, in diesem Rahmen einsichtiger machen:

Gehen wir von dem Begriff der **»Gegenseitigkeit«** aus, den Christian und Haas im Rahmen ihrer Versuche als eine Einstellung definiert haben, in der jeder der beiden Partner »sein Tun nicht einfach dem anderen überantwortet, sondern in der Voraussicht handelt, dass sein Tun auf ihn zurückkommen kann« (Christian und Haas 1949). Im Rahmen unserer in Kapitel 3 angeregten semiotischen Analyse heißt das zweierlei:

1. Jeder Partner erteilt seinem Gegenüber und dessen Aktionen (die er als die – seine Leistung ergänzende – Gegenleistung spürt) eine Bedeutung, d. h., er »überträgt« seinen Kode auf den anderen und dessen Tun. Einfacher ausgedrückt, er interpretiert sein Gegenüber als »Partner« in dem gemeinsamen Tun.
2. Das beinhaltet gleichzeitig, dass er sich selbst als »Partner« verhält und sein Tun an der »Voraussicht« orientiert, »dass es (als Tun des anderen) wieder auf ihn zurückkommen kann«. Wenn die Voraussicht keine unbegründete Annahme sein soll, muss er die Intentionen des anderen irgendwie »spüren«, d. h., er muss das, was der andere auf ihn überträgt, (dass auch er ihn als Partner interpretiert) als »Gegenübertragung« spüren.

Wir wollen hier nur andeuten, dass sich dieses Modell als zyklisches Geschehen auffassen lässt, in das zwei Partner eingebunden sind, und das man als **»symbiotischen Funktionskreis«** (vgl. Kap. 8) beschreiben kann (vgl. v. Uexküll und Wesiack 1990). Daran lassen sich dann auch die Zusammenhänge deutlich machen, für die die Begriffe »Übertragung« und »Gegenübertragung« geschaffen wurden.

Im Folgenden wollen wir darstellen, wie wir im Laufe der frühen Kindheit gelernt haben, mit unserem Körper eine Art »Bipersonalität«[1] herzustellen, und was diese für unser »Selbst« bedeutet. Dazu müssen wir zunächst auf neurologische Zusammenhänge eingehen.

---

1 Für Plessner (1976) ist der Doppelaspekt eines »Körper-Seins« und eines »Körper-Habens« ein Wesenszug des Menschen. In beiden Verfassungen »ist« oder »hat« ein Selbst ein Körper-Selbst. In diesem Sinne kann man sagen, dass wir bereits eine Bipersonalität verkörpern.

6.2.3 Der neurologische Hintergrund

Die Neurologen haben schon früh entdeckt, dass wir uns nur in der Rückmeldung unseres Körpers auf die Aktivität unseres Selbst als »Körper-Selbst« besitzen. In Kapitel 3 haben wir erwähnt, dass der Physiologe Sir Charles Scott Sherrington (1857–1952), der 1932 den Nobelpreis für Medizin erhielt, den Prozess dieser Rückmeldung als **»Propriozeption«** bezeichnet hat. Oliver Sacks (1989) berichtet eindrucksvoll, was geschieht, wenn in einem Körperteil diese Rückmeldungen ausbleiben; er schildert, wie der Körper, den wir »unseren Körper« nennen und den wir als unser »Körper-Selbst« erleben, ständig durch unsere Tiefensensibilität, die er als »sechsten Sinn« bezeichnet, als ein »Sich-selbst-in-Besitz-Nehmen«, als »Propriozeption«, aufgebaut werden muss. »Man besitzt sich selbst, man ist man selbst, weil sich der Körper durch diesen sechsten Sinn immer und jederzeit erkennt und bestätigt. Ich frage mich, wieviel von jenem seit Descartes in der Philosophie vorherrschenden absurden Leib-Seele-Dualismus durch ein richtiges Verständnis der Propriozeption hätte vermieden werden können.«

Bei Sacks war dieser sechste Sinn nach einem Unfall, der zum Abriss eines großen Muskels in einem Bein geführt hatte, ausgefallen. Eine Operation war erforderlich. Nachdem der Gips abgenommen war, den man nach der Operation angelegt hatte, geschah »es«: Er kannte sein Bein nicht mehr: »Es war mir ganz und gar fremd, es gehörte nicht mir, es war mir nicht vertraut. Ohne einen Hauch des Erkennens sah ich es an. Wie wir alle, kannte ich auch diese seltsamen, plötzlichen Momente des Nicht-Erkennens, jamais vu; sie sind unheimlich, gehen aber schnell vorüber, und dann sind wir wieder in unserer bekannten, vertrauten Welt. Aber dies hier ging nicht vorüber – es gewann an Tiefe und wurde immer stärker und befremdlicher.«

Sacks Buch hat den Titel »Der Tag, an dem mein Bein fortging«. Er schildert, wie lange es dauerte, bis sein Bein zurückkehrte, und wie er in dieser Zeit lernte, dass unser Körper kein Besitz ist, von dem wir durch »Pathogenese« etwas verlieren und durch Heilung wiedergewinnen können, sondern dass er überhaupt nur existiert, wenn er sich ständig als »Salutogenese« (Antonovsky 1987), durch »In-Besitz-Nahme« der Rückmeldungen auf die Impulse unseres Selbst erschaffen kann. Die Rückmeldung auf die motorischen Impulse unseres Selbst ist Voraussetzung dafür, dass der Körper sich als »selbst« erlebt.

6.2.4 Das Körper-Selbst als »Propriozeption«

»Propriozeption« heißt – wir sagten es schon – »Sich-selbst-in-Besitz-Nehmen«. Unser Körper »nimmt« »sich«, d. h. die willkürliche und unwillkürliche motorische Aktivität seines Selbst in der Antwort des Körpers – »zurückgespiegelt« durch die Tiefensensibilität – als »Körper-Selbst« in Besitz. Darin erleben wir unser Körper-Selbst als eine Einheit. Aber diese Einheit ist nicht »einheitlich« im Sinne von homogen. Wir sagten, wir müssten die Paradoxie, die in dem Begriff »Autonomie« steckt, als Ausdruck der Zugehörigkeit des Phänomens zu zwei verschiedenen Integrationsebenen begreifen. Das Zusammenspiel in den Versuchen von Christian und Haas (1949) umfasst nicht nur die individuelle Ebene jedes der beiden Partner, sondern auch die überindividuelle Ebene der Bipersonalität, die im Zusammenspiel entsteht. Das soll gleich weiter ausgeführt werden.

Zunächst ist jedoch noch etwas Wichtiges nachzutragen. Propriozeption nimmt nicht nur die in den Muskelaktionen zurückgespiegelten Willensimpulse unseres Selbst, sondern mit ihnen auch alle die Integrationsebenen »in Besitz«, die in den Muskelaktionen gewissermaßen »versteckt« sind. Dazu gehören Vorgänge, die sich in Gelenken, Sehnen, Muskeln und Blutgefäßen abspielen und die auf der zellulären Ebene unserem Erleben verschlossen sind. Dazu gehört aber vor allem die Integrationsebene des **vegetativen Nervensystems**, das alle diese Einzelfunktionen einander zuordnet, und dessen Tätigkeit unserem Willen entzogen ist.

Marianne Fuchs (1987) macht auf diesen Punkt aufmerksam, indem sie einen entscheidenden Hinweis gibt: »Früher nannte man das Vegetativum das ›autonome Nervensystem‹. Obwohl das nicht mehr gebräuchlich ist, weil das Wort ›autonom‹ eine andere Bedeutung bekommen hat, benütze ich den Ausdruck ›autonom‹ weiterhin gern. Er soll verstanden werden im Sinne von ›selbsttätig‹, ›automatisch‹, meinem direkten Willen entzogen. [...] Die FE (Funktionelle Entspannung) legt Wert darauf, dass sie den autonomen Antrieb, der nicht machbar ist, zu ermöglichen versteht.«

Im Körper-Selbst sind zwei verschiedene **»Autonomien«** zusammengespannt. Die Autonomie des vegetativen Nervensystems ist, mit seinen unserem Willen entzogenen ordnenden Impulsen, gewissermaßen in die Autonomie des animalischen »willkürlichen« Nervensystems »eingewickelt«. Das ist ein entscheidender Punkt; denn jetzt werden die vielen Möglichkeiten verständlich, wie wir aus Mangel an Respekt vor unserem Körper unser willkürliches Nervensystems veranlassen können, die Ordnung des vegetativen Nervensystems mit anmaßenden Übergriffen oder als Reaktion auf Ängste und Enttäuschungen mit blockierenden Verspannungen und Verkrampfungen zu stören.

Das kann sich auf sehr verschiedene Weise in unserem Körper-Selbst auswirken. Die integrierende Ordnung des vegetativen Nervensystems erleben wir als unbestimmtes Grundgefühl der Vitalität und Gestimmtheit in Raum und Zeit, das so etwas wie einen einheitgebenden Rahmen oder ständigen Hintergrund unseres Erlebens entwirft. Störungen auf dieser basalen vegetativen Ebene können unser Körper-Selbst auf allen Ebenen verändern. Dann kann in extremen Fällen sogar die Ebene in Mitleidenschaft gezogen werden, auf der die Leistungen des Körpers mit passenden Gegenleistungen der Umgebung und Teilen ihrer räumlichen und zeitlichen Gegenständlichkeit integriert sind. Zum Spüren unseres Rückens gehört ja die Unterlage, auf der er liegt oder die Lehne, an die er sich schmiegt; zum Spüren der Füße der Boden, auf dem sie ruhen; zum Spüren der Hand die Tischplatte, auf der sie liegt und zum Spüren der Haut das Hemd, das sie bedeckt – und zu allen gehört die Fähigkeit, zwischen Körper und Umwelt zu differenzieren. Zu dem Bein, über das Sacks berichtet, gehörte die Unterlage, auf der es lag, die Hand der Schwester, die es massierte und die Decke, die es zudeckte. Das Gespenstische war, dass mit dem Bein auch die Unterlage, die Hand der Schwester und die Decke verschwunden oder unwirklich geworden waren! Sie fehlten in seiner Wirklichkeit.

Diesen Zustand erlebte Sacks als eine Art Vorhölle. Er meint, das Wort »Hölle« sei mit Höhle verwandt, und durch ein Skotom für ein Körperteil, sein Ausblenden aus dem Erleben, werde man in eine Höhle eingeschlossen, aus der es kein Entrinnen gibt. Er schildert den Zustand folgendermaßen: »In demselben Maß, wie das organische Fundament der ›Wirklichkeit‹ (der erlebte Körperteil, den das Skotom ausblendet) beseitigt ist, fühlt man sich in einer Höhle eingeschlossen – oder auch in einer Höllenhöhle, sofern man sich gestattet, diesen Zustand bewusst zu erleben (was viele Patienten verständlicherweise und zu ihrem Schutz nicht tun). Ein Skotom ist eine Höhle, ein Loch in der Wirklichkeit, ein Loch in der Zeit ebenso wie ein Loch im Raum, und es ist daher nicht vorstellbar als etwas, das eine begrenzte Dauer oder ein Ende hat. So wie es etwas von einem ›Gedächtnisloch‹ einer Amnesie hat, so ist es auch von einem Gefühl der Zeitlosigkeit, der Endlosigkeit begleitet« (Sacks 1989).

Wenn man unter einem **»Schatten«** etwas versteht, das zu dem erlebten Körper dazugehört, war das Bein, das Sacks in seinem Erlebnisbericht beschreibt, nicht einmal mehr ein Schatten seiner selbst; denn als fremdes und unheimliches Gebilde hatte es jede Verbindung mit ihm verloren. Wenn wir »Schatten« aber als Symbol für »Lichtlosigkeit« und Licht als Symbol für Erleben definieren, bekommt die Metapher einen Sinn. Dann können wir sogar von Schatten und Halbschatten sprechen. In das »Licht« des Erlebens gelangt unser Körper-Selbst nur, soweit die Integration der Vorgänge gelingt, die sich auf den verschiedenen Ebenen abspielen.

Die Ebene, auf der die Leistungen unseres Körpers die passenden Gegenleistungen der Umgebung in unser Erleben einbeziehen, ist unter dem Gesichtspunkt eines *»sense of coherence«* von Interesse. Darunter versteht Antonovsky (1987) die Fähigkeit des Selbst, die für die Salutogenese erforderlichen Teile des Nicht-Selbst der Umgebung auszuwählen und zu assimilieren.

6.2.5 Physische Umwelt als ökologische Nische

In Sacks‹ Bein herrschte ein Zustand sensorischer Deprivation, und mit dem Defekt im Körper-Selbst fehlten auch die zu dem Bein gehörenden Rückmeldungen der Umgebung. Es bestand auch ein Loch in der ökologischen Wirklichkeit, der »Nische«, die unser Leben ermöglicht. Das Krankheitsbild war daher gewissermaßen auch die Extremform eines (lokalisierten) **»psychoökologischen Mangel-Syndroms«**. In dem Vorhöllengefühl des Skotoms in einem Körper-Selbst, das Sacks beschreibt, hatte die Umgebung die Nischenqualität einer subjektiven Umwelt verloren.

Willi (1990) hat den Begriff einer **»Psycho-Ökologie«** geprägt und damit den Begriff einer »psychischen Umwelt« definiert. Damit kritisiert er, ähnlich wie Winnicott (1990), die Tatsache, dass die Psychoanalyse zwar ein hochdifferenziertes Persönlichkeitsmodell, aber nur wenig differenzierte Vorstellungen über die Bedeutung der Umgebung für die Persönlichkeitsentwicklung besitzt. »Die äußere Realität«, schreibt er, »wird (von der Psychoanalyse) als Inszenierung der inneren Realität betrachtet, welche für das Befinden einer Person als maßgeblich angesehen wird. [...] Zur Selbstobjektivierung gehöre die Fähigkeit, Teile des Selbst in äußeren Objekten zu personifizieren, die innere Welt nach außen zu tragen und sie in realen Formen zu objektivieren. [...] Diesen Gedanken weiterführend, bin ich (jedoch) der Meinung, dass die psychoanalytischen Konzeptualisierungen durch eine psychoökologische Perspektive erweitert und ergänzt werden sollten« (Willi 1990).

Dazu gehört, wie Willi ausführt, in erster Linie die Anerkennung der Tatsache, dass unser reales Wirken nicht nur Projektion von Innen und Außen ist, sondern dass es durch die Umgebung beantwortet werden muss und dass wir die Antworten der Umgebung als »Propriozeption«, als Bestätigung unseres Selbsterlebens, spüren müssen. Wir müssen, wie er sagt, »unser Wirken und Werken durch die physische und soziale Umwelt sinnvoll beantwortet fühlen«. Wie Christian und Haas (1949) in ihren Versuchen gezeigt haben, dass Autonomie nicht Autarkie ist, so stellt auch Willi fest, dass Autonomie nicht Unabhängigkeit von der Umgebung bedeutet, sondern »dass Ich und Selbst durch Interaktion mit der Umwelt angeregt und strukturiert werden, ohne sich an die Objekte zu verlieren. Sie können die Wirkungen der Objekte in sich aufnehmen, ohne dabei Identität und Eigenbestimmung aufzugeben« (Willi 1990).

Wir können sogar sagen, dass unser Selbst erst durch die Umwelt seine Identität und Eigenbestimmung erlangt. Das gilt, wie wir jetzt zeigen müssen, nicht nur für unser »Körper-Selbst«, sondern ebenso für unser »soziales Selbst«. Willi schreibt dazu: »Die Person entfaltet sich in beantwortetem Wirken in ihrer Umwelt«. Und er zitiert Martin Buber: »Denn das innerste Wesen des Selbst vollzieht sich nicht, wie man gerne annimmt, aus dem Verhältnis des Menschen zu sich selbst, sondern aus dem zwischen dem Einen und dem Anderen« (Willi 1990).

6.3 »Mündigkeit« und »soziales Selbst«

Autonomie hat nicht nur die Bedeutung »körperlicher Gesundheit«, die mit dem Gefühl eines »Körper-Selbst« einhergeht, das frei über seine Kräfte verfügen kann. Autonomie hat auch die Bedeutung von **»Mündigkeit«**, d.h. des Gefühls, ein soziales Selbst zu sein, dem das Verhalten der Mitwelt das Recht, über sich selbst zu bestimmen, zurückspiegelt. Damit wird die Vielschichtigkeit, die in unserem Selbst verborgen ist, noch durch eine weitere Schicht ergänzt.

Das somatische Krankheitsbild belehrte Oliver Sacks darüber, dass sein Körper-Selbst auf die bestätigenden Rückmeldungen seines Körpers und dessen physischer Umwelt angewiesen war. Der Aufenthalt im Krankenhaus belehrte ihn darüber hinaus, dass auch sein soziales Selbst, die Gewissheit, »er selbst«, d.h. die ihm vertraute Persönlichkeit zu sein, kein Besitz ist, sondern genau wie sein Körper-Selbst ständig durch »Propriozeption«, durch bestätigende Rückmeldungen der Umgebung aufgebaut werden muss. Hier wird der Unterschied zwischen »Körper-Selbst« und **»sozialem Selbst«** deutlich.

»In dem kurzen Zeitraum meines dreiwöchigen Patientendaseins«, schreibt Sacks, »hatte ich die Welt der Gesundheit weitgehend vergessen. Die Tatsache, dass ich keinen Schrecken empfand, machte einen großen Teil dieses Schreckens aus. Ich war ein Pygmäe, ein Häftling, ein Insasse – ein Patient – geworden, ohne es auch nur im mindesten zu merken. Wir benutzen das Schlagwort ›Institutionalisation‹, ohne auch nur die leiseste, auf persönliche Erfahrung gegründete Ahnung zu haben, welche Faktoren dabei eine Rolle spielen – wie heimtückisch und allumgreifend die Schrumpfung in allen Bereichen (nicht zuletzt im moralischen Bereich) fortschreitet und wie rasch ein jeder, auch man selbst, ihr zum Opfer fallen kann.«

Er schildert dann seinen sozialen Status als Patient im Krankenhaus: »Wir Patienten wurden von denen, die keine Patienten waren, von Studenten, Schwestern, Besuchern offensichtlich, wenn auch unbewusst, gemieden wie Aussätzige. [...] Mehr als alles vermittelte mir dies ein deutliches Gefühl dafür, welchen sozialen Status Patienten haben, wie ausgestoßen, wie abgesondert sie sind. Unsere weißen Gewänder erregten Mitleid und Abscheu, und ich hatte das Gefühl, dass zwischen den Gesunden und uns eine tiefe Kluft gähnte, die durch Höflichkeit und Förmlichkeit nur noch vertieft wurde.

Wir trugen Stigmata von Patienten, wir besaßen das unerträgliche Wissen um Leiden und Tod, das unerträgliche Wissen um Hilflosigkeit, Verzweiflung und Abhängigkeit – an solche Dinge möchte die Welt nicht erinnert werden. [...]

Für mich hatte das Dasein als Patient zwei Leiden. [...] Das eine war das körperliche Unvermögen, [...] das andere war ›moralischer Natur‹ und stand in Verbindung mit dem verminderten, rechtlosen Status eines Patienten und besonders mit dem Konflikt mit ›ihnen‹ und der Unterwerfung unter ›sie‹ (damit waren die Ärzte und das ganze System, die Institution gemeint). Dieser Konflikt besaß einen hasserfüllten, ja sogar paranoiden Unterton, wodurch zu den schweren, aber neutralen körperlichen Beschwerden ein weit weniger erträgliches moralisches Leid hinzukam. [...]

Obwohl ich irgendwo die ganze Zeit wusste, dass er (der behandelnde Arzt), wie ich, ein anständiger Mensch war und dass alle es gut meinten und ihr Bestes taten, konnte ich das alptraumhafte Gefühl, das auf mir gelastet hatte, nicht abschütteln. Zweifellos war ›es‹ (das Gefühl der Rechtlosigkeit) in gewissem Maße seit meiner Aufnahme (im Krankenhaus) dagewesen, war aber stärker und spezifischer geworden, als die Kommunikation zusammenbrach und der Arzt mit der Autorität seines Standes sagte, es (meine real erlebte Wirklichkeit) sei ›nichts‹ und damit meinen höchst elementaren Wahrnehmungen widersprach, sie in Frage stellte und anzweifelte, Wahrnehmungen, die sich auf mein höchst elementares Ich-Gefühl, das Gefühl meiner Ganzheit gründeten« (Sacks 1989). Sacks' Buch könnte also auch den Titel haben »Der Tag, an dem mein Selbst wegging«.

Es ist eindrucksvoll zu lesen, wie ein Arzt (als Patient) beschreibt, wie Ärzte ihre Patienten entmündigen und dabei von dem unerschütterlichen Glauben erfüllt sind, ihr Bestes für sie zu wollen und ihr Bestes für sie zu tun. Offensichtlich genügt es nicht, freundlich und zugewandt zu sein und das Beste für seine Patienten zu wollen. Um ihnen das Gefühl der »Entmündigung« zu ersparen, muss der Arzt wissen, was ihnen – an Rückmeldung – fehlt, um mündig bleiben oder wieder werden zu können.

Die **Unmündigkeit** des Patienten beruht auf einem Mangel an diesen Rückmeldungen. Sein Zustand entspricht jenem unheimlichen »Nicht-Erkennen«, jenem »jamais vu«, von dem Sacks sagt, dass alle darum wissen, aber sicher sind, dass es schnell vorübergeht. Wenn das Nicht-Erkennen aber uns selbst betrifft und nicht vorübergeht, gewinnt es, wie er sagt, mit jedem Augenblick an Tiefe und Befremdlichkeit.

6.4 Der Hintergrund der frühen Kindheit

Wir können die Bedeutung unserer körperlichen und sozialen »Propriozeption« für unser Selbstsein besser verstehen, wenn wir sie genetisch betrachten. Die Entwicklungspsychologie hat uns gelehrt, dass wir nicht »mündig« auf die Welt kommen, sondern dass wir nach der Geburt viele Monate brauchen, um erste Fähigkeiten eines Mündig-Werdens zu erwerben (vgl. Kap. 9). Verbesserte Methoden der Direktbeobachtung der Interaktionen zwischen Kindern und ihren Müttern durch Zeitlupen- und Videoaufnahmen (M. Papousek 1975; Stern 1985) haben gezeigt, dass ein kleines Kind kein isoliertes Wesen ist, sondern Teil eines »sich entwickelnden Systems«, in dem Kind und Mutter durch zunächst averbale und erst später auch verbale Zeichenprozesse miteinander verbunden sind. Dabei vertritt die Mutter nicht nur die Stelle, die später einmal die physische Umwelt und die soziale Mitwelt einnehmen werden, sie vertritt zunächst auch den Körper des Säuglings, der anfangs noch nicht getrennt von der Umwelt erlebt wird (vgl. Kap. 4).

In dieser Zeit hat die Mutter die Aufgabe, dem Kind durch ihr Verhalten Sensationen zu deuten, die es nicht versteht. Das Kind wird z. B. von ihm unverständlichen Körpersensationen geplagt, und es übersetzt diese »unheimlichen« Zeichen für seine »Jamais-vu-Situation« in Zeichen motorischer Unruhe und Schreien, die sich als Fragen nach dem »Bezeichneten« an die Mutter richten. Die Mutter gibt dem Kind mit ihrem Antwortverhalten des Stillens das »Bezeichnete« und deutet ihm damit die unverstandenen Sensationen als »Hunger«. Averbale Zeichen, mit denen das Kind Sensationen beantwortet, die es bei Kälte spürt, interpretiert die Mutter mit Wärmen und zeigt ihm damit, was seine unverstandenen Sensationen »bezeichnen«. Dabei lernen beide Partner voneinander und gewinnen im Lauf der Entwicklung ihres gemeinsamen Zeichensystems an **»semiotischer Kompetenz«**. Beide lernen nicht nur die Wirklichkeit des anderen, sondern auch sich selbst besser verstehen. In diesem Dialog lernt das Kind, sich und seinen Körper von der physischen und sozialen Mitwelt abzugrenzen und seinen Körper und sich selbst als sein Körper-Selbst und sein soziales Selbst in Besitz zu nehmen.

So sieht es im Idealfall aus, und so wird es auch häufig sein. Auf der anderen Seite gibt es aber auch Missverständnisse, Schwierigkeiten und Versäumnisse. Dadurch können Teile des Körpers vom Erleben ausgespart bleiben und nun wie weiße Flecken auf einer Landkarte imponieren oder andere als gefährlich ausgegrenzt und für tabu erklärt werden. Dann entsteht kein sicheres, sich selbst vertrautes und vertrauendes Körper-Selbst. Es kann dunkle, von Schatten erfüllte Stellen und Abgründe geben, die das Licht des Erlebens nicht erreicht. In solchen Fällen ist mitunter auch der Aufbau des sozialen Selbst erschwert oder behindert. Das sind dann Probleme, an denen eine körperbezogene Psychotherapie ansetzen muss.

In diesem Zusammenhang ist es wichtig zu wissen, dass wir in der Beziehung zwischen Patient und Therapeut einen analogen Vorgang wie in der Kindheit beobachten, nur mit dem Unterschied, dass er sich jetzt – wenigstens teilweise – auf einer kognitiven und verbalen Ebene abspielt. Der Patient empfindet in seinem Körper Sensationen, die er nicht kennt und deren Bedeutung er nicht versteht. Er erlebt jenes unheimliche »Nicht-Erkennen«, jenes »jamais vu«, und hofft, dass es bald vorübergeht und ihn wieder in seine vertraute Wirklichkeit zurückkehren lässt. Wenn aber die Sensationen wiederkommen und nicht oder nicht vollständig verschwinden, muss der Patient versuchen, die unverstandenen Zeichen in Worte zu übersetzen, die er dem Therapeuten als Fragen vorlegen kann, und dieser muss die Worte interpretieren, indem er dem Patienten mitteilt, was seine Sensationen »bezeichnen«. Das wird ihm jedoch – in einer Form, die auch den Patienten befriedigt – nur gelingen, wenn er weiß, wie schwer und von Missverständnissen bedroht jeder Versuch ist, Körpersensationen, die man nicht kennt, in Worte zu übersetzen.

6.5 Folgerung

Die Analyse des Begriffs »Autonomie« hat gezeigt, dass **»Selbstsein«** keine einfache Sache und auch keine Angelegenheit des einzelnen allein ist, sondern dass Rückmeldungen der physischen Umwelt und unserer menschlichen Mitwelt unentbehrlich sind, um unser körperliches und soziales Selbst aufzubauen und zu erhalten. Unser Selbst stellt sich als ein dichtes Netz aus unsichtbaren »Beziehungsfäden« dar, die ständig zwischen den Teilen unseres Körpers und darüber hinaus zwischen diesen und Teilen unserer Umgebung gesponnen werden müssen. Immer wieder muss unser frühes Selbst mit den unsichtbaren Fäden zu seinen frühen Objekten in neue Fäden eingewickelt werden, die es mit neuen Objekten verbinden. Diese Fäden haben die Fähigkeit, eine Wirklichkeit zu erzeugen, die von unserem Selbst als sichtbar, fühlbar und hörbar erlebt wird, für jeden anderen aber unsichtbar, unfühlbar und unhörbar bleibt und von einem anderem daher auch nicht direkt erlebt werden kann (vgl. Kap. 8).

So stellt **subjektive Anatomie** unseren Körper und unser soziales Selbst nicht nur als dynamisches Gebilde dar, in dem Verwickeln, Auswickeln und neue Verwicklungen zu dem führen, was wir mit einem missverständlichen Ausdruck unsere psychosoziale »Entwicklung« nennen. Subjektive Anatomie zeigt unser Selbst auch als Zentrum einer Wirklichkeit, die nur ihm unmittelbar zugänglich und unzweifelhaft real ist, für alle anderen aber unsichtbar und nicht direkt erlebbar bleibt. Ähnlich muss es Shakespeare gesehen haben, der Isabella in »Maß für Maß« den berühmten Satz über den Menschen in den Mund gelegt hat: *»Most ignorant of what he's most assured, his glassy essence.«*

6.6 Rückzug in die Autarkie

6.6.1 Bericht einer Therapeutin

In den ersten Abschnitten dieses Kapitels haben wir erläutert, dass jede eigene Leistung der Gegenleistung der Umgebung bedarf, das Gehen dem Boden, das Atmen der Luft etc. Es wurde darauf hingewiesen, dass bereits in einem sehr frühen Stadium der menschlichen Entwicklung diese **»Gegenseitigkeit«** auch zwischen Pflegeperson und Säugling eine ganz wesentliche Rolle spielt. Gelingt sie nicht, wird die weitere Entwicklung des Kindes gestört. Ebenso wie der Säugling in dieser Phase auf eine eingestimmte Reaktion, Spiegelung, Antwort angewiesen ist, um sich selbst, d.h. sein sich entwickelndes Selbst zu spüren, braucht auch der Erwachsene – wenn auch in wesentlich geringerem Maße – diese Antwort der Umgebung. Er braucht aber dazu gerade auch die innere Wahrnehmung, v.a. die beschriebene Propriozeption. Plassmann weist darauf hin, dass das Körpererleben schon in der frühen Entwicklung nicht in so starkem Maße, wie es häufiger von der Psychoanalyse betont wird, ausschließlich in Verbindung mit den äußeren Primärpersonen gesehen werden kann, sondern dass »elementare, aus dem Körper stammende Wahrnehmungen [...] allererste Inhalte« seien. Er plädiert für ein **»Primat der Körpererfahrung«**. »Das Selbst wäre nach dieser Annahme vom Ursprung her eine Internalisierung der Körpererfahrung und erst später eine Internalisierung von Objekten« (Plassmann 1993, S. 263). Tatsächlich lassen sich beide Bereiche aber kaum trennen. Die Art des Umgangs der Pflegeperson mit dem Kind beeinflusst von Geburt an dessen Körpererfahrung, auch wenn es partiell selbstständige Bereiche gibt.

Ein Beispiel für diese wechselseitige Beeinflussung ist der in Kapitel 2.2 geschilderte Fall einer Artefaktpatientin, dessen Hintergründe wir jetzt genauer darstellen wollen, da wir sie jetzt besser verstehen können. Da die 22-jährige Patientin bereits vorgestellt wurde (vgl. Kap. 2.2), kann hier auf die Schilderung des ersten Eindrucks und des Beschwerdebildes verzichtet werden.

FALLBEISPIEL Familienanamnese

Die Mutter der Patientin wurde von ihrem Vater als Kleinkind sexuell missbraucht. Dessen Frau, die Großmutter der Patientin, habe davon gewusst, aber nichts unternommen. Ein Gespräch der Patientin mit ihr über Näheres aus der Familiengeschichte lehnt diese Großmutter brüsk ab.

Der Vater der Patientin leidet an einer chronischen körperlichen Erkrankung, zu deren Symptomatik u. a. Hautjucken gehört. Er kratzte sich jahrelang am ganzen Körper blutig, sodass er sich nicht mehr traute, in ein Schwimmbad zu gehen. Auch der Großvater väterlicherseits kratzt sich häufig die Kopfhaut auf. Er lebt in einer »beschützten Abteilung« eines Pflegeheims, da er psychisch krank ist und in einer manischen Phase die Familie der Patientin mit dem Gewehr bedrohte.

In einem gemeinsamen Gespräch mit der Mutter der Patientin, bei dem diese vom ersten Eindruck her im Vergleich zur Patientin kleiner, fast jünger, zart, zerbrechlich, wenig in sich ruhend und zu tränenreicher Dramatik neigend wirkt, weinen beide nach kurzer Zeit. Als die Patientin die Schachtel mit Einmaltaschentüchern auf den Schoß nimmt, greift die neben ihr sitzende Mutter mehrmals nach den oben aus der Schachtel herausschauenden Taschentüchern, um sich die Tränen zu trocknen. Dies tut sie jedes Mal mit einer heftigen, wütend und übergriffig wirkenden Handbewegung in Richtung ihrer Tochter. Dabei äußert sie, sie hätte sich durch die Geburt ihrer ersten Tochter, der Patientin, überfordert gefühlt. Vom ersten Augenblick an, sie war damals 22 Jahre alt, sei das Kind ausschließlich eine Belastung für sie gewesen, wenn sie auch beute sagen könne, Belastungen würden einen im Leben weiterbringen. Sie habe mit dem Säugling nichts anfangen können, habe ihm gegenüber nicht zärtlich sein können. Dies habe sich erst nach einem häuslichen Unfall in der Säuglingszeit geändert, bei dem die Patientin schwere Verbrennungen erlitt und für mehrere Wochen ins Krankenhaus musste. Danach habe die Mutter starke Schuldgefühle bekommen, besonders weil ihr Ehemann ihr Vorwürfe gemacht hatte. Sie habe nach dem Unfall ihr Verhalten gegenüber der kleinen Tochter geändert und sei eher überbesorgt und überfürsorglich gewesen.

Die Ehe der Eltern sei schon damals sehr problematisch gewesen, die Mutter sei wohl sehr mit sich selbst beschäftigt gewesen.

Schon als Säugling habe die Patientin Schaukelbewegungen des ganzen Körpers wie bei einem Hospitalismusschaden gezeigt, sie selbst nennt es »Baby-Ruckeln«. Mit ca. zehn Jahren habe sie sich die Haare ausgerissen. Eine von den Eltern initiierte Kinderpsychotherapie habe sie nur widerwillig mitgemacht. Sie habe erst mit dem Haareausreißen aufgehört, als die Mutter sich sehr beunruhigt gezeigt habe. Seit der Pubertätszeit dann, kurz nach der ersten Menstruation, habe sie begonnen, sich das Gesicht blutig zu kratzen. In dieser Zeit seien die Eltern für zwei Jahre getrennt gewesen, die Mutter sei, zusammen mit der zwei Jahre jüngeren Schwester der Patientin, ausgezogen, habe mehrere kurze Beziehungen gehabt. Die Patientin sei, als »Papakind«, beim Vater geblieben. Hierzu äußert die Mutter im Interview: *»Du bist genau wie dein Vater!«* oder *»Seltsam, mit deiner Schwester hatte ich nicht solche Probleme wie mit dir!«*

Inzwischen leben die Eltern wieder zusammen, die Ehe sei aber weiterhin sehr konfliktreich, der Vater habe zeitweilig Alkoholprobleme. Die Mutter war wegen Depressionen in stationärer psychiatrischer Behandlung, macht jetzt eine ambulante Psychotherapie und versucht häufig, die Patientin zur Übernahme der eigenen therapeutischen Einsichten zu bewegen, z. B. in dem Sinne, sie solle doch endlich einmal all ihre Wut ihr gegenüber herauslassen, sie könne es gut ertragen, von ihrer Tochter angeschrien zu werden. Insgesamt aber sei es ihr schon lieb, wenn die Tochter selbstständig wäre und sie in Ruhe ließe.

Die erste ernstzunehmende Partnerbeziehung scheiterte relativ rasch, da die Patientin sich nicht mehr geliebt fühlte. Sie zog aus der gemeinsamen Wohnung aus, und zwar zunächst zurück zu den Eltern, danach in eine eigene Wohnung. Dort mache ihr das Alleinsein trotz Freundeskreis häufig zu schaffen. Und obwohl gerade das Alleinsein so schwierig für sie sei, vermute sie manchmal, sie wolle sich durch die entstellenden Kratznarben im Gesicht sexuell unattraktiv machen, um sich vor weiteren schwierigen Beziehungen zu schützen. Sie wisse zwar inzwischen schon einiges von der Bedeutung ihres »Kratzzwanges« – das Gesicht solle glatt, schön, unauffällig und angepasst sein, so wie sie selbst auch immer gegenüber ihrer Umwelt erscheinen wolle. Sie sähe auch, wie paradox das alles sei, das Gesicht durch Kratzen »glätten« zu wollen und sich dadurch erst recht zu verunstalten, was sie hinterher mit dick aufgetragener brauner Schminke wieder »zukleistere«, so wie eine künstliche Fassade, die sie dann abends wieder umso heftiger aufreißen müsse, damit »sie selbst« überhaupt noch herausschaue. Aber »ohne Maske« wage sie sich niemandem zu zeigen, vielleicht mit Ausnahme ihrer Eltern und ihres damaligen Freundes.

Ausschnitte aus den ersten Therapiestunden mit Funktioneller Entspannung

Die Behandlung der Patientin fand stationär in der psychosomatischen Abteilung einer Universitätsklinik statt. Bereits in der ersten Stunde fühlt sie sich im Stich gelassen, da wegen einer Fortbildung der Therapeutin der erste Termin erst einige Tage später stattfinden kann. Sie empfinde sich völlig von Tränen überschwemmt und am ganzen Körper angespannt. Wie im Schwall berichtet sie von ihrer Not. Sie sei wie ein überlaufendes Fass, aus dem ständig Tränen fließen und das doch nie leerer wird. Sie hoffe, dass ihr eine Therapie, in der direkt der Körper mitbeteiligt ist, vielleicht noch helfen könne.

In der zweiten Stunde klagt sie, sie spüre die Füße beim Sitzen nicht, sie wolle sie irgendwie hochlagern und gegen etwas stemmen. Die Therapeutin stellt ihr ihre eigenen Knie, später ihre eigenen Handflächen als Unterlage und »Widerlager« zur Verfügung. Das genießt die Patientin, die Hände der Therapeutin seien so gut an ihre eigenen Füße angepasst. Sie wolle immer so bleiben und sich am liebsten nie mehr bewegen. Auf die Frage, ob doch ein Impuls für eine Veränderung kommen wolle, setzt sie sich im Schneidersitz auf den Boden und »wickelt« ihre Arme um den Körper. So, jetzt seien auch die Hände ruhiger, aber auch gefesselt, könnten nichts mehr tun. Sie spürt Erschöpfung und Traurigkeit, aber auch Ruhe.

In der dritten Stunde will sie ihre »angepasste Fassade brechen«, will »ihre Wut herauslassen«, was fast wie ein therapeutischer Auftrag ihrer Mutter wirkt. Sie empfindet den ganzen Körper, besonders die Füße, als völlig angespannt und will dies durch heftige Bewegungen lösen. Das Trommeln auf einer Wolldecke bringt keine Minderung der Spannung in den Füßen. Sie steht auf. Auf die Frage nach einem Bewegungsimpuls, einem Wunsch, äußert sie, am liebsten wolle sie in den Arm genommen werden, macht unmittelbar eine Bewegung auf die Therapeutin zu, fällt ihr »in die Arme« und weint, fühlt sich gehalten, wird ruhiger, die Spannung in den Füßen bessert sich. Sie löst sich wieder, äußert, sie fühle sich schuldig, die Therapeutin »beschmutzt« zu haben. Auf deren weißem Ärztekittel findet sich oben an der Schulter so etwas wie ein »Abklatsch« des mit braunem Make-up bedeckten, beschädigten Gesichtes.

In der sechsten Stunde geht es um die Zustände des Sich-allein-Fühlens, in denen sie sich verletzen »muss«. Sie könne fast nichts darüber sagen, sie sei wie nicht bei sich, wisse nur, dass sie dabei Schuldgefühle habe. Auf die Frage der Therapeutin, wenn jemand schuld sei, wer denn, die Schuld habe an der »Kratzerei«, das Gesicht oder die Hand, antwortet sie prompt und wie selbstverständlich: *»Das Gesteht natürlich! Es ist doch uneben! Da muss doch die Hand etwas tun, sie kann ja gar nicht anders!«* Dann ein längeres betroffenes Schweigen. Als die Therapeutin die Äußerung in einer späteren Phase der Therapie wieder aufgreift, kann die Patientin sich

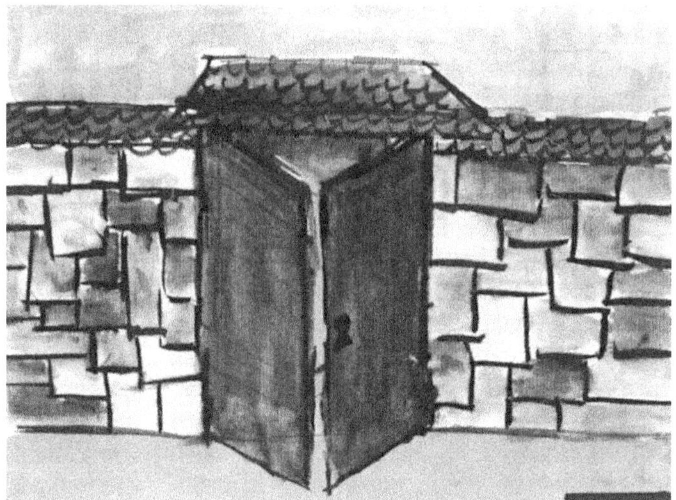

Abb. 6-1: Dieses Bild mit den geöffneten Toren in einer Mauer entstand nach einer Therapiestunde, in der die Patientin zunächst, wie schon oft geklagt, ihren Rücken nicht spüren konnte, auch unter Zuhilfenahme ihrer eigenen Hände nicht. Erst nachdem die Therapeutin ihre Hände auf dem Rücken der Patientin als kurzfristige, nach den Wünschen der Patientin dosierte Spürhilfe anbot, veränderte sich etwas: Mit den Händen, rechts und links hinten am Brustkorb aufgelegt, »gingen plötzlich zwei Tore auf«: Die Patientin konnte aufatmen und spürte durch den sich unter den Händen weitenden Thorax ihren Rücken.

nicht daran erinnern und ist erstaunt. Selbstverständlich sei es die Hand, die das Gesicht verletze, nicht umgekehrt!

In der siebten Stunde, die nach einer Unterbrechung stattfindet, klagt sie, dass sie ihre Füße nicht möge und auch nicht lange darauf gehen oder stehen könne, obwohl sie doch eigentlich sehr sportlich sei. Als die Therapeutin sie bittet, einmal im Sitzen ihre Füße und deren Berührungspunkte mit dem Fußboden wahrzunehmen, ohne gleich etwas zu verändern, äußert die Patientin, die ihre Unterschenkel unter dem Stuhl verschränkt hat, die Füße hätten keinen Kontakt zum Boden, sondern hingen eingeklemmt in den Lederriemen ihrer Sandalen. Nur ein Fuß habe über den Schuh an einer kleinen Stelle indirekten Bodenkontakt, aber das sei nicht wichtig, denn sie wünsche gar keine Berührung mit dem Boden. Sie ziehe sowieso meist die Füße nach oben auf den Stuhl. Sie tut es und spürt, im Schneidersitz auf dem Stuhl sitzend, die Außenkante ihrer Füße, wieder eingezwängt und gefesselt. Das sei nach kurzer Zeit unbequem, das kenne sie schon.

Sie stellt erstmalig beide Füße mit der ganzen Fläche breitbeinig nebeneinander auf den Boden und kommentiert das mit der Bemerkung an die Therapeutin: *»Sie sitzen ja meist so, ich könnte das nie!«* Auf das Angebot, sich in dieser neuen Lage ein wenig nach unten für einen kurzen Moment hin »loszulassen«, kommt als Reaktion, nein, nein, das bringe bei ihr gar nichts, da merke sie höchstens, dass ihr Po auf dem Stuhl breiter werde, sonst nichts. – Und die Füße? Von denen spüre sie nur die Außen-

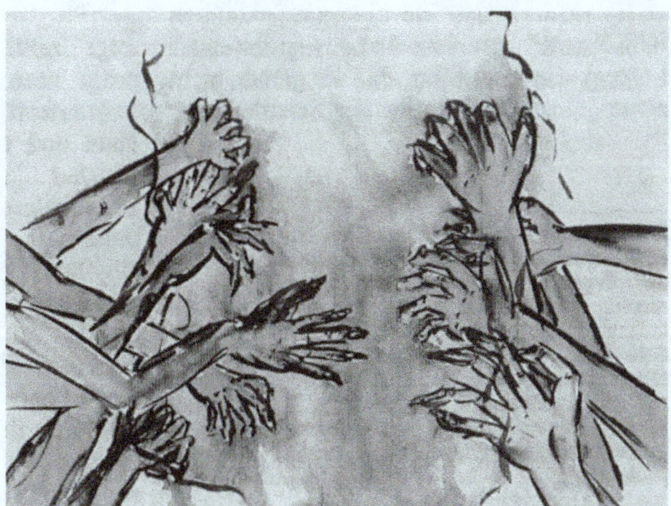

Abb. 6-2: Dieses Bild entstand in ihr gleichzeitig mit dieser für sie beglückenden Erfahrung: ein sie fast bedrängendes, grausames Bild, das sie zunächst nicht darstellen konnte, dann aber doch nach der Stunde in ihrer Wohnung malte und in die nächste Stunde mitbrachte. Sie nannte es »blutige Haut als eine amorphe Masse, an der Hände zerren. Ich fühle mich zerrissen. Es tut weh«. Danach konnte sie u. a. erstmals von den Berichten ihrer Mutter über die schwere Verbrennung im Säuglingsalter (s. Fallgeschichte) erzählen, von der besonders Rücken und Schultern betroffen waren und die zu einem mehrwöchigen Krankenhausaufenthalt geführt hatte.

kante. Vielleicht noch etwas von der Ferse und den kleinen Zehen. Innen sei ja eh das Fußgewölbe, da könne sie gar nichts spüren. Aber es sei da so etwas wie eine Brücke in diesem Bereich. Auf das Angebot hin, einmal diese »Brücke« für sich zu nutzen – und zwar mithilfe einer Gewichtsverlagerung des Rumpfes nach vom und hinten – und damit ein kleines Loslassen nach unten zu verbinden, die Fußsohle diesmal zwischen Ferse und dem großen Zeh wahrzunehmen, probiert sie lange und strahlt dann. Zum ersten Mal sei der Fuß ganz da und fühle sich stabiler an. Er sei ja jetzt auch ganz auf dem Boden (vgl. den Hinweis auf Sophie Krietsch in Kap. 4).

6.6.2 Kommentar

Was wird an diesen Ausschnitten aus einer Behandlung, die noch andauert, deutlich? Schon beim ersten Eindruck wird erkennbar, dass die »gestandene Frau«, die ihr Studium mit Bravour meistert, beim Sitzen die Beine vom Boden wegzieht und verkrampft festhält. In der Therapie äußert sie, sie brauche keinen Kontakt zum Boden. Das **Autarkieideal** bestimmt offensichtlich ihr Verhalten. Da sie dem Prinzip von Leistung und lebensnotwendiger Gegenleistung nicht trauen kann, das besonders beim Stehen und Gehen in Bezug auf den Boden essenziell ist, spürt sie häufig ihre Füße nicht oder allenfalls stark angespannt oder auch nur die Außenkante der Füße, so als herrsche bei ihr die Fußhaltung eines Kindes vor, das noch nicht stehen kann.

Wenn Autonomie Selbstaktivität bedeutet, dann ist das lebende System Mensch nie ohne die Gegenleistung der Umgebung autonom. Wenn diese Gegenleistung ausbleibt oder unvollkommen ist, gibt es eine Tendenz zur Flucht in die Autarkie, d.h., diese Patientin versucht, die notwendigen Gegenleistungen zu verleugnen, hält sich für omnipotent, so als würde die Gegenleistung der Umgebung auch von ihr selbst geschaffen.[2] Was sind bei dieser Patientin Gründe dafür, dass sie zu einer derartigen »Selbsthilfe« greifen muss, zur autarken Lösung, die dazu führt, dass sie gerade nicht autonom ist, sondern ihr der Schatten zum Schicksal wird?

Gehen wir zum Lebensanfang der Patientin zurück. In dieser frühen Phase sind die notwendigen Gegenleistungen der Umgebung, die »Perturbationen«, entscheidend für das Überleben, da sich der innere Kode des lebenden Systems erst bilden muss, und das kann er nicht ohne eine weitgehende **Kodeabstimmung** durch das mütterliche lebende System, wodurch das kindliche System erst zur Autonomie befähigt wird.

2 Hier unterliegt sie – psychoanalytisch gesprochen – einer Allmachtsvorstellung, die äußerlich als das Gegenteil der oben beschriebenen Anklammerung erscheint, die aber eher das Bedürfnis nach äußerster Nähe abwehren soll (vgl. Kernberg 1978). Sehr häufig ist Autarkie die Abwehr von Beziehung, um erneute schmerzliche Gefühle – bis hin zur Traumatisierung – zu vermeiden. Das Autarkieideal wird übrigens bei Anorexiepatientinnen besonders deutlich. Diese Frauen werden zu einem »Schatten«, der keine Nahrung braucht, der »geistig« und unabhängig ist.

Bei der Mutter der Patientin waren die Voraussetzungen für diese Abstimmungsleistung denkbar schlecht. Als Kind war die Kodeabstimmung mit den für sie wichtigen Bezugspersonen stark gestört. So wurde sie durch den Vater unter Duldung der Mutter sexuell missbraucht. Auch den Ehemann erlebt sie als feindlich und uneinfühlsam. Als sie mit 22 Jahren ihre erste Tochter bekommt, kann sie mit dem Säugling nichts anfangen, meidet den körperlichen Kontakt und sieht in dem Kind nur eine Belastung. Ihre spätere Zuwendung nach dem Verbrennungsunfall der Patientin ist überwiegend von Schuldgefühlen bestimmt. Es ist leicht vorstellbar, dass unter diesen Bedingungen die Abstimmung zwischen Mutter und Tochter gestört ist.

Die Patientin reagiert auf diese nicht gelingende Kodeabstimmung mit einer **dreiphasigen Symptomatik:**

Als Erstes entwickelt sie, noch in der Säuglingszeit und vermutlich besonders ausgeprägt nach dem wochenlangen Krankenhausaufenthalt mit Traumatisierung der Haut und vollständiger Trennung von der Mutter, das »Baby-Ruckeln«. Über ein Schaukeln des ganzen Körpers versucht sie unbewusst, sich durch einen eigenen Rhythmus selbst zu heilen. Dies kann als Ausdruck von **Omnipotenz-Illusionen** verstanden werden. Wenn schon die Rhythmen zwischen der Mutter und ihr nicht an ihre Bedürfnisse angepasst sind, schafft sie sich mithilfe ihres Gleichgewichtsorgans einen eigenen Kode, der die Mutter gar nicht mehr benötigt.

Als zweites Symptom in der Kindheit kommt es zum Ausreißen der Haare, das ja als **autoaggressives Symptom** häufig beschrieben wird. Es hat, wie viele dieser Symptome, eine doppelte Bedeutung. Sie beruhigt sich durch die Beschäftigung mit ihren Haaren, wie Kinder dies oft vor dem Einschlafen tun und tröstet sich dadurch selbst über die ungenügende Beziehung zur Mutter hinweg, gleichzeitig schädigt, verletzt und bestraft sie sich und damit ihre Mutter. Die Patientin hört erst damit auf, als die Mutter stark beunruhigt ist, d. h., sie rettet ihre Haare durch die Beunruhigung der Mutter. Es ist, als ob die Haare nicht zu ihrem Körper, sondern zu dem der Mutter oder beiden gehören (Hirsch 1989, 1993). Da sie sich nicht genügend autonom fühlt, gibt es wohl auch körperliche Bereiche, in denen sie sich als ungetrennt von der Mutter erlebt.

Als drittes Symptom kommt es, etwa von der Pubertät an, zum Zerkratzen des Gesichtes. Hierbei fällt vor allem die **Aktiv-Passiv-Spaltung** von bestimmten Körperteilen auf, was Plassmann (1993) mit dem Begriff der »Spaltungszonen« bezeichnet. Darin scheint sich eine ursprüngliche Szene früherer Gewalterfahrung zu wiederholen. Der passive Teil, hier das Gesicht, wird zum Schuldigen. Konkret heißt das, die Patientin identifiziert sich selbst mit ihrem Gesicht, das böse ist: »Ich bin böse, sonst würde ich nicht so behandelt, wie ich es werde.« Die verletzende Hand stellt die Mutter dar, denn »die Mutter ist gut«. Das Gesicht, das narzisstisch hoch besetzt ist, wird zur Repräsentanz negativer Selbst-Anteile oder auch zum Träger des Schattens: Ich bin nicht so, wie ich sein sollte. Plassmann bezeichnet das Gesicht bei Artefaktpatienten, die das Gesicht als »Zerstörungszone« aufweisen, auch als »narzisstische Zone im Körper-Selbst«. Das Gesicht soll bei der Patientin glatt, überangepasst und gefällig sein. Das Symptom ist also gleichzeitig ein Rettungsversuch: *»Ich kratze Löcher in die Mauern meiner Fassade«*, sagt sie in einer Therapiestunde.

Während der ersten Therapiestunden wird deutlich, dass hinter dem Autarkieideal der Wunsch nach ganz großer Nähe lauert, der Wunsch, in den Arm genommen zu werden (3. Stunde), sich nie mehr zu bewegen, wenn die Hände der Therapeutin als optimal angepasst an die eigenen Füße erlebt werden (2. Stunde), den »Abklatsch« des zerstörten Gesichts, den Schatten der Therapeutin an den Kittel zu »kleben«. In dieser Regression wird der Wunsch nach einem Verschwinden des »autos« sichtbar, nach einer Ungetrenntheit, vermutlich in der ganz frühen Embryonalzeit, wenn das werdende lebende System fast noch ein Organ der Mutter ist (vgl. Kap. 10). Dies kann vielleicht als Bedürfnis verstanden werden, noch einmal »von vorne anfangen zu dürfen«, d. h. einen Weg zu finden, doch noch Autonomie durch optimale Kodeabstimmung der Umgebung zu erreichen.

Als erster Schritt »vom Schatten zum Licht« ist deshalb das »Strahlen« der Patientin zu sehen, als es ihr erstmals gelingt, die »Brücke« zwischen großem Zeh und Ferse zu nutzen, um ihre Füße vom Boden tragen zu lassen. Sicher sind noch viele Schritte in Richtung Autonomie nötig – mit immer wiederkehrenden »Testaktionen« gegenüber der Therapeutin, ob sie die hilfreichen Gegenleistungen bereitstellt –, damit die Patientin irgendwann auf ihr selbstzerstörerisches Verhalten verzichten kann.

Die **Behandlung von Artefaktpatienten** stellt den Therapeuten vor besondere Probleme. Wir hoffen, dass in der weiteren Behandlung das beschriebene basale Körpererleben mit einer direkten stützenden Beziehung zur Therapeutin der Patientin die Chance bietet, ihr Selbst zu konsolidieren, das heißt u. a. auch, ihre Grenzen besser zu spüren und die verzerrten Selbst- und Objektbilder (vgl. Kap. 4) im Ansatz zu korrigieren. Nach der Erfahrung früherer Therapien ist offensichtlich das diesmal gebotene basale Körpererleben in Verbindung mit der Beziehung zur Therapeutin eine gute – wahrscheinlich sogar notwendige – Voraussetzung für einen Erfolg. Eine besondere Rolle spielen dabei die Überraschungen, die »Aha-Erlebnisse«, die sie bei der Körperarbeit hat. Das direkte Ansetzen am Körper erhöht unserem Eindruck nach in den Fällen besonders maligner Besetzung des Körperbildes die Chance positiver Änderung. Auf dieser Basis könnte auch das zwar intellektuell scharfe, aber zum Teil emotional entleerte Sprechen dieser Patientin eine bessere Verbindung zur Gesamtpersönlichkeit finden.

7 Entwicklung als Verwicklung

In diesem Kapitel wird ein Konzept zum Verständnis der subjektiven Anatomie und lebender Systeme überhaupt entwickelt. Subjektive Anatomie bedeutet die spontane oder methodisch angeleitete Wahrnehmung des eigenen Körpers und seiner Teile als erlebtes, dynamisches und sich entwickelndes System.

Immer gehören dabei Wahrnehmen und Bewegen zusammen (v. Weizsäcker 1949). In der frühesten Lebenszeit des Menschen erlebt sich der Mensch als eins mit dem eigenen Körper: Ich bin mein Körper. Wir nennen das »Körper-Sein«.

Von der Mitte des zweiten Lebensjahres an, dem Beginn der Phase der Objektkonstanz (Piaget 1969), entdeckt das Kind, dass Teile seiner Umgebung dauerhaft einen Platz auf der »inneren Bühne« der Vorstellung und des Gedächtnisses finden – als »konstante Objekte«. Das trifft auch auf seinen Körper und dessen Funktionen zu, denn nun ist es möglich, ihn aktiv – mit »Körperstrategien« (Downing 1996), z. B. zur Fortbewegung, zum Bauen mit Bauklötzen oder zum so beliebten Ausräumen von Schubladen – als Werkzeug zu nutzen, das Kind ist nicht nur sein Körper, sondern hat auch einen Körper: Ich habe einen Körper. Wir nennen das »Körper-Haben«.

Immer wieder kann der Mensch zwischen Körper-Sein und Körper-Haben oszillieren, davon hängt sein Wohlbefinden ab, denn in den späteren »Verwicklungen« sind die frühen weiterhin spürbar und bleiben erhalten (→ Kap. 8), wie auch der Säuglingsforscher Stern (1985, 2007) betont (→ Kap. 9).

Allerdings geht vielen Menschen diese Fähigkeit zum Empfinden des eigenen Körpers sowohl als Körper-Sein als auch Körper-Habens verloren, besonders wenn die frühen »Ver-Wicklungen« nicht gut genug waren, sondern geprägt durch Erfahrungen von Vernachlässigung und/oder Übergriffen, d. h. von zu wenigen oder zu vielen oder schmerzhaften sensorischen frühen Erfahrungen, sodass ein Rückzug auf das Empfinden von einfach nur Körper-Sein als gefährlich erlebt und daher vermieden wird. Es werden eher spätere »Verwicklungen«, besonders das »Körper-Haben«, also die Motorik, betont. Diese Ebene neigt dann zum Hypertrophieren, d. h. das Funktionieren-Müssen des eigenes Körpers steht im Vordergrund, bis hin zur ständigen Leistungsoptimierung und Selbstüberforderung.

Ein solches Konzept, das Entwicklung als einen Weg vom Einfachen zum immer Komplexeren versteht, ist also notwendig und hilfreich, um den grundsätzlichen Unterschied zwischen »gesund« und »krank« sowie zwischen »Salutogenese« und »Pathogenese« zu verstehen.

Dabei ist aus Sicht der Autoren der »Subjektiven Anatomie« ein Rückgriff auf zentrale Gedanken einerseits der Systemtheorie und andererseits der Zeichenlehre (Semiotik) sinnvoll. Das Konzept erscheint auf den ersten Blick kompliziert, es ist aber im Grunde einfach und m. E. in sich konsistent.

Aus der **Systemtheorie** ist der Gedanke entlehnt, dass in lebenden Systemen das Ganze mehr ist als die Summe seiner Teile. Lebende Systeme sind hierarchisch gegliedert, auf den höheren Systemebenen (z. B. Organe oder Familie) bestehen Gesetze, die auf den niederen Ebenen (z. B. Zellen oder Individuen) noch nicht gelten. Die Besonderheit lebender Systeme liegt darin, dass die Gesetze der höheren Systemebenen nicht aus den Gesetzen der niedrigeren Ebenen ableitbar sind, die Gesetze der niedrigeren Ebenen aber auf den höheren Ebenen erhalten bleiben.

Für das Verständnis des lebenden Systems Mensch bedeutet das vor allem eines: Die Gesetze der psychischen und sozialen Ebenen lassen sich nicht 1:1 aus den Gesetzen der physikalischen und chemischen Ebenen (Moleküle) oder aus den Ebenen der Zellen und Organe ableiten. Andererseits gibt es keine psychische Aktivität ohne zugrunde liegende molekulare Aktivitäten usw.

Aus der **Zeichenlehre** (Semiotik) ist der Gedanke entlehnt, dass in jedem biologischen System »Kodes für spezifische Zeichensysteme« gelten, die den Nachrichtenaustausch zwischen den Subsystemen und zwischen dem Gesamtsystem und seiner Umgebung möglich machen. Daraus folgt, dass für jedes System nur solche Phänomene existieren, die durch Zeichen (auf den verschiedenen Systemebenen) mit ihm in Verbindung treten. Nur was der Kode entziffern kann, gehört zum System oder tritt mit ihm in Verbindung.

Für die Heilkunde bedeutet das: Ein System kann dann als »heil« bezeichnet werden, wenn es auf dieser Grundlage seine Integration aufrechterhalten kann. Gelingt der Prozess, dann ereignet sich »Salutogenese«; gelingt er nicht, dann sprechen wir von »Pathogenese«, das System ist »krank«.

Eine besondere Bedeutung kommt in der Darstellung dieses Prozesses den Begriffen »Entwicklung« und »Verwicklung« zu. Die phylogenetische und die ontogenetische Entwicklung lebender Wesen besteht vor allem darin, dass sich das Lebewesen mit seinen Anlagen in die Umwelt »verwickelt«. Auch hier existiert eine enge Beziehung zu Salutogenese und Pathogenese: Sind die Wicklungen günstig, dann sprechen wir von Salutogenese, sind sie ungünstig, handelt es sich um Pathogenese.

(Rolf Johnen)

7.1 Begriffsbestimmung

Jakob von Uexküll hat sich im Rahmen seiner Auseinandersetzung mit dem Darwinismus auch mit dem Entwicklungs-Begriff beschäftigt. Dabei stellte er zunächst fest, dass der Begriff für eine Theorie, die sich prinzipiell nur auf Physik und Chemie stützt, unlogisch sei, weil es weder in der Physik noch in der Chemie eine Entwicklung gebe.

Darüber hinaus – und dieses Argument ist für uns interessant – drücke das Wort **»Entwicklung«** gerade das Gegenteil von dem aus, was damit gemeint sei. Er schreibt: »Entwicklung oder Entfaltung will doch besagen, dass die Faltenbildung abnimmt. Nun soll aber mit Entwicklung die im Reiche des Lebendigen beobachtete Steigerung der Mannigfaltigkeit, beginnend von den ganz einfachen Amöben bis zu den Säugetieren, ausgedrückt sein. Dass es sich hierbei um eine Verwicklung handelt, ist augenscheinlich; denn niemand wird leugnen, dass die Beziehungen der Teile unter sich und zum Ganzen bei den Säugetieren viel verwickelter sind als bei den Amöben. Wie kann man daher, wenn man den Übergang von einfachen zu verwickelten Organismen im Auge hat, von einer Entwicklung sprechen?

Man wird darauf einwenden, dass Entwicklung vielleicht ein falsch gewählter Terminus technicus ist; denn man spricht von höher entwickelten Tieren, was eine Bereicherung der Mannigfaltigkeit bei diesen Tieren bedeuten soll« (J. v. Uexküll 1983, S. 289).

J. v. Uexküll führt dann aus, dass auch das nicht richtig sei; denn ursprünglich habe man den Begriff für die Entwicklung des Individuums verwendet, von dem man annahm, dass im Keim bereits das fertige Tier vorgebildet sei, »wie die zusammengefaltete Knospe bereits die ganze Blume birgt, die außer dem Wachstum bloß der Entfaltung und Entwicklung bedarf, um die fertige Blume zu liefern. Dass diese Vorstellung falsch ist, tut hier nichts zur Sache, sie beweist nur, dass (der Begriff) ganz sinngemäß bei der Entstehung des Einzelwesens eine Abnahme der Faltung, also eine Vereinfachung im Auge hatte.

Es ist also nicht zu leugnen, dass der Darwinismus das gleiche Wort im selben Atemzug im entgegengesetzten Sinne benutzt. Wenn er von der Entwicklung des Individuums redet, so meint er Vereinfachung, wenn er von der Entwicklung im Tierreich redet, so meint er Vervielfachung.« (J. v. Uexküll 1983, S. 289). Für uns ist – ganz unabhängig von der Frage, ob der Darwinismus Recht hat oder nicht – die Auseinandersetzung mit der Wortbedeutung der Begriffe »Entwicklung« und »Verwicklung« wichtig; denn sie gibt uns ein anschauliches Denkmodell, nach dem wir uns vorstellen können, wie in unserer individuellen Entwicklungsgeschichte frühe Erlebnisse Stufe für Stufe immer wieder in spätere »eingewickelt« werden. Statt eine »Entwicklung« unserer Formen zu fühlen und wahrzunehmen, würden wir dann von **»Stufen einer fortschreitenden Verwicklung«** sprechen. Wir könnten dann verstehen, dass im innersten Kern der hochkomplexen Erlebnisformen des erwachsenen Menschen ganz frühe Erlebnisformen weiterleben, und – das ist das Entscheidende – dort wieder aufgedeckt und wieder gefunden werden können, wenn es gelingt, die hochkomplexen »Pakete« wieder »aufzuwickeln«.

Das Denkmodell verwendet Vorstellungen, die auch in der Systemtheorie und der Theorie der Zeichen, der Semiotik, verwendet und dort besonders anschaulich werden.

7.2 Systemtheorie

Wir beginnen mit der Systemtheorie, die von der Feststellung ausgeht, dass ein Ganzes mehr ist als die Summe seiner Teile (v. Ehrenfels). Dieses »Mehr« besteht in Eigenschaften und Fähigkeiten, die ein Ganzes – wir sprechen heute von einem »System« – den Teilen, aus denen es besteht, voraus hat. Es handelt sich um neue Eigenschaften und Fähigkeiten, die mit der Bildung des Systems »sprunghaft«, oder wie man es auch genannt hat, »emergent« in Erscheinung treten. Mit ihnen entstehen »Integrationsebenen« oder »-stufen«, auf denen jeweils neue, auf den einfacheren Stufen unbekannte Phänomene auftauchen.

Diese an Zauberei erinnernde Neuschöpfung vorher unbekannter Erscheinungen, die der Begriff »Emergenz« bezeichnet, lässt sich – allerdings erst retrospektiv – rational erklären. Medawar und Medawar (1977) sprechen von **»Restriktionen«**, welche die Möglichkeiten der Einzelphänomene einschränken, sobald sie als »Teile« oder »Elemente« in den Verband eines Systems eingebunden, »eingewickelt« sind. Dafür gibt es auf jeder Integrationsstufe eindrucksvolle Beispiele: So können Moleküle im Verband von Zellorganellen nur eine streng limitierte Zahl der physikalischen und chemischen Möglichkeiten verwirklichen, die sie außerhalb des Verbandes haben. Das gleiche gilt für Zellen, die im Verband eines Gewebes die Fähigkeit der Bewegung, der Phagozytose und vor allem der Vermehrung, über die frei lebende Zellen verfügen, verlieren oder nur in sehr beschränktem und genau kontrolliertem Umfang realisieren können. Organe müssen ihre Funktionen und ihr Wachstum in strenger Abhängigkeit von den übrigen Organen eines Organismus ausüben, und Organismen müssen ihre individuellen Möglichkeiten zugunsten der Möglichkeiten anderer Organismen begrenzen, sobald sie mit diesen ein soziales System bilden. Jedem System – auf der Ebene der Zellen, der Gewebe, der Organe, des Organismus und der sozialen Einheiten – droht der Untergang, wenn die Restriktionen nicht eingehalten werden.

Die Aktivitäten, über welche die Elemente verfügen, sind als Teilfunktionen eines Verbandes mit den Teilfunktionen anderer Elemente »zusammengekoppelt«. Die Restriktionen sind Ausdruck der Tatsache, dass diese Aktivitäten nur in vorgeschriebenen Kombinationen zum Tragen kommen können, weil sie sich in allen anderen Kombinationen gegenseitig blockieren. Greifen, Gehen oder Stehen beispielsweise sind Resultate einer jeweils nach spezifischen Programmen streng geordneten Zusammenarbeit zahlreicher, einander antagonistisch blockierender und agonistisch unterstützender Muskelgruppen. Jede Abweichung von diesen Programmen führt zu mehr oder weniger schwerwiegenden Behinderungen, wie wir sie als Symptome bestimmter Krankheiten kennen.

Die Regeln, nach denen die Teilfunktionen sich gegenseitig blockieren, erreichen deren Unterordnung als Elemente unter die »höhere«, d. h. komplexere Ordnung des Systems. **»Verwicklung«** ist also das Mittel, um einfachere Leistungen durch gegenseitige Ergänzung zu komplexen Leistungsgefügen – und so zu Gesamtfunktionen auf einer komplexeren Integrationsebene – »zusammenzubinden«. In pathologischen Fällen kann eine »Verwicklung« aber auch zu Behinderung und Blockierung solcher Funktionen führen. Der Begriff der »Verwicklung« bekommt so durch die Systemtheorie einen konkreten Inhalt.

7.3 Zeichentheorie (Semiotik)

Die Zeichentheorie kann helfen, diese Inhalte noch anschaulicher zu machen. Sie sagt zunächst, dass die »Regeln der Verwicklung« im Bereich der sozialen Systeme der menschlichen Gesellschaft durch Gesetze geschützt werden müssen, deren Aufzeichnung oder »Kodifizierung« die Ordnung über Generationen hinaus sichern soll. Der Begriff **»Kode«** der Zeichenlehre bezeichnet ursprünglich eine Sammlung von Gesetzen, die Ordnung durch Restriktionen schaffen. Er ist daher ursprünglich keine trockene Angelegenheit der Grammatik.

Seine ursprüngliche Bedeutung zeigt sich in Biologie und Medizin noch in der Tatsache, dass mit jedem System Kodes für spezifische Zeichensysteme entstehen, welche den Nachrichtenaustausch zwischen den Subsystemen und zwischen dem System und seiner Umgebung möglich machen. Da für jedes System nur solche Phänomene existieren, die durch Zeichen mit ihm in Verbindung treten, hat die Entstehung eines Kodes zwei Konsequenzen:

1. Er legt die System-Grenzen fest. Nur was der Kode entziffern kann, gehört zu dem System oder tritt mit ihm in Verbindung. Alles andere bleibt ausgeschlossen. Es fällt in das »semiotische Nichts«. »Innen« und »Außen« sind daher primär semiotische Begriffe.
2. Der Kode reduziert Komplexität. Indem er dafür sorgt, dass für das System nur Phänomene existieren, die mit ihm durch Zeichen in Verbindung treten, wird erreicht, dass es in der »Umwelt« des Systems nur Phänomene gibt, die für seinen Bestand und seinen Bedarf eine Bedeutung haben. Alles andere – die ganze unermessliche Komplexität der ständig wechselnden Vorgänge und Gegenstände der Außenwelt – fällt in das »semiotische Nichts«.

In diesen Überlegungen wird der Zusammenhang zwischen den Begriffen »System« und »Integration« auf der einen Seite, und zwischen den Begriffen »System« und »heil« auf der anderen Seite deutlich; denn **»Integration«** kommt von dem lateinischen Wort *»integer«*, was so viel wie »unverletzt« oder »heil« bedeutet. Ein System ist nur »unverletzt« oder »heil«, wenn es seine Integration aufrechterhalten kann. Die Begriffe »Heil-Kunde«, aber auch »Gesundheit« und »Krankheit« bekommen so einen neuen Inhalt.

Damit rückt ein weiterer Punkt in unser Gesichtsfeld. Lebende Systeme, deren Kode die Phänomene bestimmt, die für ihren Aufbau und ihre Erhaltung von Bedeutung sind, erschaffen sich selbst. Sie sind **»autopoietische Systeme«** (Maturana 1982). Gesundheit ist daher ein salutogenetischer Prozess (Antonovsky 1987), z. B. Assimilation benötigter Teile der Umgebung und Ausscheidung nicht mehr brauchbarer Bestandteile. Krankheit ist der Zustand, in dem Gesundheit nicht mehr »erzeugt wird« (Weizsäcker 1986, S. 94f.). Damit wird einsichtig, dass Pathologie nur vordergründig mit anatomischen Strukturveränderungen und Gewebsschnitten zu tun hat. Ihr eigentliches Gebiet sind Regelverletzungen biologischer, psychischer und sozialer Kodes.

Trotzdem verstehen wir die Beziehungen zwischen Element und System bzw. zwischen zwei verschiedenen Integrationsebenen nur halb, solange wir lediglich die Restriktionen betrachten, die das System seinen Elementen auferlegt, oder feststellen, dass die Elemente die Basis und damit die Vorbedingung für die Existenz eines Systems bilden. Naiv formuliert muss man fragen, was die Elemente davon haben, dass sie sich den Restriktionen des Systems unterwerfen? Die Antwort fällt für das System Organismus ähnlich aus wie für die »Interessengemeinschaft« einer menschlichen Gesellschaft. System und Interessengemeinschaft können Probleme lösen, die das Subsystem (Element) oder der einzelne nicht lösen kann. Der Organismus erschließt seinen Organen und Zellen Ressourcen der Umgebung, die ihnen nicht zugänglich sind. Außerdem erlaubt das System den Elementen, gewissermaßen als Kompensation für die Restriktionen, eine arbeitsteilige Beschränkung ihrer Aktivitäten und damit eine Spezialisierung, ähnlich wie in menschlichen Gesellschaften durch Arbeitsteilung Berufe mit spezialistischen Tätigkeiten entstehen.

Damit stellt sich die Semiotik die Aufgabe, zu untersuchen, ob und wieweit auch die Zeichen höherer Integrationsebenen Integrationsprodukte sind, in denen Zeichen einfacherer Integrationsebenen in komplexere Einheiten »eingewickelt« sind. Dafür spricht die Feststellung, dass endosemiotische, im Innern des Körpers anzutreffende Zeichenträger – vor allem Hormone und die an den Verbindungsstellen der Nerven gebildeten Transmitter, die als Stoffe der Reizübertragung wichtige Aufgaben im Nachrichtenaustausch zwischen Zellen und Organen haben – auch im Verlauf einer sprachlichen Interaktion zwischen Menschen produziert werden.

Weiter spricht dafür die Feststellung, dass diese Stoffe die gleiche chemische Struktur haben wie von Pflanzen erzeugte Stoffe. So stammen die biochemischen Grundlagen der Zellkommunikation nach neuesten Vorstellungen aus einer Frühzeit der Erdgeschichte, in der die einzelligen Vorfahren der Pilze, Pflanzen, Tiere und Menschen die Möglichkeit entdeckten, Vehikel für Zeichenprozesse zu produzieren (Roth und LeRoit 1987).

Der Begriff **»Verwicklung«** erweist sich also als ein fruchtbares Modell für die Entstehung komplexer Organisationsstufen. Trotzdem glauben wir nicht, dass der Versuch Erfolg verspricht, das Begriffspaar »Entwicklung«/»Verwicklung« für unsere Umgangssprache neu zu definieren. Für unseren Versuch, eine Entwicklungsgeschichte unserer »subjektiven Anatomie« als Auf- und Umbau unseres »Körper-Selbst« zu entwerfen, könnte es aber hilfreich sein, sich vorzustellen, dass in der Körpererfahrung eines jeden Menschen »Erlebnispakete« gefunden und »ausgewickelt« werden können.

Diese Vorstellung erlaubt uns anzunehmen, dass im »Kern« eines »Paketes« frühe Erlebnisformen auch fehlen oder falsch und pathogen eingewickelt sein können und dass befreite frühe Inhalte dann für neue, günstigere »Einwicklungen« frei werden.

Das richtige Einwickeln der frühen Körpererlebnisse in die komplexen Pakete der Beziehungen zu unserer belebten und unbelebten Umgebung wäre dann **»Salutogenese«**, ein falsches, einschnürendes Einwickeln **»Pathogenese«**.

Beispiele: Die spielerisch erlebbaren Körperregionen wie Becken, Kreuz, Mund usw. werden in komplexere »Funktionspakete« wie »Liegen«, »Sitzen«, »Stehen«, »Gehen«, »Sprechen« usw. mit den jeweils erwarteten Gegenleistungen der Umgebung »zusammengewickelt«: Liegen und Unterlage, Sitzen und Stuhl, Stehen und Standfläche, Gehen und Weg, Sprechen und Luftwellen usw. Diese werden in die noch komplexeren sozialen Verhaltensmuster, die Rollen mit entsprechenden Gegenrollen eingewickelt, die dann das Erleben und Verhalten eines Menschen bestimmen.

Die Verwicklungen, in denen einfachere Erlebniseinheiten mit dazu passenden anderen in komplexere Erlebnispakete integriert werden, bilden die lebensnotwendigen Funktionsstrukturen unserer subjektiven Anatomie und das heißt des ständigen Auf- und Umbaus unseres Körper-Selbst. Auf jeder Stufe können falsche Verwicklungen zu pathologischen Erlebnis- und Verhaltensformen führen. Klinische Beispiele sind das Typ-A-Verhalten, Essstörungen und funktionelle Syndrome, also Störungen, wie sie auch in den verschiedenen Krankengeschichten von FE-Therapeuten berichtet werden.

Unsere Patienten kommen zu uns nach durchlaufenen »Stufen einer fortschreitenden Verwicklung«. Wie wir gehört haben, leben im innersten Kern ihrer hochkomplexen Erlebnisformen ganz frühe Erlebnisformen weiter. In der therapeutischen Situation können wir sehen, ob wir diese frühen Erlebnisformen entwickeln, das heißt wiederaufdecken, wiederfinden oder auspacken können, um dann möglicherweise andere, besser gelingende Verwicklungen aufzuzeigen und erproben zu lassen.

7.4 Episoden aus einer Behandlung (Bericht einer Therapeutin)

FALLBEISPIEL Erste Episode

Einer knapp 40-jährigen Patientin, die mich wegen unterschiedlicher funktioneller Syndrome aufgesucht hat, biete ich in einer der ersten Stunden an, sich möglichst bequem hinzulegen. Sie legt sich auf den Rücken, da sich in anderer Lage stets ein lästiges Schwindelgefühl einstelle. So liegend versucht sie, den Grund unter sich zu spüren. Ihre Augenlider flattern, und sie sagt: *»Das Liegen auf dem Rücken ist wichtig, damit ich nicht den Überblick verliere. Wenn das Ausatmen zu Ende ist, kommt das Gefühl: Sei wachsam, hole dich wieder da raus! Das ist überhaupt mein Thema, die Wachsamkeit und die Angst, die Kontrolle zu verlieren.«*

Auch in dieser von ihr selbst gewählten Rückenlage stellen sich Kopfschmerzen ein, sodass sie das Liegen ganz aufgeben muss.

Das war die Situation. Was vermittelt sie, bezogen auf die vorangegangenen theoretischen Überlegungen?

Meine Patientin erlebt etwas für sie sehr Ambivalentes. Sie möchte mein Angebot, sich zu legen, annehmen, also Rücken und Boden erfahren und das Getragenwerden durch den Grund, den sie unter sich spürt. Um sich dieser frühen Erlebnisform des Getragen- und Gehaltenwerdens überlassen zu können, müsste sie auf Möglichkeiten, die sie auf einer komplexeren Ebene hat, die jetzt aber blockierend und behindernd wirken, verzichten, aber gerade das macht ihr Angst. Anders ausgedrückt, wir müssten miteinander Verwicklungen wieder zu entwickeln versuchen, um »diese ganz frühen Erlebnisformen im innersten Kern« zu erreichen und dann ein besseres Einwickeln zu erproben. Meine Patientin hat mir durch Äußerung ihrer Angst und Spannung einen Hinweis auf falsche Verwicklungen gegeben, die ich zu diesem Zeitpunkt noch nicht näher kenne. Es genügt, dass ich bemerke und verstehe, was für sie in der Gegenwart nicht geht und dass ich mir einfallen lasse, was gehen könnte. Statt des Liegens biete ich ihr das Sitzen an und lasse sie versuchen, mit sehr kleinen, spielerischen Bewegungen den Stuhl unter sich und ihre eigene Sitzfläche zu spüren. Das kann sie, und sie spürt noch mehr, nämlich »Gelenkigkeit« und »Spielraum« in der Gegend des unteren Kreuzes und darüber hinaus die Mitbeteiligung ihrer ganzen Wirbelsäule an diesem Bewegungsspiel. Sie freut sich über die entstehende Lebendigkeit. Es mache ihr Spaß, und es werde wärmer und heller dort in diesem Bereich.

Was hat sich verändert? Ich habe meiner Patientin eine Stellung angeboten, die ihrem Bedürfnis nach Übersicht und Kontrolle entgegenkommt, und so kann ich sie zu einer spielerisch-spürenden Bewegung verlocken, die ihr sehr konkret mehr Spielraum und Lebendigkeit vermittelt. Auf ihre blockierende, hemmende, »antagonistische« Möglichkeit des Übersichthabens, des Kontrollierens, der Spannung und der Angst kann sie verzichten zugunsten einer »agonistisch« unterstützenden Haltung des loslassenden Ausatmens, des spürenden Bewegens und des Entspannens. Dieser Zugewinn an Spielraum und Lebendigkeit wiederum löst bei ihr Freude und Spaß aus, und sie kommt zu der spontanen Erkenntnis, sie habe sich wohl ihren Körper zum Feind gemacht.

Nun ist es therapeutisch wichtig, dass diese Art der Entwicklung von frühen Körpererlebnissen durch häufiges, unaufwendiges Erinnern wiederholbar wird und schließlich verfügbar bleibt.

Meine Patientin ist offenbar dieser Aufgabe des kurzen, wiederholten ausatmenden Spürens und Bewegens gerecht geworden. Die gesamte Wirbelsäule von der gelenkigen Kopfansatzstelle bis zum Steiß wird ihr immer einfühlbarer – und damit durch Propriozeption zum Teil ihres Körper-Selbst. Sie beschreibt diese Wahrnehmung so: *»Dieses In-Verbindung-Sein ist gut. Es wird dort oben an der Verbindungsstelle weiter, und es bewegt sich wie geölt; und der Mund wird so groß, als hätte ein Tennisball darin Platz. Die Tränen kommen mir bei diesen neuen Möglichkeiten und diesem Gewinn vernachlässigter Räume.«*

Diese neuen Möglichkeiten haben meine Patientin ermutigt, weiterzusuchen und sowohl im Dialog mit mir als auch allein mit sich selbst mehr zu entdecken, zu entwickeln und etwas zu verändern, neu zu verwickeln. Nachdem wir uns mit dem

Erspüren von Innenräumen und Öffnungen beschäftigt haben, teilt mir meine Patientin zu Beginn einer Stunde mit, sie habe »eine Verbindung herstellen können zwischen dem Loch Mund und dem Loch Beckenboden«. Außerdem sei auch der »Rückenpanzer weg, der Deckel, unter dem sie ihre Aggressionen verborgen« habe. Mir fiel bei dieser Aussage erneut ein, wie oft Patienten bei der Suche nach ihrer subjektiven Anatomie Bilder aus der Entwicklungsgeschichte mit onto- oder phylogenetischem Aspekt benutzen oder Bilder aus der Kinderstube oder dem Spiel.

Zweite Episode

Beim Aufsuchen des oberen Kreuzes und der Arme beschreibt meine Patientin: »Links geht alles sehr gut, ich bin Linkshänderin. Der rechte Arm ist wie beleidigt, grau wie ein Uniformärmel, weil er ja im dritten Schuljahr noch schreiben lernen musste.« Wir denken gemeinsam über den grauen Uniformärmel nach und tauschen aus, was uns einfällt: Unlebendigkeit, Trostlosigkeit, Zwang, anerzogene Haltung usw. Sie findet so für sich, dass der graue Uniformärmel etwas mit ihrer Erziehung zu tun hat, mit einer einengenden Verwicklung.

Lässt sich an dieser Stelle Pathogenese durch Salutogenese ersetzen? Ich ermutige sie zunächst wieder, einen guten Kontakt zum Grund herzustellen und wieder einmal das Spiel mit der Gelenkigkeit ihrer Wirbelsäule aufzunehmen, um auf diese Weise Balance und Gleichgewicht zum Aufrechtsein zu benutzen. Sie soll dann diese reaktionsfähige, bewegliche und bewegbare, gleichsam erspielte Längsachse mit der Achse ihrer anerzogenen, leistungsbezogenen Haltung im Sinne des »Sitz gerade!« vergleichen. Sie soll Unterschiede finden und versuchen, sie auszudrücken. Nach einer Woche bringt sie ihre Erfahrung mit: *»Mein Rückgrat, das ist der Schlüssel, das ist die Verbindung, an der ich loslassen kann nach innen und unten. Es ist ein Zusichkommen, ein Sichabgrenzen, aber es ist auch Trauer, Abschied und Alleinsein dabei.«*

Dritte Episode

Eine weitere Stunde beginnt mit der Beobachtung des von ihr als zu lang empfundenen Ausatmens und des zu langen Verharrens in der Atempause. Sie fühle sich dabei ganz entleert, ganz erschöpft und ganz verausgabt. Sie könne diesen Zustand nur durch Kontrolle unterbrechen. Sie bekomme dann wahre Gähnkrämpfe, die sie auch als Kind gehabt habe, wenn sie am Sonntagmorgen heiß baden und danach selbstgestrickte, kratzige Unterwäsche habe anziehen müssen. Wir warten eine Weile, und dann biete ich ihr kleine Bewegungen im Ausatmen an, ein kleines Sichrühren in der jetzt selbstgewählten, angenehmeren Wäsche. Ich lasse sie dabei ihr Merken mehr auf diese kleinen Bewegungen im Ausatmen richten als auf das Ausatmen selbst. Sie nimmt sich viel Zeit zum spürenden Bewegen, atmet einmal tief auf und spricht aus: *»Diese Pause ist jetzt nicht zu lang, und beides, das ›Ein‹ und das ›Aus‹ sind schön und tun sich wie von allein. Im ›Ein‹ wird die Haut kühl, und ich spüre die Peripherie, im ›Aus‹ wird sie kuschelig warm, und es entsteht das beruhigende Gefühl: Jetzt bist du nicht dran, jetzt bist du nicht gefragt.«*

8 Das Wunderknäuel[1]

Zur Entstehungsgeschichte der Organismus-Umwelt-Beziehung

Heute ist der Körper in der Gesellschaft – und vor allem in der Psychotherapie – in aller Munde. Als 1994 die erste Auflage der Publikation »Subjektive Anatomie«, herausgegeben von Thure von Uexküll und Kollegen, bei Schattauer erschien, war sie ihrer Zeit damals jedoch weit voraus.

Zu den theoretischen Modellen, die geholfen haben, zu erhellen, inwiefern der Zugang zum Körpererleben, zu unserer eigenen »subjektiven Anatomie«, heilen kann, gehörten: Systemtheorie, die Theorie der autopoetischen Systeme, Konstruktivismus, psychoanalytische Entwicklungspsychologie, empirische Säuglingsforschung und Semiotik. So kam es, dass Entwicklung als »Ver-Wicklung«, d. h. vom Einfachen zum Komplexen, verstanden wurde.

Mit einem bildlichen Modell habe ich damals die Entstehungsgeschichte der Organismus-Umwelt-Beziehung veranschaulicht: Der Mensch entwickelt sich in immer neuen »Verwicklungen« mit der frühen Umwelt – als eine Art »Wunderknäuel«. Dieses gab es zur Zeit meiner Urgroßmutter, die berichtete, dass sie als Kind ein Wollknäuel geschenkt bekommen hatte, in welchem kleine Geschenke eingewickelt waren, und ganz innen im Knäuel habe es noch ein größeres Geschenk gegeben. Dieses besondere Knäuel sollte zum Stricken lernen motivieren.

Warum ist der Mensch nun mit einem Wunderknäuel zu vergleichen? Wenn der Organismus als ein lebendes System zu verstehen ist, dann erscheint das Neue im Sprung, als Überraschung, als Emergenz. Der Kern ist ein »größeres Geschenk«: die Lebendigkeit bereits jeder Zelle und deren Fähigkeit zu Autonomie und Beziehung, zu Wahrnehmung und Bewegung, zu Bedeutungserteilung und -verwertung, zu Merken und Wirken. Und in jeder neuen »Wicklung«, d. h. jeder neuen Lebenserfahrung oder Kompetenz, jeder neuen Stufe des Selbst, sind die Erfahrungen mit der Umwelt immer mit »eingewickelt«.

Im Therapieprozess kommunizieren dann sozusagen zwei Wunderknäuel, d. h. es geht zwischen Patient und Arzt bzw. Therapeut ständig hin und her, auf allen Systemebenen, sowohl innerhalb des Wunderknäuels Patient und des Wunderknäuels Therapeut als auch zwischen beiden – auf der Ebene des unbewussten leiblich-affektiven Resonanzgeschehens wie auf der Ebene der Verbalisierung. Heilung wird demnach als eine Art

1 Dieses Kapitel wurde in gekürzter Form vorveröffentlicht (v. Arnim 1993).

rhythmischer Prozess verstanden, mit überraschenden Ent-Wicklungen und transformierenden Neu-Wicklungen.
In diesem Kapitel sollen Kranksein und Gesundwerden im Kontext ihrer Entstehung in der frühesten Umwelt des Menschen am bildlichen Modell des Wunderknäuels – heute bestätigt anhand neuer Forschungsergebnisse, z. B. zu Entwicklungstraumatisierungen und darauf bezogenen Behandlungsansätzen – ent-wickelt und veranschaulicht werden.
(Angela v. Arnim)

8.1 Zur Entstehung der »Subjektiven Anatomie«

Die Entstehungsgeschichte der »Subjektiven Anatomie« ist die Geschichte der Verwicklungen, die zur Bildung des Selbst führen. Dessen Basis ist das Körper-Selbst. Damit ist der lebendige Körper gemeint, der in seinem inneren Raum (vgl. Kap. 3) eine Insel der Subjekt-Objekt-Identität darstellt. Diese wird in der Eigenwahrnehmung des sowohl Körper-Habens als auch Körper-Seins erlebt. Die »Subjektive Anatomie« ist also nichts Statisches, wie die Anatomie der Leiche, sondern immer etwas Dynamisches, Veränderliches, vielleicht so etwas wie eine durch »Innenbetrachtung« gewonnene funktionelle Anatomie. Dabei spielt, wie in Kapitel 3 dargelegt, das Konzept des **»Körperschemas«** eine Rolle, das schon 1911 von Head entwickelt wurde (vgl. Joraschky 1983). Durch die propriozeptiven Zeichen der Eigenwahrnehmung und deren Bedeutung wird das Körperschema ständig neu geschaffen.

Welche schwerwiegenden Folgen ein Ausfall der propriozeptiven Wahrnehmung für das Körpererleben hat, beschrieb wiederholt der Neuropsychologe Oliver Sacks (vgl. Kap. 6). Hier ein Hinweis auf seine Fallgeschichte von der »Körperlosen Frau«: Diese Frau litt an einer seltenen, nur sensorischen Polyneuritis. Im Rahmen dieser Erkrankung fielen akut sämtliche Informationen über die beweglichen Teile ihres Körpers (wie Muskeln, Sehnen, Gelenke) aus. Dadurch fühlte sie sich völlig körperlos und wie tot. Sie war nicht mehr in der Lage, Haltung, Muskeltonus und Bewegungen den jeweiligen Umständen anzupassen. Sie bewegte sich sozusagen wie eine »betrunkene Schaufensterpuppe«. Nur durch ständige Augenkontrolle, das heißt mithilfe des visuellen Körperschemas, konnte sie überhaupt noch »funktionieren«. Ihr fehlte aber das Gefühl zu sein. Sie selbst drückte es so aus: »Mir fehlt die egoistische Empfindung von Individualität«.

Wie entsteht dieses Gefühl zu sein? Ein anschauliches Modell soll darstellen, wie wir zu »egoistischen Empfindungen von Individualität« kommen.

8.2 Das Modell der Verwicklung: das »Wunderknäuel«

Zuerst soll das Bild des »Wunderknäuels« erläutert werden. Danach kommen wir auf »Überraschungen« oder »Stufen« der Verwicklung zu sprechen. Dabei werden wir versuchen, die »normalen Verwicklungen« auch an Störungen zu verdeutlichen, bei denen etwas zu wenig, zu eng oder schief gewickelt wurde, wodurch also die »Überraschungen« nicht richtig gelingen konnten. Am Schluss des Buches findet sich ein kurzer Ausblick, wofür eine wiederentdeckte »Subjektive Anatomie« nützlich sein könnte.

Abbildung 8-1 stellt ein **Wunderknäuel** dar. Zur Zeit unserer Groß- und Urgroßmütter wurden solche Wunderknäuel an Mädchen verschenkt, um sie zum Stricken zu ermuntern. Das Besondere daran war: Es waren »Überraschungen« darin eingewickelt. Sie kamen zum Vorschein, wenn durch fleißiges Stricken das Knäuel genügend abgerollt worden war. Im Inneren des Knäuels war dann eine besondere Überraschung, ein »Geschenk«, eingewickelt. In gewisser Weise besitzen und sind wir alle so ein Wunderknäuel. Doch was ist dabei der Kern, das »Geschenk«?

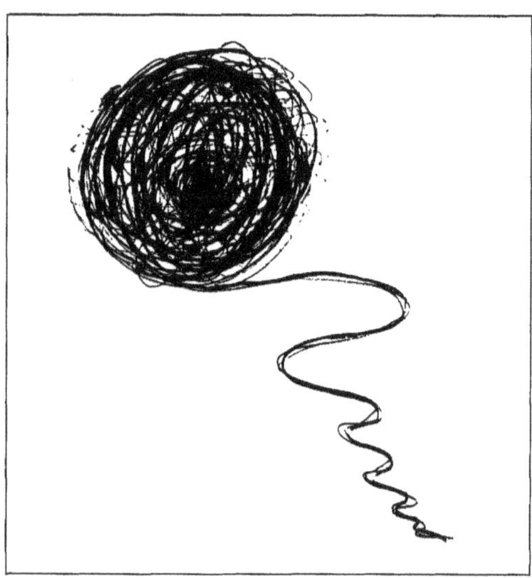

Abb. 8-1: Das Wunderknäuel

8.3 Der Kern des Wunderknäuels: die Fähigkeit zu leben

Um über den »Kern« in unserem Modell etwas zu erfahren, gehen wir an den Anfang des Lebens zurück, bis zu dem Zeitpunkt, als wir nur aus einer einzigen Zelle bestanden. Zur Verdeutlichung schauen wir uns einen Einzeller an (Abb. 8-2), z. B. eine Amöbe in ihrer Umgebung. Sie ist gerade dabei, diese Umgebung zu einer für sie selbst »wohn-

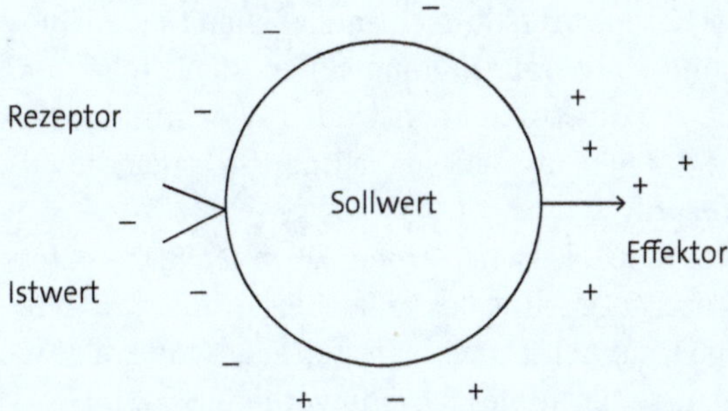

Abb. 8-2: Der Regelkreis am Beispiel eines Einzellers in seiner Umgebung

lichen, angenehmen Wohnhülle« zu machen, was hier mit »positiv« dargestellt ist. Zuerst jedoch registriert sie die vorgefundene Umgebung als für sie negativ. In der Sprache der Semiotik heißt das: Die Amöbe kann mithilfe eines Rezeptors ihrer Umgebung die Bedeutung eines **»Ist-Wertes«** erteilen; der am Rezeptor gemessene Wert bedeutet für sie das Zeichen »negativ«. Mithilfe eines ebenfalls vorhandenen Effektors kann sie sodann diesen Ist-Wert dem **»Soll-Wert«** annähern.[2] Dies macht sie konkret so, dass sie so lange sezerniert, bis ihre Umgebung ausreichend positiv ist.

Wenn nun die Umgebung den Ist-Wert darstellt, was ist der Soll-Wert? Die Amöbe ist es selbst. Sie hat ihren Soll-Wert sozusagen in sich, sie selbst ist die kodierende Instanz. Sie selbst interpretiert Teile der für andere neutralen Umgebung als für sie und ihre Bedürfnisse bedeutsame Zeichen. Sie kann diesen Soll-Wert in sich auch je nach ihren verschiedenen biologischen Bedürfnissen verändern. Sie ist autonom. Und sie ist von Anfang an in Beziehung zu ihrer Umgebung. Sie macht ihre Umgebung zu ihrer »Wohnhülle«.

Ganz ähnlich verläuft es auch am Ausgangspunkt des menschlichen Lebens, wenn wir den Zeitpunkt noch vor der Befruchtung der Eizelle betrachten. Die bewegliche, winzige Samenzelle möchte in das Innere der riesigen Eizelle gelangen, die jedoch mit einer schwer durchlässigen Membran umhüllt ist. Die Samenzelle registriert ihre Umgebung außerhalb der Eizelle als »negativ« und sezerniert so lange ein besonderes Enzym, das die Membran aufweicht, bis sie in die für sie »positive« Umgebung gelangen kann. Auch sie verwandelt mit einem Rezeptor ihre Umgebung in ein für sie bedeutsames Zeichen und sezerniert mit ihrem Effektor, bis sie ihre Umgebung als für sie passende Wohnhülle interpretieren kann.

Nach Jakob von Uexküll (1973) findet bereits beim Einzeller ein Merken (am Rezeptor) und ein Wirken (am Effektor) statt. Dies kennzeichnet den Kern des Wunderknäuels, die Lebendigkeit, das heißt die Fähigkeit zu Autonomie und Beziehung. Autonomie äußert sich im **Merken**, im Akt der Bedeutungserteilung. Die Bedeutungserteilung

---

2 Ganz ähnlich verhält sich z. B. das Pantoffeltierchen: Es treibt das Wasser mit seinen Wimpernhärchen an sich vorbei. Für den Betrachter sieht es so aus, als ob es seine Lage verändert, aber es verändert nur seine Wohnhülle.

vollzieht sich, indem das Lebewesen die Rezeptormeldungen entsprechend seinen biologischen Bedürfnissen interpretiert und kodiert. Beziehung äußert sich im **Wirken**, im Akt der Bedeutungsverwertung, die als Antwort auf den Akt der Bedeutungserteilung mit diesem eine Einheit bildet. In der Bedeutungsverwertung wird auch die Adäquatheit der Bedeutungserteilung überprüft.

Die Stiftung dieser Einheit einer Beziehung zwischen einem lebenden System und Teilen seiner Umgebung ist die erste kreative Leistung des Lebens. Sie ordnet »an sich« unverbundene Phänomene zu Vorgängen, das heißt zu einer festen Folge von Ereignissen. Sie schafft Ordnung (Negentropie) in der Entropie (Schrödinger 1961, S. 122 ff.).

Das »Geschenk« der Lebendigkeit ist also schon beim Einzeller das lebende System, und zwar noch auf der frühesten, der sogenannten »vegetativen« Ebene (J. v. Uexküll): Ein Selbst, das merkt und wirkt, aber sein eigenes Merken und Wirken noch nicht merkt.

8.4 Intrauterine Funktionskreise: die erste Stufe der Verwicklung

Wenn wir den Kern des Wunderknäuels, das Geschenk, entdeckt haben, was sind die Überraschungen? Und wie steht es mit den Verwicklungen?

Die **»Überraschungen«** entsprechen dem, was in der Systemtheorie Emergenz genannt wird. Das Neue, das aus den Elementen nicht Ableitbare, erscheint »im Sprung«; es ist – als Überraschung – plötzlich da und nicht nur, wie die Evolutions-(Entwicklungs-)lehre in der Tradition Darwins behauptet[3], ein langsamer, auf Selektion beruhender Prozess. Natürlich sind die Sprünge verschieden groß.

Die **Verwicklungen** sind die Voraussetzungen für die Emergenzsprünge. Sie entsprechen der Integration von Einzelphänomenen zu Elementen eines Systems. Damit diese Integration gelingen kann, sind für die Einzelelemente Einschränkungen ihrer Möglichkeiten, Restriktionen (Medawar und Medawar 1977), notwendig. Beispielsweise werden die vielfältigen Fähigkeiten des Einzellers, durch Bewegung, Formveränderung, Sekretion und Phagozytose Teile seiner Umgebung zu einer »nützlichen Wohnhülle« zu machen, bei der Bildung von Geweben und Organen deutlich eingeschränkt zugunsten ihrer Funktion im Zellverband des jeweiligen Gewebes oder Organs.

So kann das System durch Arbeitsteilung Probleme lösen, die das Subsystem oder der Einzeller nicht lösen kann. Der Organismus erschließt seinen Organen und Zellen Ressourcen der Umgebung, die Zellen und Organen allein nicht zugänglich sind (vgl. Kap. 7).

3 Nach Bateson (1981) ist die Einheit des Überlebens nicht der Stammbaum, sondern sie besteht aus Organismus und Umwelt.

Bei der ersten Überraschung des Wunderknäuels handelt es sich um das »Merken des Merkens« bzw. das **»Merken des eigenen Merkens und Wirkens«**. Die ersten Verwicklungen, die hierfür vorausgegangen sein müssen, finden im Uterus statt. Nach der Befruchtung und den ersten Zellteilungen des neuen Lebewesens vereinigen sich einige Zellen des Zellhaufens zu einer durchsichtigen Blase, die sich mit Flüssigkeit aus der Umgebung füllt. In dieser Kammer innerhalb der Gebärmutter, dem Amnion, kann der winzige Embryo mit seinen zarten Geweben überleben und wachsen, das heißt, aus dem Zellhaufen entsteht jetzt eine erste Einheit des lebenden Systems mit einer aus Teilen der Umgebung geschaffenen »Wohnhülle«. Die Vorform einer Nabelschnur verbindet den Embryo mit der ernährenden mütterlichen Umwelt.

Innere Organisatoren lassen Organe entstehen. Herz und Gehirn sind anfangs überdimensional groß. Mit 8 Wochen sind alle Organe vorhanden. Mit 12 Wochen, zu Beginn der Fötalzeit, ist der Mundraum mit den sensitiven Lippen ausgebildet. Auch die Haut funktioniert als Tastorgan des ganzen Körpers, der jetzt berührungs- und schmerzempfindlich ist. Früh setzt das Ungeborene seinen Gleichgewichtssinn ein, um seine Lage zu ändern. Bei Ultraschalluntersuchungen werden häufig Purzelbäume im Mutterleib beobachtet. Später, wenn sein Spielraum kleiner geworden ist, übt der Fötus Schlucken und Saugen: Immer wieder versucht er, den Daumen in den Mund zu stecken; spätestens im 7. Monat beherrscht er das Daumenlutschen. Manche Babys werden sogar mit einer Art Saugschwiele am Daumen geboren (vgl. Kap. 10).

Das alles sind vielfältige und differenzierte Verwicklungen, die mit der Bildung von Rezeptororganen (z. B. Haut und Lippen) und Effektororganen (z. B. Muskeln) einhergehen. So entstehen sehr komplizierte Rückmeldungsvorgänge, die von Holst als **Reafferenzprinzip** beschrieb. Auf diese Weise beginnt das Lebewesen schon intrauterin, sein eigenes Merken und Wirken zu merken.

Ein Beispiel: Das den Föten umgebende Fruchtwasser durchspült auch die Mundhöhle, die mit zahlreichen Geschmacksknospen ausgestattet ist. Dadurch kann der Fötus das Fruchtwasser schmecken (Merken) und es sich nach einigen Schluckübungen auch einverleiben (Wirken). Dieser Vorgang kann, z. B. als größerer Füllungsdruck des Magens, gemerkt werden.

Auf der gleichen Ebene liegen die intrauterin beobachteten Vorübungen des Föten für die Saugbewegung, bei denen mit der Bewegung der Zunge gleichzeitig die Mundhöhle ertastet und das Gaumendach gespürt wird, an dem wiederum die Zunge rhythmische, reibende Bewegungen von vorn nach hinten ausführt. Intrauterine Filmaufnahmen haben gezeigt, dass sich die Lippen nach einiger Übungszeit bei jeglicher Berührung wie zu einem Lächeln öffnen und dass danach die Saugbewegung reflexartig durchgeführt wird. Dieser Vorgang von Merken und Wirken wird vom Fötus wahrgenommen, das heißt »gemerkt«. Das Merken dieses frühen Merk-Wirk-Kreises ist eine Vorform der Propriozeption, für die sich ebenfalls vom 3. Schwangerschaftsmonat an die entsprechenden Organe wie beispielsweise Gelenkrezeptoren und ihre Fortleitungen ausbilden. Mit Beginn dieser Fähigkeit entsteht eine Art intrauteriner Vorform des von Stern (1985) für Säuglinge beschriebenen *»emergent self«* (vgl. Kap. 9).

Mit den Vorformen der Propriozeption und dem gleichzeitigen Beginn der Willkürbewegungen »erschafft« sich der neue Mensch den Raum. Jetzt gibt es ein »Oben-Unten«, ein »Vorn-Hinten«, ein »Rechts-Links« und ein »Innen-Außen«, auch wenn diese Kategorien noch nicht bewusst unterschieden werden können. Das ist erst im Schulalter richtig möglich. Aber im Gegensatz zu den Regelkreisen der zellulären Ebene, wo aufgrund verschiedener Rezeptormeldungen ein »Vorher-Nachher« – und damit die Zeit – geschaffen wird, ist jetzt die Unterscheidung »Hier-Dort« möglich. Dadurch entsteht, wie gesagt, der Raum. Auf die Bedeutung des sich relativ früh ausbildenden Gleichgewichtsorgans wird in Kapitel 10 eingegangen.

Damit ist eine neue, die sogenannte **»animalische Ebene«** erreicht, die Jakob von Uexküll (1973) im sogenannten **»Funktionskreis«** beschrieb (Abb. 8-3). Entsprechend seinen Bedürfnissen erteilt das Subjekt einem Ausschnitt seiner Umgebung die Bedeutung eines Merkmals, das am Rezeptororgan gemerkt wird. Mithilfe seines Effektororgans prägt es der Umgebung durch Wirken ein Wirkmal auf, das das Merkmal auslöscht, woraufhin der Funktionskreis zur Ruhe kommt, bis er – entsprechend den biologischen Bedürfnissen des Subjekts – erneut beginnt. Dies ist ein zirkulärer Prozess, was am Beispiel der oben beschriebenen Saug- und Schluckübungen gut veranschaulicht werden kann. Das Fruchtwasser bekommt beispielsweise das Merkmal »schluckbar«, wird vom Fötus eingesaugt, geschluckt und landet im Magen, wodurch es das Wirkmal »Flüssigkeit im Magen« erhält. Somit wurde das Merkmal »schluckbares Fruchtwasser« ausgelöscht.

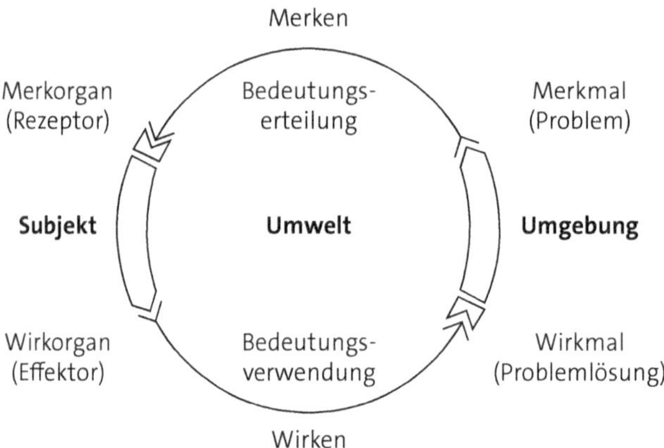

Abb. 8-3: Der Funktionskreis (aus von Uexküll und Wesiack 1990)

Schauen wir uns jetzt das Daumenlutschen, das etwas später gelernt wird, genauer an. Die von Hoffer (1966) beschriebene frühe Mund-Hand-Koordination kann durch einen »Mund-Hand-Funktionskreis« beschrieben werden oder durch einen »Hand-Mund-Funktionskreis«. Der gleiche Funktionskreis wie in der vorherigen Abbildung wird hier zunächst vom »Blickwinkel« des Mundes und dann von dem der Hand betrachtet.

Abbildung 8-4 stellt einen **»Mund-Hand-Funktionskreis«** dar. Wenn der Mund das Subjekt ist (Beschriftung außen), erteilt er der Hand, die er in seiner Umgebung vorfindet und mit seinem Rezeptororgan Lippen tastet, das Merkmal »saugbar«. Der Daumen ist für ihn und sein Saugbedürfnis eine nützliche Umwelt. Sofort öffnet er die Lippen, nimmt den Daumen auf und beginnt zu saugen. Der Daumen erhält das Wirkmal »gesaugt«. Der Funktionskreis kommt zur Ruhe.

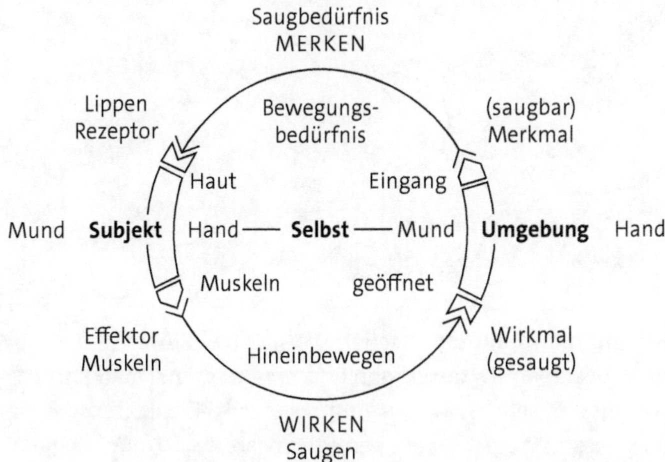

Abb. 8-4: Mund-Hand- oder Hand-Mund-Funktionskreis am Beispiel des intrauterinen Daumenlutschens

Ist nun die Hand, die ein Bewegungsbedürfnis hat, das Subjekt (Beschriftung innen), und trifft sie »zufällig« den Mund (dem sie, weil sie ihn tastet, die Bedeutung »Eingang« erteilt), so gibt sie dem Mund das Wirkmal »geöffnet«. Die Bewegung kommt zur Ruhe.

Wir können diese Zusammenhänge auch als **»Problemsituation«** und **»Problemlösung«** charakterisieren und als Funktionskreis mit zwei Subjekten (Mund und Daumen) betrachten, die bei ihren jeweiligen Problemlösungen zusammenarbeiten (Abb. 8-5). Zur Vereinfachung haben wir hier die Problemsituation auf das Bedürfnis nach Sinneserfahrungen reduziert, das heißt ein Tastbedürfnis und ein Bedürfnis, getastet zu werden. Das trifft nämlich für Mund (Subjekt 1) und Hand (Subjekt 2) gleichermaßen zu. Fahren wir also den Tast-Funktionskreis von links oben gegen den Uhrzeigersinn ab: Der Mund hat ein Tastbedürfnis. Diese Problemsituation löst er durch suchendes Tasten. Die Hand interpretiert das als »Da will etwas tasten.« Das kommt ihrer Problemsituation – dem Wunsch, getastet zu werden – entgegen. Sie löst ihr Problem so, dass sie sich tasten lässt und getastet wird. Dadurch wird auch das Bedürfnis des Mundes erfüllt: Er tastet die Hand. Genau dasselbe kommt dabei heraus, wenn wir an die Stelle des Mundes die Hand setzen.

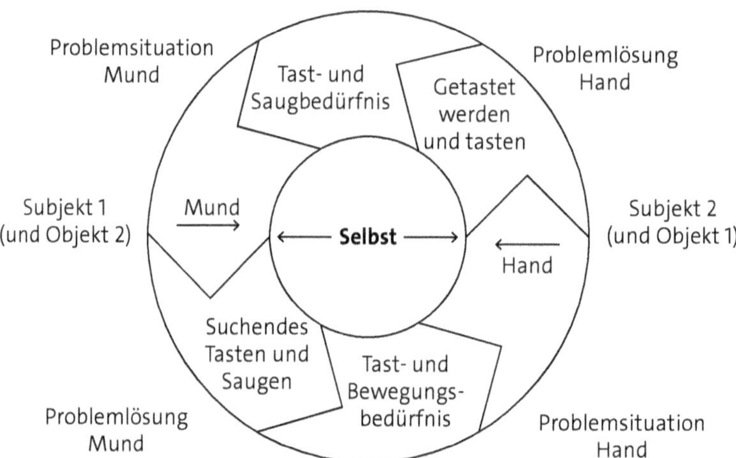

Abb. 8-5: Der vorgeburtliche Mund-Hand-Funktionskreis als Problemsituation und Problemlösung bei Subjekt 1 (Mund) und Subjekt 2 (Hand)

Hieran wird deutlich, was es mit dem Daumenlutschen auf sich hat. Sowohl Hand als auch Mund tasten und werden getastet. Dadurch entsteht eine neue Art von Sinneserfahrung. Es wird gemerkt, dass der eigene Körper immer etwas »Doppeltes« ist, er wird getastet, und er fühlt sich getastet an. Hierin kann die besondere **Doppelbedeutung des Körper-Selbst** als Subjekt und Objekt wahrgenommen werden. Und – z. B. beim Griff der Hand nach der Nabelschnur – kann auch Nicht-Selbst als Objekt wahrgenommen werden.

Ein klinisches Beispiel soll auf mögliche Störungen dieses Funktionskreises aufmerksam machen. Als eine Patientin in einer Therapie mit Funktioneller Entspannung von der Therapeutin das Angebot erhielt, sich selbst mit ihren Händen am Brustkorb anzufassen und sich dort wahrzunehmen, spürte sie wiederholt nur die Hände, nie den Brustkorb. Bei dieser Patientin ist vermutlich die Fähigkeit, sich selbst einmal als Hand und einmal als Brustkorb zu spüren, nicht genügend ausgebildet. Die Anamnese der Patientin (Mangelgeburt; die Mutter hatte während der Schwangerschaft Depressionen mit einer Art anorektischer Reaktion) führt zu der Vermutung, dass das intrauterine Milieu bei dieser Patientin nicht gut genug war für Eigenwahrnehmungs-»Experimente« nach der Art des Daumenlutschens.

Zusammenfassend finden wir als erste Überraschung im Wunderknäuel das frühe Merken des eigenen Merkens und Wirkens sowie der Subjekt-Objekt-Einheit des eigenen Körpers, was auch erste Ansätze zu einer Subjekt-Objekt-Differenzierung einschließt. Dies ist ein emergenter Sprung – der Übergang von einem völlig unbewussten, unreflektierten Selbst zu einem frühen Selbst, das beginnt, sich selbst und seine Umwelt zu merken.

8.5 Atem-Funktionskreis: der erste Schrei

Wie entsteht nun die zweite Überraschung? Dazu betrachten wir den ersten Schrei des Neugeborenen. Schon während der Geburt versucht das Neugeborene zu atmen. Die Atembewegungen sind seit der 8. Woche durch Ansaugen und Auspressen von Fruchtwasser geübt worden. Bei der Geburt wird das Fruchtwasser herausgedrückt und – unterstützt von einer kräftigen Zwerchfellbewegung – Luft angesaugt. Der erste Atemzug ist der schwerste, denn die Alveolen sind zum Teil noch mit Fruchtwasser gefüllt, und die Zellen der Alveolarwände müssen viel Surfactant-Faktor sezernieren, um die Grenzflächenspannung zwischen Luft und Wasser herabzusetzen, damit Luft hinein und die Umgebungsluft zu einer »Wohnhülle« für die Alveolarzelle werden kann. Beim Ausatmen verhindert dieser Faktor den Kollaps der Alveolen. Gleichzeitig werden beim ersten Schrei die Fruchtwasserreste hinausgeschleudert. Aber nicht nur deshalb kommt es zum ersten Schrei; vermutlich ist er auch Ausdruck der Beunruhigung und des Unbehagens, denn die sauerstoffversorgende Nabelschnur hat sich bei der Geburt verschlossen, und der neugeborene Mensch findet nun völlig veränderte Verhältnisse vor. Jetzt tritt er zu etwas in Beziehung, das nicht Körper, aber unentbehrlich ist – der Luft. Zum ersten Mal wird Nicht-Selbst (außerhalb des Mutter-Kind-Systems) als lebensnotwendige Selbst-Ergänzung assimiliert. Gleichzeitig wird das Selbst erstmals als ergänzungsbedürftig erfahren.[4]

Hier beginnt der **Funktionskreis der Atmung**. Aus Abbildung 8-6 wird ersichtlich, dass diesmal die Bedeutungserteilung das Bedürfnis nach Luft ist und die Bedeutungsverwertung die Einatmung. Die Umgebungsluft erhält das Merkmal »Einatemluft« und nach der Einatmung das Wirkmal »Ausatemluft«. Auf der Höhe der Einatmung ändert sich die Bedeutung des Objektes Luft, sie bedrängt (in extremer Form beim Asthmatiker), und sie wird entlassen.

Goethe hat in einem Gedicht den Erlebnisaspekt des Atemvorgangs, die »zweierlei Gnaden«, anschaulich dargestellt:

> »Im Atemholen sind zweierlei Gnaden:
> Die Luft einziehen, sich ihrer entladen;
> Jenes bedrängt, dieses erfrischt;
> So wunderbar ist das Leben gemischt;
> Du, danke Gott, wenn er dich preßt,
> Und dank ihm, wenn er dich wieder entlässt.«
> *(Goethe 1815, S. 240)*

---

4 Diese Zusammenhänge werden in Kapitel 9 im Hinblick auf die von Lichtenberg beschriebenen Motivationssysteme eingehender erklärt. Hier geht es um das erste dieser angeborenen Motivationssysteme, um das Bedürfnis nach Regulation physiologischer Bedürfnisse. Die Atmung ist geradezu ein Paradebeispiel dafür; die an ihr beteiligten Systeme werden intrauterin vorbereitet und machen sich nach der Geburt »bemerkbar«.

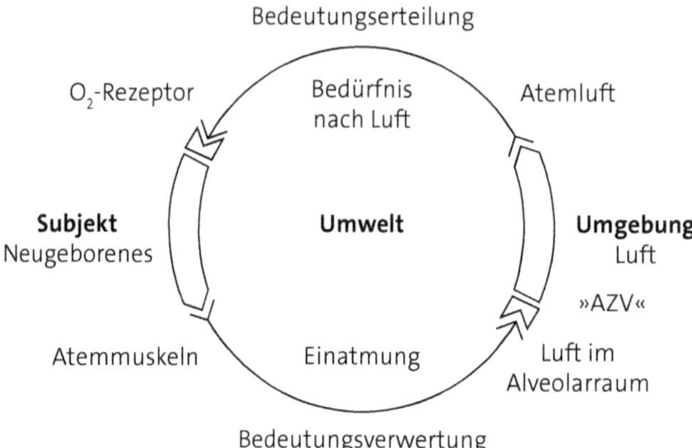

Abb. 8-6: Der Funktionskreis der Atmung

Im Atem-Funktionskreis sind diese »zweierlei Gnaden« enthalten: Am Ende der Inspiration erhält die Luft das Merkmal »Bedrängung«, und dieses Merkmal wird durch die nachfolgende Exspiration gelöscht, bzw. die Luft wird vom Merkmal »Bedrängung« befreit und erhält das Wirkmal »Erfrischung«. Die erste Gnade ist also die Erlösung von der Luftnot, die zweite Gnade ist am Ende der Einatmungsphase die Entlassung der bedrückend wirkenden Luft. Am Ende der Ausatemphase ist der Funktionskreis zur Ruhe gekommen. Nach einer Pause beginnt er neu: zum einen auf der Ebene der autonomen Körperfunktionen mit einem Merken der veränderten Sauerstoff- und Kohlendioxidkonzentration an den entsprechenden Rezeptoren; zum anderen auf der Ebene der körperlichen Eigenwahrnehmung wieder mit Luftbedarf. Erneut gibt es eine Atembewegung. So geht es weiter bis zum letzten Atemzug des Sterbenden: Die Luft bekommt in der Ein-Phase das Merkmal »Einatemluft« erteilt und verliert es in der Aus-Phase. Für unsere Betrachtungen ist besonders die Pause nach diesem »Aus« wesentlich. Sie stellt innerhalb des Atem-Funktionskreises eine Art Spielraum dar, in dem nach dem Ende von »Bedrängung« und »Entlassung« etwas Neues entsteht und der nächste Atemfunktionszyklus mit seiner erneuten Bedeutungserteilung als körperliche »Selbst-Entfaltung« erlebt werden kann.[5]

Im Grunde liegt hier schon ein kreativer Prozess vor, wenn man ihn so versteht, dass jede Bedeutungserteilung eines lebenden Systems kreativ ist. Winnicott führt als Beispiel ein geistig zurückgebliebenes Kind an, das sich an seinem Atem freut. Im Erleben des ständig wiederkehrenden, aber nie völlig gleichen Rhythmus erfährt es Austausch und Vitalität. Es erlebt die Einheit mit der von ihm durch Bedeutungserteilung geschaffenen Umwelt. Diese Bedeutungserteilung ist Kreativität.

5 Zur Bedeutung des »Spielraums« vgl. Kapitel 9, wo er als wesentlich für die Interaktion von Mutter und Kind beschrieben wird, sowie Kapitel 11, wo es um die »Wiederbelebung« dieser Interaktionsform in der Therapie geht.

Die Freude am eigenen Atem ist nur möglich im »Spielraum«, wie Winnicott ihn versteht, z.B. in frühen Phasen, in denen das Kind nach der Befriedigung seiner elementaren Bedürfnisse einen »privaten Raum in der Zeit« (Sander) hat, in dem »ein Gefühl zu sein«, eine wahrnehmende Beziehung zu sich selbst, ein Merken des Merkens als Basis des Körper-Selbst entstehen kann.[6] Winnicott (1985) sagt dazu in einer seiner populär gewordenen Radioansprachen an Mütter: »Einigen Kindern ist es selbst in der frühesten Kindheit niemals erlaubt, einfach dazuliegen und vor sich hinzuträumen. Ihnen entgeht viel, und sie können das Gefühl, dass sie selbst es sind, die leben wollen, fast ganz verlieren. Wenn ich Sie wirklich davon überzeugen könnte, dass es diesen Lebensprozess im Kinde gibt (der aller Erfahrung nach sehr schwer auszulöschen ist), würden Sie die Pflege ihres Kindes viel besser genießen können. Letztlich beruht das Leben weniger auf dem Willen zu leben, als auf dem Vorgang des Atmens.«

Wir fassen zusammen: Die zweite Verwicklung des Kerns der Lebendigkeit ist das »Einwickeln« der Umgebungsluft zur individuellen Umwelt des Atmens (in den »Atemfaden«). Die zweite Überraschung im Wunderknäuel ist die »Premiere« einer Auseinandersetzung mit etwas, das nicht Körper ist. Sie kann nicht ausbleiben.

Durch spätere Verwicklungen, in denen die menschlichen Objektbeziehungen im Vordergrund stehen, kann der Funktionskreis Atmung sehr gestört werden. Von den Kleinkindforschern wissen wir, dass Säuglinge auf misslingende Spiele, auf Überstimulation oder Übergriffe von Seiten der Pflegeperson häufig mit einer Art Totstellreflex reagieren. Dabei wird auch die Atmung minimiert. Bei manchen Patienten finden wir Entsprechendes, eine verlängerte Aus-Phase und ein auf das Minimum reduzierte Ein-Phase, also ein »Nicht-aufatmen-Können«.[7] Als Gegentyp dazu ist der Asthmatiker zu sehen, der nicht ausatmen kann, vielleicht u.a. deshalb, weil er den »Schrei nach der Mutter« oder gegen die Mutter unterdrücken muss, wie es z.B. Marcel Proust literarisch beschrieb.

Häufig jedoch wird die Luft infolge der Einschnürung des primär geglückten Atem-Funktionskreises durch spätere, misslungene Verwicklungen als »schlechtes Objekt« erlebt. So empfingen die Mitglieder einer Asthmagruppe ihre Therapeutin in der ersten FE-Stunde, als sie den großen, keineswegs schlecht belüfteten Gruppenraum betrat, keuchend und klagend mit den Worten, die Luft sei hier im Raum so schlecht! Auch bei der bekannten Haltungsregel »Bauch rein – Brust raus!« ist die einschnürende Verwicklung gut nachzuempfinden. Hier kann Wieder-Aufwickeln Aufatmen und Befreiung bedeuten.

---

6 Vgl. Kapitel 4 und die Bedeutung des eigenen Raumes in der Darstellung einer Patientin mit Morbus Crohn (Kap. 13).

7 Im Hebräischen wird »trösten« mit dem Ausdruck »jemandem zum Aufatmen verhelfen« umschrieben.

8.6 Symbiotischer Funktionskreis: die erste Beziehung

Wir kommen zur nächsten Verwicklung, der **Beziehung zur Mutter**, die sich schon als intrauterines Zusammenspiel über vielfältige gemeinsame Körperfunktionen und Rhythmen (z. B. im hormonellen Bereich, über Bewegungen oder über den Stimmklang) vorbereitet hat. Nach der Geburt, in der Welt von Licht, Luft und Schwerkraft, ist zunächst alles anders. Ausgangspunkt ist, was Winnicott als »das Ungeordnete« bezeichnet. Mithilfe der Mutter kann das Kind aber aus den vielen chaotischen Eindrücken seiner Umgebung eine Umwelt formen, was einem frühen Bedürfnis, das Ungeordnete zu ordnen, entspricht. Hier ist die Mutter – in der Sprache der Semiotik – der »Interpretant«. Der Säugling erlebt sie als den Teil seines Selbst, der für ihn interpretiert, welche Bedeutung er seinen Sensationen erteilen muss. Bion bezeichnet die Mutter in dieser Funktion als **»Container«**, der das »Containte« der kindlichen Empfindungen gewissermaßen vorverdaut und dann in »ungefährlicher« Form an das Kind zurückgibt. Und Winnicott schreibt über die Qualität dieser Empfindungen, z. B. beim hungrigen Säugling, es müsse »für ihn sein, als wenn die wilden Tiere der Löwengrube ihn verschlingen« (1985).

Da die »genügend gute Mutter«[8] zur rechten Zeit zur Stelle ist, um die dringenden Bedürfnisse des Kindes zu erfüllen, entsteht nach Bion im Kind die **»Illusion von Omnipotenz«**, womit ein Empfinden des Kindes gemeint ist, dass alle Objekte von ihm selbst gemacht würden. Dieses Omnipotenzgefühl sei die Voraussetzung für das Entstehen der inneren Welt der Fantasie.

Im **symbiotischen Funktionskreis** (Abb. 8-7) werden diese Zusammenhänge deutlich. Der hungrige Säugling schreit, die Mutter interpretiert das Schreien als »hungriges Kind« und nährt es. Die Problemsituation des Säuglings (Subjekt 1) kann also nur durch die Mutter (Subjekt 2) gelöst werden. Sie löst gleichzeitig mit ihren eigenen Problemen (z. B. gefüllte Brust) auch die des Säuglings.[9]

Nicht nur durch die Vorgänge des Nährens und des Getragen- und Gehaltenseins wird die Illusion der Omnipotenz erzeugt, sondern auch im Spiel. Wie die moderne Säuglingsforschung gezeigt hat, bringen sowohl Säugling als auch Pflegeperson ein reiches, angeborenes Repertoire für ihre gemeinsamen Spiele mit, in denen die Verwandlung der Außenwelt in Umwelt durch Kreativität geschieht. In gewisser Weise spielt die Mutter dem Kind vor, entwickelt die Kreativität des Kindes, lockt die angeborenen Ressourcen hervor, entwickelt deren Potenz weiter und realisiert sie. Durch die feine Abstimmung der Spiele, das sogenannte *»attunement«*, deren Hin und Her sich oft in

8 Zur Bedeutung dieses von Winnicott stammenden Begriffs siehe den Abschnitt zur Beziehung zwischen Säugling und Pflegeperson in Kapitel 9.

9 Winnicott schreibt dazu: »In neun Monaten gibt eine Mutter etwa tausend Mahlzeiten, und denken Sie an alles andere, was sie mit der gleichen exakten Anpassung an die vorhandenen Bedürfnisse tut! Für ein glückliches Kind beginnt die Welt so, dass sie mit seiner Einbildungskraft zur Deckung kommt und sie ihr einverleibt wird. So wird das innere Leben des Kindes durch das bereichert, was in der äußeren Welt wahrgenommen wurde« (1985).

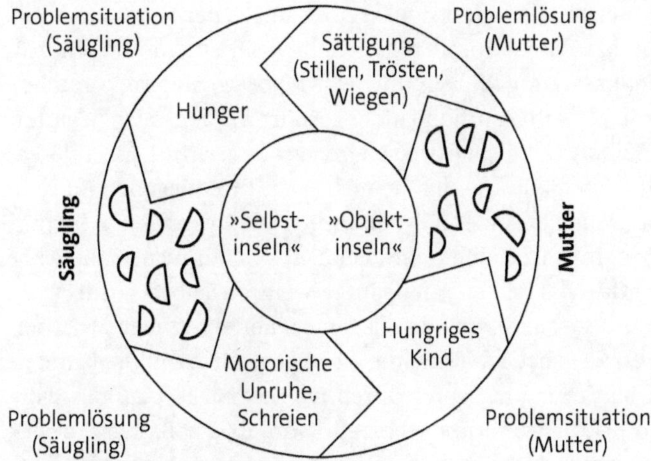

Abb. 8-7: Der symbiotische Funktionskreis

Bruchteilen von Sekunden abspielt, wie Lotte Köhler (1990) eindrucksvoll beschreibt, sowie durch Berühren, Halten, Schaukeln, Singen und ähnliches wird der Körper des Kindes neu besetzt und eingewickelt in den »Mutterfaden«. Dieser »Mutterfaden«, der auch die Empfindung der Schwerkraft beim Getragenwerden einschließt, ist, zusammen mit dem »Luftfaden«, der Atemluft, die Umwelt des Kindes und der Prototyp für alle späteren Umweltentwicklungen.

Wenn die Illusion der Omnipotenz gut genug war, macht das Kind sich später ein **»Übergangsobjekt«**, wie Winnicott es nennt, das sowohl einen Teil des Selbst als auch einen Teil der Mutter repräsentiert. Mit ihm kann sich das Kind bei einer zeitweiligen Trennung von der Mutter selbst beruhigen. Vor allem bleibt aber im Körper – als Insel der Subjekt-Objekt-Identität und somit als Übergangsobjekt – eine Restinsel der Omnipotenz erhalten, die sich z. B. schon in dem Gefühl »Ich kann meinen Finger bewegen« ausdrückt.

Die dritte Überraschung des Wunderknäuels ist demnach ein Selbstgefühl: »Ich spüre meine Umwelt als ergänzenden Teil meines Körpers. Ich kann mit beiden etwas bewirken, und das immer wieder«.[10]

Wenn dieses Gefühl ausbleibt, wenn der Körper nicht genügend in den »Mutterfaden« eingewickelt wurde, dann wird er nicht als Zentrum der Umwelt gespürt und als Subjekt-Objekt-Einheit in der Hülle einer Objektwelt erlebt. Patienten mit Artefaktkrankheiten wollen sich durch die Selbstbeschädigung mehr spüren, sich vor Desintegration bewahren, die ungenügende Mutter ersetzen und gleichzeitig bestrafen bzw. durch die autodestruktive Handlung ihre Unabhängigkeit von der Mutter beweisen und sich gleichzeitig darüber hinwegtrösten, dass sie nicht da ist (was Hirsch [1989, 1993] als »das Doppelte« bezeichnet).

10 Siehe die von Stern definierten *»senses of self«*, insbesondere den zum *»core self«* gehörenden *»sense of agency«* (Kap. 9).

Die Verwicklung des symbiotischen Funktionskreises zu Körper-Selbst und früher Umwelt geht über Selbst- bzw. Objektinseln. Bleiben die Inseln unverbunden, z. B. durch eine ungenügende Neubesetzung (Bürgin und Rost 1990; vgl. Kap. 9), kommt es zu leeren Flecken, die in der Selbstwahrnehmung nicht gespürt werden, oder zu »toten Zonen« (Plassmann 1989). So spürte beispielsweise eine auf dem Stuhl sitzende Patientin wiederholt ausschließlich die Rückenlehne, nicht aber ihren eigenen Rücken. Man könnte es so ausdrücken: Die Rückenlehne stellt ihren Halt von außen, z. B. ständige Anerkennung von außen, im Sinne eines »falschen Selbst« (Winnicott) dar, während die »tote Zone Rücken« die nicht belebten Teile ihres »wahren Selbst« ausdrückte. Andere Patienten spüren, wenn sie auf dem Boden liegen, keinerlei Grenzen zwischen sich und dem Untergrund, so als hätten sie sich nie als abgegrenztes Selbst kennenlernen dürfen. Stern beschreibt durch das »propriozeptive Feedback«, dass das Baby bereits durch die eigene Propriozeption unterscheiden kann, dass z. B. der Arm der Mutter nur gesehen, aber der eigene Arm gesehen und gespürt werden kann, was einer frühen Fähigkeit zur Unterscheidung von Selbst und Nicht-Selbst entsprechen könnte. Heute wird daher das »Symbiose«-Konzept durch das der frühen Bindungsprozesse ersetzt (vgl. Kap. 9).

Doch »wenn alles gut geht«, wie Winnicott es oft ausdrückt, entsteht etwa in der Mitte des 2. Lebensjahres die vierte Überraschung:

8.7 Situationskreis: die »innere Bühne«

Nach und nach hat das Kind einen genügend guten und großen Schatz an gelungenen »Erlebnispaketen«, an die es sich als »episodische Ganzheiten« (Köhler 1990) erinnern kann. Alles, was an Spielen und »Melodien« da war, wird in der Innenwelt des Kindes zu einer »Symphonie« von Vorstellungen und Fantasien, sodass nun ein neues Mittel in der Beziehung zur Außenwelt vorhanden ist – das **»Probehandeln«** in der eigenen Vorstellungswelt. Auf dieser inneren Bühne werden alle Erlebnisse und Gefühle wieder hergeholt, die sich dann in symbolischen Spielen ausdrücken können. Gab es vorher nur die von Piaget beschriebenen »sensomotorischen Schemata«, mit deren Hilfe die Beziehung zur Umwelt durch »Assimilation« und »Akkommodation« gestaltet wurde, gibt es jetzt den **»permanenten Gegenstand«**, der nicht mehr einfach aus der Wirklichkeit des Kindes verschwindet, wenn er nicht mehr zu sehen ist. Diese vierte Überraschung des Wunderknäuels ist nach Piaget eine Art kopernikanischer Wende. Mit ihr »kehrt das Kind seine anfängliche Welt ganz um, deren bewegte Bilder auf eine ihr selbst unbewusste Aktivität zentriert waren, und formt sie zu einer festen Welt von koordinierten Objekten um, die den eigenen Körper als Element mit einschließen« (1974).

Wir haben jetzt die »humane« Ebene erreicht. Der Situationskreis (v. Uexküll und Wesiack 1990) mit Bedeutungsunterstellung, Bedeutungserprobung und Bedeutungserteilung beschreibt die Entstehung einer **»individuellen Wirklichkeit«** mit einer Innen-

und einer Außenwelt (Abb. 8-8). Etwa zur gleichen Zeit wie die vierte entsteht jetzt auch die fünfte Überraschung:

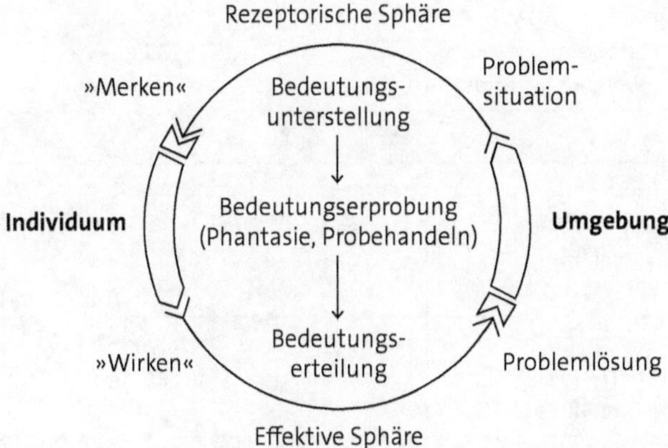

Abb. 8-8: Der Situationskreis (nach von Uexküll und Wesiack 1990)

8.8 Vom Zeichen zum Symbol: Sprache

Durch die neu erworbenen Fähigkeiten des Kindes, die Piaget als die Ausbildung der »semiotischen Funktion« bezeichnet, sind jetzt die Voraussetzungen vorhanden, um in der »summenden, blühenden Wirrnis« (James) – aus der Stimme der Mutter, die vorher die Begleitmusik zu den Körpersensationen darstellte – Worte zu erkennen und zu bilden. Der Vorgang der **»Symbolisierung«** als Bildung von Worten, die etwas bedeuten, entsteht dadurch, dass bestimmte Sequenzen der Laute der Mutter eine Zeichenbedeutung für innere Empfindungen und äußere Wahrnehmungen des Kindes gewinnen, die dadurch vom Kind zu »Objekten« verknüpft werden können.

Loewald (1986) beschreibt die Entwicklung der menschlichen Psyche als Geschichte der Trennung in »Sach- und Wortvorstellungen«, die im Erleben des Kindes bei den vielfältigen Spielen mit der Mutter zunächst eine Einheit waren. Subjektive Anatomie wiederentdecken heißt also auch Suche nach den »Entsprechungen« zwischen Körpererfahrungen (Sachvorstellungen) und Begriffen (Wortvorstellungen). Nur wenn die Integration der Wortvorstellungen mit den zugrunde liegenden Erfahrungen besteht, ist die Sprache eine weitere, die fünfte gelungene Überraschung im Wunderknäuel (→Tab. 8-1). Loewald (1986) spricht von einer »magisch-beschwörenden Funktion des Wortes«. Er versteht darunter das gefühlsmäßige Wiederanklingen der Übereinstimmung von kleinkindlichem Erleben und mütterlicher »Begleitmusik«.[11]

11 Bzgl. der Vorstellungen der Kleinkindforscher zur Entstehung der Symbolisierungsfähigkeit, insbesondere von Stern und Lichtenberg, vgl. Kap. 9.

WK	Zeitpunkt	Beziehung	Kreismodell	Emergenzsprung
I. Vegetative Ebene				
Geschenk	Befruchtung (Einzeller), z. B. Samenzelle	Merken und Wirken, Autonomie des lebenden Systems	Regelkreis	Wohnhülle (»Milieu«), z. B. Eizelle
II. Animalische Ebene				
1. Ü.	ca. 25. SSW (ca. 7. Monat)	Merken des Merkens und Wirkens, Subjekt-Objekt-Einheit des Körpers	Mund-Hand-Funktionskreis	Umwelt (»Daumen«)
2. Ü.	Geburt	Selbst-Nicht-Körper, Rhythmus, (Umgebungsluft)	Atem-Funktionskreis	Umwelt (»Atemluft«)
3. Ü.	im 1. Lebensjahr	Selbst-»Mutterfaden«	symbiotischer Funktionskreis	Umwelt (»Mutter«)
III. Humane Ebene				
4. Ü.	ca. 18. Monat (– 24. Monat)	»der Gegenstand« Körper als Objekt, Fantasie, Probehandeln	Situationskreis	Wirklichkeit (»Welt der Objekte«)
5. Ü.	im 2. Lebensjahr	Sach- und Wortvorstellungen	Situationskreis	Wirklichkeit (»Sprache«)

Tab. 8-1: Die Überraschungen (Ü) des Wunderknäuels (WK) oder die Stufen der Verwicklung. Bei der 1. Überraschung ist bei SSW die Schwangerschaftswoche und bei Monat der Schwangerschaftsmonat gemeint.

Nach Ansicht von Krause (1988), der u. a. auch die Kommunikation Erwachsener untersucht hat, ist die Sprache eine Art Auflagerung auf ein affektives Ordnungssystem, das die frühe Kommunikation zwischen Säugling und Pflegeperson regelt und noch bis ins Erwachsenenalter wirksam ist. Anders ausgedrückt bestimmen die »Muttertöne« die spätere »Sprachmelodie«. Bei allen späteren Verwicklungen klingen die früheren mit. Besonders für das gesprochene Wort trifft dies zu: Mimik, Geste, Haltung und der Stimmklang sind körperliche Verhaltensweisen, die auf frühe Verwicklungen hindeuten. Beim geschriebenen Wort spielt das eine ganz besondere Rolle. Krause betont, wie wichtig gerade hier eine Übereinstimmung zwischen dem affektiven System und der Logik sei. Fehle die Verbindung, was besonders bei Wissenschaftlern eine Gefahr sei, werde das Denken steril und destruktiv.

Neuentwicklungen geschähen aber nicht durch logisch-diskursives Denken, sondern durch Regressionen im Dienste des Ichs, das heißt durch den Rückgriff auf vorbewusste metaphorische Prozesse. Bis dahin unverständliche Bereiche könnten in einer primärprozesshaft affektiven Verwandlung derart verändert werden, dass sie in neuer Gestalt der bewussten Verarbeitung zugänglich würden. In unserer Sprache hieße das, dass erst ein Rückgriff auf frühe Verwicklungen einen kreativen Impuls ermöglicht. Frühere, falsche Verwicklungen, nicht richtig gelungene Überraschungen müssen zunächst ausgewickelt werden, ehe sie wieder besser eingewickelt werden können.

Dies kann als Ausblick verstanden werden, wozu eine wiederentdeckte subjektive Anatomie nützlich sein kann. Durch Entwickeln und wieder Neuverwickeln können die Stufen der Verwicklungen des »Wunderknäuels« dem Ich zur Verfügung gestellt werden. Die Freude an der wiederentdeckten Kreativität kann Kräfte freisetzen, die in der Prävention als gesundheitserhaltende Ressourcen im salutogenetischen Prozess (Antonovsky 1979) wirksam sind.

Da wir unser Wunderknäuel nicht nur immer bei uns tragen, sondern zugleich auch sind, können wir es nutzen, um auch bei uns und unseren Patienten Störungsstellen zu finden, Neubesetzungen zu ermöglichen und immer wieder neue, gelungene Überraschungen zu finden.

8.9 Störungen der Autonomie-Entwicklung

8.9.1 Schwangerschaftskomplikationen (Bericht einer Therapeutin)

FALLBEISPIEL

Eine junge Patientin hatte zweimal nach Eintritt einer Schwangerschaft schwere, zum Teil lebensgefährliche Komplikationen, die zum Abbruch der Schwangerschaft führten. Im Anschluss an eine dieser Komplikationen begann sie eine psychoanalytische Therapie, in der sie mehrfach über einen sich wiederholenden Traum berichtete. In diesem Traum saß eine alte hexenartige Frau auf ihrem Bauch und drückte ihr die Eileiter zu.

Die Mutter der Patientin war eine unreife Frau, die sehr stark von ihrer eigenen Mutter abhängig geblieben war und die ihre Tochter, die Patientin, unter anderem zum Ausfüllen eigener Defizite brauchte. Später wurde diese Mutter zeitweilig alkoholabhängig. Die Verbindung zur Patientin war in der Zeit der Kindheit sehr eng. Die Patientin durfte zwar beruflich erfolgreich werden, d. h. ihren Kopf gebrauchen, doch wurde ihr die Entwicklung einer eigenen weiblichen Identität erschwert. Die Mutter »besaß«, wie es der Traum bildhaft ausdrückt, ihren Körper und dessen weibliche Funktionen. Der Patientin wurde zu einer FE-Therapie geraten, die die Analyse zeitweilig begleitete.

Während dieser Therapiephase blieb der Wunsch der Patientin bestehen, schwanger zu werden. Sie hatte aber starke Angst vor weiteren Komplikationen. Im Verlauf der FE-Therapie zeigte sich zunächst, dass die Patientin sich scheute, ihren Unter-

bauch, der zweimal operativ geöffnet worden war und der eine harte Narbe aufwies, anzufassen. Das betraf nicht nur den unbekleideten, sondern auch den bekleideten Körper. Sie wollte mit der verhärteten Stelle, vor der sie Abscheu empfand, nicht konfrontiert werden. Sie fantasierte die Bauchdecke im Bereich des Unterbauchs als völlig unnachgiebig und unelastisch und spürte weder eine Beteiligung der Bauchdecke an der Atembewegung, noch war der Beckeninnenraum vom Atemrhythmus erfasst, es war eine erstarrte, unlebendige Stelle.
Mit zunehmender Annäherung an den Körper konnte die Patientin im Laufe der Zeit spüren, dass auch diese Stelle eine gewisse Nachgiebigkeit und Elastizität besaß und dass sie am Atemrhythmus deutlich beteiligt war. Sie konnte also die von ihr verabscheute bzw. ausgesparte Region, deren Rolle für die Weiblichkeit und speziell die Fruchtbarkeit entscheidend ist, auch als lebendig erleben. Sie erzählte nach einigen Monaten, dass sie nun die Narbe und ihre Umgebung nicht mehr aussparen müsse, sondern dass sie sie genau so liebevoll eincremen könne wie die übrige Haut – vielleicht sogar liebevoller.
Die Patientin beendete die FE-Behandlung nach 23 Sitzungen. Die Psychoanalyse ging weiter. Sie erzählte dort oft von ihrem veränderten Körpererleben. Etwa ein halbes Jahr später wurde sie schwanger. Die Schwangerschaft verlief ohne die früher erlebten Komplikationen.

8.9.2 Infertilität (Bericht einer Therapeutin)

FALLBEISPIEL

Eine 34-jährige Frau war seit 4 Jahren in Psychoanalyse. Sie kam unter anderem wegen herzneurotischer Symptome und quälender Zwangsimpulse. Zum Teil waren es Mordimpulse, die sich gegen ihre Mutter richteten, unter deren extrem wechselndem Verhalten (wütende Ausbrüche, depressive Verstimmungen mit Suizidankündigungen) sie in der Kindheit sehr gelitten hatte. Die oft uneinfühlsame Mutter hatte ihren Kindern – im wörtlichen und übertragenen Sinne – keinen eigenen Raum gegönnt. *»Meine Mutter ging durch Wände [...]«* Der Vater trank häufig exzessiv.
Nach der Heirat der Patientin während der Zeit der Analyse trat über zwei Jahre hinweg keine Schwangerschaft ein. Sie klagte sehr oft darüber. In dieser Zeit wurde ihr aber auch langsam deutlich, dass sie Teile ihres Körpers wenig erlebte: *»Bis hierher bin ich ich!«*, sagte sie und zeigte auf die Region vom Kopf bis zum Oberbauch. *»Aber dann kommen so scheußliche Dinge, dreckige Gedärme und so. Davon will ich gar nichts wissen.«* Sie träumte auch von geheimnisvollen Zimmern, in denen schreckliche und blutige Dinge vorgingen. Es wurde deutlich, dass sie unter anderem ihr eigenes Körperinnere so empfand. Aus diesem Grund wurde ihr zu einer zeitweilig die Analyse begleitenden FE-Therapie geraten. Vorher hatte sie schon in einer der Konzentrativen Bewegungstherapie ähnlichen Methode mit starker Erschütterung

ihre Körperentfremdung festgestellt. Die FE-Therapie dauerte längere Zeit. Der entfremdete Körper wurde der Patientin langsam vertrauter. Sie konnte gleichzeitig auch in der Analyse die Gefühle gegenüber ihrem Körper und die Gefühle gegenüber der Mutter als ähnlich empfinden.

In der FE erlebte sie unter anderem ihr Becken als räumlich, als ihren »eigenen Raum«, und sie sagte: *»Der Beckenraum wird in zwei Richtungen rund.«* Sie spürte Wärme in diesem Raum; er belebte sich. Sie erlebte auch eine Art Ausdehnung des Beckenraums beim Atmen und hatte den Eindruck, er fülle sich dabei, und sie erlebte das positiv.

Nach Abschluss der FE-Behandlung sagte sie: *»Zuerst war mein Ich sozusagen zwischen den Rippen eingeklemmt. Jetzt habe ich das Gefühl, mehr Raum zu haben und innerlich irgendwie reicher zu sein. Ich habe jetzt das Gefühl: Das bin alles ich!«* Ein andermal: *»Zuerst waren das nur einzelne Sensationen aus meinem Körper – meist unangenehme. Jetzt gehört das alles zusammen.«*

Etwa ein Jahr später wurde sie schwanger.

Wir sehen hier, wie sich das maligne Erleben bestimmter Körperregionen, besonders des Unterbauches, in FE und Psychoanalyse änderte. Bis dahin war der »Schatten des Objekts auf den Körper gefallen« (vgl. Kap. 11).

Diese Abläufe liefern natürlich keinen wissenschaftlichen Beweis für den Zusammenhang von Therapie und Schwangerschaft. Eindrucksvoll und evident war jedoch für beide Therapeuten die Änderung des Körperbildes. Dass diese Änderung der Einstellung zum eigenen Körper keinen Einfluss auf die Fertilität haben sollte, erscheint unwahrscheinlich.

Bei beiden Patientinnen konnte sich das Körpererleben mithilfe der Therapie zumindest teilweise aus pathologischen Verwicklungen befreien, wodurch neue Entwicklungen möglich wurden.

Die Bedeutung psychischer Faktoren auf dem Gebiet der Geburtshilfe wird heute prinzipiell nicht mehr in Frage gestellt, in der Praxis jedoch häufig zu wenig beachtet (vgl. Richter und Stauber 1990).

Das Wunderknäuel in einer veränderten Welt: Das negative Körperbild in modernen Zeiten

Insbesondere in den Industriestaaten zeichnet sich in den letzten Jahrzehnten bei vielen Menschen eine wachsende Unzufriedenheit mit dem eigenen Körper ab. Damit verbunden ist ein meist negatives Körperbild. Als problematisch wird von den Mädchen und Frauen überwiegend ihr als zu hoch eingeschätztes Gewicht empfunden. Männer bemängeln an sich dagegen unzureichende Muskularität.

Hier nur einige Schlagworte zur veränderten Position des Körpers in der Gesellschaft: Der Körper hat an Bedeutung deutlich zugenommen, z. B. durch einen übersteigerten und mit ständigem Selbst-Kontrollieren verbundenen Fitness-Boom. Beispiel ist die »Quantified Self«-Bewegung, die fortlaufendes Messen von Körpervorgängen propagiert, was dann zulasten der subjektiven Wahrnehmung des eigenen Körpers geht. Ständige Außenkontrolle und der Drang zu einer beständigen Effizienzsteigerung des eigenen Körpers treten in den Vordergrund. Dies ist auch im Kontext einer globalisierten Arbeitswelt zu sehen, in welcher der Körper unter dem Aspekt der Konkurrenz ununterbrochen fit gemacht bzw. gehalten werden muss.

Der eigene Körper wird zum Statussymbol und zum Türöffner für den gesellschaftlichen Rang, daher besteht stetiger »Korrekturbedarf«. Deutlich wird das z. B. am Anstieg plastischer Operationen, ein weltweiter Trend, insbesondere in den Schwellenländern. Zugenommen haben in den letzten Jahren insbesondere minimierende oder maximierende Genital-Operationen. Plastische Genitaleingriffe werden, z. T. unter Bagatellisierung der Nebenwirkungen, von einer gewinnträchtigen Sparte des Gesundheitswesens aggressiv beworben – als essenziell für das Selbstbewusstsein einer Frau oder gar als eine die Sexualität befreiende »Körpertherapie« (v. Arnim 2019a, b).

Was heißt das nun für die aktuelle Situation des Wunderknäuels? Es wird sozusagen herausgeputzt für den Markt. Der Körper soll Sinn stiften, den Selbstwert steigern, Bindungen ersetzen und die gesellschaftliche Position verbessern. Dazu wird er angetrieben und – oft unter dem Label der Selbstverantwortung oder sogar von Wellness – erneut unfreundlich behandelt. Das Dilemma scheint zu sein: Nie kann vom Individuum im global medial vernetzten Zeitalter mit seinen ständig steigenden Leistungssteigerungsnormen Zufriedenheit erreicht werden! Die Folge: Unter der fitten Fassade verkümmern Überraschungen, das Geschenk der Lebendigkeit und das In-Verbindung-mit-sich-Sein.

Was ist daher die Botschaft des Wunderknäuel-Modells?

Nicht eine ständige Renovierung der »Außenfassade« bringt mehr Selbst-Bewusstsein, sondern die Fokussierung auf die Wiedergewinnung der körperlichen Eigenwahrnehmung, auf das Sich-selbst-Spüren – und dies ist der wichtigste Schritt auf dem Weg zum Erleben von Selbstwirksamkeit. Denn diese ist unerlässlich, um sich den gesellschaftlichen Anforderungen mit mehr Autonomie und Widerstand zu stellen. Nur so werden wir letztendlich wieder gern im eigenen Körper als einem wesentlichen Teil des eigenen Selbst zu Hause sein, nur so werden wir uns in »guter Passung« als Teil der Gesellschaft wahrnehmen. Es sollte deshalb auf allen Ebenen der Umwelt-Organismus-Beziehung mehr Wert auf die Verbesserung der körperlichen Selbstwahrnehmung gelegt werden, auch in der Psychotherapie.

(Angela von Arnim)

9 Die ersten beiden Lebensjahre – Das Modell der Ver-Wicklung aus der Sicht der Kleinkindforschung

Das folgende Kapitel gibt einen Überblick über wichtige Befunde der Kleinkindforschung, soweit sie für das Verständnis der »Subjektiven Anatomie« von Bedeutung sind. Trotz des enormen Zuwachses an Wissen über die ersten Lebensjahre in den vergangenen 35 Jahren sind die meisten der dargestellten Ergebnisse nach wie vor gültig. Dies betrifft etwa die angeborene Fähigkeit von Säuglingen, zeitliche und räumliche Dimensionen wahrzunehmen, ebenso wie ihr Vermögen zur kreuzmodalen Wahrnehmung, d. h. die Fähigkeit, mit einem Sinnessystem wahrgenommene Informationen in die Informationen eines anderen Sinnessystems zu übertragen, was auf der Wahrnehmungsebene Objektkonstanz etabliert. Auch wurde die Bedeutung der von Geburt an bestehenden Austauschprozesse zwischen Säugling und bedeutsamen Anderen als Voraussetzung der Selbstwerdung und Identitätsbildung bestätigt. Die Verzahnung von Selbst- und interaktiver Regulierung wurde in zahlreichen, oft über mehrere Jahre durchgeführten Untersuchungen von Mutter-Kind-Paaren sowohl in Alltags- und Laborsituationen dokumentiert (z. B. Beebe und Lachmann 2004; Sander 2009). Bereits Piaget, Plessner und Mead hatten die wichtige Rolle der Intersubjektivität betont, die später Stern (1992) mit Blick auf kleinste Interaktionseinheiten als »Abstimmung« (*»attunement«*) zwischen Säugling und Mutter beschrieb. Auch Beebe und Lachmann (2004) wiesen die Intersubjektivität beispielsweise an der dem Erwachsenendialog vergleichbaren rhythmischen Übereinstimmung vokaler und fazial-visueller Kommunikation zwischen Mutter und Säugling bereits im Alter von drei bis vier Monaten nach (Beebe 2019). Dass frühen emotionalen Beziehungen eine besonders große Bedeutung zukommt, hatten Bowlby und Ainsworth schon in den 1960er- und 1970er-Jahren mit der Erforschung früh erworbener und die Weiterentwicklung prägender unterschiedlicher Bindungsqualitäten betont (Bowlby 2016). Bestätigt wurde schließlich auch die Tatsache des »Embodiments« (bzw. der »Einleibung« nach Schmitz [1989]): dass nämlich Erfahrung immer körperlich fundiert ist, dass alles Erleben und Denken im Körper verankert ist und dass der Körper sowohl Intersubjektivität konstituiert als auch durch Interaktion geprägt wird (Kern 2015). Ein guter Überblick über den aktuellen Wissenstand und neuere Modellvorstellungen der Kleinkindforschung findet sich in der Monografie des Körperpsychotherapeuten Ernst Kern (2015).

(Horst Haltenhof)

9.1 Der kompetente Säugling

Die empirische Kleinkindforschung hat gezeigt, dass der Säugling keineswegs passiv, undifferenziert, beziehungslos-autistisch und ausschließlich an der Triebbefriedigung orientiert ist. Vielmehr sind von Geburt an Aktivität und Motivation, distinkte Affekte und selektive Wahrnehmung, einfache Denk- und Lernprozesse sowie Fähigkeiten zum Dialog und zur Aufnahme und Gestaltung von Kontakten vorhanden. Wesentliche Grundlagen von Autonomie und Beziehungsfähigkeit, von kompetenten und kommunikativen Verhaltensmöglichkeiten liegen schon bei der Geburt vor, oder sie werden früh erworben. Durch intuitive Anpassung, instruktive und affektive Didaktik sowie empathischen Umgang der Bezugspersonen mit dem Säugling bzw. Kleinkind werden diese Eigenschaften und Fähigkeiten entfaltet und weiterentwickelt (Übersichtsarbeiten: Beckmann 1991; Brazelton und Cramer 1991; Bürgin und Rost 1990; Deneke 1989; Emde 1991a, 1991b; Kächele 1989; Köhler 1986, 1990; Lichtenberg 1991a, 1991b; Nissen 1982; M. Papousek 1989; M. H. Schmidt 1988; Schüßler und Bertl-Schüßler 1992a, 1992b; Steffen 1983; Stern 1979, 1991, 1992; Stork 1986, 1990; Willi et al. 1986).

Die **Erkenntnisse der modernen Kleinkindforschung**, die eine Überprüfung gängiger entwicklungspsychologischer Theorien erforderlich machen, sind bisher v. a. in der Psychoanalyse kritisch rezipiert worden (z. B. Baumgart 1991; Bohleber 1991; Bräutigam 1991; Eger-Keil 1991; Schüßler und Bertl-Schüßler 1989, 1992b; Stork 1986), erstaunlich wenig dagegen in der Psychiatrie (z. B. Milch und Putzke 1991; Schmoll und Haltenhof 1993). Im Folgenden sollen einige dieser Ergebnisse, auf die vereinzelt auch in anderen Kapiteln des Buches hingewiesen wird, im Zusammenhang dargestellt werden. Aus der Fülle der Befunde werden v. a. diejenigen ausgewählt, die zum Verständnis unseres Verwicklungsmodells und einiger in Verbindung mit der FE (Fuchs 1989; Johnen 1991b; Johnen und Müller-Braunschweig 1989; Müller-Braunschweig 1990a) gemachten Erfahrungen beitragen können. Die Forschungsergebnisse sind aber über die FE hinaus für das Verständnis der Wirkungsweise der Psychotherapie im allgemeinen und der körperbezogenen Verfahren im Besonderen von Bedeutung (vgl. Kap. 12).

Die moderne Säuglings- und Kleinkindforschung, die den Untersuchungszeitraum auf immer frühere Lebensabschnitte bis hin zur pränatalen Zeit ausgedehnt hat, ist – im Gegensatz zur psychoanalytischen Entwicklungspsychologie – einem prospektiv-normal-psychologischen Ansatz verpflichtet. Stern (1992) spricht davon, dass das »klinische Kleinkind« durch das »beobachtete Kleinkind« ersetzt wurde. Neben der teilnehmenden Beobachtung (*»baby watching«*) im natürlichen Umfeld und den z. T. computergestützten (Mikro-)Analysen von Film- und Tonaufnahmen von Säuglingen und Kleinkindern bzw. den Interaktionen von Kindern und ihren Bezugspersonen werden standardisierte und technisch aufwendige Untersuchungen in verschiedenen Experimentalanordnungen durchgeführt. Dabei werden die reifungs- und entwicklungsbedingt vorhandenen »Antwortmöglichkeiten« des Säuglings (z. B. Blick- und Kopfwendungen, nichtnutritives Saugen) als Indikatoren für ihre Interessen und Vorlieben genutzt. Die Kenntnis vieler Verhaltensweisen des Säuglings und der Interaktionen mit seinen Beziehungspersonen wurde erst durch die modernen Aufzeichnungs- und Auswertungsmethoden möglich (Kächele 1989; Köhler 1986; Papousek et al. 1986; Papousek 1989; Schüßler und Bertl-Schüßler 1989). In diesem Zusammenhang sei an die bereits vor etwa 20 Jahren durchgeführten Filmuntersuchungen von H. Müller-Braunschweig (1975) erinnert.

Bei der Entfaltung und Weiterentwicklung von Autonomie und Beziehungsfähigkeit verlaufen Individuation und Sozialisation eng aufeinander bezogen. Entstehung, Aktivierung und Ausgestaltung der (individuellen) Eigenschaften und Fähigkeiten des Säuglings sind von Geburt an in eine (soziale) Interaktionsmatrix eingebettet.

Unter Säuglingsforschern besteht weitgehend Übereinstimmung darin, dass die frühkindliche Entwicklung weniger in phasenhaften, harmonisch aufeinanderfolgenden Zeitabschnitten verläuft als vielmehr – wie schon Spitz (1989) vermutete – in Sprüngen und größeren Transformationen. Die Erfahrungsmöglichkeiten der frühkindlichen Selbst- und Beziehungsaspekte werden nicht durchlaufen und dann »vergessen«, sondern in den weiteren Lebensabschnitten bereichert und verwandelt, kurz: verwickelt (J. v. Uexküll 1983).

Zu diesem Modell der Verwicklung gehört die Einsicht, dass die jeweils neu entstandenen Aspekte vom eigenen Selbst und der Beziehung zu anderen nicht nur vorläufige Zwischenergebnisse der Entwicklung sind, sondern zeitlebens mehr oder weniger ausgeprägt erhalten bleiben. Allerdings ist die Voraussagbarkeit der weiteren Entwicklung anhand der frühen Lebensabschnitte geringer, und die salutogenetischen Möglichkeiten durch Ausgleich und Korrektur sind größer als lange Zeit gedacht. Zusammenfassend ist die frühe Entwicklung also durch mehr Diskontinuität und durch mehr Plastizität charakterisiert als bisher angenommen.

Im Folgenden sollen einige Ergebnisse der Kleinkindforschung zur Illustration unseres Modells der Verwicklung vorgestellt werden. Die Darstellung wird sich jedoch nur teilweise an der Entstehungsgeschichte der subjektiven Anatomie orientieren können, da die Konzepte von Kleinkindforschung einerseits und Verwicklungsmodell andererseits aus unterschiedlichen Perspektiven entwickelt wurden. Wir beschränken uns außerdem auf die Zeit nach der Geburt, also auf die »Überraschungen« des Wunderknäuels vom ersten Schrei bis zum Spracherwerb (vgl. Kap. 8). Es sei allerdings darauf hingewiesen, dass nicht nur für die Reflexe und die Motorik, sondern auch für fast alle Sinnesempfindungen – v. a. Hautsinne, Schmecken und Hören – und auch für Gedächtnisengramme intrauterine Vorläufer empirisch nachgewiesen bzw. wahrscheinlich gemacht wurden (Bürgin 1982). Auch finden sich Hinweise auf z. T. vorhersagbare Reaktionen des Fötus auf Verhaltensweisen der Mutter und Auswirkungen der intrauterinen Beziehung auf das postpartale Verhältnis von Mutter und Säugling (W. E. Freud 1987). Einzelheiten der pränatalen Zeit, die in den vergangenen Jahren zunehmend erforscht wurde, finden sich im folgenden Kapitel.

Die Befunde der empirischen Kleinkindforschung werden unter drei einander ergänzenden Perspektiven präsentiert. Zunächst werden die von Lichtenberg beschriebenen angeborenen Grundmotive bzw. Motivationssysteme des Säuglings erläutert, die in unterschiedlicher Gewichtung für alle »Überraschungen des Verwicklungsmodells« von Bedeutung sind. Anschließend wird die Rolle der frühen Beziehungspersonen in Anlehnung an die Arbeitsgruppe von Papousek und Papousek skizziert. Hier finden sich wichtige Bezüge v.a. zu den beiden Verwicklungen des Wunderknäuels »Mutterfaden« und »Spracherwerb«. Schließlich wird die Selbst- und Beziehungsentwicklung nach Stern zusammengefasst, wobei sich am ehesten Parallelen zur in Kapitel 8 dargestellten Entstehungsgeschichte der subjektiven Anatomie zeigen.

9.2 Angeborene Motivationssysteme

Viele Untersuchungen haben gezeigt, dass der Säugling mit einem beträchtlichen angeborenen und vorangepassten Repertoire von Eigenschaften und Fähigkeiten zur Welt kommt. Diese haben sich zu einem großen Teil bereits im Rahmen der intrauterinen Funktionskreise, der »ersten Stufe der Verwicklung«, ausgebildet.

Die **frühen Verhaltensweisen** des Säuglings entfalten sich auf dem Boden angeborener Motivationssysteme und werden im Rahmen der Betreuungs- und Pflegebeziehung in Einklang mit den reifungsbedingten Möglichkeiten aktiviert und ausgestaltet. Dies betrifft natürlich auch die für die subjektive Anatomie besonders bedeutsamen physiologischen Funktionen und deren (Selbst-)Steuerung. Als Beispiel sei auf den Atem-Funktionskreis, die zweite »Überraschung« des Wunderknäuels, hingewiesen, die in Kapitel 8 detailliert beschrieben wird.

Das Motivationskonstrukt, das in der Säuglingsforschung die Stelle der psychoanalytischen Triebtheorie eingenommen hat, wurde in unterschiedlichen Konzeptionen vorgestellt, z.B. von Emde (1991a, 1991b; vgl. Bürgin und Rost 1990) oder Lichtenberg (1989a, 1989b, 1991b; vgl. Schüßler und Bertl-Schüßler 1992b). Im Folgenden sei die Auffassung von Lichtenberg zusammengefasst.

Lichtenberg nennt fünf aus angeborenen fundamentalen Bedürfnissen gespeiste **motivational-funktionale Systeme**, die sich von Geburt an in beobachtbaren Verhaltensweisen manifestieren. Diese Motivationssysteme, die deutliche Parallelen zu den Grundmotiven Emdes zeigen, äußern sich in Form affektiver Wahrnehmungs- und Handlungsmuster. Darüber hinaus besteht beim Kleinkind die Bereitschaft, neue, zu den angeborenen Präferenzen passende Reaktionsmuster zu erlernen. Dabei ist es wesentlich, dass die Umwelt in Gestalt der ersten Pflegepersonen jeweils angemessene, d.h. Wiederholung und Regulation ermöglichende Antworten auf die Motivationssysteme zur Verfügung stellt. Die motivational-funktionalen Systeme sind während des gesamten Lebens wirksam, wobei sie im Wesentlichen drei hierarchische Stufen durchlaufen: Die Basis bilden angeborene und früh erlernte Interaktionsmuster auf biologischer und neurophysio-logischer Grundlage. Es folgen elementare Lernschemata und -programme sowie beabsichtigte und geplante Verhaltenselemente. Schließlich entstehen symbolische Repräsentationen, also beispielsweise Vorstellungen und in Worten ausdrückbare Wünsche. Die Entwicklung der Motivationssysteme verläuft also von der Interaktion über die Intersubjektivität zur symbolischen Repräsentation oder – in den Begriffen der Semiotik – von ikonischen und indexikalischen zu symbolischen Zeichen (vgl. Kap. 7).

9.2.1 Physiologische Bedürfnisse

Das erste Motivationssystem bezieht sich auf die Befriedigung physiologischer Bedürfnisse, also v. a. auf die Regulation von Atmung, Wärme, Hunger, Durst und Ausscheidung, auf die Regulation von taktiler und propriozeptiver Stimulation sowie auf die Regulation von Schlaf, Wachheit und Aktivitätsgraden. Es ist einleuchtend, dass die für die Befriedigung dieser teilweise unmittelbar lebensnotwendigen Bedürfnisse zuständigen Motive für die Entstehung des Körper-Selbst von wesentlicher Bedeutung sind. Zwischen Säugling und Pflegeperson existiert für jeden der genannten physiologischen Bereiche ein rasch reagierendes Informations- und Feedback-System, welches das Empfinden und Erleben des Kindes einerseits sowie Wahrnehmung und Verhalten der Mutter andererseits aufeinander abstimmt. In diesem Prozess werden die einzelnen Bedürfnisse des Säuglings in einem weiten Wortsinn definiert und benannt, was den Prozess seiner Selbstentwicklung in Gang setzt. Eine große Rolle spielt dabei die sogenannte Container-Funktion der Mutter (Bion 1990; vgl. Kap. 8 und 11). Diese besagt, dass die Mutter die vom Kind noch nicht zu bewältigenden Gefühle zunächst aufnimmt, im eigenen Erleben verarbeitet und sie dann dem Kind in einer nun für das Kind erträglichen Form zurückgibt.

Als Beispiel dafür, wie die Ausgestaltung früher physiologischer Funktionen in der Interaktion so ungünstig beeinflusst werden kann, dass es zu Störungen kommt, sei an die Fallvignette in Kapitel 4 erinnert. Bei einem Säugling war es zum Auftreten von Magenkoliken gekommen, weil seine Mutter beim Stillen häufig Telefongespräche führte und sich deshalb nicht auf den Rhythmus des Säuglings einstellen konnte (Krause 1983). Weitere – die Atmung betreffende – Beispiele finden sich in Kapitel 8.

Die **»individuelle Physiologie«** (Adler und v. Uexküll 1987) von Funktionsabläufen bzw. »individuumspezifische Erregungsmuster« (Lacey et al. 1953) können also negativ beeinflusst werden. Störungen im Zusammenhang mit diesem ersten Motivationssystem sind immer dann anzunehmen, wenn Menschen eigene (körperliche) Bedürfnisse nicht angemessen wahrnehmen können. Beispielsweise gilt das für – häufig kardiovaskulär erkrankende – Menschen, die bis zur körperlichen Erschöpfung arbeiten und Warnsignale des Körpers nicht wahrnehmen (Kenyon et al. 1991) oder für Essgestörte (Anorexie, Bulimie, Fettsucht), die nicht nur an einer Störung ihres Hunger- bzw. Sättigungsgefühls leiden, sondern auch an Verzerrungen des Erlebens ihres Körperraumes (Feiereis 1990; Garfinkel et al. 1986; Köhle und Simons 1990). Körperbezogenen Verfahren wie der FE ist es nun durchaus möglich, solche in der frühen Interaktion erworbene und verbal nur schwer erreichbare Störungsmuster günstig zu beeinflussen.

9.2.2 Nähe, Bindung und Verbundenheit

Das Motivationssystem, das das Bedürfnis nach Nähe, Bindung und Verbundenheit reguliert und dessen Stellenwert besonders von Bowlby (1975; vgl. Bräutigam 1991) hervorgehoben wurde, wird vor allem durch die Präferenz des Säuglings für Gesicht, Stimme und Geruch der Mutter sowie durch die Bedeutung von Saug- und Greifreflexen bzw. -vorgängen deutlich. Weiterhin sind für den Bereich der Bindung emotionale und kommunikative Verhaltensmuster von Bedeutung, so die Fähigkeit von erst etwa 10 Tage alten Säuglingen, affektive Äußerungen der Mutter zu imitieren. Auf diese Weise entstehen Beziehungsmuster, die den Wunsch des Kindes nach Bindung und die Vermittlung von Geborgenheit durch die Mutter aufeinander abstimmen. In der Terminologie unseres Verwicklungsmodells ist dieses Motivationssystem an der Ausbildung des »Mutterfadens« im symbiotischen Funktionskreis wesentlich beteiligt (vgl. Kap. 8).

Im Laufe der Entwicklung bezieht sich das Bindungsmotiv allmählich auf weitere Personen und auf unterschiedlich umfassende und konkrete Antworten der Umwelt, etwa auf spezifische Hilfeleistungen von Mutter oder Vater oder auf eine eher allgemeine Orientierung durch Geschwister oder Freunde.

Die Bedeutung dieses Motivationssystems kann in jeder Psychotherapieform erlebt werden. Auch das Phänomen der Übertragung kann unter dem Aspekt des frühen Bindungs- und Verbundenheitsmotivs verstanden werden. Kontakt- und Beziehungsfähigkeit können durch verbale und körperbezogene Verfahren gefördert werden. Beispiele für die Beziehung zwischen Therapeut und Patient in der Körpertherapie finden sich im 11. und 13. Kapitel.

9.2.3 Selbstbehauptung und Exploration

Das Bedürfnis nach Selbstbehauptung und Exploration ist das dritte motivationalfunktionale System. Es gibt zahlreiche experimentelle Hinweise auf ein angeborenes Bedürfnis des Säuglings zur Erprobung seiner Verhaltensmöglichkeiten und zur Erforschung seiner Umwelt, zum Wiederholen bekannter Abläufe und zum Erforschen unbekannter Situationen. Dabei scheinen die Freude über Körperbewegungen und deren Effektivität, also Funktionslust (Bühler 1930), und das Erleben von Kompetenz und Kontingenz eine wichtigere Rolle zu spielen als stimulierende Reize. Die Wahrnehmungs- und Handlungsmuster aus diesem Bereich beziehen sich sowohl auf die Pflegepersonen als auch auf die unbelebte Umwelt. Im Zustand des Losgelöstseins von der Mutter lassen sich diese Verhaltensweisen, die der Selbstbehauptung und der Exploration dienen, besonders gut beobachten.

Das dritte Motivationssystem kann durch körperbezogene Psychotherapieverfahren gestärkt werden. Das Erleben, dass zumindest körperlich immer etwas »geht« und verändert werden kann (z. B. kleine Bewegungen in den Gelenken oder Verlagerungen des Körpergewichts), wirkt sich dann auch über die körperliche Dimension hinaus positiv aus. So kann eine Sicherheit im Körpererleben allein psychische oder psychosomatische Beschwerden deutlich mindern.

9.2.4 Aversive Reaktionen

Das Bedürfnis nach aversiven Reaktionen, das sich durch Widerspruch oder Rückzug äußert, lässt sich ebenfalls schon unmittelbar nach der Geburt nachweisen. So wendet sich der Säugling nicht nur von bestimmten Gerüchen, sondern nach einer Phase des wütend-verzweifelten Protestes auch von der Pflegeperson ab (was im »Still-Face-Experiment« gezeigt wurde; Tronick 2007). Lichtenberg versteht Aversion in erster Linie als »die Fähigkeit, Kontroversen mithilfe des Affektes Ärger erfolgreich zu überwinden« (1991b, S. 93). Auch dieses motivational-funktionale System, zu dem die Fähigkeit zum »Nein«-Sagen als wesentlicher Bestandteil gehört, dient dem Aufbau und der Stabilisierung des Selbst. Im weiteren wird dieses aversive System zur Ausbildung von Selbstschutz aktiviert, indem die frühen Pflegepersonen durch Ge- und Verbote Angst-, Scham- und Schuldempfindungen auslösen. Die Abwehrmechanismen, die sich erst zusammen mit der Symbolisierungsfähigkeit entwickeln können, gehören ebenfalls hierher.

Auch dieses Motivationssystem kann durch körperbezogene Psychotherapieverfahren gestärkt werden. Die zunehmende Wahrnehmung aversiver Haltungen und Funktionen des eigenen Körpers dürfte auch den Sinn für psychische Bedürfnisse stärken und nicht nur einen Rückzug aus extremen Belastungssituationen, sondern überhaupt die Abgrenzung nach außen erleichtern.

9.2.5 Sinnliches Vergnügen

Das Bedürfnis nach sinnlichem Vergnügen, das später auch das Bedürfnis nach sexueller Erregung umfasst, kann bereits intrauterin beim nichtnutritiven Saugen und bei oraler Stimulation beobachtet werden. Säuglinge lassen dann eine erhöhte Empfindsamkeit nicht nur im perioralen, sondern auch im genitalen Bereich erkennen, wobei sie später auch die Pflegepersonen in sinnliche und »sexuelle« Aktivitäten einbeziehen wollen. Das Verhalten der Eltern ist für das weitere Körpererleben nicht nur in diesem Bereich, sondern auch im Hinblick auf die Blasen- und Mastdarmfunktion im zweiten Lebensjahr von großer Bedeutung. Sinnlichkeit und Sexualität werden von Lichtenberg als rhythmische Sinnesempfindungen charakterisiert, die in erster Linie mit den Affekten Interesse, Freude, Vergnügen und Entspannung verknüpft sind. Sexuelle Motive sind zwar häufig mit den oben genannten Bindungsmotiven gekoppelt, eine »glatte Koordination« – wie Lichtenberg (1991b, S. 95) sagt – besteht zwischen beiden Motivationssystemen jedoch nicht.

Dass das Bedürfnis nach Sinnlichkeit und Sexualität durch eine Zunahme des Körpererlebens – etwa durch FE – gefördert werden kann, ist besonders einleuchtend. Neben einer allgemeinen Sensibilisierung für Sinneswahrnehmungen können die Lösung von (muskulären) Blockaden und die Korrektur von Fehlhaltungen zu einer erfüllteren Sinnlichkeit beitragen.

Lichtenberg betont mehrfach die Eigenständigkeit jedes der fünf Motivationssysteme. So kann etwa die Regulation physiologischer Bedürfnisse genauso wenig ausschließlich als biologische Basis von Bindung und Sexualität verstanden werden wie die Selbstbehauptung im Rahmen des Bindungsmotivs aufgeht. Auch das Bedürfnis nach Widerspruch und Rückzug ist nicht nur ein Teilbereich anderer Systeme.

9.3 Die Bedeutung der frühen Bezugspersonen

Die bisherige Darstellung hat bereits deutlich gemacht, dass die frühkindliche Ent- bzw. Verwicklung von Anfang an im Rahmen zwischenmenschlicher Beziehungen erfolgt. Zunächst kommt der Dyade von Kind und früher Pflegeperson (Brazelton und Cramer 1991; Emde 1991a; Sander 1975) als Einheit der Entwicklung die größte Bedeutung zu. Dies unterstreicht Winnicott, der als einer der ersten die Bedeutung der frühen Interaktion herausstellte (Khan 1982; Schacht 1990), mit seinem 1940 ausgesprochenen Diktum: *»There is no such thing as a baby«* (zit. n. Schacht 1990, S. 94). Mit Recht kann von einer **»transaktionalen Sicht der frühen Entwicklung«** (Emde 1991a, S. 754) gesprochen werden, eine Auffassung, die durchaus mit den Konzepten Eriksons (1973a, 1973b) und Hartmanns (1960) sowie dem symbiotischen Funktionskreis (v. Uexküll und Wesiack 1988) und den entsprechenden Vorstellungen im Verwicklungsmodell (vgl. Kap. 8) vereinbar ist.

Innerhalb dieser Entwicklungseinheit müssen die frühen Bezugspersonen nach Auffassung von Papousek und Papousek die »viel wichtigere Anpassung« (1990, S. 191) leisten. Es geht um die Sicherung des physischen und psychischen Wohlergehens des Säuglings, um die »Besetzungen« von Sinnesempfindungen, Affektqualitäten, nonverbalen und verbalen Repräsentationen und damit um eine **»realitätsbezogene Orientierung«** (Stork 1986, S. 21). Die »artspezifische intuitive elterliche Fürsorge« (Papousek 1989, S. 115), das »vom Säugling ausgelöste Sozialverhalten« (Stern 1979) ist für die Ausbildung und Entwicklung der Eigenschaften und Fähigkeiten des Kleinkindes essenziell. Nach Bürgin und Rost (1990, S. 1002) zwingt das Neugeborene die Pflegepersonen »zum Handeln, zu Neubesetzungen olfaktorischer, taktil-kinästhetischer, akustischer und visueller Art«. Dabei müssen die Eltern »ihre gesamte Körperlichkeit den kommunikativen und motivationalen Notwendigkeiten des Säuglings zur Verfügung [...] stellen« (Emde 1991a). Ein wesentlicher Aspekt der frühen (mütterlichen) Fürsorge wurde von Winnicott als **»holding function«** (1960a) beschrieben. Hierzu gehört – neben der Triebbefriedigung und dem Aufbau der ersten Objektbeziehungen – auch das Annehmen und Ertragen der expansiven und aggressiven Strebungen des Säuglings (Stork 1986).

Die Zeit unmittelbar nach der Geburt ist für die Art der gefühlsmäßigen Beziehung der Mutter zu ihrem Kind von außerordentlicher Bedeutung (Diederichs 1980; Klaus und Kennell 1976; Steffen 1983). In dieser **postpartalen sensitiven Phase** (*»maternal-sensitive-period«*) wird der Bindungsprozess durch mehrere Faktoren strukturiert. An erster Stelle muss das Interesse der Mutter erwähnt werden, ihr Kind zu berühren, wobei vorsichtiger Fingerspitzenkontakt zunächst der Gliedmaßen nach einigen Minuten durch Streicheln des gesamten Körpers auch mit der Handfläche ersetzt wird. Weiterhin kommt dem von den Müttern neugierig erwarteten Blickkontakt große Bedeutung zu. Innerhalb der ersten ein bis drei Stunden nach der Geburt kann das Neugeborene – im Stadium der aufmerksamen Wachheit – die Augen immer wieder offen halten, erst danach beginnt mit einem etwa vier Stunden dauernden tiefen und festen Schlaf die Erschöpfungsphase. Schließlich wird die Bindung durch eine charakteristische Sprechweise der Mutter (*»high pitched voice«*) unterstützt, die erste Rhythmen von Bewegungen des Säuglings moduliert. Der von Winnicott geprägte Begriff der **»primären Mütterlichkeit«** (1960a) wird durch die Abläufe der unmittelbar postpartalen Zeit, in der die Mutter über alle Sinne Kontakt zu ihrem Kind aufnimmt, gut illustriert.

In Analogie zum ersten Kontakt der Mutter mit ihrem Kind, der zunächst über Berührung und Streicheln, also taktil stattfindet, kann das **»therapeutische Anfassen«** in körperbezogenen Psychotherapieverfahren (Müller-Braunschweig 1990a) wie der FE Sicherheit und Schutz vermitteln. »Die Hand stellt eine Aufforderung zum Loslassen dar, sie gibt Ruhe und ist ein Medium, an dem Selbstentfaltung erlebt wird« (Fuchs 1989, S. 48). Natürlich spielt auch der Kontakt über andere Sinne eine Rolle in der FE. Das »therapeutische Anfassen in verantworteter Beziehung« (Fuchs) unterstreicht aber, dass mit dieser körperbezogenen Methode v. a. der Zeitraum früher Interaktionen erreicht und die in dieser Zeit entstandenen Fehlhaltungen oder -funktionen (»frühe Störungen«, »Grundstörungen«) behutsam korrigiert werden können. Es ist daher einleuchtend, dass gerade für psychiatrische Patienten die therapeutische Bedeutung der Kontaktaufnahme über die Haut immer wieder betont wird (Maurer 1986). So hat etwa Frau Krietsch-Mederer (1988) in jahrzehntelanger Erfahrung mit der FE an einer psychiatrischen Klinik die Rolle aktiver und gleichzeitig empathischer Berührung bei schwer gestörten Patienten besonders herausgestellt.

Papousek und Papousek (H. Papousek et al. 1986; Papousek und Papousek 1990; M. Papousek 1989) betonen, dass die primäre Förderung des Säuglings durch die Eltern meist intuitiv, d. h. unwillkürlich und unbewusst, auf dem Boden biologisch angelegter Verhaltenstendenzen erfolgt. Die frühen Fürsorgeformen werden durch Kultur und Sprache wenig beeinflusst. Dabei gibt es zwischen Müttern und Vätern mehr Gemeinsamkeiten als grundsätzliche Unterschiede (Fthenakis 1992; Greenberg 1992). Auch das väterliche Pflegeverhalten scheint von Art und Intensität der Kontakte zum Säugling in den ersten Tagen nach der Geburt abzuhängen. Die intuitiven Verhaltensanpassungen finden sich bereits früh in der Ontogenese und auch bei Menschen, die keine eigenen Kinder haben. Als wichtigste Aspekte der **intuitiven elterlichen Fürsorge** werden genannt (H. Papousek et al. 1986; M. Papousek 1989):

1. Die Eltern sind in der Lage, die Signale des Kleinkindes über seine Befindlichkeit zu lesen. Dazu bedienen sie sich nicht nur visueller und akustischer, sondern auch taktiler Informationen (z. B. Muskeltonus). Auch werten sie nicht nur das spontane Verhalten aus, sondern können durch – oft unwillkürlich ablaufende – »Manipulationen« weiteren Aufschluss über Befinden und Belastbarkeit ihres Kindes erhalten und darauf ihre Anregungen abstimmen.
2. Die Eltern unterstützen die Einübung der kommunikativen Fähigkeiten ihres Kindes. Dies geschieht anfänglich v. a. durch den in einem optimalen Abstand erfolgenden Blickkontakt, durch Zu- und Abwendung des Gesichtes. Dabei werden die Gesichtsmerkmale in übertriebener Weise dargeboten. Auf diese Weise lernt das Kind, auch sein eigenes Blickverhalten zur Kommunikation einzusetzen.
3. Die Eltern können ihr eigenes Verhalten dem Kind verständlich machen. Ein Beispiel hierfür ist – neben der Grußreaktion – die in Tonhöhe, Melodik und Struktur charakteristische Ammensprache (*»baby-talk«*). Eltern verwenden einige wenige, deutlich unterscheidbare Sprachmuster, die verschiedene Bedeutungen haben, z. B. Begrüßung, Anregung oder Trost.
4. Die Eltern fördern die Erlebnisverarbeitung des Kleinkindes. In Kapitel 8 wurde die Mutter als »Interpretant« der kindlichen Sensationen bezeichnet. Die Eltern vermitteln aber auch durch den »biologischen Spiegel« (Papousek et al. 1986, S. 61) des Nachahmens, dass der Säugling durch sein Verhalten kontingente Reaktionen bewirken kann. Neben dieser instruktiven hat die Nachahmung auch eine affektive Funktion. Die Eltern vermitteln durch Widerspiegeln von Gesichtsausdruck und Stimme nämlich auch, dass sie sich in die Gefühlslage des Kindes hineinversetzen und sich von ihr anstecken lassen können. Diese instruktive und affektive Nachahmung soll dem Kind die Eltern und ihr Verhalten vertraut, verständlich und voraussagbar machen.

Mit Papousek und Papousek (1990) sei auch darauf hingewiesen, dass die Eltern Lernvorgänge bei ihrem Kind durch einfache, oft wiederholte Anregungen sowie das Übersehen anfänglicher »Fehler« und die Belohnung von Erfolgen unterstützen, was eine ausgesprochene »Individualisierung didaktischer Arbeit« (S. 192) ermöglicht.

Die frühen Interaktionsformen behalten im weiteren Lebenslauf große Bedeutung. So suchen nicht nur Kleinkinder, sondern Menschen jeden Alters immer wieder emotionale Rückmeldung und Unterstützung durch wichtige Bezugspersonen, um besonders mit unbekannten Situationen oder Gegebenheiten besser fertig zu werden. Diese »Erkundung im Sozialbezug« wird in den ersten Lebensmonaten eingeübt.

9.4 Selbst- und Beziehungsentwicklung

Nach D. Stern (1991, 1992) wird die kindliche Entwicklung in den ersten beiden Jahren – also auch schon in der präverbalen Zeit – durch vier aufeinander folgende Selbstempfindungen oder -gefühle (*»senses of self*) als primäre organisierende und strukturierende Prinzipien gesteuert. Unter dieser Perspektive lassen sich mehrere Zeitabschnitte beschreiben, in denen sich auch besondere Formen intersubjektiver Bezogenheit (*»domains of relatedness«*) herausbilden. Die Entwicklung, die also den »anderen« stets einbezieht, verläuft zwar in einer bestimmten reifungsbedingten Abfolge, und die einzelnen Abschnitte bauen aufeinander auf, aber die Selbst- und Beziehungsaspekte jeder einzelnen Phase bleiben in den weiteren Verwicklungen des gesamten Lebens – als steuernde und erlebbare Prinzipien – erhalten und wirksam (Bohleber 1989; Johnen 1990, 1991a, 1991b; Johnen und Cluß 1991; Köhler 1990; Schüßler und Bertl-Schüßler 1992a). Die im Folgenden vor allem nach Stern zusammengefassten Erkenntnisse der Säuglingsforschung, die durch einige Überlegungen Sanders (1975) ergänzt werden, haben einen engen Bezug zur Ich-, Selbst- und Objektbeziehungspsychologie der Psychoanalyse.

9.4.1 »Welt der Gefühle«

In der Zeit von der Geburt bis zum dritten Monat kann von einem auftauchenden oder **entstehenden Selbst** (*»sense of an emergent self«* mit *»domain of emergent relatedness«*) gesprochen werden. Die Grenzen zur Umwelt, zwischen innen und außen, sind dabei noch unscharf. Das Leben setzt sich aus einzelnen Augenblicken zusammen, und die Gerichtetheit der Zeit wird noch nicht erfahren. Das Erleben findet in einzelnen Episoden statt und noch nicht vor dem Hintergrund eines zusammenhängenden Zeitflusses. Personen oder Gegenstände werden v. a. über die von ihnen hervorgerufenen unterschiedlichen Gefühle erlebt. Als erfahrbarer Raum gilt dem Säugling der Bereich, den er mit den Armen durchmessen kann. Dieser durch die motorischen Möglichkeiten definierte »Erlebnisraum« ist übrigens ein wesentlicher Aspekt der Konzentrativen Bewegungstherapie (Becker 1981; Müller-Braunschweig 1990a).

In diesem Zeitabschnitt stehen folgende angeborene Eigenschaften und Fähigkeiten des Säuglings, die sich zum großen Teil aus den genannten Motivationssystemen ableiten lassen, bereits zur Verfügung:

1. Es findet sich ein Nebeneinander mehrerer abgestufter **Bewusstseinszustände** (*»states«*), die unterschiedlichen physiologischen Aktivitätsabstufungen entsprechen und die Basis der verschiedenen Bedürfnisse bilden (Lichtenberg 1991a; Wolff 1966). So können Schreien, aufmerksame Wachheit, ruhige Wachheit, REM-Schlaf und Nicht-REM-Schlaf unterschieden werden. Beim Neugeborenen stellen zwar Schlafen und Stillen von Durst und Hunger wichtige Bedürfnisbefriedigungen dar, für das Erkunden der Umwelt und die Kontaktaufnahme zu den Pflege-

personen ist aber der Zustand der aufmerksamen Wachheit von entscheidender Bedeutung.

2. Von Geburt an besteht eine **Tendenz zur aktiven Erkundung** der Umwelt, ein Bedürfnis nach Reizaufnahme im Wachzustand mit bestimmten taktilen, visuellen, akustischen, gustatorischen, olfaktorischen, aber auch geometrischen Präferenzen (Stork 1986). Dies betrifft etwa bestimmte Geschmacksrichtungen oder vertraute Töne, v.a. aber Gesicht, Stimme und Geruch der Pflegeperson. Die Kontingenz von eigener Aktivität und Folgen in der Umwelt, auf deren Bedeutung schon Bettelheim (1983) hingewiesen hat, ist ein wichtiger Motivationsfaktor zur Anregung sensomotorischer Systeme. Mit Recht wird diese Aktivität des Säuglings als eine »rudimentäre Form von Intentionalität« (Stork 1986, S. 14) bezeichnet. Beim Einstellen auf neue Reize spielen die Übereinstimmung mit anderen Ereignissen (Bekanntheitsgrad) und der Zusammenhang von Ursache und Wirkung von Abläufen (Kausalität) eine große Rolle. Neben der Stimulationssuche besteht ebenfalls schon früh die Möglichkeit zur Regulation der Reizaufnahme und damit des Erregungsniveaus durch Abschirmung (Mikrovermeidungsmöglichkeiten), z.B. durch (Blick-)Abwendung, Wegstoßen, Ins-Leere-Schauen oder Schreien (Brazelton und Cramer 1991; Brazelton et al. 1974). Bei der Regulation der Reizaufnahme spielt die Haut auch als Organ der Be- und Abgrenzung wahrscheinlich eine besonders wichtige Rolle. Dies wird nicht nur durch die Bedeutung der mütterlichen taktilen Kontaktaufnahme unmittelbar nach der Geburt nahegelegt, sondern auch durch das Verständnis einiger Hauterkrankungen als »frühe Störungen« und das bereits erwähnte »therapeutische Anfassen«.
3. Nach Stern werden die **angeborenen kategorialen Affekte** von den Vitalitätsaffekten unterschieden. Als kategorial werden die reinen, durch bestimmte quantitative Reizmuster ausgelösten Affekte wie z.B. Überraschung, Traurigkeit oder Freude bezeichnet (Eibl-Eibesfeldt 1984; Krause 1983; Tomkins 1981). Bei den **Vitalitätsaffekten** handelt es sich um dynamisch-kinetische Handlungserfahrungen, die im Alter von 2½ Monaten in den beiden Dimensionen Aktivierungsgrad und hedonische Tönung (d.h. Grad des Lust-Unlust-Charakters) fassbar sind. Als dritte Dimension kommt mit ca. 4½ Monaten – also erst im nächsten Abschnitt der Selbstentwicklung – die Möglichkeit zur Differenzierung nach der (internalen oder externalen) Herkunft des Auslösers hinzu. In diesem Zusammenhang sei darauf hingewiesen, dass körperbezogene Therapieverfahren gewöhnlich zwar am Körpererleben und an Sinneswahrnehmungen ansetzen, dass sie aber durchaus auch mit dem Auftreten und Erleben von Affekten zu tun haben und diese verändern können. So sind bestimmte Körperwahrnehmungen mit den Affekten gekoppelt, die in der frühen Interaktion bedeutsam waren. Auch kann die Entdeckung der eigenen Körperwelt Affekte wie Freude und Überraschung, aber auch Trauer und Wut auslösen.
4. Primitive, aber **differenzierte Wahrnehmungen** in allen Sinnesmodalitäten sind von Geburt an möglich, wobei von allen Wahrnehmungsdimensionen zunächst der Intensität besondere Bedeutung zukommt. Im Alter von etwa 3 Wochen lässt sich

eine **transmodale Wahrnehmungsweise und -integration**, also eine intersensorische Koordination (Schüßler und Bertl-Schüßler 1992a) belegen. Die durch die fünf Sinne wahrgenommenen Qualitäten können – mittels abstrakter Enkodierungen von Intensität, Zeitablauf, Rhythmus und Gestalt – ineinander übersetzt werden. So wird beispielsweise ein im Mund getasteter Schnuller von einem wenige Tage alten Säugling im Vergleich mit anders geformten Schnullern allein beim Anschauen »wiedererkannt«. Oder es tritt eine Schreckreaktion auf, wenn das Kleinkind beim Anblick der Mutter eine fremde Stimme hört. Durch diese transmodale Wahrnehmung wird die Entwicklung eines Gefühls für Übereinstimmung (Stimmigkeit) und Zusammengehörigkeit, aber natürlich auch von Unterschiedlichkeit und Abgegrenztheit gefördert.
Episoden und Objekte werden global erfasst, was der von Spitz (1989) beschriebenen »koenästhetischen Wahrnehmungsweise« entspricht. Die Wahrnehmungs- und Erfahrungseinheiten werden noch nicht in einzelne Elemente (Selbst, Objekt, Emotion und Kognition) differenziert.
Wie andere körperbezogene Therapieverfahren zielt auch die FE auf das Erreichen dieser frühen Erfahrungseinheiten (Johnen 1991a). Zusammen mit dem Spüren des eigenen Körpers schaffen diese Erlebniseinheiten eine Verbindung zwischen Körpererleben, Emotion und Beziehung.

5. Auch einfache **kognitive Funktionen** sind bereits nach der Geburt vorhanden. Als frühe Lernformen können **konditioniertes Lernen, Gewöhnung und Nachahmung** genannt werden. So kann etwa die Mimik Erwachsener bereits im Alter von 3 bis 10 Tagen imitiert werden. Hierbei wird angenommen, dass der Säugling propriozeptiv das spürt, was er bei der Pflegeperson sieht und nachahmt. In den ersten Lebensmonaten steht handlungsorientiertes Lernen im Vordergrund, im Verlauf des 2. Lebensjahres wird über die innere Abbildungsfähigkeit von Sinneseindrücken schließlich symbolische Repräsentation möglich.

Was nun die auftauchende, die beginnende Beziehungsform angeht, bilden sich in den ersten 3 bis 4 Wochen wesentliche Elemente von Austausch, Abfolge und Ordnung innerhalb der Mutter-Kind-Dyade aus. Es entsteht eine erste Syntax der Konversation im Mutter-Kind-System (Sander 1975, 1983). Dabei handelt es sich um einen Dialog mittels non- und averbaler Kommunikationsweisen. Das Zusammenspiel, das Ineinandergreifen der Bedürfnisse und Verhaltensweisen von Mutter und Kind wird als *»fit«* oder *»match«* bezeichnet. »Wie von ungefähr will man das gleiche« (Stork 1986). Die Mutter steht dabei v. a. immer wieder vor der Aufgabe, Bedürfnisse und Verhalten des Kindes zu deuten und zu beantworten. Die Mutter erlebt Freude und Erfolgsgefühle beim Deuten und Befriedigen der kindlichen Bedürfnisse, der Säugling erlebt Wohlsein durch mütterliche Hilfe und Pflege. Störungen dieser frühen Interaktionen können zu schweren Beeinträchtigungen führen (Müller-Braunschweig 1990b). Sander (1975) hat die ersten drei Monate der Mutter-Kind-Interaktion als **»initiales Einspielen«** bezeichnet. Die in diesem Abschnitt entstehende Basis für Zusammenspiel und zwischenmenschliches Vertrauen wird von der FE in der Weise berührt, als ein Gefühl von Stimmigkeit

(»*fit*« bzw. »*match*«) entstehen kann, wenn Körpererleben und Benennung in der therapeutischen Situation übereinstimmen (Johnen 1991b).

Neben der direkten Kommunikation zwischen Mutter und Kind kommt dem **»Spielraum«** (Winnicott 1958), dem »privaten Raum in der Zeit« (Sander 1983) eine besondere Bedeutung zu. Das Kind ist in Gegenwart einer anderen Person allein. Es befindet sich in einem Gleichgewichtszustand ohne innere oder äußere Anforderungen und kann seine ersten eigenen Initiativen entwickeln. Hier befinden wir uns bereits im Übergangsbereich zum Kern-Selbst. Auch in der FE wird der Patient immer wieder ermutigt, in Gegenwart des Therapeuten, aber ohne dessen unmittelbares Eingreifen, das Eigenerleben seines Körpers im spielerischen Tun zu fördern.

Die Aufgabe dieser ersten Phase der Selbstentwicklung ist das Herstellen von Übereinstimmung und Zusammengehörigkeit bei sich selbst, v. a. was den eigenen Körper angeht, und mit der Umwelt, v. a. im Hinblick auf die Mutter. Damit werden die Grundlagen für Sicherheit und Vertrauen gelegt.

9.4.2 »Welt der Kontakte«

Zwischen dem 3. und 7. Lebensmonat entsteht das Kern-Selbst (»*sense of a core self*« mit »*domain of core relatedness*«), das vier Bereiche umfasst, die allmählich eine Struktur bekannter und verlässlicher Erfahrungen bilden:

Der »*sense of agency*« (Selbsttätigkeit) meint die Erfahrung von Urheberschaft und Aktivität, der »*sense of affectivity*« (Selbstaffektivität) das Erleben eigener Affekte und erwarteter Verhaltensweisen des »Anderen«, der »*sense of coherence*« (Selbstkohärenz) bezeichnet das Erleben von physischer Ganzheit und der »*sense of continuity*« (oder »*self-history*«, Selbstgeschichte) schließlich die Erfahrung von Identität über die Zeit mit eigener Geschichte.

An diesen Aspekten des Kern-Selbst lässt sich die Vorgehensweise der FE besonders gut veranschaulichen. Den »*sense of agency*« etwa erfuhr eine Patientin mit psychosomatischen Störungen erstmals in einer Therapiestunde, als sie spürte, dass sie mit ihrem sich beim Einatmen entfaltenden Rücken die Hand der Therapeutin wegdrücken konnte. Dieses Erlebnis löste bei ihr heftige emotionale Erschütterungen aus (Mitteilung von T. Woelk, zit. n. Müller-Braunschweig 1992b). Weiter wird der »*sense of coherence*« dadurch angesprochen, dass die Arbeit an einem Teil des Körpers Veränderungen in anderen Körperteilen zur Folge hat, und der »*sense of continuity*« durch wiederholte Erfahrungen, die über die Zeit hinweg – etwa während einer längeren Behandlung mit der FE, aber natürlich auch bei anderen Formen der Psychotherapie – gemacht werden.

Von großer Bedeutung sind in dieser Zeit **erste Gedächtnisinhalte**. Wahrnehmung, Speicherung und Erinnerung von Ereignissen erfolgen beim Kleinkind zunächst ganzheitlich. Sein Gedächtnis ist episodisch organisiert und enthält v. a. solche Wahrnehmungen, Stimmungen und Affekte, die in der Interaktion mit der Mutter von Bedeutung sind. Stern spricht von »senso-motorisch-affektiven Erfahrungseinheiten« (1979),

Lichtenberg von »affektiven Handlungs-Reaktionsmustern« (1991a). Allmählich entstehen aus den Einzelepisoden ähnlicher Abläufe generalisierte Episoden, die die Struktur des Ablaufes von Ereignissen abbilden und die der im 2. Lebensjahr entstehenden symbolischen Repräsentation vorausgehen.

In dieser Zeit bilden sich verschiedene Rhythmen zwischen Mutter und Kind heraus, die von der Situation des Anblickens und Angeblicktwerdens – vermutlich im Anschluss an das Stillen – ihren Ausgang nehmen. Es kommt zu einem »Spiel«, bei dem es darum geht, dass sich die Blicke von Mutter und Kind in einem überwiegend vom Kind bestimmten Rhythmus treffen. Das Verständnis dieser sich in Sekundenbruchteilen abspielenden Interaktionen war überhaupt erst mit den modernen Aufzeichnungs- und Analysemethoden möglich.

Die große Bedeutung, die physiologische und interaktionale Rhythmen bereits im Entwicklungsprozess der frühen Säuglingszeit haben, wird von der FE dadurch aufgenommen, dass sie Spüren und Verändern des Körpererlebens an den basalen, unwillkürliches und willkürliches Tun verbindenden Atemrhythmus koppelt (Fuchs 1989).

Folgende **Interaktionsformen bzw. -rhythmen** können bereits als Aspekte der Kernbezogenheit unterschieden werden:

1. Bei den alternierenden Episoden (Beebe 1985) erfolgt die Interaktion im Wechsel, also diachron. Die Zyklen des Rhythmus sind genau aufeinander abgestimmt, Stern spricht von **»dyadischen Reiz-Reaktions-Prozessen«** (1979) bzw. von »Reziprozität« (1991). Bei dieser Interaktionsform handelt es sich um einen »Vorläufer des Erwachsenendialoges« (Köhler 1990). Als Beispiel sei der Wechsel von Zu- und Abwenden genannt.
2. Die koaktiven Episoden (Beebe 1985) sind durch synchrone Interaktionen charakterisiert. Dabei handelt es sich nicht nur um zeitliche Simultanität, sondern auch um Übereinstimmung im Hinblick auf Inhalt und Intensität der beteiligten Affekte. Stern (1979) spricht von einer **»programmierten dyadischen Verhaltenssequenz«**. Dieses Zusammenspiel, das zu stark affektiv besetzten Bindungen führt, ist für die Entwicklung der Intimität von großer Bedeutung. Gemeinsames Lachen kann hier beispielhaft angeführt werden.
3. Als weitere Form sozialer Handlungen ist der **»Spielraum«** (nach Winnicott und Sander) bereits genannt worden.

Sander (1975) nennt die Zeit vom 4. bis zum 6. Monat die des affektiven und psychosozialen **»reziproken Austausches«**. Er betont, dass die immer wiederkehrenden Handlungsabläufe von Pflege, Ernährung und Spiel für die ersten motorisch-koordinativen Bewegungsabläufe und die kognitiven Funktionen des Kindes von großer Bedeutung sind und darüber hinaus zu einer beglückenden Gegenseitigkeit führen. Hier sei auf die Bedeutung von sich regelmäßig wiederholenden Handlungsabläufen in der verbalen Psychotherapie (Regelmäßigkeit der Stunden, Therapieunterbrechungen als Krisenzeiten), aber auch in körperbezogenen Verfahren hingewiesen.

In diesem zweiten Entwicklungsabschnitt sind das Einüben von sozialem Austausch, das Erleben von Bindung und Intimität wesentlich.

9.4.3 »Welt der Gedanken«

Zwischen dem 7. und dem 18. Monat entstehen das subjektive Selbst (*»sense of a subjective self«*) und die subjektive Bezogenheit (*»domain of intersubjective relatedness«*). Etwa ab dem 7. Monat ist das Kind zum Erleben mentaler Zustände (Gefühle, Motive, Intentionen) fähig. Es merkt, dass es hinter dem (äußeren) Verhalten ein (inneres) Erleben, »seine eigene private Gedankenwelt« (Stern 1991) gibt.

Dazu trägt die sogenannte **Affektabstimmung** (*»affect attunement«*) wesentlich bei, bei der die Mutter die beim Kind wahrgenommenen Gefühlszustände in einer anderen Weise, nämlich in einer anderen Sinnesmodalität widerspiegelt und damit sein Erleben bestärkt. Dieser Vorgang setzt bei beiden Interaktionspartnern die bereits erwähnte transmodale Wahrnehmung voraus. An die Stelle der Imitation des Kindes durch die Mutter tritt »ein Eingehen und Sicheinstellen der Mutter auf das, was im Inneren des Kindes vor sich geht« (Köhler 1986, S. 87) oder – präziser formuliert – auf die in seinem Verhalten zum Ausdruck kommenden Vitalitätsaffekte. Dadurch wird auch das Erleben und Wiedergeben der mentalen Zustände des anderen, das Teilen gemeinsamer und das Erleben unterschiedlicher Erfahrungen auf präverbaler Ebene möglich. Mit der affektiven Einstimmung beginnt nicht nur die Bedeutungsvermittlung, die beim späteren Erwerb von Symbolisierungsfähigkeit und Sprache fortgesetzt wird, sondern es werden auch die Kommunikationsfähigkeit und die Intersubjektivität weiterentwickelt. Für die Intersubjektivität sind neben den genannten gemeinsamen Affektzuständen v. a. gemeinsame Intentionen und die gemeinsame Aufmerksamkeit von Bedeutung.

Etwa mit dem 8. Lebensmonat, in der Zeit also, in der das Kleinkind sich durch die beginnenden Fortbewegungsmöglichkeiten auch in Gefahr bringen kann, tritt das Erleben von Furcht erstmals auf. Damit einhergehend erhalten die Affekte, die zuvor ausschließlich der Aktivierung der Pflegepersonen dienten, auch eine direkte Bedeutung für das Kind selbst. Neben die kommunikativ-soziale Funktion nach außen tritt die Signalfunktion nach innen (Köhler 1986). Zur »Welt der Gedanken« gehören auch die beginnende kognitive Funktion des Überprüfens von Hypothesen und Erwartungen sowie die Vorgänge des Spezifizierens bzw. Generalisierens.

Für den Zeitraum der Entwicklung von subjektivem Selbst und intersubjektiver Beziehung stellt Sander (1975) drei Aspekte heraus. Zunächst verweist er für die Zeit des 7. bis 9. Monats auf **»erste Initiativen«**, die der Säugling innerhalb des mütterlichen Sicherheits- und Umsorgungssystems ergreift. Diese Eigeninitiativen begleitet die Mutter mit ermutigender Unterstützung oder Einspruch. Zwischen dem 10. und 13. Monat ist die **»Verfügbarkeit der Mutter«**, deren Manipulierbarkeit und Grenzen das Kleinkind gleichzeitig austestet, von großer Bedeutung. Erfahrungen und – v. a. soziales – Lernen werden von den mütterlichen Reaktionsweisen geformt. Die anschließende Zeit bis etwa zum 20. Monat nennt Sander die **»Phase der Selbstdurchsetzung«**. Das Kind entdeckt eigene Handlungsmotivationen, die z. T. in Konflikt mit den mütterlichen Motiven geraten. Ein Überwiegen der Eigenmotivation fördert jeweils die Entwicklung der kindlichen Autonomie.

In diesem Zeitabschnitt entfalten sich also v.a. Grundlagen der Intersubjektivität und die Fähigkeit zur Empathie.

9.4.4 »Welt der Wörter«

In der Zeit ab dem 15. Monat bildet sich das verbale Selbst (*»sense of a verbal self«* mit *»domain of verbal relatedness«*). Im einzelnen entstehen v.a. die Fähigkeiten zu Selbstreflexion und symbolischer Repräsentation sowie – im engen Zusammenhang damit – zum Produzieren und Begreifen von Sprache. Mit dem Spracherwerb entstehen neue Möglichkeiten der Verständigung. Sander (1975) spricht von *»shared awareness«*, Stern (1992) vom »Teilen von Bedeutungen«. Mit der Herausbildung von Symbolisierung und Sprache entsteht zusätzlich zum episodischen das **semantische Gedächtnis** (Tulving 1983). Dieses ist nach Begriffen und Symbolen, nach Regeln und Klassen geordnet. Es enthält nicht Einzelerlebnisse, sondern Verallgemeinerungen, also Wissen und nicht nur Erinnerungsspuren. Seine Struktur ist verbal und symbolisch und nicht – wie die des episodischen Gedächtnisses – präverbal und sensorisch.

Die Entstehung der Symbolisierungs- und Sprachfähigkeit, die Ausbildung der »semiotischen Funktion« (Piaget und Inhelder 1991), markiert einen durchaus zwiespältigen Entwicklungsschritt, da das frühere ganzheitliche Erleben von dieser Zeit an dual kodiert wird bzw. zwei Bereichen angehört, dem vorsprachlich erfahrbaren und dem symbolisier- und verbalisierbaren (Schmoll und Haltenhof 1993). Stern (1992) spricht von **»parallelen Wirklichkeiten«**. Vermutlich können nicht alle Erfahrungen auch symbolisch repräsentiert werden, was wohl besonders für die Gefühlszustände und die interpersonellen Erfahrungen zutrifft. Nach Lichtenberg (1991a) zerfällt das kindliche Selbst in ein **»erlebendes«** und ein **»begriffliches Selbst«**, was an die Gegenüberstellung Freuds (1915) von den »Sach-« und »Wortvorstellungen« erinnert (vgl. Loewald 1986). Kleinkinder bewegen sich über einen längeren Zeitraum zwischen diesen beiden – präverbalen bzw. verbalen – Formen des Selbsterlebens und der Bezogenheit hin und her, Stern (1992) spricht von einer »Krise des Selbstverständnisses«. Die ursprünglichen Erfahrungseinheiten werden nicht mehr global, sondern zunehmend distinkt in ihren einzelnen Kategorien Wahrnehmung, Kognition und Handlung erlebt. Insgesamt ergibt sich durch Reflexion und Symbolisierung für das Kleinkind eine neue Struktur der Wirklichkeit, wozu auch das Erleben der Zeit und ihrer Gerichtetheit gehört.

In der Terminologie des Situationskreiskonzeptes beginnt in dieser Zeit die Entstehung einer je »individuellen Wirklichkeit« (v. Uexküll und Wesiack 1988).

An der Reaktion des Kindes auf sein Spiegelbild lässt sich die Entwicklung der Symbolisierungsfähigkeit am Beispiel der Selbstrepräsentation gut verfolgen (Lichtenberg 1991a). Gegen Ende des ersten Lebensjahres ruft das Spiegelbild – wie andere neue Erfahrungen auch – zunächst ein durch Freude und Interesse charakterisiertes Verhalten hervor. Eine im Gesicht des Kindes angebrachte Markierung führt ebenso wenig zu einer besonderen Reaktion wie ein verzerrtes Spiegelbild. Zu Beginn des zweiten Jahres ist das Verhalten angesichts des eigenen Spiegelbildes durch Ernst und geringere Aktivität gekennzeichnet. Eine verzerrte Wiedergabe wird bemerkt, und ein Farbklecks auf Stirn oder Nase wird auf dem Spiegel, nicht aber im eigenen Gesicht berührt. Im Alter von 15 bis 22 Monaten schließlich berührt das Kleinkind den Farbfleck in seinem Gesicht. An diesen Verhaltensänderungen lässt sich ablesen, dass das Spiegelbild zunächst als Auslöser einer handlungsbezogenen Reaktion aufgefasst wird. Erst nach einem Übergangsstadium, in dem das Bild zu einem Anschauungsobjekt »da draußen« geworden ist, an dem nun auch Veränderungen festgestellt werden, kann es als Spiegelung des Selbst wahrgenommen werden. In ähnlicher Weise dürfte auch der Aufbau der anderen Selbstrepräsentanzen sowie der Objektrepräsentanzen ablaufen. Dieser Prozess führt im Verlauf der zweiten Hälfte des zweiten Lebensjahres allmählich zu einer Konstituierung des **»ganzheitlichen Selbst«** (Lichtenberg) und zu einer sicheren Differenzierung zwischen dem Selbst und der »Welt der Objekte« (E. Jacobson 1973).

Die Wirksamkeit körperbezogener Psychotherapieverfahren kann dadurch erklärt werden, dass sie einen methodisch angeleiteten Weg zum Wiedererleben der globalen, ganzheitlichen Wahrnehmungsweise aufzeigen (vgl. Kap. 11). So können bei der FE durch Kopplung an den (Atem-)Rhythmus, durch wenige Wiederholungen kleinster Veränderungen und durch Nachspüren (Fuchs 1989) unbewusste, dem willkürlichen Zugriff entzogene körperliche Funktionen und Haltungen erreicht und evtl. verändert werden.

Nach Sander (1975) entwickeln Mutter und Kind in der Zeit des verbalen Selbst, v. a. aber zwischen dem 24. und 30. Monat eine neue Ebene der Gegenseitigkeit, die besonders durch **»Anerkennung«** gekennzeichnet ist. Das mütterliche Verständnis für die zunehmende Aktivität und Expansivität des Kindes, aber auch das Bereithalten von Geborgenheit fördern die Lösung von ihr und das Entstehen von Selbstkonstanz.

Zusammengefasst sind die Möglichkeiten zur Symbolisierung und zur sprachlichen Verständigung die Hauptcharakteristika dieses vierten Lebensabschnittes.

10 Die vorgeburtlichen Verwicklungen und der Rhythmus

Als ich vor mehr als 28 Jahren das Kapitel über die Pränatalzeit und ihre Bedeutung für die subjektive Anatomie vorstellte, gab es in der damaligen Runde der Autoren ungläubige bis skeptische Reaktionen. Sie reichten von »Da weiß man doch so gut wie gar nichts und ist auf Spekulationen angewiesen« bis »Das ist evtl. doch ein wenig esoterisch …«

Inzwischen ist die Bedeutung der vorgeburtlichen Phase ein wichtiges Forschungsthema der jüngeren Zeit geworden. Besonders Sonja Entringer, Charité Berlin, forscht gemeinsam mit Christine Heim, Claudia Buss und Kollegen zur »Fetalen Programmierung von Krankheit und Gesundheit«. Dabei geht es um Bedingungen im Mutterleib, welche die Entwicklung, die Physiologie sowie das Erleben und Verhalten des ungeborenen Menschen negativ verändern und somit auch das Krankheitsrisiko im späteren Leben nachhaltig beeinflussen können. Die Weichen für Krankheit und Gesundheit werden – so weiß man heute sicher – bereits pränatal gestellt. Vermutlich wird über veränderte psycho-neuro-immunologische Zusammenhänge, bei denen Veränderungen der vegetativen Rhythmen eine Rolle spielen, das Zusammenwirken der Organsysteme, vermittelt über die sich gerade erst ausbildende Stresshormonachse, empfindlich gestört (Entringer et al. 2009, 2010; Gluckman und Hanson 2004). Das »Wunderknäuel« Mensch wird also bereits von Beginn an entweder salutogenetisch, d. h. genügend gut, oder eben pathogenetisch, d. h. nicht ausreichend entwicklungsfördernd, »gewickelt« (→ Kap. 8).

Es ist inzwischen erwiesen, dass das Stresserleben der Mutter während der Schwangerschaft einen Einfluss auf die Krankheitsdisposition des ungeborenen Kindes haben kann. In Tierstudien konnten kausale Zusammenhänge zwischen Stressbelastung der Mutter während der Schwangerschaft und neuroendokrinen, immunologischen und Verhaltensänderungen bei deren Kindern nachgewiesen werden. In Humanstudien wurden Zusammenhänge zwischen Stress, Ängstlichkeit oder Depression der Mutter während der Schwangerschaft und einem erhöhten Risiko der Nachkommen für Depression, Angst- und Aufmerksamkeitsstörungen sowie eine eingeschränkte kognitive Entwicklung gezeigt (Glover 2011).

Erwachsene Kinder von Müttern, die während der Schwangerschaft einem extrem belastenden Lebensereignis ausgesetzt waren, zeigten eine erhöhte Insulinresistenz und erhöhte Körperfettwerte sowie neuroendokrine und immunologische Veränderungen (Entringer et al. 2008b). Vermutlich kommt es, so Entringer, im Laufe der Entwicklung bereits unmittelbar nach einer stressreichen oder traumatischen Erfahrung zu einer Art biologischen »Eingravierung« der Erfahrung mit der Folge eines langfristig gesteigerten Erkrankungsrisikos im Erwachsenenalter.

Auch in der Sprache der körperbezogenen Therapie, besonders im Bereich der Funktionellen Entspannung, sprechen wir seit Langem schon von »Eingravierungen« früher Erfahrungen, nicht nur in das Körpererleben, sondern auch in die Körper-Physiologie! Auch Fuchs spricht als Leibphänomenologe (2021) ganz ähnlich von »Einleibung«.

Heute rücken molekularbiologische und epigenetische Untersuchungen in den Mittelpunkt der Stressforschung. Hier ist besonders der kanadische Forscher Michael Meany zu nennen, der zeigen konnte, dass Mäusebabys, die von ihren Mäusemüttern gut geleckt wurden nach der Geburt, d. h. viel Körperkontakt hatten, sich gut entwickelten, während Mäusebabys von »Raben-Mäusemüttern«, die ihre Neugeborenen nicht beachteten, also nicht leckten, später ängstlich und rascher krank wurden (Meany 2001). Und vor allem fand er heraus, dass sie bestimmte Merkmale, wie z. B. Ängstlichkeit, an ihre Mäusekinder und diese wiederum an ihre Nachkommen weitergaben. Hintergrund sind epigenetische Veränderungen. Die für die Bildung von Stresshormonrezeptoren im Gehirn zuständigen Chromosomen waren bei nicht mit ausreichendem Körperkontakt versorgten Neugeborenen mit Methylgruppen blockiert, sodass die Gen-Expression verhindert wurde und sich nicht genügend Stresshormonrezeptoren im Gehirn ausbilden konnten. Dies hatte zur Folge, dass die Stressantwort unmoduliert auf das unreife Gehirn traf und daher die Affektregulation behindert war, was auch beim Menschen zu erhöhter Ängstlichkeit, aber auch zu Impulsstörungen und Aufmerksamkeitsdefiziten führt. Meany (2001) untersuchte später menschliche Gehirne von früh durch Suizid verstorbenen jungen Erwachsenen und konnte zeigen, dass bei Menschen mit Vernachlässigung und/oder sexualisierter Gewalt in der Vorgeschichte die Verminderung von Stresshormonrezeptoren im Gehirn durch Methylgruppenblockierung der entsprechenden Gene am ausgeprägtesten war.

Entringer et al. untersuchten darüber hinaus, wie sich Stressbelastungen im frühen Leben über Veränderungen in der Telomerlänge auf das Krankheitsrisiko im späteren Leben auswirken können. Telomere sind mit Proteinen verwobene DNA-Abschnitte, die selbst keine kodierende Erbinformation enthalten. Sie sitzen an den Enden unserer Chromosomen. Sie schützen die Chromosomen, sorgen für chromosomale Stabilität und sind somit fundamental wichtig für die Funktionsfähigkeit unserer Zellen. Die Telomere verkürzen sich bei jeder Zellteilung ein wenig. Unterschreiten sie eine bestimmte Länge, verliert die Zelle ihre Funktionsfähigkeit, kann sich nicht weiter teilen und stirbt ab. Vor allem Stresserfahrungen während der frühen Entwicklung können das Telomersystem langfristig und nachhaltig beeinflussen. Erwachsene und Kinder, die während ihrer frühen Kindheit Gewalterfahrungen ausgesetzt waren, weisen verkürzte Telomere auf. Auch instabile Familienverhältnisse während der Kindheit wirken sich auf die Zellalterung aus, besonders bei Kindern mit genetischer Vulnerabilität in stressrelevanten Genen (Überblick → Shalev et al. 2013).

Und, das ist das Besondere der Forschungsergebnisse zur Pränatalentwicklung: Sogar Stresserfahrungen im Mutterleib können die Entwicklung des Telomersystems beeinflussen. Junge Erwachsene, deren Mütter während der Schwangerschaft einem belastenden Lebensereignis wie z. B. dem Tod eines nahen Angehörigen ausgesetzt waren, weisen kürzere Telomere auf als Menschen, deren Mütter relativ stressfreie Schwangerschaften durchlebt haben (Entringer et al. 2011b). Den Zusammenhang zwischen Stress während der Schwangerschaft und verkürzten Telomeren der Nachkommen sieht man sogar schon bei Neugeborenen, die bereits nach der Geburt verkürzte Telomere aufweisen können.

Zusammenfassend kann die Bedeutung der aktuellen Forschungen zu biologischen Auswirkungen von vorgeburtlichen, d. h. ganz frühen Störungen des lebenden Systems auf das rhythmische Zusammenspiel der Organsysteme (»des Orchesters«; Keil 2015) inzwischen als ausgesprochen hoch eingeschätzt werden (Entringer et al. 2013).

Und so kann ich heute – durch das Studium vieler empirischer Arbeiten zu diesem Thema – feststellen, dass im Gegensatz zur Situation bei der Erstausgabe der »Subjektiven Anatomie« die langfristigen Folgen von Stresserfahrungen in frühen Entwicklungsperioden für die Entstehung und den Verlauf von Erkrankungen im späteren Leben inzwischen gut belegt sind.

Stress während der pränatalen Entwicklungsphase beeinflusst über endokrine und immunologische Veränderungen sogar die Genomregulation und -funktion, was wiederum die Vulnerabilität für psychische und somatische Erkrankungen erhöht.

Dabei spielen Erkenntnisse aus der Telomerbiologie die Rolle eines »missing link« zwischen pränataler Stressbelastung und Krankheitsrisiko; die Bedeutung mütterlicher Resilienz als protektivem Faktor ist in diesem Zusammenhang nicht hoch genug einzuschätzen.

Weitere Befunde weisen auf die Rolle molekularbiologischer Mechanismen hin, einschließlich epigenetischer Veränderungen, wobei z. B. die Forschungsergebnisse von Meany (2001) zu den Mäusebabys mit oder ohne Körperkontakt auch eine Art »missing link« zwischen »nature and nurture«, d. h. zwischen genetischen und Umweltfaktoren, darstellen.

Diese Ergebnisse sind hochbedeutsam für die Entwicklung primärer und sekundärer Interventionsstrategien. Hierbei sind neben Präventionsprojekten der Frühen Hilfen besonders Therapieformen zu nennen, die sich mit der Bindung zwischen der Schwangeren und dem ungeborenen Kind beschäftigen, wie die Bindungsanalyse nach Hidas et al. (2021), und moderne Formen der körperbezogenen Babytherapien, die sich mit den Folgen traumatischer Erfahrungen vor, während und nach der Geburt befassen und direkt mit den Babys (Appleton 2014) oder mit der Baby-Mutter-Vater-Triade (Harms 2017a, b) arbeiten.

Ebenso können Erwachsene traumatische prä- oder perinatale Erfahrungen therapeutisch durch spezielle körperpsychotherapeutische Ansätze aufarbeiten und so dem »schwierig gewickelten« Wunderknäuel (→Kap. 8) die Chance für eine Neu-Wicklung geben (Renggli 2018). Das Gehirn ist plastisch – bis zum letzten Atemzug des Menschen, das wissen wir heute.

Auch hier ist der körperbezogene Zugangsweg essenziell und weist darauf hin, dass dort, wo sich die subjektive Anatomie durch ganz frühe Traumata in Richtung subjektiver Pathologie entwickelt, frühe Hilfen – so früh wie möglich und eingebettet in soziale, am

besten aufsuchende Hilfen für besonders belastete Familien (Cierpka 2015) – den sozusagen kausal ansetzenden Zugang über den Körper wählen müssen, wenn sie heilsam sein wollen.
(Angela von Arnim)

10.1 Einleitung

Dieses Kapitel soll der Frage nachgehen, wie die Erkenntnisse der Embryonal- und Fötalentwicklung des Menschen für die Entstehung der subjektiven Anatomie zu bewerten sind. Einige wichtige Aspekte tauchten schon in Kapitel 8 auf. Hier soll zusätzlich auf die Bedeutung des Rhythmus eingegangen werden.

Für die Untersuchung des Menschen in der Zeit vor der Geburt stehen inzwischen moderne wissenschaftliche Beobachtungsmethoden zur Verfügung. Zum einen hat sich die Ultraschalluntersuchung in den letzten Jahren verfeinert, sodass intrauterine Kindsbewegungen und -haltungen genauestens studiert werden können. Zum anderen sind die Überlebenschancen für Frühgeborene mit niedrigem Geburtsgewicht gestiegen. Schon von der 22. Schwangerschaftswoche und einem Geburtsgewicht von 500 Gramm an sind Frühgeborene überlebensfähig (Jorch 1990, S. 871). Deshalb sind heute Direktbeobachtungen von sehr unreifen Neugeborenen möglich, die sich in neurologischer und neurophysiologischer Hinsicht nicht von Feten der zweiten Schwangerschaftshälfte unterscheiden. Im Übrigen konnte festgestellt werden, dass die Entwicklung des zentralen Nervensystems intra- und extrauterin vom zeitlichen Verlauf her gleich verläuft. Zum dritten lassen sich aufgrund von Untersuchungen mit EEG-Mehrkanalschreibern Aussagen über allgemeine Hirnfunktionen von sehr unreifen Neugeborenen treffen. Nach Jorch (1990, S. 878) können z. B. Lichtreize schon ab der 22. Woche einen raschen Lidschluss bewirken. Gleichzeitig können dabei elektrisch evozierte Reaktionen von der (Okzipital-)Hirnrinde abgeleitet werden. Diese Reaktionen werden abgeschwächt durch Gewöhnung (Habituation): »Bei gesunden Kindern habituiert diese Reaktion – wie auch taktil ausgelöste Reaktionen – bei wiederholter Reizung. Somit gehört die Fähigkeit zur Habituation zu den wenigen neurologischen Zeichen, die schon beim Frühgeborenen gewisse Aussagen über kortikale Funktionen ermöglichen« (Jorch, S. 878).[1]

1 Einige Untersucher versuchen sogar, den späteren Intelligenzgrad eines Kindes aus der Geschwindigkeit der Habituation bei gleichbleibenden Reizen zu prognostizieren, d. h. daraus, wie schnell dem Ungeborenen etwas »langweilig« wird.

10.2 Überblick über die intrauterine Entwicklung

Zur Entwicklung des zentralen Nervensystems (ZNS) sind aus der Sicht der Embryologen folgende Gesichtspunkte wichtig: Alle Nervenzellen (Neuronen) müssen wandern, bis sie zum Ort ihrer endgültigen Funktion kommen. Die Zellwanderung setzt sich auch nach der Geburt bis zum Ende des ersten Lebensjahres fort. Es gibt jedoch postpartal keine Zellneubildung mehr, d. h., die Zellen teilen sich nicht mehr. Der Beginn der Ausbildung von Nervenzellfortsätzen (Axone und Dendriten), die multiple Verbindungen zwischen den Neuronen über Synapsen ermöglichen, schafft die Voraussetzungen für den Funktionsbeginn des ZNS. Dabei gibt es einen zeitlichen Gradienten: Zuerst beginnt die Synapsenbildung im Rückenmark und im Stammhirn, zuletzt in der fötalen Rindenplatte, der Vorform der Großhirnrinde.

Nach Hinrichsen (1991) sind die entscheidenden Schritte der ZNS-Funktionsentwicklung folgende:[2]

- Tag 32 bis 43 (4. Woche): Beginn der Hautinnervation der Extremitäten (Tastsinn).
- Tag 33 (4. Woche): erste Synapsen im Rückenmark.
- Tag 50 bis 51 (Anfang der 8. Woche): erste motorische, durch Hautberührung ausgelöste Reaktionen.
- 8. bis 12. Woche: Reifung der motorischen Reflexmuster und ihre Umwandlung in komplexe Bewegungsmuster.
- 9. bis 13. Woche: erste Synapsen der fötalen Hirnrindenplatte; Nachweis von Hirnstammaktivität.
- 13. bis 24. Woche: Nachweis von Aktivität der Formatio reticularis.
- 22. Woche: Beginn des Lidschlussreflexes (Gesichtssinn); Beginn des Fluchtreflexes.
- 24. Woche: Synapsenbildung im Verbindungsbereich von Thalamus und Kortex.[3]
- 24. Woche: Beginn der Nozizeption (Schmerzempfindung).
- 26. Woche: Akustische Reize werden mit Körperzucken und Blinzeln beantwortet (Gehörsinn); Ausbildung des Handgreifreflexes und des Mororeflexes (Lage- und Gleichgewichtssinn).[4]
- 30. Woche: Visuelle Fixation ist möglich; Beginn des Saugreflexes; individuelle Bewegungscharakteristika sind unterscheidbar (der »Zappelphilipp« oder »Bequeme«); Beginn eines Schlaf-wach-Rhythmus und unterscheidbarer Schlafphasen mit REM-Schlaf (Träume?).

---

2 Die Zeitangaben beziehen sich auf den Abstand vom Tag der Befruchtung, also nicht auf den zum ersten Tag der letzten Menstruation.

3 Durch die Verknüpfung von Thalamus und Hirnrinde ist der Funktionsbeginn des Kortex anzunehmen.

4 Der Mororeflex kann nach Jorch (a. a. O.) bei sehr früh Geborenen durch Bewegung des schräg aufrecht gehaltenen Oberkörpers des Kindes nach unten ausgelöst werden. Das Kind reagiert dann mit Schreien und einer »Schreckbewegung«, d. h. mit Auseinanderfahren der Arme und Öffnung der vorher gefausteten Hände und einem darauffolgenden Umarmungsgriff, wie wenn das Kind sich an seiner Mutter festhalten möchte.

- 33. Woche: Einfach strukturierte Muster können von Frühgeborenen visuell erkannt werden.
- 35. Woche: Abnahme der Spontanmotorik und der vorher bestehenden Muskelhypotonie.

10.3 Die Bedeutung der Befunde für die subjektive Anatomie

Die tabellarisch aufgelisteten Entwicklungsdaten beziehen sich überwiegend auf die Entwicklung des ZNS sowie der Bewegungs- und Sinnesorgane. Hierbei lassen sich Emergenzen beobachten (vgl. Kap. 8): Das Neue erscheint im Sprung, ist plötzlich da und aus dem Vorherigen nicht ableitbar. Ähnliches gilt auch für die Entwicklung der inneren Organe, die gegen Ende der Embryonalzeit bereits abgeschlossen ist.

Die durch die Emergenzen bedingte **»Dreischichtung« des Wunderknäuels** finden wir in den vorgeburtlichen Verwicklungen wieder:

1. Als innere Schicht ist die der vegetativ gesteuerten inneren Organe mit ihren endogenen Rhythmen zu nennen, z. B. Herzschlag und Darmperistaltik. Diese Schicht entspricht der **»vegetativen Ebene«**.
2. Als mittlere Schicht entsteht das Bewegungssystem mit seinen sensomotorischen Nervenverbindungen sowie den Sensoren und Nervenstrukturen der Eigenwahrnehmung. Diese Schicht entspricht der **»animalischen Ebene«**.
3. Die äußere Schicht des »Wunderknäuels«, die **»humane Ebene«**, ist vorgeburtlich sicherlich erst in ihren Vorstufen gegeben.[5] Als Voraussetzung entsprechender Leistungen lassen sich die bereits dargestellten Fähigkeiten des Ungeborenen ansehen, z. B. die Fähigkeit zum Erkennen von Reizmustern, zur Habituation bei wiederholten optischen Reizen oder auditiven Mustern.[6]

Die **Ausbildung der Propriozeption**, also der körperlichen Eigenwahrnehmung, die sich aus embryologischer Sicht ab der 26. Woche entwickelt, ist für die Entstehung der subjektiven Anatomie von zentraler Bedeutung. Nach Schmidt und Thews »müssen wir davon ausgehen, dass unser ZNS bei den Leistungen der Propriozeption alle verfügbaren neuralen Informationen ausnutzt« (1990, S. 613). Das bedeutet für die Proprio-

---

5 Wie weit das spätere Emergenzniveau schon im Keim existiert, darüber wird im Bereich der medizinischen und psychologischen Forschung heftig gestritten. Wir gehen hier nicht auf diese Debatte ein. Wie wir jedoch in Kapitel 8 ausgeführt haben, entsteht das emergent Neue der »inneren Bühne« im 18. Lebensmonat: Durch den Beginn der Vorstellungsfähigkeit werden Objekte gegenwärtig gehalten (Piaget). Dadurch entsteht eine individuelle Wirklichkeit. Vorher sind die Objekte Teile einer Umwelt (wie auch bei den Tieren).

6 Beispiele für das Wiedererkennen von Gehörtem sind Reaktionen auf vorgelesene Geschichten (Lamparter et al. 1993, S. 30) oder vorgespielte Musikstücke oder auch das Erkennen menschlicher Stimmen (überwiegend der Mutter oder des Vaters).

zeption als »werdende Funktion« (Hinrichsen 1991), dass das Gleichgewichtsorgan sowie die Gelenksensoren gleichzeitig etwa bis zur 26. Woche ausgereift sind. Bis zu diesem Zeitpunkt sind auch die beteiligten zentralen Strukturen (Formatio reticularis, Thalamus, Großhirnrinde) – wiederum im Sinne einer werdenden Funktion – funktionstüchtig.[7]

Über die affektive Seite der pränatalen Eigenwahrnehmung also die Frage eines **»Erlebens«** des Embryos, gibt es keine gesicherten Erkenntnisse. Allerdings existieren psychologische und psychoanalytische Verhaltensbeobachtungen des Ungeborenen, die von ihrer Ausrichtung her mit der Säuglingsforschung vergleichbar sind (W. E. Freud 1987; Piontelli 1987, 1990; Veldman 1987). Diese Beobachtungen bestätigen Vermutungen, dass vom Fetus nicht nur Sinnesempfindungen, sondern auch die affektiven Bedeutungen dieser Empfindungen wahrgenommen werden können. Möglicherweise lösen schon im Uterus verschiedene »neuronale Feuerungsdichtegrade« beim Feten Zustände aus, die als **»Affekte«** bezeichnet werden können, etwa Interesse, Vergnügen, Schreck und Kummer (Tomkins 1962, 1963).[8] Dass dabei schon vorgeburtlich der Beziehungsaspekt im sich bildenden Mutter-Kind-System (bzw. im Mutter-Kind-Vater-System) eine Rolle spielt, wurde an den bekannten »Bonding-Versuchen« (Veldman 1987) deutlich. Werden den Müttern vorsichtig Hände auf den Bauch gelegt, bewegen sich die Feten dorthin und legen ihren Rücken innen an die aufgelegten Hände. Wird das täglich zur gleichen Zeit wiederholt, so reagieren die Feten mit verstärkter Unruhe, wenn das »Spiel« einmal ausfällt.

In grober Vereinfachung könnte man folgern, dass die Vorläufer der Affekte im vorgeburtlichen Mutter-Kind-System eine Art »präverbales Verstärkerzeichen« darstellen, durch das über Bewegungen und Berührungen Bedürfnisse ausgedrückt werden wie: »Mach weiter!«, »Hör auf!«, »Schneller!«, »Langsamer!«, »Komm her!« oder »Geh weg!« (Lichtenberg 1991a). Damit ist auch wahrscheinlich, dass die von Lichtenberg beschriebenen angeborenen »funktionalen Motivationssysteme« (vgl. Kap. 9), die im Verhalten Neugeborener beobachtbar sind, schon intrauterin vorbereitet werden und sich in entsprechenden Funktionskreisen ausdrücken. So könnte beispielsweise das intrauterine Daumenlutschen unter anderem auf das Bedürfnis nach sinnlichem Vergnügen zurückzuführen sein.

---

7 Die volle Funktionstüchtigkeit des ZNS wird erst postnatal erreicht, da die Myelinisierung weit über die Geburt hinausreicht. Sie verleiht den Nervenbahnen erst die notwendige hohe Leitungsgeschwindigkeit, die für eine ausgereifte Funktionstüchtigkeit, zu der auch die Sprachentwicklung gehört, entscheidend ist (Hinrichsen, persönl. Mitteilung).

8 So gibt es intrauterin bereits ein Lächeln. Mimische Muster – bei der Geburt sind etwa 20 verschiedene mimische Muster bekannt! – weisen bei den vielfältigen Bewegungsspielen des Feten auf eine Art »funktionellen Vergnügens« hin, während der Fetus andererseits bei der Berührung seiner Stirn mit einer intrauterinen Sonde den Kopf wegdreht. Dabei legt er die Stirn in Falten und zieht die Augenbrauen wie beim Erschrecken nach oben. Verliert er beim Daumenlutschen den Daumen, verzieht er wie wütend das Gesicht, das heißt, er legt die Stirn ebenfalls in Falten und zieht die Augenbrauen zusammen (Zimmer 1991).

10.4 Die Rolle des Rhythmus in der intrauterinen Entwicklung

10.4.1 Exkurs: Der Rhythmus in der Kultur

Im Brockhaus-Musiklexikon (H. Riemann 1979) wird Rhythmus definiert als »eigenständig zeitliches Ordnungs- und Gestaltungsprinzip«. Dabei wird ein Kultur- und ein Naturrhythmus unterschieden. Der Kulturrhythmus sei gekennzeichnet durch das Moment der Intentionalität: »Ein Rhythmus muss, um überhaupt zu sein, gemeint sein« (Hönigswald 1926). Zunächst durchaus in einem weiterem Sinn verstanden (Gestalt, einheitlicher Zug, auch räumlich), habe sich die Bedeutung auf Tanz, Musik und Dichtung verengt. Platon bezeichnete den Rhythmus als Ordnung der Bewegung (»Gesetze« 665a). Der Aristoteles-Schüler Aristoxenos verstand unter Rhythmus die Ordnung von Zeitteilen (chronon taxis, Rhythmica, fr. 1).

Nach Trier zeigt der Rhythmus drei Charakteristika:

1. Ein erlebnismäßiges Mitgehen (»Einschwingen«), das Erwartung, Bereit- und Offensein voraussetzt. Das Einschwingen sei zweckgebunden; der rhythmische Wechsel von Spannung und Lösung genüge sich selbst – als Spiel.
2. Rhythmus als »akzentuierende Wiederholung«, als Wiederkehr wesentlicher Züge. Das heißt nicht, dass sich Gleiches wiederhole, sondern Gestaltverwandtes, Ähnliches.
3. Zum Rhythmus gehöre eigenes Bewegtsein. Er sei, beispielsweise im Tanz, »gestaltete Bewegung« (zit. n. Müller 1966).

Ludwig Klages (1921) sieht das Merkmal der Wiederkehr nicht als mechanische Wiederholung, sondern als Erneuerung im Sinne des Lebens, als Wiederkehr des nur Ähnlichen. Damit zieht er eine grundsätzliche Trennungslinie zwischen dem lebendigen Rhythmus und dem mechanischen Takt: »Der Takt wiederholt, der Rhythmus erneuert.«

Nach Hönigswald bedeutet das Rhythmus-Erleben »Zeitliches Zusammen- und zeitliches Unterschiedensein«. Damit stelle der Rhythmus »die erlebnismäßige Einheit einer Beziehung dar«. Der Rhythmus sei die »Form, in der sich Äußerungen gliedern«. Er sei somit »verständigungsbezogen«.

Fritz Klatt schreibt in »Die schöpferische Pause« (1921), es gelte zu warten, »auf den Rhythmus des anderen zu lauschen«, um ihn zu verstehen. Wohl in diesem Sinne schreibt auch Müller (1966): »Um den Rhythmus als Ausdruck zu verstehen, gilt es, in ihn einzuschwingen.«

10.4.2 Exkurs: Der Rhythmus in der Biologie

Während der Rhythmus in der Kultur eine intendierte Funktion hat, die z. B. in einer Verstärkung der Binnenkommunikation einer Gruppe und in der Abgrenzung nach außen liegt, wird über den Naturrhythmus ausgeführt, die Neigung zur Rhythmusbildung sei eine Grundeigenschaft lebender Substanz (Müller 1966). In der Naturwissenschaft wird er klassisch in Form einer Sinusschwingung beschrieben, also als zeitlich und in der Form nach regelmäßige Wiederkehr zweier Phasen, die je einen Extremwert erreichen. Biologische Rhythmen können aber durchaus auch andere Formen annehmen, je nach Funktion und Kontext.

Drei Funktionen können herausgestellt werden:

1. Der Rhythmus dient der Kommunikation und Koordination der Teile des Organismus bzw. eines Systems untereinander und moderiert zentrale biologische Vorgänge. Ein Beispiel ist das bei Vögeln nachgewiesene sogenannte »Amnionschaukeln«: Bei der Bildung der Fruchtblase wird das Fruchtwasser durch ein sich über das ganze Amnion verbreitende Muskelnetz rhythmisch durchmischt, um eine optimale Versorgung des sich bildenden Embryos mit Nährstoffen zu bewirken.
2. Eine zweite Funktion biologischer Rhythmen besteht darin, lebende Systeme an die Rhythmen äußerer, besonders klimatischer Veränderungen optimal anzupassen. Verschiedene Organismen weisen automatische Binnenrhythmen auf, die mit denen der Umwelt korrelieren und die durch Außenveränderungen variiert, aber nicht ausgelöscht werden können. Wesentlich ist dabei, dass lebende Systeme sich selbst autonome Rhythmen schaffen, die als »innere Uhr« notfalls auch unabhängig von äußeren Reizen funktionieren. Nur so wird eine optimale Kodeabstimmung von sich periodisch ändernden Außenfaktoren, z.B. bei Wechsel der Tages- oder Jahreszeiten, mit dem inneren Soll-Wert des lebenden Systems erreicht (Vogel und Angermann, Bd. II, 1971).
3. Eine dritte Funktion biologischer Rhythmen scheint die aktive Kontaktaufnahme des lebenden Systems mit der unbelebten oder belebten Umgebung zu sein – besonders wenn es um die Notwendigkeit einer Intensivierung der Beziehung geht.

Während die Pflanzen den für die Zellatmung nötigen Gastransport (O_2, CO_2) ausschließlich über Diffusion regeln, ist bei den Tieren die Atmung nur mit ganz speziellen Atembewegungen zu gewährleisten, die sämtlich rhythmisch sind mit dem Ziel, durch Ventilation einen schnelleren Gasaustausch zu erreichen, da der Sauerstoffbedarf höher ist als bei den Pflanzen. Zu den Möglichkeiten der Atembewegungen gehört beispielsweise die Kiemenatmung der Fische, die durch rhythmisches Anheben des Kiemendeckels Wasser ansaugen (Vogel und Angermann 1971). Ein weiteres Beispiel für eine aktive, rhythmisierte Kontaktaufnahme, hier mit der belebten Umgebung, ist das Paarungsverhalten der Tiere. So spielen für den artspezifischen Balztanz jeweils typische rhythmische Bewegungsabläufe eine wesentliche Rolle (Vogel und Angermann, Bd. I, 1971).

Zusammenfassend stellt der Rhythmus in der Biologie ein wichtiges Kommunikationsmittel dar, das in verschiedenen Reizmodalitäten der intra- und intersystemischen Verständigung dient. Wir werden die Dreiteilung seiner Funktionen (Binnenkommunikation, Anpassung an äußere Rhythmen und Kontaktaufnahme nach außen) bei der Embryonal- und Fötalentwicklung und ihren Rhythmen wiederfinden.

Wesentlich scheint für alle biologischen Rhythmen zu sein, dass es sich – semiotisch betrachtet – um indexikalische Zeichen handelt, d.h. um präverbale Kommunikation, die noch nicht über kulturell vereinbarte Symbole geregelt wird. Auf die biologische Funktionen des Rhythmus bezogen, heißt das, das lebende System erschafft die für sich selbst lebensnotwendige Umwelt immer wieder neu. Semiotisch gesehen, sucht es aktiv »Perturbationen«, notwendige Gegenleistungen, die ihm ein Überleben ermöglichen.

Auch die Binnenkommunikation, die »Selbstgespräche« lebender Systeme scheinen auf Rhythmen aufzubauen, weil vermutlich über diesen Modus die Verbindung der verschiedenen Systemebenen am besten herstellbar ist.

10.4.3 Die Bedeutung des Rhythmus für die pränatale subjektive Anatomie

1. Auf der **vegetativen Ebene** finden wir schon beim Einzeller Phasen von Kontaktaufnahme mit der Umgebung und Phasen des Rückzugs (vgl. Kap. 8). Dies entspricht der Grundfähigkeit des lebenden Systems zu Beziehung und Autonomie. Bereits jetzt gibt es ein Vorher und ein Nachher und damit die Grundvoraussetzung für die »Erschaffung« der Zeit durch das lebende System. Der grundlegende Rhythmus auf der zellulären Ebene ist die Zellteilung, in der sich die Phasen-Replikation des Chromosoms (Zellwandbildung, Trennung der Tochterzellen) rhythmisch wiederholt. Neuere Forschungen beweisen außerdem das Vorkommen rhythmischer Signalübertragung bei der Kommunikation der Nervenzellen (Neuronen) untereinander. In der Embryonalperiode entstehen die lebenserhaltenden vegetativen Funktionen mit autonomen Antrieben, die Schrittmacherfunktion besitzen, ebenfalls als Rhythmen, etwa bei der Herz- und Kreislaufrhythmik. Der Atemrhythmus entsteht erst später, obwohl erste Atembewegungen schon von der 8. Woche an beobachtet werden.[9] Rhythmisch sind außerdem die Darmbewegungen.
2. Zu Beginn der Fötalzeit ist die **animalische Ebene** erreicht, in der sich Reflexe und kompliziertere Bewegungsmuster ausbilden, von denen einige rhythmisch angelegt sind. Jetzt existieren Zeit und Raum. Je reifer das Bewegungsmuster, desto präziser ist der Rhythmus, wie beispielsweise die Periodizität des Saugreflexes beim Feten im Vergleich zu den ersten ungezielten Globalbewegungen des Embryos zeigt.
3. Beispiele für Rhythmen von Vorstufen der **humanen Ebene** beziehen sich im Wesentlichen auf die intrauterinen Lern- und Gedächtnisleistungen, die Auswirkungen extrauteriner Einflüsse betreffen: Der Fetus scheint in der Lage zu sein, Umweltrhythmen zu behalten, was die »Bonding-Versuche« beweisen: Jeden Abend z.B.

9 Ebenfalls in der Fetalzeit entsteht der Schlaf-wach-Rhythmus.

werden von ihm zur gleichen Zeit die bekannten »Kuschelspiele« bereits »erwartet«. Oder: Besonders häufig werden bestimmte Musikstücke und vor allem die Sprachmelodie und der Rhythmus der Mutter-Stimme nach der Geburt wiedererkannt.[10]

10.4.4 Eigene und fremde Rhythmen in der Unterscheidung von Selbst und Nicht-Selbst

Besonders spannend ist es, das Zusammenspiel von sich entwickelnden Eigenrhythmen des Ungeborenen mit den Rhythmen des mütterlichen Organismus in den verschiedenen Entwicklungsphasen zu betrachten:

1. **Frühe Eigenrhythmen:** Die zellulären und vegetativen Rhythmen des Embryos stehen primär in keiner direkten Beziehung zu denen des mütterlichen Organismus. Sie können jedoch über das frühe Mutter-Kind-System – überwiegend humoral, wahrscheinlich vor allem über die CRH-Sekretion – so nachhaltig gestört werden, dass sie vollständig zusammenbrechen, was den Abort zur Folge hat.[11]
   In der späten Embryonal- und frühen Fötalperiode entstehen zunächst über die einfachen Reflexe die vielfältigen eigenen Bewegungsmuster wie Purzelbaum schlagen, sich abstoßen von der Uteruswand etc., von denen einige rhythmisch sind.[12] Diese Muster werden ebenfalls über das Mutter-Kind-System modifiziert, sie können aber auch nachhaltig gestört werden. Als Beispiel sei auf die sogenannte Panikstudie aus Süditalien verwiesen (W.E. Freud 1987). Über eine erhöhte Adrenalinausschüttung der Mütter kam es zu massiven Globalbewegungen der Feten mit nachfolgender langdauernder Erschöpfung.
   Erwähnt sei auch das bekannte, im Ultraschall nachweisbare »Wegschwimmen« des Uterus bei Schlägen oder Stößen gegen die Bauchwand der Mutter. Für die Unterscheidung von Selbst und Nicht-Selbst heißt das: Der mütterliche Körper als

---

10 Untersuchungen auf der Neugeborenen-Intensivstation der Universitätskinderklinik in München ergaben, dass »Frühchen« kürzer beatmet werden mussten und früher aus der Klinik entlassen werden konnten, wenn sie 5- bis 6-mal am Tag eine halbe Stunde lang mit einer Tonbandaufnahme der Stimme ihrer Mutter »behandelt« wurden. Vor allem entwickelten sie sich in den ersten Lebensmonaten viel schneller als nicht behandelte oder »nur« mit Mozartmusik beschallte Frühgeborene (Nürnberger Nachrichten vom 10.10.92). Auch in der therapeutischen Situation spielen der gleichbleibende Stundenrhythmus und die Stimme des Therapeuten für den Patienten eine große Rolle.

11 Schüffel berichtete 1993 (unveröffentl. Mitteilung), dass bei Frauen des Katastrophengebietes in Anatolien, die häufig den grausamen Tod ihrer Kinder miterleben mussmussten, die Abortrate in der Folgezeit um ein Vielfaches stieg.

12 De Vries und Mitarbeiter erstellten ein Aktogramm eines 12 Wochen alten Feten während einer einstündigen Beobachtung. Dabei machten sie Videoaufnahmen von Kopfbewegungen, die von der 10. Woche an auftauchen. Diese sind entweder als vereinzelte Bewegungen beobachtbar oder rhythmisch (zit. n. Krüll 1990).

früheste Umgebung muss in der Anpassung an den sich rasant entwickelnden kindlichen Organismus in dieser Phase der sich bildenden grundlegenden vitalen Rhythmen möglichst gut vor eigenen größeren Erschütterungen geschützt sein. Sonst bricht die Existenz des Kindes zusammen oder wird zumindest massiv gefährdet.

2. Wachsende Fähigkeit zum Bezug auf die Eigenrhythmen der Mutter: In der mittleren Fötalzeit entsteht durch die neuerworbenen Fähigkeiten zum Gebrauch der Sinnesorgane ein stärkerer Bezug auf die **Rhythmen der Mutter:** Durch das Hören ihres Herzschlages, ihrer Peristaltikgeräusche und ihrer Stimme, durch das Bewegtwerden über ihren Atemrhythmus und ihre Eigenbewegungen, über ihr Vigilanzniveau, ihren Schlaf-wach-Rhythmus und ihren persönlichen Bewegungsrhythmus lebt der Fetus in einer »Wiege von Klang und Bewegung« (Langworthy 1933, zit. n. W. E. Freud 1987).[13]
   Es gibt zahlreiche unbewusste und bewusste Verhaltensweisen von Schwangeren, die den Abstimmungsprozess zwischen ihren Rhythmen und denen des Kindes fördern. So reagiert die Mutter häufig auf Strampelbewegungen des Kindes mit bestimmten Körperhaltungen und Bewegungen; sie legt die Hand auf den Bauch, redet mit ihrem Kind, summt, singt u. v. m. Dieses Verhalten dient keineswegs nur der Beruhigung des Feten im Sinne eines Reizschutzes. Es geht bereits in dieser Zeit um optimale Stimulationsregulation und um Vorbereitung auf die postpartale Beziehung (Diederichs 1980; Schusser 1987). Für die Unterscheidung von Selbst und Nicht-Selbst bedeutet das, dass Mutter und Kind bereits in einen Dialog getreten sind, der sich in (akustischen oder Bewegungs-)Rhythmen vollzieht. Was Tomkins unter der physiologischen Perspektive als »Grad der neuronalen Feuerungsdichte« beschrieb, der schon intrauterin Affekte auslösen könne, wäre bei diesem Dialog eher als das gegenseitige »Belauschen« der Rhythmen des anderen und das »Einschwingen« darauf zu verstehen. Der Unterschied von Selbst und Nicht-Selbst wäre in dieser Phase demnach ein (affektiv-)rhythmischer.[14]
3. **Späte Eigenrhythmen:** In der späten Fötalperiode, wenn das Kind größer und der Spielraum im Uterus kleiner wird, kommt es zu einer Phase des Einübens eigener, komplizierter rhythmischer Bewegungsmuster, wie Schlucken und Saugen, Daumenlutschen und Atembewegungen, aber auch der Mimik bzw. rhythmischer Globalbewegungen des ganzen Körpers, die Boadella (1991) als »Geburtsreflexbewe-

---

13 Die von den Säuglingsforschern beschriebene Amodalität oder Transmodalität der Wahrnehmung (vgl. Kap. 9) entsteht vermutlich pränatal. Die Grundlage scheint darin zu bestehen, dass bei allen Wahrnehmungsmodalitäten das Gemeinsame, nämlich Intensität und Rhythmus, perzipiert wird.

14 Die von Krause (1988) beschriebenen »vertikalen Affektstörungen«, auf deren Grundlage sich die gesamte Affektskala beim Patienten auf »angenehm bis irgendwie unangenehm« beschränkt, könnte eine Basis in einer frühen Inkompatibilität in diesem kindlich-mütterlichen affektiv-rhythmischen Dialog haben. Bei den sogenannten »horizontalen Affektstörungen« dagegen, bei denen ein bestimmter Affekt, z. B. Wut, wie ausgestanzt fehlt, sind eher postpartale Kommunikationsstörungen zwischen Mutter und Säugling anzunehmen.

gungen« bezeichnete. Diese Rhythmen dienen der Vorbereitung auf die späteren postpartalen Rhythmen in der Kommunikation mit der extrauterinen Umwelt (Atmung, Stillen, Mutter-Kind-Spiele). So steht diese Phase in direktem Bezug zu der Frage: Wie entsteht der von der Säuglingsforschung beschriebene »kompetente Säugling« (vgl. Kap. 9)? Die Unterscheidung von Selbst und Nicht-Selbst wäre hier schon in ein Stadium eingetreten, wo erste Gedächtnisspuren und Lernen sowie Habituation den Austausch mit der Außenwelt verfeinern, und wo sich das Selbst des Kindes in eigenen körperlichen, zum Teil feinmotorischen, Aktivitäten zu differenzieren beginnt.

10.5 Folgerung

Ich habe versucht aufzuzeigen, dass der Rhythmus in der gesamten belebten Natur ein grundlegendes Kommunikationsinstrument lebender Systeme darstellt, ohne das Leben nicht möglich ist. Krankheit kann daher auch als Kommunikationsstörung lebender Systeme verstanden werden. Es ist zu vermuten, dass eine Vielzahl psychosomatischer Störungen bereits in Zusammenhang mit akuten oder chronischen Beeinträchtigungen des phasenhaft verlaufenden pränatalen Zusammenspiels zwischen den Rhythmen der Mutter und denen des Kindes steht. Ein therapeutischer Ansatz, der dem Patienten zur Anregung seiner körperlichen Eigenwahrnehmung in Verbindung mit dem Wiederentdecken seiner Eigenrhythmen verhilft, wäre demnach ein Weg, die bei vielen Patienten schon früh und elementar behinderte Unterscheidung von Selbst und Nicht-Selbst zu verbessern und damit eine gesunderhaltende Abgrenzung gegenüber Forderungen von außen zu erleichtern. Darin wäre gleichzeitig eine Art »Nachreifungshilfe« für eine bessere Interaktion mit der Umwelt zu sehen. Überhaupt dürfte die Arbeit mit dem eigenen Rhythmus – aus therapeutischer Sicht – ein wesentlicher salutogenetischer Faktor sein.

11 Die Methode der Funktionellen Entspannung

Zur Entwicklung der Methode der Funktionelle Entspannung – von der Pragmatik zur wissenschaftlichen Modellbildung, empirischen Forschung und körperpsychotherapeutischen Behandlungsmethodik

Die Körperpsychotherapiemethode »Funktionelle Entspannung« entstand einerseits in der Nachkriegszeit pragmatisch in der Körper-Arbeit mit psychosomatischen Patienten an der Universitätsklinik Heidelberg, andererseits war sie gegründet auf dem Menschenbild des leiblichen Dialogs der Anthropologischen Medizin Viktor v. Weizsäckers. In den 1990er-Jahren wurde sie theoretisch untermauert durch die Arbeit einer DKPM-Arbeitsgruppe unter Leitung von Thure von Uexküll und der Schulengründerin Marianne Fuchs. Die AG mit dem damals provokativen Namen »Subjektive Anatomie« und deren gleichnamige Publikation trug in den letzten 28 Jahren Bedeutsames zur Modellbildung für die Wirkungsweise körperbezogener Therapieansätze in der Psychosomatik und zur paradigmatischen Klärung in Bezug auf die Überwindung des Leib-Seele-Dualismus innerhalb der Wissenschaftsphilosophie bei.

Ebenfalls seit mehr als 25 Jahren gibt es eine elaborierte empirische Forschung (Loew, Lahmann) zur Funktionellen Entspannung (FE), einerseits als Grundlagenforschung zu physiologischen Auswirkungen körperbezogener FE-Therapieinterventionen, andererseits existieren, z. T. manualisiert, Therapie- und Präventionsstudien im Sinne von störungsspezifischer Outcome-Forschung. Zeitgleich entwickelte sich die Methode von einer eher pädagogisch-pragmatischen Körpertherapie zu einer körperwahrnehmungsorientierten, tiefenpsychologisch fundierten Körperpsychotherapie, wobei die Erfahrungen aus der Arbeit gerade mit psychotischen Patienten (Krietsch und Heuer 1997) zur Weiterentwicklung beigetragen haben.

Exemplarisch kann an der Entwicklung der Funktionellen Entspannung aufgezeigt werden, wie gerade Therapiemethoden, die auf den leiblichen Dialog im Zusammenhang mit einer vertieften körperlichen Selbstwahrnehmung fokussieren und gleichzeitig in ihrer theoriegeleiteten Behandlungsmethodik als Psychotherapie die Integration von körperlichen, seelischen und sozialen Heilungsfaktoren anstreben, zur Überwindung des Leib-Seele-Dualismus beitragen. Dies ist vor allem bei den Störungen bedeutsam, bei denen *ohne* Einbeziehung des Körpers nach heutiger wissenschaftlicher Lehrmeinung »gar nichts mehr geht«; so bei allen Traumafolgestörungen, denn dort zeigt sich bekanntlich »der Körper als Landkarte der Traumatisierungen«. Besonders deutlich wird das in der Behandlung der Patienten mit überwiegend Entwicklungstraumatisierungen, die

unter dem großen Symptomenkomplex der »Somatischen Belastungsstörung« (wie es in der ICD-11 anstelle von »somatoformen Störungen« heißen wird) leiden und den Körper nicht oder nur mit negativen Emotionen besetzt erleben können. Hier hilft am wirkvollsten eine Behandlung, die vorsichtig, respektvoll und kleinschrittig die Wiederanbindung an Körperressourcen bahnt, um Veränderungen im Selbsterleben und in den Körper-Selbst-Emotionen zu bewirken. Dazu ist es nötig, das die Therapeuten auf allen Ebenen – dem Körpererleben, den Emotionen, den Fantasien und den Gedanken – mit den Patienten kommunizieren und Resonanzphänomene für den therapeutischen Prozess nutzen.
Dies wird in dem bildlichen Modell von zwei Wunderknäulen (Abb. 8-1) symbolisiert, das ich allerdings heute mit wesentlich mehr Pfeilen zwischen Patient und Therapeut bildlich darstellen würde, um gerade die somatische Resonanz, die zur Zeit der ersten Auflage noch nicht so erforscht wurde (Beebe 2019), zu betonen.
(Angela von Arnim)

11.1 Wie entstand die Methode der FE?

Marianne Fuchs, die Begründerin der Funktionellen Entspannung, schreibt dazu:

(Die Methode) »wurde entwickelt an einem anderthalbjährigen Kind. Unser zweiter Sohn bekam, als er ein halbes Jahr alt war, mitten im Sommer eine Bronchopneumonie, die sich im Herbst noch zweimal wiederholte. Erst jetzt wurde geröntgt und intensiv klinisch behandelt, ohne Erfolg. Eine therapieresistente, spastische Bronchitis blieb zurück. Ich hatte nur die Wahl, mich mit dieser Diagnose und einem beginnenden Asthma abzufinden oder einen Weg zu suchen, wie der gestörte Atemrhythmus des Kindes in Ordnung zu bringen war. Wille und Verstand waren bei einem Anderthalbjährigen nicht anzusprechen. Eben das wurde die Chance, auf emotionalem, spielerischem Wege, aber gezielt, etwas zu erreichen, was die unbewussten, die vegetativen Bereiche traf. Das gelang durch einfühlende, auch taktile, minimale, nicht bedrängende Veränderungen seines Brustkorbs und durch Töne, die sich seinem kurzen Ausatmen anpassten. Darauf reagierte das Kind positiv, man durfte es nur zu nichts zwingen. Wenn es ihm nicht gut ging, rief es: ›Mama, puh machen!‹ Diese Rückmeldung zeigte, dass ihm dieses Suchen nach dem vertieften Atemrhythmus gut tat. Nicht nur die Angst des Jungen konnte in kleinen Schritten abgebaut werden, wir erreichten auch Abhusten, konnten Anfälle auflösen oder abfangen, oder es gelang, ihn zum Einschlafen zu bringen.

Zur Geschichte der FE gehört, dass schon F. Mauz, der Oberarzt von E. Kretschmer in Marburg, diese psychologisch geführte Körpertherapie Ende der zwanziger Jahre mit mir als Mitarbeiterin versuchte. Mit Schwenkenbecher, dem Internisten, machte er, der Psychiater, erste psychosomatische Behandlungen. Dabei übernahm ich gelegentlich Bewegungs- und Entspannungsaufgaben. Nicht Leistung stand im Vordergrund. [...] Das entspannende, Verdrängtes auflösende Prinzip ermöglichte eine sich vertiefende Selbstwahrnehmung, und dieser Körpersinn förderte Lust und Spontaneität.

Nicht nur in Marburg wurden damals erste Versuche der Zusammenarbeit mit Psychotherapeuten gemacht (Stolze 1984). Von F. Mauz wusste ich, wer in Heidelberg, wohin wir 1936 umzogen, ebenso ›ganzheitlich‹ dachte. Deshalb berichtete ich Siebeck 1946 von meinen Erfolgen bei unserem Sohn und sagte: ›Ich glaube, ich habe damit den Einschlupf ins vegetative Unbewusste gefunden, weil ich das anderthalbjährige Kind mit seinem Verstand ja noch gar nicht beteiligen konnte.‹ Darauf Siebeck: ›Wenn Sie über die unbewusste Atmung Einfluss auf das Vegetativum nehmen können, dann wäre das ja ein Weg, unsere funktionell Gestörten ins Gleichgewicht zu bringen. Das interessiert mich. Wir können nur sedieren oder anregen!‹

Das war die Geburtsstunde der FE: Nun begann eine intensive Zusammenarbeit in der Klinik. Da 1946 auch V. v. Weizsäcker nach Heidelberg zurückkam, gab es besonders mit seiner Abteilung regen Austausch. Weizsäcker verstand bald, dass eine Entspannung des Organismus, die den autonomen Atemrhythmus erreicht, die Austauschbereitschaft trifft und damit Beziehungsstörungen beeinflussen kann. Der Patient erfährt, dass er sich tiefer schützen oder antriebssicherer wehren oder geduldiger bei sich bleiben kann. Angstbesetzte oder abgewehrte Bereiche lösen sich, er findet sein psychosomatisches Gleichgewicht. Dazu eine wichtige Erinnerung: Ich berichtete Weizsäcker von einer Asthmapatientin. Sein Kommentar: ›Ich glaube, dass Ihre Erfolge daher kommen, dass Sie den Patienten lehren, immer zwei oder drei Dinge auf einmal, also gleichzeitig, zu tun: sich spüren und sich rühren, stöhnen, bewegen und empfinden. Damit gelingt es Ihnen, dass das eine oder das andere mehr oder weniger unbewusst bleibt. Wir in der Psychoanalyse haben immer gemeint, aus Es muss Ich werden. Ich glaube, es ist ebenso wichtig, dass aus Ich wieder Es wird‹ (v. Weizsäcker 1950, 1951)« (Fuchs 1985, S. 13 f.).

Heute sagt Marianne Fuchs dazu Folgendes: »Dieses hier auch leiblich verstandene ›Es‹ ist erfahrbar. Der rhythmusorientierte Vorgang des Entspannens und Gespanntwerdens wird erlebt. Der Patient lernt, in seiner eigenen Gestalt nach möglicher Veränderung zu suchen, um mit seiner ›subjektiven Anatomie‹ vertrauter zu werden. Er merkt, dass er sich Vorgängen überlassen kann. Sie führen zur Mitte-Orientierung, zu Halt, zu Ruhe und stimmendem autonomem Antrieb. Diese Vorgänge sind dem direkten Willen entzogen und verbinden sich mit der ›Ordnung des Vegetativen‹.

Das Vertrautsein mit dem eigenen Körpererleben, mit störenden und gesunden Anteilen ist für den, der mit dieser Körpermethode arbeitet, eine Voraussetzung.

Für den dialogischen Vorgang des Selbst-Suchens und -Findens braucht der Therapeut oder Begleiter Geduld, Einfühlung und eine anschauliche Sprache für die sinnliche Wahrnehmung des Gegenübers. Die berührende Hand wird selten, aber gezielt und verantwortungsbewusst eingesetzt.

Entscheidend ist der verbale Ausdruck, der den – zunächst averbalen – Dialog mit sich selbst durch ›Merken‹ auf einer bewussten Ebene in Worte fasst. Der Patient wird mit seinem Spürsinn bestätigt. Damit lösen sich im Schutze des Therapeuten ›Verwicklungen‹ auf, und der Patient findet – wenn es gut geht – zu seinen ›basalen Grundlagen im Körper-Sein‹ zurück.

Für den Therapeuten sind tiefenpsychologische und entwicklungspsychologische Kenntnisse und Selbsterfahrung notwendig, um mit Achtung und Behutsamkeit mit so störbaren, unwillkürlichen Vorgängen heilsam umzugehen.«

11.2 Das methodische Vorgehen in der Funktionellen Entspannung[1]

Die therapeutische Beziehung wird in der FE als **dialogische Beziehung** verstanden: 1. als Dialog zwischen Patient und Therapeut, 2. als Dialog des Patienten mit sich selbst und 3. als Dialog des Therapeuten mit sich selbst. »Dialog mit sich selbst« meint hier den Prozess der körperlichen Eigenwahrnehmung, der auf der Propriozeption (vgl. Kap. 3) beruht. Der Dialog wird durch verbale Angebote, d. h. Anregungen des Therapeuten an den Patienten, eingeleitet, mit deren Hilfe die Aufmerksamkeit z. B. auf eine Körperregion oder die Unterlage fokussiert wird. Es entsteht ein wechselseitiger Vorgang des Suchens und Findens körperlicher Empfindungen und ihrer Bedeutungen. Die Eigenwahrnehmung mit ihren vielen Schattierungen – ihren beständigen und veränderlichen Aspekten – wird intensiver; die Entdeckung des Eigenrhythmus wird angeregt.

Für die **»therapeutische Haltung«** gelten in modifizierter Form Regeln, die aus der psychoanalytischen Therapie bekannt sind: Auch in der FE-Therapie gilt die Abstinenz-Regel, auch hier müssen in besonderer Form Übertragung, Gegenübertragung und Widerstand beachtet werden. Charakteristisch für die Arbeit mit der FE ist die Notwendigkeit für den Therapeuten, sich vor, während und nach der Interaktion mit dem Patienten auch den eigenen körperlichen Wahrnehmungen zu überlassen und die dabei entstehenden Fantasien und Gefühle zuzulassen. Der Umgang des Therapeuten mit sich selbst folgt den gleichen Prinzipien und »Spielregeln«, wie sie für die therapeutische Arbeit mit dem Patienten gelten. In diesem wechselseitigen Prozess entwickeln sich verschiedene Beziehungsebenen zwischen Patient und Therapeut.

Im Folgenden werden einige Grundelemente der Methode dargestellt. Die eingefügten wörtlichen Patientenäußerungen sollen die Vielfalt der körperlichen Wahrnehmungen und die damit verbundenen subjektiven Bedeutungen anschaulich machen und den Leser anregen, auf eigene Wahrnehmungen zu achten. Biographische oder therapeutische Zusammenhänge solcher Patientenäußerungen werden in den ausführlichen Falldarstellungen in anderen Kapiteln des Buches deutlich.

---

1 Eine umfassende Darstellung der Methode findet sich in der Monografie »Funktionelle Entspannung« von Marianne Fuchs (1989). Vergleiche auch den von M. Fuchs herausgegebenen Band »Funktionelle Entspannung in der Kinderpsychotherapie« (1985).

11.2.1 Der Organismus und seine Bereiche

Marianne Fuchs nennt das, was als lebendiger Körper erfahrbar ist, den »Organismus und seine Bereiche«. Den Bezugsrahmen bilden der Boden (Unterlage, Grund), der Raum (Umgebung, Außenwelt) und die Zeit (Rhythmus). Innerhalb dieses Bezugsrahmens wird die Erfahrung des Eigengewichtes (durch die Schwerkraft) und der eigenen Rhythmen (durch autonomvegetativ gesteuerte Funktionen) möglich.

In den folgenden Patientenäußerungen werden Antworten gegeben auf die einfache Frage: »Wo und wie spüre ich die Unterlage?«

Beispiele: *»Der Boden ist weich und doch fest. Er nimmt mich an.« – »Ich spüre den Boden nach hinten abschüssig.« – »Der Boden bleibt für mich konstant. Ich merke, dass ich selbst im Kontakt mit ihm etwas ändern kann.« – »Wenn ich die Augen zumache, fühle ich mich ganz klein im Raum.« – »Beim Spüren meiner Gelenke in mir innen bekomme ich Lust, meinen Spielraum auszuprobieren.«*

Die Selbstwahrnehmungen sind in allen Körperhaltungen möglich (im Liegen: Rücken-, Bauch- oder Seitenlage; im Sitzen: mit oder ohne Anlehnen; im Stehen).

Beispiele: *»Im Stehen ist alles wieder weg, was ich im Liegen für mich gefunden hatte.« – »Ich konnte eigentlich noch nie ruhig sitzen« – »Der Kontakt mit der Stuhllehne beruhigt mich.«*

Der Organismus besteht nach Marianne Fuchs aus folgenden erfahrbaren Körpersystemen:

1. **Das Skelettsystem:** Mit den Gelenken und der Wirbelsäule ist das Skelettsystem unser »inneres Gerüst« und als innerer, flexibler Halt erfahrbar. Die Kreuzungen zwischen Längs- und Querverbindungen (Achsen der Hüft- und Sakralgelenke sowie der Schulter- und Halsgelenke) werden »unteres«, »oberes« und »oberstes Kreuz« genannt. Die »Kreuze« sind sowohl als Kreuzungsstellen als auch als gelenkige Verbindungen zwischen den verschiedenen Bereichen des Körpers erfahrbar.
   Beispiele: *»Bisher hatte ich das Gefühl, ich hätte als Wirbelsäule einen Stock in mir. Jetzt spüre ich, dass da etwas ist, was mit mir mitschwingt.« – »Ich bewege mich hölzern. Alles ist starr.« – »Ich komme aus mir heraus. Ich werde größer, und es vermittelt mir mehr Selbstwert«* (Patient beim Sichaufrichten). – *»Anstelle des ewigen Haltung-Bewahrens kann ich auch meine »inneren Schultern« loslassen, ohne mich selbst hängenzulassen.« – »Meine Beine sind mir fremd, sie funktionieren nur – wie Prothesen.« – »Meinen Kopf spüre ich wie einen Ziegelstein, total abgeschottet. Über kleine Bewegungen im obersten Kreuz bekommt er menschliche Konturen und entlastet sich.«*
2. **Die Innenräume:** Hierzu zählen der Schädelraum, der Mund-Nasen-Rachen-Raum sowie der Brust-Bauch-Becken-Raum mit den jeweiligen Begrenzungen und Öffnungen.
   Beispiele: *»Mein Bauchraum ist ein schwarzer Kasten. Ganz voll und tot.« – »In meinem Bauch fühle ich mich sicher wie in einem Schiffsgrund.« – »Es bewegt sich etwas in meinem Bauch auf und ab, es ist etwas Lebendiges, darauf kann ich mich verlassen.«*

3. **Die Haut:** Sie ist als Grenze und Verbindung zwischen Innen und Außen, als Kontaktorgan sowie als Hülle und Halt erfahrbar.
Beispiele: *»Wenn ich wütend bin, spüre ich meine Haut ganz starr – als hätte mir jemand tausend Falten ins Gesicht gesetzt.« – »Im Ein(-atmen) fülle ich meine Haut ganz aus, im Aus(-atmen) lockert sie sich – wie zu groß.«*

11.2.2 Der Rhythmus

Im Zentrum der Methode steht der Rhythmus (vgl. Kap. 10). Marianne Fuchs schreibt darüber: »Es geht an dieser Stelle nicht um eine ästhetische Interpretation des Rhythmus, sondern um eine rein phänomenologische Verdeutlichung des Atemrhythmus. In ihm spiegeln sich Grundeigenschaften der lebendigen Substanz wider: Ladung und Entladung, Spannung und Entspannung führen zur Rhythmusbildung in der belebten Natur. Rhythmus zeichnet sich aus durch die Wiederholung von nicht absolut Gleichem.« Und weiter: »Wir verstehen unter Rhythmus weder Takt noch vorgeschriebene Regelhaftigkeit noch exaktes Nachmachen von Vorgeschriebenem oder Vorgemachtem, sondern wir lehren über das Körpergefühl, den eigenen Rhythmus zu finden. [...] Also der persönliche Rhythmus ist gemeint« (Fuchs 1989, S. 33).

Durch den Bezug auf diesen Eigenrhythmus der autonomen Atmung verändert sich die Eigenwahrnehmung, durch die die subjektive Anatomie ständig geschaffen wird. Es geht hier nicht nur um das Erleben der Einheit von Wahrnehmen und Bewegen (v. Weizsäcker 1950), sondern um das Wahrnehmen einer sich als Prozess ständig verändernden Gestalt, die von autonomen Antrieben bewegt wird.

11.2.3 Die Spielregeln

Zum Erspüren des »Organismus und seiner Bereiche« gibt der Therapeut Anregungen, im Rahmen der sogenannten »Spielregeln«. Marianne Fuchs hat diese Bezeichnung gewählt, um das mit der Ausübung der FE verbundene »Spielerische« – im Gegensatz zum »Üben« – zu betonen. Die »Spielregeln« sind Hilfen für die körperliche Selbsterfahrung. Sie ermöglichen einen methodischen Zugang zur Propriozeption, und sie beeinflussen damit das Selbstgefühl. Über die Verknüpfung mit dem Atemrhythmus beeinflussen sie das autonome (vegetative) Nervensystem und die von ihm gesteuerten Funktionen.

1. Spielregel: »Alles rhythmusorientierte Entspannen, Empfinden und Bewegen im Aus(-atmen) beginnen!«, kurz: »Tun im Lassen«.

Durch kleine – evtl. nur intendierte – Bewegungen, sogenannte Bewegungsreize irgendwo im Körper, die von einem Laut (z. B. von einem leisen Brummen) begleitet werden können, kommt es zu einem an die Ausatemphase gebundenen, also rhythmusorientierten und nach innen und abwärts gerichteten Entspannungsvorgang und damit zu einer Druckveränderung.

Marianne Fuchs schreibt hierzu: »Entspannen bedeutet in der FE etwas Dynamisches. Es ist kein Zustand, in den man sich fallen lässt, sondern man lernt, sich seinen inwendigen Veränderungen zu überlassen. [...] Erst dann erfolgt die gelöste und notwendige Entfaltung zum Ein-(-atmen), kommt die tragende Kraft des Eigen-Rhythmus ins Spiel. [...] Abschwellen – Ende – Neubeginn – Anschwellen; das sind Lebensvorgänge, die in der Funktions- und Rhythmusforschung bekannt sind« (Fuchs 1989).

2. Spielregel: »Alles rhythmusorientierte Entspannen, Empfinden und Bewegen wiederholen, aber nicht zu oft!«, kurz: »Weniger ist mehr«.

Hierdurch besteht die Möglichkeit zum Wiederholen und Vergleichen des Wahrgenommenen, dem Erleben der Wiederkehr von etwas Ähnlichem, sich Ergänzendem, das aber nie ganz gleich ist. Dieses Wiederholen beschränkt sich auf wenige, oft nur intentionale Reize, die das vegetative Nervensystem anregen und beleben, aber nicht erregen oder stören.

3. Spielregel: »Nichts tun und nachspüren!« Dem Wahrgenommenen soll nachgespürt werden, ohne neue Bewegungsreize zu erproben. Diese Spielregel führt zur Wahrnehmung von vielerlei Veränderungen:

a) Am Ort der vorher induzierten Bewegung und/oder in anderen Bereichen kann es »weiter«, »fester«, »enger« usw. werden.
b) Es können vom vegetativen Nervensystem gesteuerte Reaktionen auftreten, z. B. Gähnen, Aufatmen, Husten, Wärmeempfindungen, Tränenfluss usw.
c) Es können Bewegungsimpulse entstehen, z. B. die Lage zu verändern.
d) Es können Stimmungen, Gefühle, Einfälle, Erinnerungen oder Bilder auftreten.

In der Körperwahrnehmung drückt sich immer unbewusstes »Material« aus, das mehr oder weniger affektiv getönt ist. Oft kommt es nach dieser Körperarbeit zu Träumen – auch bei Menschen, die sich sonst an wenig Träume erinnern.

11.2.4 Die Sprache

Bei der Beschreibung von Körperempfindungen oder -vorgängen kann die Doppeldeutigkeit und Bildhaftigkeit der Sprache genutzt werden. Die Umgangssprache kennt dafür viele Beispiele, etwa »halsstarrig« sein, etwas »atemberaubend« erleben, sich »dünnhäutig« fühlen, »geknickt« sein, sich »durchsetzen« oder sich fühlen wie »in einem Korsett« stehend.

In diesem Wahrnehmungsprozess wird das propriozeptiv Wahrgenommene immer wieder mit den auftauchenden Gefühlen, Einfällen und Erinnerungen »im Dialog mit sich selbst« verknüpft und im Austausch mit dem Therapeuten verbalisiert. Dadurch werden der Prozess des Verstehens und Integrierens der Körpererlebnisse und das Durcharbeiten von Konflikten, Traumata oder »falsch Verwickeltem« gefördert. In diesem Sinne führen die »Spielregeln« zu einem körperbezogenen »Erinnern, Wiederholen und Durcharbeiten« (vgl. Freud 1914).

11.2.5 Das »therapeutische Anfassen«

Abschließend sei der Gebrauch der Hand als ein weiterer Bestandteil des methodischen Vorgehens genannt. Marianne Fuchs bezeichnet den Einsatz der Hand als »therapeutisches Anfassen in verantworteter Beziehung«, um zu betonen, dass dieser Körperkontakt unter besonderer Beachtung von Übertragung, Gegenübertragung und Abstinenz geschehen sollte. Immer bleiben die Berührung und ihre Auswirkungen Teil des verbalen Dialogs zwischen Patient und Therapeut.

Die Hand des Therapeuten hat in der FE-Arbeit mehrere wichtige **Funktionen**:

1. Für den Patienten kann sie eine Spürhilfe sein, um sich unter der Hand des Therapeuten – oder auch unter der eigenen Hand – deutlicher oder überhaupt erst empfinden zu können.
2. Für den Therapeuten ist sie eine diagnostische Möglichkeit, z.B. den Atemrhythmus seines Patienten wahrzunehmen.
3. Für beide ist der Einsatz der Hand eine Beziehungshilfe. Die Erfahrung von Verbindungen und Grenzen, von Selbst und Nicht-Selbst kann besser gelingen.

Beispiele: *»Durch Ihre Hände an meinem Rücken habe ich gemerkt, dass ich oft mehr Halt von anderen möchte, als mir eigentlich recht ist.« – »Immer wenn ich mich nicht gut fühle, lege ich nun wie automatisch meine Hände auf meinen Bauch.« – »Vor Berührung habe ich meist Angst. Das ist wie Ausgeliefertsein.« – »Es tut gut, geschützt unter Ihren Händen, mehr Bewegung im Brustraum auszuprobieren.« – »Ich weiß noch nicht, wozu ich mich entscheiden kann – Ihre Hände wegdrücken oder mich halten lassen.« – »Ich halte morgens vor dem Aufstehen eine Weile meine Füße mit den Händen fest, um den Tag durchzustehen.« – »Wenn ich mich zu Hause an Ihre aufgelegten Hände erinnere, entsteht auch meist das sichere Gefühl dabei.«*

11.2.6 Die Hand als Spür- und Beziehungshilfe (Bericht einer Therapeutin)

FALLBEISPIEL

Die Patientin liegt in Rückenlage auf der Couch und spürt an verschiedenen Stellen ihres Körpers die Atembewegungen unter ihren Händen. Für sie stimmt es so. Da sie jedoch die durch ihre Atmung ausgelösten Veränderungen im Bereich des Rückens nicht wahrnehmen kann, rege ich sie an, sich auf den Bauch zu legen und sich unter meiner Hand zu spüren, die ich inzwischen auf die Mitte ihres Rückens im unteren Brustkorbbereich gelegt habe. Ich will wissen, was sie unter meiner Hand spürt, und welche Beziehung sie zwischen ihrem Rücken and meiner Hand erlebt. Sie antwortet: *»Im Ausatmen kommt Ihre Hand mit meinem Rücken nach unten, im Einatmen jedoch muss ich meine Atembewegung anhalten, weil Ihre Hand so schwer ist.«* Ich frage sie, ob sie sich vorstellen kann, dass sie selbst etwas dagegen tun kann. Sie überlässt sich dann der vollen Entfaltung ihres Einatmens und merkt, dass sie die Hand mit anhebt und dass diese gar nicht so schwer ist, wie sie es zunächst vermutet und empfunden hat. Dabei bricht sie in Tränen darüber aus, dass sich selbst in ihrem Körper eine bestimmte Haltung ihrer Mutter gegenüber festgesetzt hat. In der verbalen Psychotherapie mit mir war ihr seit zwei Jahren bewusst, wie sehr sie sich stets der Mutter gefügt hat und wie sehr sie sich nach deren Vorstellungen gerichtet und für sich selbst keinen Raum in Anspruch genommen hat. Ihre psychische Haltung hat sich entscheidend ändern können; ihre körperliche Haltung ist aber offensichtlich unverändert geblieben. Dieses Erlebnis ist für die Patientin erschütternd. Ich mache wieder einmal die erstaunliche Feststellung, dass die Entwicklung des »Körper-Selbst« in der Therapie nicht mit der neugewonnenen Autonomie des Selbst Schritt gehalten hat. In derselben Stunde lege ich der auf dem Bauch liegenden Patientin die Hand auf die Wirbelsäule zwischen beide Schulterblätter und rege sie an, sich vorzustellen, die Hand sei der Panzer einer Schildkröte, und sie würde sich darunter dehnen und strecken. Bei diesem Angebot macht die Patientin zu meinem Erstaunen eine Rückzugsbewegung. Ich mache ihr nun den Vorschlag, die entgegengesetzte Bewegung auszuprobieren. Nun kommt die gewünschte Dehnung und Streckung. Wieder bricht die Patientin in Tränen aus, weil sie merkt, dass auch dieses Rückzugsverhalten auf der körperlichen Ebene unverändert geblieben ist.

Sophie Krietsch (1922–2012) hat das von Marianne Fuchs beschriebene »therapeutische Anfassen« in ihrer intensiven Einzel- und Gruppenarbeit mit psychotischen Patienten weiterentwickelt und ausführlich beschrieben (Krietsch und Heuer 1997).
Durch die verlässliche und immer wieder bestätigende Art ihres verbalen Kontaktes in Verbindung mit dem »therapeutischen Anfassen« ermöglichte Sophie Krietsch ihren Patienten, äußeren und inneren Halt – und damit auch Körperverbindungen und vor allem die eigenen Körpergrenzen – wahrzunehmen. Damit verhalf sie ihnen innerhalb der meist langen Therapiezeiten zu einer allmählichen Nachreifung zusammen mit dem Erleben eines neu entstandenen Körperbildes.
Während der vielen Therapieverläufe hat sich gezeigt, dass auf diese Weise Voraussetzungen geschaffen werden können, um sowohl angstbesetzte psychotische Gedanken als auch mit Angst verbundene Empfindungen sowie Körperwahrnehmungen – insbesondere die Wahrnehmung der eigenen Rhythmen und das Spüren der Körperinnenräume und Körperöffnungen – vertrauensvoller, Ich-näher und strukturierter zu erleben.

Auf diese Weise ließ sich immer wieder im Laufe von langen Zeiträumen auch ein größerer Realitätsbezug herstellen.
Die Arbeit mit der Funktionellen Entspannung bei entwicklungstraumatisierten Patienten unterscheidet sich deutlich von dem primär lösungs- und rhythmusorientierten körperpsychotherapeutischen Vorgehen, welches bei Patienten mit einem »höheren Strukturniveau« möglich und indiziert ist.
Mit ihrem Konzept hat Sophie Krietsch die körperpsychotherapeutischen Behandlungsmöglichkeiten, besonders bei Patienten des psychotischen Spektrums, aber in der Folge auch für Patienten mit frühen Bindungsstörungen, entscheidend erweitert und bereichert.
(Barbara Hahn)

11.3 Eine Theorie als Rahmen für die Methode

11.3.1 »Behälter« und »Gehalt«

Nach einem Ausspruch Viktor von Weizsäckers könnten wir die FE als eine Methode bezeichnen, die aus »Ich« »Es« und aus »Es« wieder »Ich« werden lässt. Diesen Vorgang kann man als Dialog zwischen »bewusstem (sozialem) Selbst« und »unbewusster Propriozeption eines Körper-Selbst« beschreiben. Da Propriozeption einem Dialog des Körpers mit sich selbst entspricht, handelt es sich bei dem Dialog mit dem bewussten Selbst letzten Endes um einen »Dialog mit einem oder über einen Dialog«, d.h. um die »Einwicklung« des einen Dialogs in einen zweiten (vgl. Kap. 6). Diesen Vorgang hatten wir als »Merken« von »Merken und Wirken« bezeichnet.

Ein entscheidendes Merkmal der FE ist darüber hinaus die empathische therapeutische Begleitung des Patienten bei dem Dialog mit seinem Körper. Der Dialog des Patienten mit seinem Körper wird also gewissermaßen noch einmal in den Dialog mit dem Therapeuten »eingewickelt«.

Um dieses komplizierte Zusammenspiel einer **»Zwei-Personen-Psychologie«** (Balint) zu beschreiben, gehen wir (wieder) davon aus, dass der erlebte Körper, der »innere Raum« oder Gegenstand der »subjektiven Anatomie«, nach der in Kapitel 3 entwickelten Formel gelesen werden kann: Körperliche Sensationen sind »Zeichen«, die von Gefühlen (als Kode) gedeutet werden. Wir haben dargestellt, dass die motorischen und sensorischen Sensationen durch Gefühle als Zeichen für unseren erlebten Körper (als Bezeichnetes) kodiert werden und dass außer dem Kode »Körperschema« noch andere Gefühle an der Kodierung unseres Körpererlebens beteiligt sind.

Dieser Punkt ist für ein Verständnis der Pathologie des Körpererlebens wichtig; denn er erklärt, dass unbewusste Gefühlskonflikte den Kode »Körperschema« blockieren, modifizieren oder – z.B. bei der Anorexia nervosa oder bei Konversionssyndromen – bizarr verändern können.

Die Methode der FE ist gewissermaßen eine Beobachtung mit zwei »Instrumenten«. Das erste ist das bewusste Selbst des Patienten, das den Dialog seines Körpers mit sich selbst beobachtet und dem Therapeuten berichtet. Das zweite Beobachtungsinstrument liegt beim Therapeuten. Dieser versucht, den inneren Dialog des Patienten empathisch begleitend bei sich selbst nach- oder mitzuvollziehen und die Beobachtung dieser Begleitung dem Patienten zurückzuspiegeln.

Hier soll versucht werden, einen theoretischen Hintergrund zu skizzieren, auf dem sich diese Methode einer Kommunikation von zwei Personen über ihr Körpererleben interpretieren und besser verstehen lässt. Wir greifen dazu auf Bions (1990) Konzept des »Behälters« *(container)* und »Gehalts« *(contained)* zurück.

Nach diesem Konzept nimmt zu Beginn unseres Lebens die Mutter als **»Behälter«** Gefühle, die das Kind nicht ertragen kann, z. B. Ängste, aber auch Gefühle, die das Kind noch nicht deuten kann, als **»Gehalt«** in sich auf, »verdaut« sie gewissermaßen im eigenen Erleben und gibt sie dem Kind in einer jetzt für dessen Erleben erträglichen Form zurück. Sie entwickelt und bestätigt damit seine »Propriozeption«.

Als Methode zur Erforschung der subjektiven Anatomie lässt sich die FE als eine Form der Kommunikation beschreiben, in welcher der Therapeut die Funktion eines »Behälters« übernimmt und die Körpererfahrung, die ihm der Patient schildert, als »Gehalt« in sich aufnimmt. Mit der Schilderung seiner Körpererfahrung »übergibt« der Patient dem Therapeuten ein verbalisiertes Stück des Dialogs seines Körpers mit sich selbst.

Der Therapeut versucht, den Körperdialog des Patienten empathisch im eigenen Körper mit- oder nachzuerleben. Er stellt also gewissermaßen sich und seinen Körper-Dialog dem Patienten als »Behälter« zur Verfügung. Im Nacherleben kann der Therapeut die Körpersensationen des Patienten als Defekte, Verspannungen oder Verzerrungen seines Körper-Dialogs verstehen und ihm diese Erfahrung in einer Form zurückvermitteln, die dessen Körper die Wiederaufnahme des blockierten Dialogs mit sich selbst ermöglicht.

11.3.2 Zwei Integrationsebenen: Zeichen und Symbol

Bei dieser Interaktion müssen Patient und Therapeut immer wieder zwischen zwei Ebenen oszillieren: Sie müssen den – auf einer weitgehend unbewussten Ebene geführten – averbalen Dialog des Körpers mit sich selbst (Propriozeption) auf einer bewussten Ebene »merken« und in Worte fassen. Sie müssen dann diese Beschreibung ihrer Körpererfahrung dem anderen mitteilen. Schließlich müssen beide wieder von der bewussten Ebene der verbalen Beschreibung auf die Ebene der Propriozeption herabsteigen, auf welcher ihr Körper seinen averbalen Dialog mit sich selbst führt.

Die Zeichentheorie kann uns helfen, besser zu verstehen, was mit diesen beiden »Ebenen« und dem »Oszillieren« zwischen ihnen gemeint ist. Sie unterscheidet drei Arten von Zeichen:

1. **ikonische Zeichen**, die auf Grund einer Ähnlichkeit mit ihrem Objekt (dem Bezeichneten) verbunden sind (z. B. »süß« mit »Zucker«),
2. **indexikalische Zeichen**, die durch räumliche oder zeitliche Beziehung auf ihr Objekt hinweisen (z. B. Rauch auf Feuer) und
3. **Symbole**, die (nach Peirce) auf Grund einer gesellschaftlichen Übereinkunft für ihre Objekte stehen (z. B. die Worte einer Sprache für die von ihnen bezeichneten Gegenstände).

Für unser Problem ist wichtig, dass Symbole eine menschliche Kultur voraussetzen, während ikonische und indexikalische Zeichen auch biologische Vorgänge beschreiben. Wenn ein Hund einen Hasen jagt, so wird sein Verhalten von ikonischen Zeichen (dem Geruch) und indexikalischen Zeichen (den optischen Merkmalen) geleitet. Die Übersetzung dieser Vorgänge in die Symbole einer Sprache setzt eine menschliche Kultur voraus, in der die Sprache erlernt werden konnte.

Semiotisch lässt sich daher der Dialog der Propriozeption einer biologischen Ebene zuordnen, auf der »ikonische« und »indexikalische« Zeichen das Wahrnehmen und das Verhalten steuern. Die Ebene, auf der ein bewusstes Selbst die Vorgänge der biologischen Ebene beobachtet (»merkt«) und in Worte übersetzt, entspricht einer Ebene der »Symbole«. Das »Oszillieren« zwischen den beiden Ebenen beschreibt den ständigen Wechsel zwischen der Ebene averbal erlebter Zeichen der Propriozeption und einer Ebene der bewussten Beobachtung dieses Erlebens und ihrer Verbalisierung.

Ein weiteres Konzept Bions kann uns helfen, die verschiedenen »Ebenen« und den komplizierten Vorgang des »Oszillierens« zwischen ihnen nicht nur formal, sondern auch inhaltlich zu verstehen. Wir wollen das Konzept kurz skizzieren. Bion geht von der Feststellung Kants (1913) aus, dass »Gedanken ohne Inhalt leer und Begriffe ohne Anschauung blind« sind. Wir können das, was Kant »Gedanken« oder »Begriffe« nennt, der Ebene zuordnen, auf der Symbole gebildet werden, und das, was er als »Inhalt« oder »Anschauung« bezeichnet, der Ebene eines bloßen Erlebens ikonischer und indexikalischer Zeichen.

Bion definiert dann »leere Gedanken« als **»angeborene Präkonzepte«** (z. B. das angeborene Schema eines Neugeborenen für eine Brust) und »Anschauung« als eine dazu passende »Erfahrung« (einer realen Brust). Aus dem Zusammentreffen eines Präkonzepts mit einer solchen Erfahrung entsteht ein **»Konzept«**. Wichtig ist weiter, dass das »Konzept« dann wieder als »Präkonzept« mit einer anderen Erfahrung zu einem neuen (komplexeren) Konzept zusammentreten kann. (Die Erfahrung einer realen Brust kann dann als Präkonzept für die Mutter, die Erfahrung der Mutter als Präkonzept für das elterliche Haus und so fort in immer komplexere Konzepte »eingewickelt« werden.) Damit werden verschiedene Ebenen (»Stufen der Verwicklung«, vgl. Kap. 7 und 8) deutlich.

Silver (1988) hat das psychoanalytische Konzept Bions zeichentheoretisch interpretiert. Semiotisch handelt es sich bei »Präkonzept« und »Erfahrung« um »Zeichen« und »bezeichnetes Objekt« (das angeborene Schema für eine Brust besteht z. B. aus einer Anordnung ikonischer und indexikalischer Zeichen, die dem optischen und taktilen Eindruck einer Brust entsprechen). Die »Erfahrung« oder das »bezeichnete Objekt«

wäre die »Milch«, welche die Brust dem Kind beim Saugen an der Mammille spendet. Dieser Zeichenprozess würde dann in einem (komplexeren) Zeichenprozess (einer neuen »Ebene«) zu einem Zeichen für ein anderes Objekt (etwa die Mutter usw.).

Für unser Problem der Interaktion zwischen Patient und Therapeut ist wichtig, dass für beide der Dialog ihres Körpers mit sich selbst (Propriozeption) auf einer Ebene des Erlebens ikonischer und indexikalischer Zeichen stattfindet. Mit der sprachlichen Beschreibung der Zusammenhänge wird (semiotisch) eine neue Stufe erreicht, auf der ikonische und indexikalische Zeichenprozesse in Symbole (einer Sprache) übersetzt (»eingewickelt«) werden. Das »Oszillieren« zwischen verschiedenen Bewusstheitsebenen lässt sich also semiotisch und systemtheoretisch deuten.

11.3.3 Die dynamische Struktur des »Selbst«

Eine Theorie der subjektiven Anatomie oder des »eigenen Körpers« erfordert als Rahmen die Theorie eines »Selbst«, dem ein Körper zu »eigen« sein kann. Das wird bereits deutlich, wenn wir von »Propriozeption« als einem Erfassen des »Eigenen« sprechen. Was ist dieses »Eigene«, für das der Kode des Körperschemas motorischen und taktilen Sensationen die Bedeutung von Zeichen erteilt?

Biologisch tritt ein »Selbst«, dem etwas »zu eigen« sein kann, bereits auf den frühesten Stufen des Lebens als Fähigkeit lebender Systeme in Erscheinung, »Selbst« von »Nicht-Selbst« zu unterscheiden. J. v. Uexküll sagt daher, schon die einzelne Zelle habe einen **»Ich-Ton«**. Auf den Stufen vielzelliger Lebewesen wird die Fähigkeit, mit sich selbst identisch und von Fremdem verschieden zu sein, von einem Immunsystem übernommen. Auf einer noch komplexeren Ebene tritt der »Schmerz« zur Sicherung und Identifizierung des Selbst hinzu, und auf der komplexesten Ebene der Integration des Individuums in sozialen Systemen finden wir schließlich beispielsweise die »Angst« als Zeichen der »Selbst-Behauptung«. Unter dem Aspekt einer hierarchischen Struktur komplexer Systeme können wir daher sagen, dass »Ich-Töne« einzelner Zellen in das »Selbst« eines Immunsystems (vgl. Kap. 7) »eingewickelt« sind und dass »Schmerz« und »Angst« als weitere »Ver- oder Einwicklungen« des ursprünglichsten Zeichens für Leben aufgefasst werden können.

Wir erfahren also, dass die Natur das »Selbst« und damit die Einmaligkeit lebender Systeme mit immer neuen Sicherungen ausstattet, je höher wir auf der Stufenleiter der Komplexität des Lebendigen hinaufsteigen. Zu dem Eindruck einer Sorge um das Individuum in der Natur steht dann die Leichtigkeit in einem krassen Gegensatz, mit der die Natur alle Individuen wieder vernichtet.

Unter dem Aspekt der hierarchischen Struktur lebender Systeme erscheint »Propriozeption«, der unbewusste Dialog des Körpers mit sich selbst, in einem neuen Licht: Der Körper schöpft mit diesem Dialog sich und sein Selbst nicht aus dem »Nichts«. Schon die sensorischen und motorischen Sensationen der Muskelzellen, der Sehnen und Gelenke, aus denen der Dialog im Wesentlichen besteht, sind **»Selbst-Zeichen«**

oder »Ich-Töne« lebender Systeme auf einer Integrationsebene, die wir erst im Dialog als Propriozeption erleben können, während alle noch einfacheren Ebenen unserem bewussten Erleben verschlossen bleiben.

Unser bewusstes Selbst besitzt also eine komplexe und dynamische Tiefenstruktur. Diese Tatsache ist nicht erst der Psychoanalyse aufgefallen. Schon Kant hat in »Fortschritte der Metaphysik« das »Oszillieren« zwischen zwei Ebenen beschrieben und als eine Fähigkeit bezeichnet, die den Menschen über die Tiere erhebt: »Ich bin mir meiner selbst bewusst, ist ein Gedanke, der schon ein zweifaches Ich enthält, das Ich als Subjekt und das Ich als Objekt. Wie es möglich sei, dass ich, der ich denke, mir selber ein Gegenstand (der Anschauung) sein und so mich von mir selbst unterscheiden könne, ist schlechterdings unmöglich zu erklären, obwohl es ein unbezweifelbares Faktum ist; es zeigt aber ein über alle Sinnesanschauung so weit erhabenes Vermögen an, dass es, als der Grund der Möglichkeit eines Verstandes, die gänzliche Absonderung von allem Vieh, dem wir das Vermögen, zu sich selbst Ich zu sagen, nicht Ursache haben beizulegen, zur Folge hat, und in eine Unendlichkeit von selbstgemachten Vorstellungen und Begriffen hinaussieht«.
Dieses »schlechterdings unmöglich zu erklärende«, aber »unbezweifelbare Faktum« eines Selbst, das sich selbst beobachten und mit sich selbst kommunizieren kann, wird verständlicher, wenn wir diese Fähigkeit als Kommunikation zwischen einem biologischen Körper-Selbst und einem sozialen Selbst auffassen. Es gibt Erfahrungen der Entwicklungspsychologie, die zeigen, dass ein Zustandekommen dieser **Kommunikation eines Selbst mit »sich selbst«** eine Situation voraussetzt, in der zwei Bedingungen erfüllt sein müssen:

1. Die Situation darf weder von inneren noch von äußeren Zwängen determiniert sein.
2. Sie muss in einem sozial integrierten Freiraum liegen.

Ad 1. Das Freisein von inneren und äußeren Zwängen als Voraussetzung für den Beginn einer Kommunikation des Selbst mit sich selbst beschreibt L. Köhler: »Eine Stelle im Ablauf (der Interaktion zwischen Mutter und Kind, in dem sich eine erste ›Syntax der Konversation‹ zwischen beiden bildet) hat eine besondere Bedeutung: der **›Spielraum‹**. Nehmen wir an, das Kind sei gebadet, gewickelt und gestillt. Mutter und Kind haben miteinander gespielt. Vielleicht setzt die Mutter es in ein Babystühlchen, sodass es sie in der Nähe weiß, obwohl sie derweilen etwas anderes tut. Das Kind ist in einem Gleichgewichtszustand: weder ist es von inneren Bedürfnissen bedrängt, noch nimmt die Mutter das Kind gefangen. Der Spielraum ist in diesem Sinne ein ›privater Raum in der Zeit‹, in dem das Kind eine Wahlmöglichkeit hat und nicht von innen oder von außen determiniert ist. Es kann seinen Interessen und seiner Aufmerksamkeit nachgehen. Es kann eigene Handlungen in Gang setzen, Initiativen entwickeln und deren Wirkung beobachten. Es kann die Erfahrung einer Kontingenz machen. Wir stehen an der Schwelle der Entwicklung des Selbst als Agenten« (1990, S. 36).

Die moderne Kleinkindforschung beschreibt mehrere nacheinander entstehende *»senses of self«* (vgl. Kap. 9). Das **»Selbst als Agent«** (*»sense of agency«*) hat eine besondere Bedeutung, weil mit ihm die Propriozeption der unbewusst körperlichen Ebene gewissermaßen auf einer bewussten sozialen Ebene wiederholt wird. Das Körper-Selbst des Kindes wird in sensorischen Antworten auf motorische Impulse bestätigt. Als soziales Selbst erlebt das Kind seine Bestätigung als handelndes Selbst in den Antworten der unbelebten und belebten Umgebung auf seine Initiativen, die weder von äußeren noch von inneren Zwängen determiniert sind. Es erfährt mit einem Wort, dass es »allein« handeln und allein es »selbst« sein kann.

Ad 2. Dazu ist jedoch ein sozialer Kontext erforderlich, der nicht nur die Freiheit des sich entwickelnden Selbst respektiert, sondern auch bereit ist, seine Rolle als selbst Handelnder zustimmend oder eingrenzend zu bestätigen. Zu der Notwendigkeit dieses **»sozial integrierten Freiraums«** zitiert L. Köhler Winnicott: »Die Grundlage der Fähigkeit, allein zu sein, ist [...] ein Paradoxon: es ist die Erfahrung, allein zu sein, während jemand anderes anwesend ist« (1974, S. 38). Und: »Nur wenn er allein ist (d. h. in Gegenwart eines anderen Menschen), kann der Säugling sein eigenes personales Leben entdecken. Die pathologische Alternative ist ein falsches, auf Reaktionen und äußere Reize aufgebautes Leben« (1974, S. 42).

11.3.4 Folgerung

Die Beschreibung der Interaktion zwischen dem Patienten und seinem Therapeuten in der FE erweist sich für die Theorie einer subjektiven Anatomie, der Lehre vom lebenden Körper, als bedeutsam, weil damit der Aufbau eines Grundelements lebender Körper, nämlich der Aufbau einer **»Beziehung«** beschrieben wird. Die Beziehung zwischen dem Patienten und seinem Therapeuten lässt sich als ein kreisförmiger Zeichenprozess beschreiben, in dem nicht nur das Zeichen auf das Bezeichnete verweist, sondern das Bezeichnete wieder auf das Zeichen zurück.

Die Beobachtung der Propriozeption des eigenen Körpers zeigt dem Patienten und dem Therapeuten (ikonische) Ähnlichkeiten oder Verschiedenheiten zwischen (indexikalischen) Zusammenhängen, Rhythmen und Bewegungen ihres Körpers. Die verbale Beschreibung dieser erspürten Zusammenhänge übersetzt die ikonischen und indexikalischen Zeichen einer vegetativen und animalischen Ebene in die sprachlichen (symbolischen) Zeichen der intersubjektiven Ebene eines Austausche zwischen verschiedenen Menschen. Die Mitteilungen der Beobachtung des Patienten an den Therapeuten und umgekehrt wieder des Therapeuten an den Patienten sind also verbalisierte Erlebnisse ikonischer und indexikalischer Zeichen und damit symbolische Zeichenprozesse. In ihnen verweist dann die Mitteilung des Patienten (als Symbol, in das dessen ikonisches und indexikalisches Erspüren »eingewickelt« ist) auf die »Container-Erfahrungen« des Therapeuten als das Bezeichnete und dieses wieder auf die ikonischen und indexikalischen Zeichen, die der Patient im Rahmen seiner Propriozeption erspürt.

In Abschnitt 5 dieses Kapitels werden diese Zusammenhänge im Einzelnen dargestellt.

Dabei wird deutlich, wie eine Beziehung, die auch die Ebene körperlicher Empathie umfasst, aus Elementen aufgebaut ist, die in einer subtilen Interaktion miteinander stehen.

11.4 Exemplarische Behandlungsepisoden

Wie sieht nun das komplizierte Zusammenspiel der »Zwei-Personen-Psychologie« (Balint) in einer therapeutischen Situation aus? Was tun die Beteiligten?

Um hiervon eine Vorstellung zu vermitteln, folgen drei Behandlungsepisoden mit verschiedenen Patienten. Im ersten Beispiel wird sowohl der Dialog mit dem Körper-Selbst (Propriozeption) als auch der Dialog mit dem bewussten (sozialen) Selbst sowie das Oszillieren zwischen den verschiedenen Ebenen besonders deutlich, aber auch die empathische Begleitung des Patienten durch den Therapeuten. Im zweiten Beispiel, in dem wir die exemplarische Krankengeschichte von Kapitel 3 wieder aufgreifen, und im dritten Beispiel geht es darum,

1. wie die Container-Funktion des Therapeuten misslingen kann,
2. wie das Misslingen aber auch bemerkt und wieder in Ordnung gebracht wird, und vor allem
3. welche Wirkung das Misslingen und die Wiederherstellung der ordnenden Funktion bei beiden (Therapeut und Patient) haben.

11.4.1 Der »alttestamentarische Patriarch« (Bericht einer Therapeutin)

FALLBEISPIEL

Ein gebildeter und künstlerisch begabter Mann berichtet in einer Stunde, er habe seinen Vater wie einen »alttestamentarischen Patriarchen« erlebt und sich durch ihn »bis zur Lethargie« entmutigen lassen. Manchmal habe er die Zehen in den Schuhen verkrampft oder den Nacken hart gemacht, um sich aus dieser Lethargie zu retten, aber sein Körper habe das nicht durchgehalten.

In meinem Zimmer hat er auf meine Frage, ob er sitzen oder liegen möchte, einen Sitzplatz gewählt. Sich zu legen, koste ihn zu viel Überwindung. Mein Angebot, es sich in der gewählten Position so bequem wie möglich zu machen, ist für ihn sehr ungewöhnlich; aber er kann etwas damit anfangen, bewegt sich mit seiner Sitzfläche ein wenig auf dem Stuhl und spürt dabei beides: sowohl seine eigene Sitzfläche als auch den Stuhl. Auf meine Frage, was er noch im loslassenden Ausatmen spüre, findet er eine »Bewegung nach unten«, zum Boden hin. Ich will wissen, wo er das konkret wahrnimmt, und er sagt mir nach längerem Spüren: *»Die Rippen und die*

Schultern fallen nach unten und das Brustbein nach innen unten. Aber es ist nicht nur das, was ich spüre, auch nicht nur der Grund und die Sitzfläche; es ist wie das Suchen nach einer inneren Schale, in der durch das leise Bewegen eine Kugel ins Rollen kommt, die dann am Ende des Ausatmens am tiefsten Punkt der Schale zur Ruhe kommt.« Ich finde sein Bild schön und probiere, ob es auch für mich stimmt und ob ich ihm sein Bild bestätigen kann. An seine Worte anknüpfend bringen wir die Kugel immer wieder mit kleinen Bewegungsanstößen ins Rollen, um sie beim Nachspüren auf dem tiefsten Punkt ankommen zu lassen. Wir schließen kleine Bewegungen im oberen Kreuz, dem Schultergürtel mit seinen vielfältigen gelenkigen Verbindungen an. Nach geraumer Zeit des mit- und nachspürenden Bewegens lächelt er: *»Der Rücken wird sehr breit.«* Er breitet dazu die Arme wie umfangend aus und sagt: *»Wie Gott-Vater!«* Mit dieser Schilderung seiner Körpererfahrung »übergibt« mir der Patient ein verbalisiertes Stück des »Dialogs seines Körpers mit sich selbst« und der Bedeutung, die dieser für ihn hat. Vielleicht kann er mit »Gott-Vater im Rücken« dem alttestamentarischen Patriarchen etwas besser standhalten (vgl. »Mein Chefsessel«, Kap. 5)?

11.4.2 Der Asthmaanfall (Bericht einer Therapeutin)

FALLBEISPIEL

Die Patientin R. berichtet mir zu Beginn einer Stunde, sie sei zur Zeit allein in ihrer Wohnung. Ihr Freund sei verreist, und sie habe vermehrt Angst. Noch bevor ich irgendein Angebot machen kann, will sie sich auf den Boden legen. Sie sagt dazu, eigentlich könne sie nicht liegen, aber sitzen wolle sie auch nicht. Ihr Gesicht kommt mir unfreundlich vor, und ich fühle mich ärgerlich und unbehaglich. R. legt sich auf die Seite, und ich setze mich zu ihr auf den Boden und lasse ihr Zeit, eine möglichst gute Lage für sich zu finden. Das gelingt ihr offensichtlich nicht. Ihre Bewegungen sind unruhig, und sie bekommt Luftnot. Ich lege meine Hände auf ihren Rücken und seitlich an den Brustkorb, atme in ihrem Rhythmus mit und hoffe auf den Schutz- und Aufforderungscharakter dieses »therapeutischen Anfassens«, das sie zum loslassenden Ausatmen ermutigen soll. Sie wirft sich abrupt auf die andere Seite, und ihre Luftnot verschlimmert sich. Nun wechsle auch ich den Platz, fasse sie wieder an und begleite diesmal ihr »Aus« mit einem offenen Ton. Es ist mir schon einige Male gelungen, einen beginnenden Asthmaanfall auf diese Weise mit ihr zusammen zu lösen. Diesmal ist es anders. Sie dreht sich wieder um, und die Luftnot wächst sich schnell zu einem Asthmaanfall aus. Da in ihrer Bewegung des Sichabwendens etwas Heftiges, fast Aggressives liegt, werde ich gewahr, dass sie mich buchstäblich von der einen Seite auf die andere springen lässt. Dabei wirkt ihre wachsende Luftnot auf mich immer bedrohlicher.

In meinem Therapieraum gibt es nicht die mir vertrauten klinischen Hilfsmittel. In mir tauchen Bilder von erlebten beängstigenden und gefährlichen Asthmaanfällen auf. Ich werde immer unsicherer und verspüre selbst aufkommende Angst. Gleichzeitig wird mir aber auch meine eigene Verfassung immer deutlicher, und ich merke, dass ich meine »gestörte Container-Funktion« in Ordnung bringen muss, um wieder ein »auf allen Ebenen aufnahmebereiter Container« sein zu können. Ich gebe deshalb den Körperkontakt zu meiner Patientin auf und bleibe zwar bei ihr, aber in der Distanz, die ich brauche, um wieder meinen eigenen Grund, meine eigenen Grenzen und meinen persönlichen Rhythmus wahrzunehmen. Meine Angst vermindert sich, und ich fühle mich sicherer und handlungsfähiger. Wahrscheinlich nehme ich – teils aus eigenem Bedürfnis, teils um die Situation meiner Patientin besser zu verstehen – als einzigen Kontakt das Einschwingen in ihren Rhythmus wieder auf, aber jetzt ohne sie anzufassen. Ich warte, und nach einiger Zeit fällt ihre Atemnot sozusagen in sich selbst zusammen; so schnell, wie wir sie offensichtlich in einem falschen (Körper-)Dialog miteinander aufgebaut haben, verschwindet sie wieder. Es bleibt noch eine ganze Weile wohltuend ruhig zwischen uns.

Ihr Alleinsein in meiner Anwesenheit hat ihr offensichtlich genügend »Spielraum« (Winnicott) oder »privaten Raum in der Zeit« (Sander) gegeben, um sich selbst helfen zu können.

Nach längerer Zeit frage ich R.: »Wie war das?« R. bleibt zunächst weiter still, dann sagt sie immer noch liegend und mit geschlossenen Augen: *»Asthma, das kommt, wenn ich die Angst nicht mehr aushalten kann. [...] Neulich habe ich einen Wutausbruch bekommen, weil mir mein Freund Hilfe geleistet hat, die ich gar nicht gefordert habe.«* Nach langer Pause: *»Am letzten Wochenende war ich zum zweiten Mal nach Beginn dieser Therapie zu Hause bei meinen Eltern. Ich war voller Wut gegen meine Mutter, konnte sie aber dann doch nicht rauslassen.«*

Sie macht wieder eine lange Pause und sagt dann mit offenen Augen und sich aufsetzend sehr nachdenklich: *»Das Asthma ist nicht nötig. Ich könnte mich auch anders ausdrücken. [...] Jeder sieht nur meine Zartheit, meinen inneren Vulkan merkt keiner.«*

Es entsteht noch einmal eine längere Gesprächspause. Dann schlage ich vor – weil die Stunde zu Ende geht – R. möge sich auf einen Stuhl setzen, sich mit kleinen Bewegungen im unteren Kreuz spüren, ihren Sitz spüren und sich dahin loslassen. Es gelingt ihr gut, und sie sagt: *»Überhaupt kann ich mich nur in diesem Raum wirklich ohne Angst entspannen.«*

11.4.3 Der Stotterer (Bericht einer Therapeutin)

FALLBEISPIEL

Der Patient ist 32 Jahre alt, Meisterschüler in der Malklasse einer Kunsthochschule und kurz vor dem Abschluss. Er ist Stotterer. Er ist das jüngste von vier Geschwistern. Sein Vater lebt seit 5 Jahren nicht mehr. Der Patient hat ihn als sehr streng und autoritär in Erinnerung. *»Die Mutter war und ist immer mit etwas anderem als mit mir beschäftigt und hat sich nie für mich interessiert. Sie hört nie zu, wenn ich ihr* *etwas erzählen will – auch dann nicht, wenn sie mich etwas gefragt hat. Meine heutige Ausbildung sieht sie als absurd und brotlos an. Zärtlichkeiten von ihrer Seite erinnere ich nicht.«*

Nach seiner Erinnerung haben ihm die Eltern erzählt, er habe normal sprechen gelernt und sei unauffällig gewesen bis zum 6. Lebensjahr. In der Schule sei erstmals die Stottersymptomatik aufgetreten im Sinne des »Anstoßens« beim Sprechbeginn, aber auch innerhalb von Sätzen beim Wortbeginn. Eine Verschlechterung habe sich eingestellt in der Zeit, als er ins Gymnasium eintrat. Eine Spieltherapie, eine Logopädie und im Erwachsenenalter eine Gesprächstherapie sind die bisherigen Behandlungsversuche.

Aus 26 FE-Stunden ist ihm manches vertraut und hilfreich: sich zu suchen und Bodenkontakt wahrzunehmen; seine Mitte zu finden, wenn es auf der Brust drückt und der Hals zugeht; das Bewegtwerden im Bauchraum, also das Merken seines autonomen Atemrhythmus. *»Dann fließt es, und ich kann manchmal angstfrei und relativ unauffällig sprechen. Es ist mal schlechter, mal besser; es hängt immer von dem Gegenüber ab; ich habe Angst vor Ablehnung.«*

Die folgende Episode ereignete sich in der 27. Stunde. Ich sitze ihm schräg seitwärts gegenüber. Er erzählt weit ausholend von dem bevorstehenden Abschlussexamen. Dabei stottert er heftig, und er kann die Sätze nicht fließend beginnen. Der Stopp mit öfterem Ansatz dauert jeweils bis zu einer viertel Minute, auch mitten im Satz. Er ist erregt und bekommt durch den »Stau« ein rotes Gesicht. Andererseits ist er nicht zu unterbrechen. Bei ihm geht es immer schon weiter, wenn ich zu einer Frage oder einem Spürangebot ansetze. Aus dem Zusammenhang wird mir oft klar, welches Wort er gerade sagen möchte, wenn es stoppt. Aber ich helfe ihm nicht, weil das beschämend für ihn wäre.

In dieser Stunde breitet er sich im Reden noch mehr aus als sonst, und ich empfinde das als »unbescheiden« und maßlos. Ich kann mir vorstellen, wie störend das auch auf die Menschen wirken muss, mit denen er zu tun hat, auch auf seine eher schwierigen Beziehungen, von denen er berichtet.

Ich fühle in mir, wie der Druck »ansteckt« und wie ich das nicht mehr lange aushalten kann. Es entsteht Ungeduld und sogar Wut, dass er mir so viel zumutet. Dann spüre ich aber auch Mitleid, denn ich habe einen gequälten Menschen in seiner Not vor mir.

Meine Gedanken: Soll ich ihn unterbrechen, ihm Grenzen setzen, ihm meine Ungeduld zeigen (wie es die Mutter immer tat)? Oder braucht er jetzt ein Ausreden und ein Zu-Ende-angehört-Werden?

Ich habe Zeit und nutze sie, um mich selbst in Ordnung zu bringen. Den Druck, den ich bei mir selbst unter dem Brustbein spüre, während er etwas »ausdrücken« will, kann ich auflösen, indem ich unter meiner an meinem eigenen Brustbein aufgelegten Hand loslasse und lautlos einen Ton in mich hinein»brummle«, während er weiterredet. So nehme ich mich zurück und gewinne etwas mehr Abstand.

Mit diesem Abstand kann ich nun besser zuhören und abwarten, wie weit er mich noch erproben will. Meine wiedergewonnene Ruhe scheint sich auf ihn zu übertragen. Nach einer Weile stellt sich bei ihm eine Pause ein, und ich benutze sie, um ihn das gleiche erleben zu lassen, was ich selbst zuvor erlebt habe. Meine Aufforderung, seine Hand fächerförmig ausgebreitet dorthin zu legen und nachzuspüren, wo er Druck wahrnimmt und wo der Stau sitzt, und dieses Spüren mit einem »Schuuhh-schuuhh«-Laut zu begleiten, ist für ihn wie eine Erlösung. Die ständig abgestoppte Aussprache kommt in Fluss. Er sagt dazu, dass es »nach innen runter ins Sammelbecken« gehe.

Nun kann er beruhigt weitersprechen, und ich kann besser zuhören. Er berichtet ohne gravierenden Stopp zu Ende, wie die Abschlussprüfung vor sich gehen werde: Er malt riesige abstrakte Bilder, die er vor versammelter Lehrerschaft und seinen Mitstudenten präsentieren und kommentieren muss.

Eine Woche später, nach der Prüfung, berichtet er, es sei sehr gut gegangen. Ich drücke meine Freude und mein Erstaunen aus, worauf er sagt: *»Ja, es war toll, ich habe keinen Druck empfunden. Ich stand im Mittelpunkt, und alle mussten mir zuhören. Und ich konnte an die FE denken.«*

11.5 Ein Modell des FE-Therapieprozesses

Wir möchten nun eine Therapiesituation anschaulich darstellen, in der die Mitteilungen zwischen Patient und Therapeut aus Gründen der besseren Darstellbarkeit auf den verbalen Austausch beschränkt sind. Die visuellen, olfaktorischen, akustischen und taktilen »Mitteilungskanäle« zwischen Patient und Therapeut bleiben in diesem Modell unberücksichtigt. Jeder, der sich selbst einmal in einer therapeutischen Situation befunden hat, weiß natürlich, wie wichtig diese Kommunikationskanäle sind.[2]

Da es in der FE primär aber nicht um sichtbare oder anderweitig von außen »ablesbare« Körperzeichen geht, sondern um die Eigenwahrnehmung und ihre Beziehung zur Sprache, werden wir uns in unserem Modell hierauf beschränken. In dieser »Modell-Stunde« begeben wir uns sozusagen auf eine »Zweibahnstraße« zwischen Propriozeption und Symbolisierung. Semiotisch betrachtet ist das der Weg vom Symbol zum Zeichen und wieder zurück.

Woher kommen die Zeichen? Und was geht hin und her zwischen Therapeut und Patient? Um dies zu verdeutlichen, greifen wir auf das aus Kapitel 8 bekannte Modell des »Wunderknäuels« zurück. In dem Modell des Therapieprozesses gibt es dann zwei »Wunderknäuel«, die verbal, d.h. über den Austausch von Symbolen, miteinander in

2 In den letzten Jahrzehnten ist viel über die sichtbaren Körperzeichen und ihre affektive Bedeutung geforscht und geschrieben worden (vgl. Ekman 1977, Ekman und Friesen 1986, Krause 1988).

Beziehung treten. Das Modell (Abb. 11-1) stellt im Wesentlichen folgende Zusammenhänge dar:

Das »Wunderknäuel«, das Patient und Therapeut »sowohl sind als auch immer bei sich tragen«, ist in drei Schichten unterteilt, wobei an den Schichtgrenzen von innen nach außen jeweils »Emergenzen« auftreten; dort sind die »Überraschungen« lokalisiert; dort werden aus den Präkonzepten einer Integrationsebene mittels der Erfahrung neue Konzepte (vgl. Kap. 11.3). Den drei Schichten entsprechen die Ebenen der Regel-, Funktions- und Situationskreise.

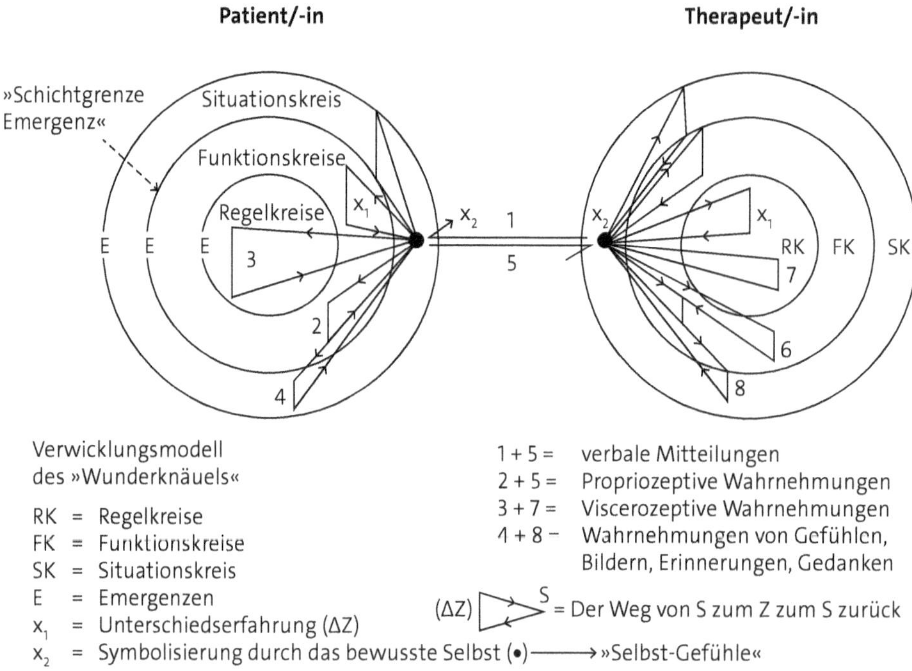

Abb. 11-1: Modell des FE-Therapieprozesses. Die Zweibahnstraße zwischen Zeichen (X_1) und Symbol (X_2).

11.5.1 Die Ebene der Regelkreise (»vegetative Ebene«)

Die Wahrnehmungen dieser Ebene sind nicht propriozeptiv, sondern **»viszerozeptiv«**, und zwar überwiegend nicht bewusst. Die meisten intestinalen Vorgänge werden automatisch und ohne willkürliche Beeinflussung, d. h. nicht durch höhere Integrationsebenen, geregelt. Nur wenn auf dieser Ebene Probleme entstehen, die dort nicht gelöst werden können, werden höhere Ebenen, die die Umwelt stärker einbeziehen, aktiviert. Entsprechend werden Reize aus dem »Vegetativum« nur bewusst wahrgenommen, wenn sie relativ intensiv sind, z. B. Darmgeräusche. Es handelt sich hierbei um ein

»Merken des Merkens und des Wirkens«. Hier findet eine »Aufwärtsbewegung« statt, d.h. eine Bewegung von einer niedrigen zu einer höheren Integrationsstufe.[3]

Embryologisch gehört das gastrointestinale System zur Körperoberfläche. Es ist von außen stammenden Reizen ausgesetzt. Starke Dehnungsreize werden von innen (über reflektorische Vorgänge der Headschen Zonen) als Oberflächenschmerz wahrgenommen.

Es gibt dabei Bereiche, in denen Zeichen aus dem Intestinum indirekt, d.h. über Mechanorezeptoren wahrgenommen werden, z.B. bei Haut- und Muskeldehnung durch den gefüllten Magen oder ähnlich beim »Herzklopfen«. Ein anderes Beispiel ist die autonome Atmung, d.h. der im Atemzentrum durch zwei Neuronenpopulationen geregelte »Eigenrhythmus« der Atmung. Er wird ebenfalls nicht direkt viszerozeptiv, sondern propriozeptiv am Brustkorb wahrgenommen (Schmidt und Thews 1990, S. 216 f.). Die Atmung gehört also auch schon zur zweiten Ebene.

11.5.2 Die Ebene der Funktionskreise (»animalische« Ebene)

Hier wird das eigene »Merken und Wirken« propriozeptiv gemerkt, und zwar insbesondere über die Eigenwahrnehmung von verschiedenen Gelenkpositionen aufgrund von Bewegungsangeboten, die eine Unterschiedserfahrung bewirken: die Empfindung einer Bewegung mit verschiedenen Stellungen eines Gelenks im Raum, verschiedenen Muskelanspannungen, verschiedenen Dehnungsgraden von Gelenkkapseln und Sehnen. Im Bild wird dieser Zusammenhang auf zwei Zeichen reduziert, die durch zwei mit Pfeilen verbundene Punkte veranschaulicht werden (Punkt X_1).

11.5.3 Die Ebene der Situationskreise (»humane« Ebene)

In der »äußersten Schicht« finden wir die »innere Bühne«, die erst durch die Fähigkeit, Worte zu bilden, voll ausgereift ist, deren Entwicklung aber schon in der präverbalen Zeit beginnt (vgl. Kap. 8 und 10). Auf der »inneren Bühne« (probe-)handelt das bewusste Selbst (Punkt X_2), das in der Lage ist, sich mit sich selbst, seinen Gefühlen, Bildern, Gedanken und Erinnerungen in Beziehung zu setzen und sich dadurch »aufzuspalten«. Auch hier gibt es **»Unterschiedserfahrungen«** (bildlich also zwei Punkte wie schon bei Ebene 1 und 2).

---

3 Es gibt auch »Abwärtsbewegungen«, z. B. bei den von Krause (1988) beschriebenen »horizontalen Affektstörungen«. Krause erwähnt die ausdrucksarmen Säuglinge, die anstelle von mimisch, gestisch oder vokal ausgedrückter Wut diesen Affekt nur »indirekt« (über verstärkte negative viszerale Regungen) beantworten und wahrnehmen, z. B. durch vermehrte Blähungen.

Die im Modell in allen drei Schichten vorhandenen Dreiecksfiguren, die mit Pfeilen in beide Richtungen ausgestattet sind, sollen die Wege auf der »Zweibahnstraße« beschreiben: Vom bewussten Selbst wird der Weg in Richtung Wahrnehmung von ikonischen und indexikalischen Zeichen bestimmt, (wobei es immer um zwei Zeichen geht, → oben), dann geht der Weg zurück zur Verbalisierung.

Die Funktionskreisebene ist im Bild mit vielen »Dreiecken« ausgestattet. Das soll die Fülle der Wahrnehmungen des Patienten durch die Angebote des Therapeuten ausdrücken, die durch Anwendung der FE-Spielregeln noch differenzierter werden können. Aber auch auf den anderen Ebenen entstehen gleichzeitig (oder kurz nacheinander) »Dreiecke«: die Veränderungen durch vegetative Reaktionen einerseits[4], das Auftauchen von Bildern, Gefühlen, Erinnerungen und (präverbalen) »Gedanken« andererseits.

All dies wird beim Rückweg auf der Zweibahnstraße verbalisiert. Jedenfalls wird der Patient dazu ermuntert, und in Anwesenheit eines den Dialog im »inneren Raum« empathisch begleitenden Therapeuten traut er sich auch eher, selbst wenn auf der Situationskreisebene »Horrorbilder«, schmerzhafte Erinnerungen und negative Gefühle entstehen.

Wesentlich für das Modell ist, dass die »Dreiecksfiguren« – wenn auch nicht spiegelgleich – sowohl beim Patienten als auch beim Therapeuten vorhanden sind. Der Therapeut begleitet den »inneren Dialog« des Patienten empathisch, in dem er nachspürt, vergleicht, eigene Zeichen wahrnimmt und zuerst für sich verbalisiert, dann seine Wahrnehmungen mit denen des Patienten vergleicht und das Wahrgenommene vom Patienten und von sich selbst durch das Zulassen von eigenen, bei sich selbst auftauchenden Bildern, Gefühlen, Gedanken etc. verarbeitet. Das Ergebnis dieses Prozesses gibt er dem Patienten in einer für diesen angemessenen Form zurück, sodass dieser sich durch eine Frage oder ein neues Angebot wieder auf die »Spurensuche« machen kann.

Wenn dieses wechselseitige Geschehen für den Patienten nützlich sein soll, ist Voraussetzung, dass der Therapeut vor und immer wieder während einer Therapiestunde seine »Container-Funktion« in Ordnung bringt, was in der FE als **»therapeutische Haltung«** bezeichnet wird. Im Idealfall schreitet der Therapeut für sich alle Wege der drei Schichten hin und zurück ab, sucht Störungsquellen auf, »bemuttert sich selbst genü-

4 Zur Wahrnehmung der vegetativen Reaktionen auf der Regelkreisebene ist anzumerken, dass nach Schmidt und Thews die Viszerozeption in verschiedenen Stufen verläuft:
1) automatische Regulationsvorgänge, die nicht bewusst werden;
2) unbestimmte Befindlichkeiten (angenehm – unangenehm), die auch die emotionale Grund-Gestimmtheit »färben« (Funktionskreisebene);
3) die Stufe der (benennbaren) »Allgemeingefühle« wie Hunger und Durst;
4) konkret lokalisierbare Wahrnehmungen unbewusster Regulationsvorgänge, z. B. Harndrang bei gefüllter Blase. An diese Stelle gehört natürlich auch das Wahrnehmen von Gähnen oder Seufzen; diese Vorgänge sind Zeichen für unbewusste Regulationsvorgänge des autonomen Atemrhythmus. Alle hier genannten Beispiele sind Beispiele für »Aufwärtsbewegungen«.

gend gut« mithilfe der FE-Spielregeln, um dann selbst ein auf allen Ebenen aufnahmebereiter Container für den Patienten sein zu können. Selbstverständlich ist dazu eine ausreichend lange FE-Selbsterfahrung notwendig.

Die Pfeile zwischen den beiden »Wunderknäueln« sind die Wege der verbalen Mitteilungen zwischen Patient und Therapeut (Punkt 1 und 5). Der Therapeut macht in diesem »Hin und Her« ein Angebot, d. h., er macht einen Vorschlag an den Patienten, bei sich den propriozeptiven Prozess einzuleiten und dazu seine Aufmerksamkeit auf Veränderungen zu fokussieren, z. B. auf die Wahrnehmung der Unterlage, dann darauf, sich selbst auf der Unterlage zu entdecken, dann eventuell seine Sitzbeinhöcker oder sein Becken insgesamt zu spüren, dann eventuell die Mitbewegungen des Brustkorbs beim »Loslassen« wahrzunehmen. Wichtig ist dabei, dass die Angebote des Therapeuten eine Richtung haben; sie beziehen sich auf die Funktionskreisebene, aber sozusagen von »außen« nach »innen«. Zunächst geht es um die »Außenbeziehung«, z. B. die Wahrnehmung des Stuhls, auf dem der Patient sitzt. Im Anschluss daran geht es um die »Beziehung zu sich selbst«, z. B. um die Wahrnehmung einer Eigenbewegung im Hüftgelenk. Danach geht es zwar immer noch um Propriozeption, d. h. um die Funktionskreisebene, aber trotzdem um eine Wahrnehmung von »weiter innen«: von der Regelkreisebene, insbesondere vom autonomen Atemrhythmus, der nicht nur am Brustkorb, sondern durch Fortsetzung von Druckveränderungen (aufgrund der Zwerchfellbewegungen nach unten und oben) auch an anderen Stellen des Körpers (z. B. am Hals oder sogar an den Beinen) wahrgenommen werden kann.

Zuletzt richten sich die Angebote des Therapeuten dann wieder an die Situationskreisebene, und der Patient wird angeregt, Einfälle, Bilder, Gefühle, Erinnerungen und Gedanken zu dem von ihm Gespürten zu äußern. Damit wird der Prozess des Verstehens und Integrierens des eigenen Körperdialogs eingeleitet.

Dabei entstehen auch die von Stern beschriebenen **»Selbstempfindungen«** (vgl. Kap. 9), die mit den Grundbedürfnissen, den Motivationssystemen Lichtenbergs, zusammenhängen. Beispielsweise tauchen nach Angeboten zur »Unterlage« häufig Selbstempfindungen wie bei Erfüllung des Bedürfnisses nach Verbundenheit auf: »Ich werde getragen, ich bekomme Halt von außen.« Nach Angeboten zum Skelettsystem und zu den Gelenken entsteht z. B. das Gefühl: »Ich bin mein eigener Herr, ich habe inneren Halt. Ich kann etwas bewirken, ich freue mich, Ursache zu sein.« Die Eigenwahrnehmung des Atemrhythmus wird häufig von Gefühlen begleitet wie: »Ich werde bewegt, da ist Lebendigkeit in mir, ich bin autonom und nehme Beziehung zu meiner Umwelt auf.«

Die Mitteilungen des Patienten an den Therapeuten sind die in sprachliche Symbole verwandelten Zeichen seines Körperdialogs. Zunächst handelt es sich um Versuche zur Beschreibung der Unterschiedserfahrungen auf der propriozeptiven Ebene (z. B. »es wird weiter, es geht runter, es wird breiter«) als Verbalisierung einer basalen Erfahrung. Oft sind auch verbalisierte Zeichen in der Regelkreisebene gleich mit dabei, z. B.: »In meinem Mund wird es feuchter; die Hände werden warm.« Danach kommen häufig Versuche, das so schwer in Worte zu Fassende mit assoziativ entstehenden Bildern der Situationskreisebene zu veranschaulichen und diese zu beschreiben. So äußerte ein Patient mit funktionellen Darmbeschwerden, sein Bauch sei eine »tote schwarze Scheibe«. Er erschrak furchtbar über das, was ihm da als Bild »gekommen« war. Es entstanden Gefühle, erst Ekel, dann Scham darüber, dass er so etwas Schreckliches in sich trug und sogar äußerte. Ein anderes Beispiel: Eine Patientin mit schwerer Obstipation, die über ihren Bauchraum äußerte: *»Was, diese amorphe Masse soll meine Mitte sein!?«*

Was passiert mit solchen verbalen Mitteilungen des Patienten?

Die Äußerungen des Patienten (auf der symbolischen Ebene) dienen dem Therapeuten dazu, sie bei sich wieder in präsymbolische Zeichen (ikonische oder indexikalische) zu transformieren (siehe oben: »Zweibahnstraße«). Er nimmt sie damit in den eigenen inneren Dialog auf. Auf diese Weise spiegelt er die Mitteilungen des Patienten in seinem eigenen Körperschema. Damit stellt er indirekt dem Patienten seinen eigenen Körper mit seinen Zeichen und ihren Bedeutungen zur Verfügung; er »verdaut« die Zeichen des Patienten »mit oder vor«. Dabei treten auch einmal beim Therapeuten Störungen auf, die denen des Patienten entsprechen können.

Dieser Austauschprozess macht es möglich, dass sich der Patient nach und nach an bisher ausgesparte oder verzerrte, weil mit negativen Gefühlen »besetzte« Körperbereiche wagt und sie nachträglich (unter dem Schutz des »Spielraums« einer mütterlichen, ihn nicht behindernden Person, des Therapeuten) noch in die Verbalisierung einbezieht. Dadurch werden die mit traumatisierenden Körpererfahrungen besetzten, bisher nicht symbolisierten Bereiche der bewussten Verarbeitung zugänglich.

In diesem Prozess kann der Patient seine »gesunden Anteile«, d.h. Bereiche, die er gut spüren und positiv besetzen kann, als »Stützpunkte« nutzen. Dafür sind Selbstempfindungen wichtig, die im Rahmen dieses Prozesses entstehen, wie z.B. lebendig, autonom und getragen sein. Diese Erfahrungen können dem Patienten dann helfen, auf neue, vielleicht zunächst noch gefährlich erscheinende »Entdeckungsreisen« zu gehen.

Gleichzeitig kann der Patient durch Anregung zu »neuen« Erfahrungen auf der Ebene der Propriozeption sowie spielendes Probieren mithilfe des Therapeuten lernen, mit seinen »dunklen« oder »toten« Zonen vorsichtig und allmählich anders umzugehen. So sagte der Patient mit den Darmbeschwerden später: *»Mein Bauch gehört ja doch zu mir, ich muss ihn nicht mehr so hassen und ausgrenzen. Es ist ganz gut, dass er sich manchmal ›beschwert‹.«* Ein anderes Beispiel: Der »starre Kasten« Brustkorb wird durch Wahrnehmen und Bewegen (im »Aus«) zum flexiblen und bewegbaren »Korb«.

Nach und nach entstehen also über erfahrbare Veränderungen, die den Patienten entängstigen, solche positiven Bilder. Diese Bilder entstehen jedoch nicht, wie bei manchen anderen Methoden, anstelle von (oder vor) Wahrnehmungen, sondern aufgrund von veränderter Eigen-Wahrnehmung. Hier ist ein wesentlicher Unterschied zu den imaginativen und (auto-)suggestiven Verfahren zu sehen.

Jetzt wird auch das »Oszillieren« verständlich. Der große Punkt (X_2) in der äußeren Schicht (Situationskreisebene) des »inneren Raumes« soll den »bewussten Anteil des Selbst« darstellen. Dieses aktiviert, indem es mit der Funktionskreisebene kommuniziert, alle drei Integrationsebenen (gleichzeitig oder nacheinander) und empfängt von dort ebenfalls Zeichen, sodass die verbale Symbolisierung der Körperempfindungen durch die Erlebnisse auf allen drei Ebenen »gefärbt« wird. Das wird besonders an den »mehrdeutigen Worten« sowie häufig benutzten metaphorischen Redewendungen deutlich, z. B.: »Da ist es wie ein Stein auf der Brust.«

Umgekehrt gilt: Neue, glückende Körpererlebnisse (z. B. mehr Spielraum im Gelenk) »färben« die Zeichen auf den »benachbarten« Ebenen mit. Auch das wird häufig in bildhaften Worten symbolisiert, weil sie »näher« am Erlebten, an der Körperempfindung sind, z. B.: »Da fällt mir jetzt ein Stein vom Herzen.«

Mit dieser »Kontamination« der physiologischen Ebene und der »inneren Bühne« durch »gesunde« Erfahrungen auf der Ebene der Propriozeption kann die gesundheitsfördernde, heilende Wirkung dieser Art von Therapie verständlich werden. Das »Durchdringen« der genannten drei Ebenen wird durch die Anregung, den »Eigenrhythmus« wiederzufinden, erheblich gefördert, da er auf allen Ebenen wirkt und sehr deutlich und beeindruckend erfahren werden kann.

Zusammenfassend soll das Modell der »zwei Wunderknäuel« veranschaulichen, was im »Spielraum« einer therapeutischen Situation hin- und hergeht – sowohl im Innenraum von Patient bzw. Therapeut als auch im »Zwischen«-Raum der beiden Beteiligten. Auf den verschiedenen Integrationsebenen unseres Organismus kann durch die Verknüpfung von Propriozeption und Eigenrhythmus in der FE-Therapie ein »Wiederentdeckungsprozess« ausgelöst werden. Außerdem wurde dargestellt, wie sich dieser Prozess auf die Symbolisierungsfähigkeit als wesentlichen Faktor zur Gesunderhaltung, zur Wiederherstellung der »Schutzfunktion des Psychischen«, auswirkt (vgl. Schur 1973a).

11.6 Neurophysiologische Aspekte der FE

Anhand eines kurzen **Selbstwahrnehmungsexperimentes** sollen einige neurophysiologische Zusammenhänge zwischen Propriozeption und vegetativem Nervensystem aufgezeigt werden. Dabei wird auch der besondere Zugang der FE zum Körper deutlich.

Bitte verändern Sie jetzt Ihre Körperhaltung nicht! Beißen Sie kurz die Zähne zusammen, und lassen Sie dann das Kiefergelenk wieder los! Nehmen Sie sich etwas Zeit, und fragen Sie sich dabei, wo und wie Sie das spüren! Versuchen Sie bitte wahrzunehmen, was anders ist, wenn Sie nach dem Zusammenbeißen der Zähne Ihre Kiefergelenke wieder loslassen. Wiederholen Sie das Experiment, wenn Sie wollen, um Ihre Wahrnehmung zu überprüfen.

Wir versuchen nun darzustellen, was sich in diesem Selbsterfahrungsexperiment neurophysiologisch, d. h. in den Strukturen und Funktionen des Nervensystems, abspielt.

Vielleicht haben Sie wahrgenommen, dass beim Loslassen Ihr Unterkiefer etwas herabgesunken ist. Möglicherweise haben Sie auch gemerkt, dass Sie dabei unwillkürlich ausgeatmet haben. In diesem Falle haben Sie Ihre eigene Ausatmung durch eine Brustkorbbewegung wahrgenommen. Vielleicht haben Sie auch Druck- und Richtungsänderungen an anderen Stellen gespürt, z. B. an der Sitzfläche Ihres Stuhls oder an der Arm- bzw. Rückenlehne, bedingt durch das Nachlassen des Muskeltonus nicht nur am Kiefergelenk, sondern auch in anderen Bereichen der Skelettmuskulatur. Diese Veränderungen werden als **propriozeptive Afferenzen** ans Gehirn weitergegeben[5]. Die Rezeptoren oder Sensoren[6], in denen die propriozeptiven Signale entstehen, liegen in Gelenken, Bändern und Muskeln, aber auch die Hautrezeptoren für Druck und Berührung (also »Mechanorezeptoren«) zählen dazu.[7]

Die sogenannten Analysatorneurone der Großhirnrinde können diese propriozeptiven Afferenzen dem Bewusstsein zugänglich machen.[8] Bei der Umschaltung auf das zweite Neuron im Hirnstammbereich geschieht etwas Spannendes:

Wir erinnern an das kurze Selbsterfahrungsexperiment, bei dem Sie Ihr Kiefergelenk »heruntergelassen« haben, ohne es zu bremsen oder zu steuern. Vielleicht haben Sie gemerkt, dass gleichzeitig auch Ihre Schultern gemäß der Schwerkraft etwas nach unten gingen. Auf der Ebene des Stammhirns werden diese Reize nun umgeschaltet, aber »zweigleisig«, d. h. als **Parallel-Leitung**, in ein spezifisches Reizleitungssystem, das über den Thalamus zum Großhirn zieht und in ein phylogenetisch älteres, unspezifisches System, ein ausgedehntes Neuronennetz, die **Formatio reticularis**. Durch diese Parallelschaltung erhält die Formatio reticularis Kopien von allen einlaufenden propriozeptiven Afferenzen, im Übrigen auch von allen anderen afferenten Signalen, insbesondere auch von den vegetativen. Die Parallelschaltung gilt aber ebenso für alle efferenten Signale, u. a. für die Vorhaben der willkürmotorischen Großhirnrinde. Dadurch erhält die Formatio reticularis eine besondere Funktion. Da sie »weiß«, welche

5 Der Begriff der Propriozeption wurde bereits in Kapitel 6 im Hinblick auf seine klinische Relevanz erläutert. Hier geht es um die **neurophysiologische Bedeutung**. Nach Schmidt und Thews verstehen wir unter »Propriozeption, auch Tiefensensibilität oder kinästhetische Sensibilität genannt, […] die Wahrnehmung der Stellung und Bewegung unseres Körpers. Die Körperstellung wird durch die Position der Gelenke bestimmt, deren Bewegungen sowohl passiv, durch von außen kommende Kräfte, als auch aktiv, durch Kontraktion unserer Muskeln, ausgeführt werden. Die Sensoren der Propriozeption liegen jedoch nicht nur in den Gelenken, sondern auch in den Muskeln, Sehnen und in der Haut. Bei der Wahrnehmung der Körperstellung im Feld der Schwerkraft wirkt auch das Vestibularorgan mit. Alle diese Propriosensoren sind auch an den vielfältigen bewussten und unbewussten Aufgaben der Motorik beteiligt« (1990, S. 217 f.).

6 Nach Duus (1990) sind das spezialisierte Sinnesorgane, die in der Lage sind, Veränderungen in der Umgebung und im Organismus zu registrieren und weiterzuleiten.

7 Am wesentlichsten für die Propriozeption sind vermutlich die Signale über die Stellung der Gelenke im Raum, obwohl nach neueren Forschungen (z. B. an Patienten mit Gelenkprothesen) auch die Bedeutung der Muskelrezeptoren als wichtig angesehen wird. Diese können propriozeptive Signale über die Haltung und über die Stellung von Gliedmaßen im Raum »ersatzweise« zum Gehirn senden, auch wenn das Gelenk nicht mehr existiert.

8 Diese entsprechen dem dritten Neuron, das vom Thalamus zum Gyrus praecentralis zieht und zum »taktilen kinästhetischen Assoziationsgebiet« im Gyrus angularis und supramarginalis gehört (Duus 1990).

propriozeptiven Signale gemeldet werden und was die Willkürmotorik »vorhat«, kann sie den Tonus des vegetativen Nervensystems, das der Steuerung der Formatio reticularis teilweise unterliegt, entsprechend den Anforderungen an den Gesamtorganismus etwa im Sinne einer ergotropen oder trophotropen Regulation verändern. Gleichzeitig kann sie die Empfindlichkeit der (sensiblen) Rezeptororgane, also auch der Propriozeptoren, den Bedürfnissen des Gesamtorganismus anpassen.[9]

Im Rahmen ihrer umfassenden Funktionen koordiniert die Formatio reticularis auch die spontanen Schrittmacher-Neurone, d. h. die **vegetativen Steuerungseinheiten** beispielsweise von Atmung, Kreislauf und Darmperistaltik im Stammhirn. Diese Zentren geben rhythmische Signale ab, und sie werden in ihrer Aktivität entsprechend den jeweiligen Bedürfnissen gedämpft oder gesteigert.

Gschwend schreibt zu einer dieser Steuerungseinheiten: »Das klassische Beispiel für eine rhythmische Signalabgabe ist die Steuerungseinheit für die Atmung. Eine Schrittmacher-Neuronengruppe baut spontan Signale auf, die die Inspirationsmuskulatur aktivieren, gleichzeitig aber auch benachbarte Hemmneurone wecken, die dann das Einatmen abstoppen und dafür das Ausatmen organisieren. Kaum sind die Impulse aus der Einatemgruppe abgestoppt, bricht die Hemmaktivität zusammen, die Einatemschrittmacher setzen sich wieder durch, es kommt zum erneuten Einatmen. Dieses Hin- und Herpendeln läuft vom ersten Schrei bis zum letzten Atemzug automatisch, zwischendurch beschleunigt, vertieft und abgestoppt durch die Willkürmotorik oder durch Impulse der Formatio reticularis. [...] Weil die Atmung vorwiegend über die Willkürmotorik, Zwerchfell, Zwischenrippenmuskulatur etc. läuft, gehorcht diese Muskulatur auch den Willkürmustern des Wirksystems der Großhirnrinde. Diese Willkürmuster treffen auf dieselben Vorderhornneurone wie die Muster der vegetativen Atemsteuerung. Dabei können die gewöhnlichen vegetativen Muster problemlos abgeändert und abgestoppt werden. Dauert aber das Abstoppen nur schon eine Minute, werden die vegetativen Muster derart stark, dass die Willkürmuster nicht mehr dagegen ankommen. Darum kann sich niemand willkürlich den Atem anhaltend umbringen« (Gschwend 1991, S. 195).

Was bedeuten diese Zusammenhänge für unser kurzes Selbsterfahrungsexperiment? Die Formatio reticularis »weiß« offensichtlich, dass Sie gerade im Kiefergelenk und in der Folge auch in anderen Gelenken »losgelassen« haben. Vorher war Ihr Atemrhythmus möglicherweise auf konzentriertes Lesen eingestellt, und Ihre Atmung war möglicherweise beschleunigt oder abgeflacht. Im Zusammenhang mit der Muskelanspannung beim Kieferzusammenbeißen wurde sie eventuell sogar kurzfristig abge-

9 Darüber hinaus wirkt die Formatio reticularis bei einer Reihe weiterer Funktionen mit: Steuerung der Erregbarkeit des Kortex: Bewusstseinslage, Schlaf-wach-Rhythmus; Vermittlung der affektiv-emotionalen Wirkungen sensorischer Reize, besonders bei Schmerzreizen, durch Weitergabe afferenter Information zum limbischen System; vegetativ-motorische Regulationsaufgaben, besonders bei lebenswichtigen Reflexen (Kreislauf-, Atem-, Schluck-, Husten-, Niesreflexe), bei denen mehrere afferente Systeme koordiniert werden müssen; Mitwirkung an der Kontrolle der Stütz- und Zielmotorik.

stoppt. Durch das Loslassen im Kiefergelenk bekommt die Formatio reticularis jedoch eine Efferenz-Kopie-Meldung. Das »Vorhaben« heißt jetzt: »Loslassen, entspannen, kurze Pause, nicht mehr zuhören, Antennen nach innen.« Damit werden die willkürmotorischen Muster heruntergeregelt, und in der Folge wird die Willkürmodulation der Atmung verringert; der ursprüngliche Schrittmacher, der »Eigenrhythmus«, wird aus seinen situationsbedingten Modulationen befreit, d. h., er kann sich ungestörter entfalten. Die daraus resultierende Beruhigung und leichte Vertiefung der Atmung, die ebenfalls propriozeptiv wahrgenommen wird, bewirkt auf der Ebene der Formatio reticularis eine Verlagerung der efferenten vegetativen Innervation in Richtung des Parasympathikus. Möglicherweise haben Sie wahrgenommen, dass Ihre Hände wärmer werden oder dass es im Bauch gluckert.

Nun noch ein zweites Angebot, ein **Zusatzexperiment**: Führen Sie in Ihren Kiefergelenken kleine Bewegungen aus, indem Sie den Unterkiefer ein wenig heruntersinken lassen! Beginnen Sie damit im Ausatmen!

Dabei geschieht etwa Folgendes: Sie richten Ihre Aufmerksamkeit auf einen frei gewählten Ort und nehmen drei »Bestandsaufnahmen« vor:

1. Wie ist es dort (vor der Bewegung)?
2. Wie wird es dort (während der Bewegung)?
3. Wie ist es jetzt (nach der Bewegung)?

Wahrscheinlich hören Sie ganz von selbst mit dem Bewegen auf, wenn das Ausatmen beendet ist. Sie nehmen dann propriozeptiv Folgendes wahr:

1. das Ende der Bewegungen;
2. die durch die Bewegungen während des Loslassens bewirkten Veränderungen, z. B. auch eine veränderte Spannung der Zunge, eventuell auch hinten am Zungengrund;
3. das Ende der Ausatemphase und
4. nach einer Pause vielleicht etwas Neues: ein verstärktes Ein- oder Aufatmen. – Warum?

Zum einen haben Sie durch Ihre kleinen Bewegungen das propriozeptive Muster »spielerisches Bewegen« (im Gegensatz zu einer aktiven, zielgerichteten Bewegung, z. B. wenn Sie in einen großen Apfel beißen) als Afferenz an die Formatio reticularis gesendet, die nun die vegetativen Muster im Sinne eines leichten Sympathikusreizes darauf einstellt und damit auch die Atmung entsprechend moduliert. Zum anderen sind während dieser Ausatemphase auch viele unbewusste propriozeptive Wahrnehmungen aus dem Mundraum und aus anderen Bereichen des Körpers zum Gehirn geflossen. So haben Sie vielleicht nicht bewusst wahrgenommen, dass Sie unwillkürlich die Ausatmung etwas verlängert haben und dass das folgende Einatmen kräftiger war. Der Grund liegt in dem von Gschwend (1991) herausgearbeiteten Zusammenhang. Durch Abstoppen der Atmung werden die vegetativen Steuerungsmuster intensiviert, sodass einem verlängerten Ausatmen ein vertieftes Einatmen folgt.

Die **neurophysiologischen Wirkungen**, die sich aus dem Selbsterfahrungsexperiment ergeben, seien noch einmal zusammengefasst:

1. Die Empfindlichkeit aller sensorischen Afferenzen, der körperlichen Eigenwahrnehmungen überhaupt, wird durch Loslassen in einem begrenzten Körperbereich mithilfe der Funktionen der Formatio reticularis gesteigert. Es kommt insbesondere zu einer Steigerung der Propriozeption. Die bewussten und unbewussten propriozeptiven Wahrnehmungen werden parallel zur Vertiefung des Atemrhythmus intensiviert; Unterschiede von Druck, Spannung, Gliederstellung und Haltung werden genauer und intensiver wahrgenommen.
2. Der Atemrhythmus wird von seinen zivilisationsbedingten Anpassungen, Einengungen und Störungen befreit.
3. Alle vegetativen Muster werden verändert. Der Wahrnehmungsprozess der FE geht mit veränderten vegetativen Organfunktionen (Speichelfluss, Darmtätigkeit, Blutdruck) einher, die nicht nur gespürt werden können, sondern auch messbar sind. Dabei spielt zunächst sicherlich eine verstärkte Aktivität des Parasympathikus eine Rolle. Das oben erwähnte »spielerische Bewegen« stellt zusätzlich einen leichten Sympathikusreiz dar, sodass es insgesamt zu einer »vegetativen Balancierung« kommen kann.
4. Neben Einflüssen auf vegetativ gesteuerte Organfunktionen werden vom somatischen Nervensystem gesteuerte Organfunktionen beeinflusst. So können sich muskuläre Verspannungen unmittelbar lösen.
5. Die emotional-affektiven Anteile des Erlebens, die ebenfalls über die Formatio reticularis und deren Verbindung zum limbischen System verändert werden, können an dieser Stelle nur angedeutet werden. So kann z. B. das Loslassen im »Aus« als Entlastung oder entängstigende Beruhigung erlebt werden, das darauf folgende »Ein« als Erleichterung oder befreiende Selbstentfaltung. Durch das intensivere Erleben der Verbindung zwischen den verschiedenen Bereichen und Funktionszuständen des Körpers bildet sich ein verändertes Selbstgefühl mit einem intensiveren Gefühl der räumlichen und zeitlichen Kohärenz, aber auch mit dem Gefühl größerer Lebendigkeit, mit Neugier für sich selbst und die Umwelt.

11.7 Weiterbildung in FE

Die Weiterbildung in FE ist ein berufsbegleitender mehrjähriger Prozess, der von hierfür autorisierten Lehrbeauftragten und FE-Therapeuten der Arbeitsgemeinschaft Funktionelle Entspannung e. V. (A. F. E.) begleitet wird.

Die Weiterbildung vollzieht sich im Rahmen eines Curriculums in Form von Einzel- und Gruppenselbsterfahrung, Theorie, Methodik, Didaktik und Supervision. Sie kann mit einem Zertifikat zum FE-Therapeuten (oder bei entsprechendem Grundberuf zum FE-Pädagogen bzw. FE-Berater) und/oder mit einem Zertifikat FE-Körperpsychotherapie abgeschlossen werden.

Die Inhalte der Weiterbildung und andere umfassende Informationen sind auf der AFE-Website https://afe-deutschland.de zu erfahren oder können bei der Geschäftsstelle der A. F. E., Bülowstr. 52/A6, 10783 Berlin, Tel. 030 38 10 65 56, info@afe-deutschland.de, eingeholt werden.
(Barbara Hahn, Angela von Arnim)

Die Weiterbildung in FE bietet eine berufsbegleitende körperorientierte Kompetenzerweiterung für unterschiedliche berufliche Handlungsfelder. Sie eignet sich als Zusatzqualifikation für die folgenden Berufsgruppen:

- Ärzte
- Psychologen
- Kinder- und Jugendlichen-Psychotherapeuten
- Heilpraktiker mit psychotherapeutischer Zusatzausbildung
- Physiotherapeuten
- Logopäden
- Kunsttherapeuten
- Pflegeberufe
- in Sozialberufen Tätige
- Pädagogen
- Seelsorger
- Krisenhelfer
- Berater

Eine Qualifizierung zum zur Körperpsychotherapeuten ist nur für approbierte ärztliche und psychologische Psychotherapeuten, psychotherapeutische Heilpraktiker sowie Kinder- und Jugendlichenpsychotherapeuten möglich.

Die Weiterbildung umfasst mindestens 300 Übungseinheiten und wird durch Lehrbeauftragte der Arbeitsgemeinschaft an verschiedenen Orten im Bundesgebiet und in der Schweiz angeboten. Sie besteht aus umfangreicher körperorientierter Einzel- und Gruppenselbsterfahrung, praxisnah vermittelter Theorie und Supervision eigener Arbeit. Die Weiterbildungsgruppen sind interdisziplinär zusammengesetzt.

Die Weiterbildung wird mit dem Zertifikat als »FE-Therapeut«, „FE-Pädagoge« oder »FE-Berater« abgeschlossen und berechtigt zur Anwendung der Funktionellen Entspannung im jeweiligen Grundberuf (vgl. auch afe-deutschland.de).

Funktionelle Entspannung: ein Unterrichtsprojekt

Eine erfolgreiche Umsetzung der theoretischen und praktischen Inhalte der von der Arbeitsgruppe beschriebenen »Subjektiven Anatomie« war das Unterrichtsprojekt »Subjektive Anatomie – Funktionelle Entspannung« im Fachbereich Humanmedizin der Universität Marburg.

Mit Unterstützung eines vom Hessischen Wissenschaftsministerium geförderten Programms zur Verbesserung der Lehre an den hessischen Hochschulen vom Februar 1992 startete dieses Projekt auf Initiative von Prof. Wolfram Schüffel mit anderen Hochschullehrern unter Beteiligung von 50 Medizinstudenten. Die theoretische und praktische Unterrichtung der Studenten, insbesondere die Anleitung zur körperbezogenen Selbsterfahrung, erfolgte durch Therapeuten der FE aus unserer Arbeitsgruppe.

Das vorrangige Lernziel dieses Studentenkurses lag in der Förderung und Verfeinerung der Wahrnehmungsfähigkeit der Studenten, um sie auf diese Weise auf den direkten Patientenkontakt vorzubereiten. Als angehende Ärzte machten sie, indem sie die eigene subjektive Anatomie kennenlernten, »am eigenen Leibe« immer wieder neue, überraschende Entdeckungen, die im Gegensatz standen zu den Erfahrungen, die sie im Sezierkurs gemacht hatten, und welche die Erfahrungen aus dem Sezierkurs sinnvoll ergänzten.

Im Verlauf des Projektes, das von 1992 bis 1996 lief, bildete sich eine Gruppe von studentischen Tutoren. Diese übernahmen unter Supervision der Therapeuten die Unterrichtung nachfolgender Semestergruppen. Zum Abschluss erstellten diese Tutoren ein schriftliches Curriculum, das die theoretischen und praktischen Kursinhalte darstellte und auch als Grundlage für weitere Studentenkurse mit ähnlichen Zielvorstellungen genutzt werden kann.

Die Studenten legten im Kurs besonderen Wert auf die Erarbeitung eines konkreten dialogischen Vorgehens, vor allem in »Zweierübungen«. Auf diese Weise lernten sie neben der für den Arztberuf notwendigen verbalen Kommunikation die gleichzeitig jederzeit sowohl beim Patienten als auch bei sich selbst auftauchenden nonverbalen Vorgänge zu beachten, wie Körperreaktionen, Gefühle und Empfindungen, und diese für ein umfassenderes Verstehen des Patienten zu nutzen. Dieses Vorgehen war für die Mehrzahl der Studenten eine neue Erfahrung, die sie sehr schätzten. In zahlreichen Protokollen und in Nachgesprächen mit den Therapeuten bildeten sich das große Engagement der Studenten und ihr Interesse an dieser sehr persönlichen Selbsterfahrung ab.

Eine Fortführung des Projektes kam leider nicht zustande, da die Fördermittel nicht mehr zur Verfügung standen und die Studenten entweder ihr Studium abgeschlossen oder den Studienort gewechselt hatten. Insgesamt wurde jedoch der Bedarf an einer derartigen praktischen und für die spätere ärztliche Tätigkeit notwendigen körperbezogenen Selbsterfahrung deutlich.

Rolf Johnen hat das Ergebnis in dem schriftlichen Curriculum der Studenten folgendermaßen zusammengefasst:

1. Der Arzt kann ohne Kenntnis seiner (eigenen) subjektiven Anatomie seine (eigene) subjektive Pathologie und die subjektive Pathologie seiner Patienten nur unvollständig verstehen. Grundlage der Empathie mit dem kranken und lebenden Menschen ist vorrangig die Wahrnehmung der (eigenen) subjektiven Anatomie.
2. Der Versuch scheint gerechtfertigt und lohnend, Medizinstudenten parallel zu ihrem naturwissenschaftlich orientierten Studium – insbesondere als Ergänzung zum Sezierkurs – einen systematischen Zugang zur subjektiven Anatomie zu vermitteln. Die **FE** als Methode zur Aktivierung der Propriozeption bietet sich hierzu an.

Eine ausführliche Darstellung des Kurskonzeptes »Subjektive Anatomie« findet sich in Johnen (1998).

(Barbara Hahn)

12 Wirkfaktoren der verbalen und der körperbezogenen Psychotherapie

Auch knapp dreißig Jahre nach dem Entstehen ist dem nachfolgenden Kapitel, das sich den Wirkfaktoren psychotherapeutischer Arbeit widmet, eine erstaunliche Aktualität und fortbestehende Gültigkeit zu attestieren.
Hans Müller-Braunschweig spricht in seinem Kapitel oft von Wirkfaktoren psychoanalytischer Verfahren, seine Aussagen lassen sich jedoch auch auf psychodynamische Zugangswege insgesamt anwenden. Von ihm als Psychosomatosen bezeichnete Störungen würden wir heute eher als psychsomatisch modulierte körperliche Erkankungen sehen. Wir möchten jedoch an seinem ursprünglichen Text nichts ändern.
Nach Müller-Braunschweig, der den heute geläufigen Begriff der Prozessforschung noch nicht verwendet, kommt den allgemeinen Wirkfaktoren wie der therapeutischen Beziehung, aber auch der Wirksamkeitserwartung der Behandlung durch Patienten wie Therapeuten eine den spezifischen Wirkfaktoren übergeordnete Bedeutung zu.
Die allgemeinen Wirkfaktoren, wie sie z. B. Klaus Grawe in seinem Modell als Ressourcenaktivierung, Problemaktualisierung, motivationale Klärung sowie Unterstützung bei der Problembewältigung zusammengefasst hat, haben neben der verbalen immer auch eine körperliche Ebene. Während Letztere in verbalen Therapieformen entweder gänzlich unbeachtet bleibt oder allenfalls als Nebenaspekt wahrgenommen und berücksichtigt wird – z. B. in Form leiblichen Gegenübertragungserlebens in der psychodynamischen Psychotherapie oder *»leading«* und *»pacing«* in verhaltenstherapeutischen bzw. hypno-systemischen Ansätzen –, kommen die Wirkfaktoren in ihrer leibnahen Dimension in körperpsychotherapeutischen Therapieansätzen voll zur Geltung.
Wie bereits in der Urfassung des Kapitels ausgeführt wurde, ergeben sich daraus nicht nur wichtige Implikationen für die Körperpsychotherapie im engeren Sinne, die hierdurch eine konzeptuelle Unterfütterung erfährt, sondern es wird zudem deutlich, wie sehr auch die »klassisch« verbalen Therapieformen von einer Berücksichtigung leiblicher Phänomene profitieren können.
Hierzu hat in der jüngeren Vergangenheit nicht zuletzt die breite, wenn auch inzwischen durch allzu breite Anwendung theoretisch verwässerte Rezeption des Embodiment-Konzepts beigetragen, das die enge Verschränkung mentaler und körperlicher Vorgänge betont, wie sie in einer Vielzahl experimenteller und empirischer Studien belegt werden konnte.
(Claas Lahmann)

12.1 Einleitung

Die in Kapitel 13 folgenden Fallberichte sollen die Wirkung der Arbeit mit einer körperbezogenen Psychotherapie, der Funktionellen Entspannung, bei Patienten mit unterschiedlicher Symptomatik beschreiben. Darunter befinden sich sowohl schwere (»klassische«) psychosomatische Erkrankungen wie Morbus Crohn und Colitis ulcerosa als auch funktionelle und neurotische Syndrome. Diese Falldarstellungen werfen auch die Frage auf, was eigentlich in einer solchen körperbezogenen Psychotherapie die Änderungen bewirkt. Damit wird besonders der Kommentar zur Patientin mit Asthma bronchiale im 3. Kapitel wieder aufgegriffen, aber auch die Überlegungen anderer Kapitel, die immer wieder um die Frage des Körper-Selbst und seiner Entwicklung (»Ver-Wicklung«) kreisen. Dieses Körper-Selbst ist nicht von einem sozialen Selbst zu trennen und besonders in der frühen Lebensphase wesentlich am Entstehen einer »tragenden Basis« für viele weitere somatische und psychische Funktionen beteiligt. Störungen in der Zeit der Körper-Selbst-Entwicklung können offenbar lange andauernde Auswirkungen haben.

Ihre Bedeutung gewinnen die körperbezogenen Psychotherapiemethoden durch die Möglichkeit des Zugangs zu frühen Erlebnisebenen, die nicht selten durch verbale psychotherapeutische Methoden nur unvollkommen erreicht werden können (vgl. Budjuhn 1992, S. 33).

Wir wollen im Folgenden einen Blick auf mögliche Wirkfaktoren der Psychotherapie im allgemeinen und körperbezogener Verfahren im Besonderen werfen. Dabei gehen wir zunächst kurz auf die schon besser erforschten Wirkfaktoren der verbalen Psychotherapie ein.

Wie also wirkt Psychotherapie?

Heute zielt die Forschung weniger auf die Ergebnisse der Psychotherapie als auf deren Verläufe und Prozesse bzw. auf das Verhältnis zwischen Prozess und Ergebnis. Sie tendiert also zunehmend zu einer minutiösen Beobachtung des Einzelfalles (N = 1-Forschung). Damit vermeidet sie, die Komplexität der Ereignisse und aller im Behandlungsprozess mitwirkenden Faktoren durch Zusammenfassung zu stark zu reduzieren und damit auch zu simplifizieren. Diese Tendenz wird durch Metaanalysen ergänzt, die ihrerseits publizierte Ergebnisse anderer Autoren sekundär verrechnen und so zu hohen Fallzahlen kommen. Zum einen beweisen diese Metaanalysen die Wirksamkeit psychotherapeutischer Methoden überhaupt, zum anderen weisen sie auch auf bessere Ergebnisse kombinierter internistisch-psychotherapeutischer gegenüber rein somatischer Behandlung hin. Das gilt vor allem bei Patienten, deren Körpersymptomatik starke psychische Anteile aufweist (Rohrmeier 1982; vgl. auch Hoffmann 1987, S. 12).

Liest man die in Kapitel 13 dargestellten Fälle, wird unmittelbar deutlich, dass die direkte Körperarbeit eine besondere **Qualität des Erlebens** vermittelt, die in dieser Weise auf anderem Wege nicht zu erreichen ist. Das betrifft z. B. das »Sich-Raum-Nehmen« der Patientin mit Morbus Crohn oder die Änderung von einer kontrollierenden zu einer sich überlassenden Haltung bei der Patientin mit Colitis ulcerosa. Sucht man eine Ursache für die Qualität dieses Erlebens und für ihre Wirkung, so bieten sich zur Erklärung wieder der Erlebnisraum der frühen Kindheit und die Interaktion zwischen Mutter und Kind an, die sich nonverbal u.a. über Berührung, Mimik, Sprachmelodie (Akustik), aber auch über Bewegungserlebnisse (Art des Gehalten- und Bewegtwerdens) vollziehen. Bei diesen frühen Einwirkungen handelt es sich um Faktoren, die je nach psychotherapeutischer Schule in anderem theoretischen Zusammenhang gesehen und mit anderen Begriffen bezeichnet werden. Sie können etwa als Lernvorgänge oder Konditionierungen gesehen werden, im Sinne der in Kapitel 4 erwähnten »individuellen Physiologie von Organen«, oder als Bedingungen, die bei einem Misslingen das Entstehen verzerrter Selbst- und Objektbilder (»Repräsentanzen«) begünstigen und damit auch unrealistische Erwartungen gegenüber der Reaktion der Umgebung. Je weiter wir in die frühe Geschichte des Organismus zurückgehen, desto eher wird von »Konditionierung« und »Lernen« im Sinne relativ festgelegter Abläufe und Funktionsweisen gesprochen werden. Nach Auffassung der Psychoanalyse sind diese Prozesse aber nicht von noch relativ diffusen Emotionen, Bildern oder Ansätzen von »Erwartungen« zu trennen, die sich dann zu den genannten verzerrten Selbst- und Objektbildern sowie zu unrealistischen Erwartungen an die – möglicherweise maligne – Reaktion der Umgebung fortentwickeln können. Könnten diese meist unbewussten oder nur diffus bewussten Erwartungen von dem Betroffenen formuliert werden, würde sich das beispielsweise so anhören: »Meine Wünsche werden sowieso nicht beachtet, ich darf sie nicht fühlen, ich darf den eigenen Körperraum – meinen Raum – nicht erleben, ich kann mich mit meinen Wünschen der Mutter gegenüber nicht bemerkbar machen.«

12.2 Allgemeine Wirkfaktoren der Psychotherapie

Derartige früh entstandene Erlebens- und Verhaltensweisen können sich in psychoanalytischen Behandlungen in der Übertragung und Gegenübertragung zeigen. Vereinfachtes Beispiel: Der Patient bleibt eigenartig »blass« in seinem Verhalten; der Therapeut kann sich kein Bild machen, spürt häufiger Langeweile, Ungeduld oder eine diffuse Spannung. Der Patient erzählt konkrete Ereignisse, die äußerlich erscheinen. Auf Nachfragen des Therapeuten wird irgendwann klar, dass der Patient – trotz anderslautender Äußerungen des Therapeuten – »selbstverständlich« annahm, seine Gefühlswelt interessiere hier überhaupt nicht, er müsse über konkrete Behandlungserfolge im Alltag berichten. Er habe die Reaktion des Therapeuten immer wieder zu erspüren versucht, um zu erkennen, ob er auch das »Richtige« erzähle. Ein derartiger Ablauf kann nach einem entsprechenden Hinweis für den Patienten unmittelbar evident sein; er entdeckt seine tiefe Überzeugung, dass der Therapeut »eigentlich« an seinen Dingen nicht interessiert sei. Das kann in einer langen Phase des Durcharbeitens mit anderen inneren Ereignissen, z.B. der dabei erlebten Wut, verbunden oder auf die äußeren Beziehungen übertragen (»generalisiert«) werden.

Im Rahmen der Psychoanalyse bezeichnet Mertens (1991a, S. 23) derartige Abläufe als **»Beziehungslernen in vivo«**. In der gleichen Arbeit wird auch auf die Wichtigkeit der »Ich-Kompetenzen« hingewiesen, die »von Beginn des Lebens an« erworben werden. Es handelt sich um »Selbst-Objekt-Differenzierung, Entwicklung von Realitätsprüfung, Objektkonstanz, Affekt-Ambivalenztoleranz, Signalangst u. a. m., die vor allem für das Verständnis der sogenannten ›frühen Störungen‹ (wie Psychosen, Borderline, Psychosomatosen und Süchte)« wichtig seien. Eine umfassende Einarbeitung in die körperbezogenen Interaktionsmodi zwischen Mutter und Kind sei deshalb notwendig. Mertens zitiert in diesem Zusammenhang Fürstenau mit der Auffassung, dass »eine sehr intensive Beschäftigung mit dem Thema des körpertherapeutischen psychoanalytischen Umganges in den nächsten Jahren anstehen wird, vor allem auch deshalb, weil der psychotherapeutische Zugang zu strukturell ich-gestörten Patienten in vielen Fällen nur sehr mühsam und unter beträchtlichen klinischen Kautelen, wenn überhaupt, auf dem üblichen analytischen Weg zu gewinnen ist« (Fürstenau, zit. n. Mertens 1991a).

Auf diesem Gebiet ist noch viel Forschungsarbeit zu leisten. Eine der wichtigen Fragen wird sein, welches psychotherapeutische Verfahren bzw. welche Kombination bei welchen Störungen indiziert ist. Das Problem wird noch wesentlich komplexer, wenn man fragt, welcher Therapeut für welchen Patienten geeignet ist. Die Psychotherapieforschung hat die überragende Bedeutung der Beziehung zwischen Patient und Therapeut bewiesen. Es ist die schon erwähnte **»Neuerfahrung der Beziehung«**, die in der Psychoanalyse und der heutigen Verhaltenstherapie betont wird (vgl. Tschuschke und Czogalik 1990). Die Autoren werfen die Frage auf, »ob es sich nicht letztlich bei allen Psychotherapien um diese unspezifischen Faktoren im Veränderungsprozess handelt und ob die von den verschiedenen Therapieschulen propagierten spezifischen Wirkfaktoren [...] nicht letztlich unwesentliche bzw. gar maskierte unspezifische Wirkelemente sind oder – aus einer etwas anderen Perspektive – ob sich nicht die Vielzahl spezifischer und unterschiedlicher Interventionen, therapeutischer Strategien und Inszenierungen zu einer begrenzten Menge durchaus vergleichbarer interpersoneller Funktionen zusammenfassen ließe« (Tschuschke und Czogalik 1990, S. 408).

So verweist auch die Bemerkung von Mertens über das »Beziehungslernen in vivo« in der Wortwahl auf eine Ähnlichkeit mit verhaltenstherapeutischen Techniken. Wenn ein Patient in einer psychoanalytischen Behandlung beispielsweise bei sich einen aggressiven Impuls gegen den Therapeuten bemerkt und daraufhin Verwirrung und dann Angst spürt, schließlich den aggressiven Gedanken doch aussprechen kann, so erlebt er zunächst eine angsterregende Situation, die er zum Teil selbst so weit bewältigt, dass er sie verbalisieren kann. Er kann sie dann unter der verstehenden Beteiligung des Analytikers weiter bearbeiten. Die Angst wird in dieser oder einer späteren Stunde – eventuell nach mehrfacher Wiederholung dieses Vorgangs – abnehmen. Hier zeigt sich partiell eine Übereinstimmung mit Techniken der Verhaltenstherapie, die angstbesetzte Vorstellungen entstehen lässt und die entstehende Angst dann z. B. mit Progressiver Muskelrelaxation nach Jacobson (1938) mindert. Letzteres weist ebenfalls auf Lernfaktoren bei körperbezogenen Methoden hin. Das wiederholte Erleben, durch eigene Maßnahmen Angst mildern zu können – bzw. ein drohendes körperliches Geschehen positiv zu beeinflussen – wirkt verhaltenstherapeutisch gesehen als **Lernvorgang**, psychoanalytisch als **Ich-Stärkung**.

Die oben erwähnte Frage von Tschuschke und Czogalik, ob die von den verschiedenen Therapieschulen propagierten spezifischen Wirkfaktoren nicht letztendlich unspezifische Wirkelemente seien, kann für viele Psychotherapeuten, die sich seit langem in der täglichen Arbeit um die Vertiefung und Differenzierung des Umgangs mit der erlernten und vertrauten Methode und Technik »ihrer« Schule bemühen, provozierend klingen.

In der verbalen Psychotherapie und noch stärker in den körperbezogenen Verfahren grenzen sich die einzelnen Schulen stark voneinander ab. In vielen Fällen ist der Name des/der Gründers/Gründerin einer Methode sehr eng mit ihr verbunden. »Ich habe eine Jungsche Analyse gemacht« oder »Ich bin Freudianer, Kleinianer; ich mache Reichsche Körpertherapie, Feldenkrais, Rolfing oder Funktionelle Entspannung nach Marianne Fuchs«.

Diese Abgrenzung ist bedauerlich, wenn sie zu unfruchtbaren Grabenkriegen und Machtkämpfen führt, aber sie ist kaum zu umgehen. Besonders in der Pionierphase neuer Therapien findet in der Regel eine kreative Persönlichkeit zunächst wichtige neue Zugangsweisen zur Psyche bzw. zur psychosomatischen Ganzheit des Menschen und drückt dieser neuen Entdeckung ihren Stempel auf. In der weiteren Erprobung muss die Methode dann zunächst ihre Identität festigen und sich deshalb abgrenzen. Eine eventuelle Annäherung an andere Methoden und die wissenschaftliche Überprüfung sind spätere Schritte. Bereits etablierte Formen der Psychotherapie, wie Psychoanalyse und Verhaltenstherapie, haben diese erste Phase partiell überwunden, während sich die körperbezogenen Verfahren überwiegend noch in einem früheren Stadium ihrer Entwicklung befinden.

Für den Therapeuten ist es wichtig, dass er eine Methode findet, die ihm »liegt«, d.h., seinen Erfahrungen, seinem Denken und Fühlen entgegenkommt, und ihm gleichzeitig einen verlässlichen Zugang zu den wesentlichen Ebenen der Persönlichkeit seiner Patienten bietet, dass er also einen Zugang findet, der den Patienten Möglichkeiten zur Veränderung eröffnet. Für den Therapeuten sind der längere Umgang mit der Methode und die Erfahrung vieler Behandlungen entscheidend. Ein rasches Erlernen mehrerer Methoden und Techniken ist ein Irrweg. Vielmehr ist die Erfahrung mit einem bestimmten therapeutischen Zugang über einen längeren Zeitraum außerordentlich wichtig.

Betrachten wir nochmals einige **Ergebnisse der Psychotherapieforschung**.

Befragungen ehemaliger Patienten über das Erlebnis ihrer Therapie weisen ebenfalls auf die Bedeutung der Beziehung für den Behandlungsverlauf hin. Von den ehemaligen Patienten wurde es als wichtig empfunden, dass in der therapeutischen Beziehung die eigene Störung jeweils direkt und unmittelbar zur Manifestation gebracht wurde und neue, wichtige Erfahrungen gemacht werden konnten. Als positiv wurde auch die Möglichkeit genannt, »das zu verstehen, in Worte zu fassen und zu handhaben, was dem Patienten bisher unverständlich, unaussprechbar und nicht handhabbar war« (Senf und Schneider-Gramann 1990, S. 48 f.). Als günstig für den Verlauf der Therapie wurde weiterhin die Bereitschaft angesehen, in der Umwelt neue Schritte zu wagen und schließlich ein neues Verhältnis zu sich selbst zu finden.

Tress (1990) weist u. a. auf die umfangreichen empirischen Untersuchungen von Weiss und Sampson hin. Diese Arbeiten zeigen, dass »bislang abgewehrte Impulse [...] erst dann zum Vorschein kommen, wenn unbewusste Ängste vor ihrem Offenbarwerden gemildert sind.« Es ist besonders die »empathische, nicht-kritische, freundliche, neutrale Haltung« des Therapeuten, die das u. a. ermöglicht. Dazu gehört das in der Studie von Weiss und Sampson besonders hervorgehobene Gefühl der Sicherheit. Wichtig sei es dabei, die unbewusst vorgenommenen »Tests«, die der Patient mit dem Analytiker ausführt (z. B. die Probe, wie der Analytiker auf Angriffe gegen sich reagiert), zu benennen und so auf dem Wege »interaktionaler Proben pathogene Grundüberzeugungen zu entschärfen« (Tress 1990, S. 104).

Hier geht es nun allerdings nicht mehr um einen »unspezifischen Faktor«. So verlangt die Benennung einer unbewusst ausgeführten aggressiven Provokation des Patienten eine spezifische Schulung und Erfahrung mit der psychoanalytischen Methode, ebenso wie das Benennen anderer, bisher unbewusster psychodynamischer Zusammenhänge. Der Patient kann dabei erleben, dass er auf einer tiefen Ebene richtig verstanden wird. Dadurch wird unter anderem auch die psychische Kohärenz verstärkt.

Diese spezifischen Wirkungen gehören zum selbstverständlichen Alltag des Psychoanalytikers, sind aber in empirischen Untersuchungen schwerer eindeutig nachzuweisen.

12.3 Wirkfaktoren analytischer Psychotherapie

Als **spezifische Wirkfaktoren** einer psychoanalytischen Therapie, wie sie nach Praxiserfahrungen theoretisch formuliert wurden, wären hier v. a. zu nennen: empathisches Zuhören, die Deutung der Übertragung (einschließlich des Bemerkens, Verstehens und Einsetzens der Gegenübertragung, also der Verwendung der eigenen aufkommenden Gefühle in der Therapie zur Deutung des Zustandes des Patienten), *»containing«* und – je nach der Störung des Patienten – abgestuftes *»holding«*, also mehr oder weniger intensive Stützung. Containing, Stützen, Empathie, Interesse, verstehende Interpretation, Verlässlichkeit des Therapeuten zusammen mit äußeren Faktoren wie z. B. Regelmäßigkeit der Stunden über einen längeren Zeitraum tragen zu dem von Weiss und Sampson erwähnten Gefühl der Sicherheit bei, das es wiederum möglich macht, bisher angstbesetzte Vorstellungen zuzulassen. Das Erleben in der Interaktion und die kognitive Erfassung mithilfe der Interpretation einschließlich emotional getönter Einsicht verändern die unbewussten Repräsentanzen und damit auch das Erleben des eigenen Selbst und der Welt.

Alle diese Faktoren können nicht von der Beziehung zwischen Therapeuten und

Patienten getrennt werden, also auch nicht von der Persönlichkeit des Analytikers. Diese Einsicht hat auch dazu geführt, dass die zeitweilig in der Vergangenheit geforderte »reine Spiegelhaltung« des Analytikers sowohl als undurchführbar als auch als schädlich betrachtet wird. Die Bedeutung der Beziehung im Hier und Jetzt, wie sie sich in der Übertragung zeigt, hat außerdem die früher betonte Wichtigkeit genetischer Deutungen relativiert. Häufig ist es auch wichtig, lange Zeit mit Übertragungsdeutungen zu warten, da der Patient sich und den Therapeuten noch kaum getrennt erlebt, den Behandler noch als »Selbstobjekt« für die Kohäsion des eigenen Selbst braucht. Das nonverbale »Mitschwingen« des Therapeuten, sein geduldiges Zuhören und das verbalisierte Verstehen haben viel mit dem »tragenden« Klima einer Therapie zu tun. Auf diesem Boden können sich dann z. B. auch destruktive Impulse zeigen.

Die lange Erfahrung mit der psychoanalytischen Therapie und ihres bevorzugten Mediums – dem Wort – hat zu einer hochdifferenzierten Praxis und insbesondere differenzierten Theorie geführt, die partiell auch eine Grundlage für eine Reihe körperbezogener psychotherapeutischer Verfahren geworden ist. Die Psychoanalyse ihrerseits sollte für ihre Behandlungstechnik in bestimmten Fällen auch die Erfahrungen der körperbezogenen Methoden auswerten.

12.4 Wirkfaktoren körperbezogener Psychotherapie

Vielleicht ist bei der Aufzählung psychoanalytischer Wirkfaktoren deutlich geworden, dass sie zu einem Teil auch in anderen Psychotherapieformen und insbesondere in der hier behandelten körperbezogenen Methode eine Rolle spielen. Das betrifft u. a. die Empathie, die Bedeutung der Beziehung, die Verlässlichkeit, das Verstehen. Die Äußerungen des Patienten gehen nicht ins Leere, sondern finden ein Gegenüber, das sie aufnimmt, bewahrt (Containerfunktion), zu verstehen sucht, bestätigt und/oder interpretiert. Auch Übertragung und Gegenübertragung spielen natürlich eine Rolle, werden aber zum Teil durch das Einbeziehen des Körpers verändert. Wir kommen auf dieses Thema noch zurück und möchten zunächst betonen, dass der **direkte Umgang mit dem Körper** natürlich zu den spezifischen und wesentlichen Wirkfaktoren dieser Behandlungsmethoden – hier der FE – gehört. Der Körper tritt also als ein neues entscheidendes Element in die therapeutische Beziehung ein. Der Körper ist ein »Drittes«, dabei aber auch Subjekt und Objekt zugleich. Natürlich sind in der verbalen Einzelpsychotherapie auch die »Objektfantasien« des Patienten in ihrer vielfältigen Bedeutung immer anwesend, aber das direkte Einbeziehen des konkreten und bedeutungshaften Körpers ist noch etwas anderes.

Thomä (1992, S. 126) betont, dass sich unbewusste Fantasien dem eigenen Körper oder Selbstbild »einprägen«, wenn sie sich auf ein anderes Objekt oder dessen Abbild richten. Diese Einbildung – so Thomä – sei vor allem bei Störungen des Körperbildes zu beachten, bei denen Missbildungen des eigenen Körpers angenommen würden.

Hier handele es sich oft um unbewusst gewordene aggressive Impulse. »Diese regelmäßige Beobachtung wird verständlich, wenn man zur Kenntnis nimmt, dass bei Identifizierungen der Schatten aufgegebener Objekte auch auf das Körperbild fällt, um Freuds bekannte Metapher zu modifizieren« (Thomä 1992, S. 126).

Was bedeutet es nun, wenn Therapeut und Patient mit diesem »Dritten«, dem Körper, arbeiten, der – wie im oben zitierten Satz – in vielen Fällen eine negative Tönung bekommen hat? Denken wir noch einmal an den in Kapitel 3 beschriebenen Fall einer Patientin mit Asthma bronchiale, so können wir die Vermutung äußern, dass neben einer tragfähigen therapeutischen Beziehung als Voraussetzung auch gerade die Anwesenheit dieses »Dritten« in der Therapie hilfreich war. Die Patientin konnte ihre negativen Gefühle zeitweilig an diesem »dritten Objekt« erleben, einem Objekt, das sie in den Asthmaanfällen immer wieder »anfiel«, und sie konnte dann auch gemeinsam mit der »guten« Therapeutin den Umgang und die »Zähmung« dieser bisher unvertrauten und unintegrierten Anteile ihres Körper-Selbst bzw. sozialen Selbst erleben und erlernen. Teile dieses Körpers bzw. des Körper-Selbst bedeuten u. a. ja sowohl die Mutter als auch abgewehrte Anteile des eigenen Selbst. Durch die Körperarbeit ließ sich also die therapeutische Arbeit, die sonst durch die Projektion der negativen Anteile auf die Therapeutin erschwert worden wäre, erleichtern. Diese Vermutung würde sich mit Beobachtungen G. Downings decken, der von einer zeitweiligen Spaltung der Übertragung auf den »verbalen« und auf den »Körpertherapeuten«, und zwar in der Behandlung durch einen Therapeuten, berichtet.

Derartige Formen der Vermischung psychoanalytischer Körperarbeit mit direkter Körperarbeit, wie sie besonders Tilmann Moser (1989) vertritt, werden von Thomä im Übrigen in der genannten Arbeit kritisch betrachtet. In diesem Bereich sind noch viele Fragen offen, auf die wir noch einmal am Ende dieses Kapitels eingehen werden.

In diesem Buch wird die FE häufig als psychodynamisch orientierte Ergänzung der analytisch orientierten verbalen Psychotherapie oder auch der hochfrequenten psychoanalytischen Behandlung bei entsprechender Indikation verstanden (z. B. Kap. 8.9.1 und 8.9.2 sowie Kap. 13.1 und 13.2). Sie wird aber auch in der selbstständigen Anwendung dargestellt (z. B. Kap. 3.5, Kap. 5, Kap. 6.6.1 sowie Kap. 13). Schließlich gibt es auch die Kombination mit anderen verbalen Methoden, z. B. der Gestalttherapie. Zu erwähnen ist ebenfalls die »Körperbezogene Psychotherapie analytischer Orientierung« nach Maaser und Mitarbeiter (1994), die sich mit einem sehr klar definierten Konzept als »methodische Erweiterung der tiefenpsychologischen Psychotherapie« versteht und sich von der psychoanalytischen Behandlung abgrenzt. Diese Gruppenmethode bleibt in ihrer Arbeit weitgehend an basalen Körpererlebnissen und betont dabei in ihrer Praxis die Behandlung des gestörten Körperbildes. In der Körperarbeit (hier der FE) wird gerade bei Psychosomatosen der mit maligner Bedeutung behaftete körperliche Anteil vom Therapeuten »angenommen« und in gemeinsamer Bemühung vegetativ »umgestimmt«, damit aber auch in seiner psychischen Bedeutung verändert, ähnlich dem »Beziehungslernen« in der Übertragung. Lernprozesse finden also auch im Körper statt. Die Bedeutung des Körpers bzw. einzelner seiner Regionen wandelt sich von einem fremden, unintegrierten, »dunklen« Anteil (»Schatten«) in Richtung eines Übergangsobjektes nach Winnicott und schließlich zu einem integrierten Teil des Körper-Selbst.

Viele Autoren, u. a. Lefébvre (1980), Kutter (1981), Mushatt (1975), McDougall (1987), v. Rad und Zepf (1990, S. 87), betonen in unterschiedlicher Weise, dass Teile des eigenen Körpers beim psychosomatisch Erkrankten nicht in das Körper-Selbst eingegliedert würden, sondern in seinem unbewussten Erleben weiterhin der primären Pflegeperson, meist der Mutter, »gehören«. Der Körper des später Erkrankten wurde von der Mutter »kolonisiert« (Lefébvre). Das bedeutet, dass er in der Therapie langsam zum eigenen Besitz werden muss. Erst dann ist er kein »Fremd-Körper« mehr, der oft auch die in der frühen Kindheit unerreichbare oder erschreckende Mutter »verkörpert« bzw. die Interaktion mit ihr (vgl. die Kasuistik der Artefaktpatientin in Kap. 2). Erst dann wird er vertrauter und verfügbarer. Man kann sich ihm überlassen, aber auch mit ihm umgehen.

Die **psychosomatische Erkrankung** ist unserer Überzeugung nach eben nicht allein Ausdruck unbewusster Vorstellungen wie in der Hysterie (vgl. Thomä 1992), sondern auch, wie schon erwähnt, ein Endprodukt früher Konditionierung und der Reaktion auf frühe negative Einflüsse, oft einer malignen frühen Interaktion, die zu überschießenden Abwehrmaßnahmen führte.[1] Sie wird mit einer »archaischen« Körpersprache beantwortet (vgl. Mentzos 1985; Overbeck 1984). Die zugehörigen Fantasien und Vorstellungen haben eher diffusen Charakter (de Boor 1965). Je konturierter die unbewussten Fantasien sind, desto näher wird das Krankheitsbild einer »Ausdruckskrankheit« (v. Uexküll) im Sinne einer Hysterie stehen und dann auch eher rein verbal psychotherapeutisch zu behandeln sein. An primitiver verbliebenen Anteilen wird in der Körperarbeit mit Mitteln gearbeitet, die den frühkindlichen Kommunikationsweisen entsprechen und auch in der Kindheit an der Entstehung des Krankheitsbildes beteiligt waren, wie beispielsweise Berührung, Bewegung, Atem, Stimmklang einschließlich der erlebten Propriozeption. Diese Prozesse können zu frühen psychischen und somatischen Dysregulationen führen, auf die Taylor (1992) besonders hingewiesen hat.

Es wurde in diesem Buch häufig betont, dass frühe Entwicklungsebenen von körperbezogenen Psychotherapieverfahren nicht selten rascher erreicht werden als von rein verbalen Methoden. Es kommt hinzu, dass Affekte und auch bestimmte Körperregionen in einer derartigen Arbeit oft intensiver und lebendiger erlebt werden. Die verschiedenen körperbezogenen Verfahren akzentuieren nun bei dieser Arbeit wiederum unterschiedliche Entwicklungsebenen. So ist es mit der Funktionellen Entspannung in besonderem Maße möglich, vegetative Funktionen umzustimmen. Die Feldenkrais-Methode betont dagegen die Arbeit mit dem Bewegungsapparat, also der motorischen Ebene, die Konzentrative Bewegungstherapie auch die symbolische Bedeutung von Haltung, Bewegung und Objekten. Allerdings ist mit dieser Unterscheidung keine scharfe Abgrenzung gemeint. Es wird aber eine Aufgabe der Zukunft sein, etwaige besondere Indikationen zu untersuchen, die mit diesen Akzentuierungen verbunden sein könnten.

---

1 Auf mitwirkende somatische Faktoren wird hier nicht eingegangen.

12.5 Zum Verhältnis von psychoanalytischer und körperbezogener Psychotherapie

Zum Teil sind diese Faktoren natürlich auch in der verbalen analytischen Psychotherapie, und hier besonders in der Behandlung früh gestörter Patienten, wirksam. Das heißt: Wenn es Therapeuten schaffen, einen psychosomatisch erkrankten Patienten tatsächlich mit Worten zu »berühren«, ist das natürlich ein entscheidendes Moment der Behandlung. Wir denken hier u. a. an eine uns bekannte erfolgreiche psychoanalytische Behandlung einer Patientin mit Neurodermitis, ebenso an die psychoanalytische Therapie eines Falles von rheumatoider Arthritis, wie ihn Reiff (1988) beschreibt. Auch Worte sind u. a. körperliche »Handlungen« unter Einsatz von Atem, Stimmbändern, begleitender Motorik etc., die physisch, über Schwingungen der Luft das Ohr des Zuhörenden erreichen und dann über ihre Bedeutung die psychische Reaktion auslösen. In Kapitel 4 wurde bereits unter Hinweis auf Loewald und Ferenczi auf die magische Macht der Worte und die »sensomotorischen Elemente des Sprechens« hingewiesen. Worte können uns »treffen«, »verletzen« oder eben »berühren«.

In welchen Fällen die empathische und klärende Verwendung des Wortes als Mittel psychischer Veränderung, also die verbale Psychotherapie, gewählt wird und wann eine körperbezogene Psychotherapie notwendig ist, muss weiterer Forschung überlassen bleiben. Das betrifft natürlich besonders die Indikation der verschiedenen Verfahren, u. a. die Frage ihres **kombinierten** Einsatzes.

Ein wesentliches Unterscheidungsmerkmal dürfte die **Beweglichkeit** sein, die innerhalb eines vorwiegend mentalen Prozesses besonders ausgeprägt ist. Psychische Inhalte sind beweglicher als dreidimensionale Körper. So treten beispielsweise innerhalb der psychoanalytischen Stunden Fantasien des Patienten auf, die sich – häufiger unbewusst als bewusst – auf den Therapeuten beziehen. Sehr oft haben diese Fantasien eine enge Beziehung zu Schlüsselfiguren der Kindheit und der Interaktion mit ihnen, die nun in der Übertragung wiedererlebt werden.

So kann sich der Patient z. B. innerhalb einer bestimmten Phase der Übertragung als völlig ohnmächtig und ausgeliefert empfinden, während er den Analytiker als bestimmend und bedrohlich erlebt. Der bewegliche mentale Prozess in der Analyse ermöglicht dabei aber – wenn auch graduell verschieden je nach Schwere der Erkrankung – einen Wechsel der Positionen. Das eben noch unreflektiert Erlebte kann durch eine Intervention des Analytikers nun mit dem Patienten gemeinsam aus größerer Distanz betrachtet werden. So betonen Thomä und Kächele, »dass der psychoanalytische Raum ein fortwährendes Probehandeln ermöglicht, sodass die beiden Beteiligten rasch und leicht von der Bühne in den Zuschauerraum hinüberwechseln und sich selbst beobachten können« (Thomä und Kächele 1985, S. 96 f.). Dabei wechselt auch der Analytiker nach dem unreflektierten Erleben seiner Gegenübertragung in die genannte reflektierende Beobachtung »aus dem Zuschauerraum«.

Nicht zufällig werden hier Begriffe aus der Welt des Theaters verwandt. Unter anderem können sich auch für den Patienten zentrale Aspekte seiner Lebensgeschichte innerhalb des psychoanalytischen Prozesses in einer **Szene** verdichten, die sich in der

Fantasie, im Traum oder einer bestimmten Übertragungssituation manifestiert (vgl. auch die ähnliche Bedeutung des »Fokus« in der Analyse, z. B. bei Thomä und Kächele 1985, S. 385). Dieses wechselnde Spiel im imaginären Vorstellungs- und Fantasieraum einer analytischen Therapie hat drei Merkmale, die für unseren Gedankengang wichtig sind:

1. Es zeigt die verschiedenartigen Beziehungsmöglichkeiten des Patienten, besonders seine frühen Erlebnisse, die sich als bleibende Bilder (Repräsentanzen) in der Psyche niedergeschlagen haben und nun im aktuellen Prozess besonders in der Übertragung erlebbar werden. – Das verlangt auch die Fähigkeit zur Symbolisierung.
2. Die auftauchenden Erinnerungen, Vorstellungen, Emotionen werden in der Therapie assoziativ auf vielfältige Weise verbunden und sprachlich übermittelt. Es werden »Relationen« hergestellt (→ unten).
3. Ab und zu taucht eine für die weitere Entwicklung des Patienten besonders wichtige »Schlüsselszene« auf, die einen »Fokus« oder einen »individuellen Krankheitsherd« (Freud, zit. n. Thomä und Kächele 1985, S. 385) erkennbar macht. Das kann wiederum in der Übertragung, der Erinnerung oder in einem Traumbild geschehen. Diese Szenen können mit stärkeren Gefühlen verbunden sein, können sich aber auch als gefühlloses Erinnerungs- oder Traumbild zeigen.

Wie steht es nun um diesen »inneren Raum« oder die »innere Bühne« in einer Körpertherapie? Und welche Rolle spielen dort die Schlüsselszenen? Nehmen wir ein Beispiel, das wieder mit Raum zu tun hat, diesmal mit dem Raum, den man im Verlauf der eigenen Individuation für sich gewonnen oder eben nicht gewonnen hat.

FALLBEISPIEL

Eine mit Funktioneller Entspannung behandelte Patientin[2] erfuhr während der Therapie erstmalig, dass sie beim Einatmen mit dem sich dabei bewegenden Rücken die Hand der Therapeutin wegdrücken konnte. Das löste heftige Erschütterung und Weinen aus. Sie fragte sich, warum sie nie erlebt hatte, dass sie selbst (also mit ihrem Selbst) etwas bewirken könne. Das Erlebnis eigener Ohnmacht war vor dieser Körperarbeit in vielen Stunden verbaler Psychotherapie besprochen worden. Die unmittelbare affektive Erschütterung trat aber erst mit dem Körpererlebnis auf.

Betrachten wir zunächst noch einmal kurz die Art und Weise, in der das Problem dieser Patientin in einer **verbalen Therapie** sichtbar werden könnte. Hier kann sich die Schwierigkeit, einen eigenen seelischen (und körperlichen) Raum zu erleben, beim Patienten direkt in Gefühlen der Ohnmacht zeigen, ebenso in dem Gefühl, er müsse sich dem Analytiker anpassen, weiterhin auch in der Schwierigkeit, die eigenen Impulse zu erleben und auszudrücken. Auf Seiten des Therapeuten kann z. B. die Schwierigkeit bemerkbar werden, den Patienten als konturierte Person wahrzunehmen oder

2 Das Beispiel ähnelt einem Fallbeispiel in Kap. 13, bezieht sich aber auf eine andere Patientin.

zu spüren, was an dessen Äußerungen authentisch ist. Der Therapeut kann bei sich auch überraschend auftretende sadistische Fantasien gegenüber dem Patienten bemerken, d.h., es treten, durch unbewusste Zuweisungen des Patienten, komplementäre Rollen auf (vgl. Sandler 1976). Erst in geduldiger und langwieriger Arbeit lassen sich dann in der weiteren Therapie die erwähnten vielfältigen Verflechtungen dieser Probleme mit der Vergangenheit und Gegenwart des Patienten erleben und klären.

In der beschriebenen Szene der **FE-Therapie** ist nun aber die Aufmerksamkeit beider Teilnehmer besonders auf den **Körper** des Patienten gerichtet und zunächst sehr eng mit den zugehörigen Atem- und Körperbewegungen, ihrem Erspüren und Benennen verbunden. Der konkrete Ablauf und die Bezogenheit auf den Körper in einer derartigen Szene lassen zwar bisher unbekannte Körperräume erleben, erschweren aber die o.g. vielfältigen **Relationen**. Eine Annäherung an diese wird häufig erst in einem anschließenden **verbalen** Austausch zu erreichen sein. Die Relationen werden aber in den meisten Fällen auch dann nicht so differenziert betrachtet werden können, wie es in der Regel in höherfrequenten analytischen Behandlungen geschieht.

Andererseits wurde aber in diesem Buch wiederholt betont – und die nachfolgenden Fallbeschreibungen werden das noch konkreter zeigen –, dass der Umgang mit dem Körper und seinen vielfältigen Sinneserfahrungen zu neuen Erlebnisqualitäten führen kann, die in der verbalen Psychotherapie häufig nicht oder nur in Ansätzen auftauchen. So erlebt die Patientin in der oben beschriebenen Szene mit starker emotionaler Beteiligung ihre Problematik, die **ohne** diese starke Emotion auch schon in der verbalen Therapie besprochen worden war. In einem direkt anschließenden Gespräch konnte dann in diesem körperbezogenen Verfahren in gewissem Umfang die erwähnte Relation erweitert werden. Aber die starke Emotion, die mit dem zentralen Problem »Macht und Ohnmacht« verbunden ist (vgl. den *»sense of agency«*, Kap. 9), wurde überhaupt erst in einem Setting möglich, in dem Körpererlebnisse, wie Atmung, Motorik, Berührung und Interaktion, sich unmittelbar »handelnd« mit den beschriebenen psychischen Inhalten verbanden. Mit anderen Worten: Die Handlung des Einatmens mit der Vergrößerung des Körpervolumens und das dabei erfolgende Wegdrücken der Hand **waren** ganz unmittelbar dieses »Selber-Machen«, »Selber-Bewirken« – ebenso unmittelbar, wie eine Geste oder eine mimische Veränderung eine Emotion ausdrücken können. In der Kunst vermittelt auf einer differenzierteren symbolischen Ebene ein Strich auf der Leinwand, eine tänzerische Bewegung oder eine Tonfolge subtile und vielschichtigere Inhalte über die Form. Auch damit können unbewusste Inhalte angesprochen werden.

Einer der Gründe für diese **starke emotionale Wirkung**, die das Einbeziehen körperlicher Handlung in die Psychotherapie hat, ist in der ersten Lebensphase des Kleinkindes vor dem Spracherwerb zu suchen, in der der Erlebnisraum des Kindes in erster Linie durch Berührung, Bewegung, Körpersensationen etc. bestimmt wird. Diese frühen Jahre haben durch ihre Verkoppelung von Emotion und Körperlichkeit offenbar eine bleibende Wirkung auf das spätere Erleben. Im weiteren kommt aber auch die schon ausführlich beschriebene Propriozeption hinzu, die das Erleben verstärkt. Mit der Verwendung präverbaler Kommunikationsmittel in den körperbezogenen Psychotherapieformen ist deshalb in vielen Fällen ein verbesserter Zugang zu präsymbolischen Entwicklungsphasen gegeben.

Wenn von Emotionen die Rede ist, geht es dabei auch um globalere und ganzheitlichere Erlebnisse. Gerade diese sind durch die Zeit vor dem Spracherwerb geprägt (vgl. wieder Kap. 9).

Im Kommentar zur Skulpturengeschichte wurde auf den Ausspruch Freuds über Merkmale des bildhaften Denkens hingewiesen: »Es steht [...] irgendwie den unbewussten Vorgängen näher als das Denken in Worten und ist unzweifelhaft onto- wie phylogenetisch älter als dieses. Beim bildhaften Denken«, meint Freud weiter, »würde meist nur das konkrete Material des Gedankens bewusst [...] für die **Relationen** aber, die den Gedanken besonders kennzeichnen, (kann) ein visueller Ausdruck nicht gegeben werden« (Freud 1923, Hervorhebung von uns).

In diesem Zitat wird also die »Nähe zum Unbewussten« durch eine frühere Form des Denkens (man könnte ergänzen: »und zu den Emotionen«) ebenso betont wie das Fehlen von Assoziationen und Beziehungen, die nur durch das »Denken in Worten« zu erreichen seien. Für das »phylogenetisch ältere bildhafte Denken« kann hier auch die Körperarbeit eingesetzt werden. Sie kann frühe Emotionen, globale Gefühle eher erreichen, hat aber Schwierigkeiten beim Herstellen von Relationen. Allerdings können in der therapeutischen Praxis beide Bereiche sowohl in der körperbezogenen als auch in der verbalen Therapie nicht scharf getrennt werden. Es geht hier um Akzentuierungen, es geht um ergänzende Funktionen jeweils einer Therapieform auf Gebieten, in denen die andere Schwierigkeiten haben kann.

Die Nähe zur Emotionalität zeigt sich in den verschiedenen Körpertherapien. Diese Nähe betrifft wohl alle Therapieformen, in denen handelnd Szenen dargestellt werden (vgl. dazu auch die Methode v. Pesso [1986] oder Weißmann [in Vorbereitung], das Psychodrama, die Gestalttherapie).

In allen psychotherapeutischen Methoden geht es auch um Szenen der Lebensgeschichte, in denen sich ein besonders bedeutungsvolles Thema verdichtet. Das **Medium**, mit dem der Zugang gefunden und der Inhalt weiter bearbeitet wird, ist aber jeweils verschieden. In unserer Szene war es eine relativ verhaltene und mit dem Atem verbundene körperliche Bewegung. In der Konzentrativen Bewegungstherapie könnte ein derartiger Inhalt in einer Partnerübung oder im Umgang mit Material auftauchen, in anderen Methoden wiederum in Verbindung mit sehr betonter Motorik (z. B. Bioenergetik) oder im Rollenspiel. Ein differenzierterer Umgang mit den verschiedenen Möglichkeiten, je nach Indikation, ist eine Aufgabe der Zukunft.

Ein psychoanalytisch arbeitender Kollege (J. Scharff, persönl. Mitteilung) berichtete kürzlich, dass er seit einiger Zeit in sonst rein verbal durchgeführten analytischen Therapien besonders wichtige Schlüsselerlebnisse im Verlauf der Behandlung auch einmal szenisch handelnd darstellen lässt. Auch bei sonst stark gefühlsabwehrenden Patienten habe das oft zu einer beeindruckenden Intensivierung und Vertiefung der therapeutischen Arbeit geführt (vgl. Scharff 1995a, 1995b; Müller-Braunschweig 1996; Geissler 1996).

Nicht jede Methode kann alles. Dass der Umgang mit dem Körper frühe Erlebnisebenen berührt, wurde bereits häufig betont. Das geschieht aber nicht nur aufgrund der zum Teil wiedererlebten frühen nonverbalen Interaktionsformen, sondern auch als Folge der **»Subjekt-Objekt-Qualität«** des Körpers. Wir erinnern an das Zitat von Thomä über die Identifikation mit dem Objekt, dessen »Schatten auf das Körperbild« fallen kann. Ein solcher Patient fühlt sich von seinem Körper »verlassen«, »bedroht«, findet ihn »unzuverlässig«, erlebt »böse Überraschungen« usw. In diesen Fällen wird der Körper ähnlich der negativ erlebten frühen Bezugsperson bzw. der Interaktion mit ihr erlebt. Im positiven Falle fühlt man sich mit dem Körper eher eins: Ich fühle »mich« lebendig, frisch, in guter Verfassung bzw. Kondition, vital usw., wobei psychische und somatische Anteile hier schwer zu trennen sind. Dagegen ist man wiederum einer Herz**attacke** oder einem Asthma**anfall** »ausgeliefert« – so wie einem von außen kommenden fremden Geschehen.

Hier treten also in körperbezogenen Methoden spezifische Übertragungsmomente auf, die sich auf die genannte frühe Subjekt-Objekt-Ebene beziehen. Sie verlangen vom Therapeuten wiederum ein »Mitschwingen« – diesmal mit dem Körpererleben des Patienten im Hier und Jetzt, was auch eine Übertragungsbedeutung haben kann und gleichzeitig häufig auf frühe Objektbeziehungen hinweist.

So erleichtert die Einstellung des Therapeuten auf den Körper des Patienten auch dessen Hinwendung zur eigenen Körpersphäre, die oft stark reduziert war oder ganz fehlte. Dass jemand Interesse an seinem Körper zeigt, ist u. a. eine narzisstische Bestätigung, die viele Patienten in ihrer Kindheit zu wenig erfahren haben. Der Umgang mit dem Körper, das gemeinsame Erspüren von Phänomenen der Körperoberfläche und der Körperinnenräume sowie die erlebte Propriozeption stellen einen unmittelbaren Kontakt zu den basalen Erlebnissen her, auf denen sich das weitere psychische Leben aufbaute. Die – dosiert eingesetzte – Berührung kann dabei besonders wichtig werden. In Kapitel 4 wurde beschrieben, wie ein zuerst »schattenhaft« erlebter Fuß durch Berührung als lebendiger erfahren und in ganz neuer Weise in das eigene Körperbild integriert werden konnte. Diese Integration verschiedener Bereiche des Körpers bzw. ihre neu erlebte Verbindung untereinander kann durch Körperarbeit, und hier besonders häufig durch die direkte Berührung, in sehr unmittelbarer Weise erlebt werden. Das ist nicht erstaunlich, wenn man an die lebenswichtige Bedeutung des Hautkontaktes in der frühen Kindheit denkt.

Das hat nichts mit Sexualisierung zu tun. Hier handelt es sich um ein undifferenziertes Vorurteil (vgl. Moser 1991). Ein Grund für die Angst vor der Sexualisierung des Patienten durch Berührung ist bei vielen Psychoanalytikern die fehlende Selbsterfahrung mit einer körperbezogenen Psychotherapiemethode. Wer sich einer derartigen Selbsterfahrung unterzieht, wird bald die Feststellung machen, dass ganz überwiegend die frühen Entwicklungsebenen angesprochen werden, die in diesem Buch immer wieder erwähnt wurden. Wenn aber sexuelle – ebenso wie aggressive – Impulse auftreten, die oft auch eine reine Abwehrbedeutung haben, können sie bei dosierter Berührung ebenso durchgearbeitet werden, wie in einer verbalen Psychotherapie. Es ist selbstverständlich, dass wir dabei von seriösen Methoden und gut ausgebildeten Therapeuten ausgehen. Bei Diskussionen über diese Frage ist oft erstaunlich, dass manche psychoanalytische Kritiker zwar über körperbezogene Methoden negativ urteilen, eine Selbsterfahrung in diesen Methoden aber für überflüssig halten. Dabei wissen sie genau, wie wichtig für eine sachbezogene Diskussion über die psychoanalytische Behandlungspraxis eine entsprechende psychoanalytische Eigenerfahrung ist.

Die Äußerungen über die Bedeutung der Berührung treffen für sehr verschiedene körperbezogene Methoden, wie beispielsweise die Funktionelle Entspannung, die Konzentrative Bewegungstherapie, die Bioenergetik und Neoreichianische Methoden zu, selbst wenn sich diese Methoden häufig stark voneinander unterscheiden. Auch die Intensität der ausgelösten Emotionen kann bei ihnen sehr verschieden sein. Sie ist häufig unter anderem davon abhängig, ob das Verfahren als Einzeltherapie oder in einer Gruppe durchgeführt wird. Bei der Anwendung in einer Gruppe wird erfahrungsgemäß die Abwehr häufiger aufgelockert, und es kann zu stärkeren plötzlichen regressiven Phänomenen und heftigen Emotionen kommen.

Manche Psychoanalytiker werfen der körperbezogenen Therapie eine Einengung des Fantasieraumes und eine undifferenzierte Theorie vor. Vertreter einer körperbezogenen Therapie polemisieren gegen die »verkopfte«, rein kognitive, zu distanziert behandelnde Psychoanalyse nach dem Motto: »Der Patient weiß nach fünf Jahren Analyse, warum er stottert.« Beide Auffassungen sind Teilwahrheiten. Denkt man an die reine Erlebnisorientiertheit vieler körperbezogener Verfahren einerseits und die Gefahr der Überbetonung der Kognition, der in manchen Fällen die Psychoanalyse ausgesetzt ist, könnte der bekannte Satz von Kant variiert werden: »Erlebnisse ohne Begriffe sind blind, Begriffe ohne Erleben sind leer.«

Auf die Gefahr der »Kopflastigkeit« mancher psychoanalytischer Psychotherapien weist auch das nachfolgende Beispiel hin. Es zeigt außerdem die Wichtigkeit weiterer detaillierter Einzelfallforschung, die Glaubenskriege und Vorurteile ersetzen sollte.

FALLBEISPIEL

»Eine Probandin beabsichtigt, die Weiterbildung in KBT (Konzentrative Bewegungstherapie) zu machen. Für den ersten Teil dieser Weiterbildung vereinbaren wir ein Gespräch zum Kennenlernen. Ich erlebe in diesem Gespräch eine äußerst differenzierte Persönlichkeit mit sehr guter Introspektion und Reflexionsfähigkeit. Sie befindet sich seit Jahren in einer – wie sie sagt – erfolgreichen Psychoanalyse bei einem mir bekannten Psychoanalytiker. Ich freue mich auf die Zusammenarbeit mit der Kandidatin, und wir vereinbaren ihre Teilnahme an einem Wochenendseminar mit KBT zur Fühlungnahme in der praktischen Arbeit.

Dort erlebe ich eine Teilnehmerin, die weder mit ihrem eigenen Körper noch mit Gegenständen [...] und in den Partnerangeboten eine befriedigende Beziehung aufnehmen kann. Sie reagiert mit abwehrenden Gesten, mit einem Mangel an Interesse und Fantasie im Umgang mit Gegenständen und mit sich selbst und einer offenkundigen Angst vor Nähe, Berühren und Berührtwerden. Im anschließenden Gespräch sagt sie erstmalig etwas über ihre Neurodermitis.« Die Therapeutin spricht dann über Symptome einer starken Zurückgezogenheit bei dieser Teilnehmerin, die sie »in langen Jahren einer guten Analyse durch einen emotional-kognitiven Prozeß in den Griff bekam. Es ist beeindruckend. Es war der Weiterbildungskandidatin nicht einsichtig, in welch unsicherer emotionaler Beziehung sich Wahrnehmungs- und Handlungsstrukturen zeigen. Ich war selbst überrascht, wie offen sich die Diskrepanz zwischen den frühen Entwicklungsinhalten und einer durch die Analyse hochentwickelten Reflexionsfähigkeit darstellte. Es ist anzunehmen, dass dieses unsichere Fundament in Belastungssituationen keine ausreichende Stabilität bereithalten wird« (Budjuhn 1992, S. 36).

Es wird in diesem Beispiel deutlich, wie wichtig in manchen Fällen die Arbeit am Körper-Selbst sein kann. Propriozeption, also die aus dem Körper aufgenommenen Zeichen, kann sich während der Arbeit mit dem Körper in ihrer Bedeutung verändern bzw. vom erlebenden Subjekt anders interpretiert werden (vgl. Kap. 3). Wenn Teile des Körpers dann nicht mehr »Fremd-Körper« sind, d.h. ein nicht integrierter Anteil des Selbst und des Körper-Selbst, ist auch die Gefahr vermindert, dass dieser unintegrierte Anteil das Zusammenspiel des Gesamtsystems stört. Dazu gehört auch der Austausch zwischen den verschiedenen biologischen und psychischen Ebenen (vgl. Kap. 3 und 11), und dazu könnte auch die Störung rhythmischer Vorgänge, z. B. der Atmung, gehören. Mit wachsendem Vertrauen in eine »gute« äußere und innere Umgebung im Sinne Winnicotts wird auch die ungestörte Bereitschaft zum Austausch wachsen und die Bereitschaft vermindert sein, äußere und innere Reize als negativ zu erleben (vgl. die Bedeutung der Luft als Fremdkörper in Kap. 4). Damit kann dann auch eine vermehrte Bereitschaft verbunden sein, sich dem eigenen vegetativen Geschehen zu überlassen, also dem Wechsel von Spannung und Entspannung, wie in der Fallgeschichte von Colitis ulcerosa in Kapitel 13. Je weniger schließlich die abgespaltenen, verleugneten, verdrängten Impulse dazu verdammt sind, ein »Schattendasein« zu führen, desto mehr kann auch der eigene Innenraum als lebendiger Raum erlebt werden und muss nicht verborgen bleiben.

Eine Patientin mit starken weiblichen Identitätsproblemen träumte, dass sie in den frühen Morgenstunden durch ein Kaufhaus ging. *»Eigentlich war dieses Kaufhaus noch geschlossen. Alle ausgestellten Gegenstände waren mit Tüchern bedeckt, das Licht war grau, die Gegenstände unscharf alles erschien leblos.«*

Erst im weiteren Verlauf der Therapie wurde dieser Raum des Traumes, der den inneren Körperraum symbolisierte, auch mit seinen weiblichen Funktionen als lebendig und ihr zugehörig erlebt.

In den folgenden Fallgeschichten lassen sich u. a. für diesen psycho-somatischen »Raumgewinn« zahlreiche Beispiele finden. Sie zeigen auch, dass die Befreiung von blockierten körperlichen und seelischen Ressourcen den Prozess der Autopoiese fördert (vgl. Kap. 3).

Zur Evidenzbasierung körperpsychotherapeutischer Interventionen

Kein anderer Bereich der Psychosomatik und Psychotherapie setzt das Ineinandergreifen von körperlichem und psychischem Geschehen so direkt in die therapeutische Arbeit um wie die körperorientierten Ansätze. Sie sind integraler Bestandteil einer multimodalen psychosomatischen Behandlung, sowohl im stationären als auch teilstationären Setting. Aber auch im ambulanten Bereich werden – je nach Indikation sowie Therapierichtung – zunehmend häufiger körperorientierte Interventionen in die therapeutische Arbeit integriert.

In einer Umfrage gaben 88 % der deutschen psychosomatischen Kliniken an, körperorientierte Therapien einzusetzen (Braun 2014), und die Mehrheit der Chefärzte betont deren Bedeutung im Fachgebiet (Wolf 2012).

Da eine Vielzahl zum Teil sehr heterogener therapeutischer Verfahren als körperorientiert klassifiziert werden kann – von körper- und symptombezogenen Verhaltensexperimenten im Rahmen verhaltenstherapeutischer Behandlungen über übende Entspannungsverfahren wie der Progressiven Muskelrelaxation und Mind-Body-Ansätzen wie Yoga, Pilates oder QiGong bis hin zu eigenständigen körperpsychotherapeutischen Verfahren wie der Funktionellen Entspannung oder der Konzentrativen Bewegungstherapie –, ist eine differenzierte Betrachtung unabdingbar.

Als **körperorientiert** können alle Verfahren betrachtet werden, die in therapeutischer Absicht auf den Körper einwirken, um physische bzw. psychische Verbesserungen zu erzielen. Die spezifischen Methoden, die zumeist in ein Gesamtbehandlungskonzept integriert werden, umfassen beispielsweise die Progressive Muskelrelaxation, das Autogene Training, Biofeedback, aber auch Yoga und ähnliche Ansätze.

Als **Körperpsychotherapie** kann ein Verfahren nach Loew et al. (2006) dann bezeichnet werden, wenn es auch die Kriterien für Psychotherapie, z. B. nach Strotzka (1975), erfüllt, wie es bei der Funktionellen Entspannung der Fall ist. Geuter (2015) schlägt vor, Körperpsychotherapie (Body Psychotherapy, BPT) als eine Behandlung zu definieren, die psychologische und körperliche Mittel gleichermaßen einsetzt; für ihn liegt die Besonderheit der BPT in der kontinuierlichen Kombination beider Kanäle und der Interaktion von Klient und Therapeut auf der Körperebene.

Trotz dieser Omnipräsenz in der Praxis werden körperorientierte psychotherapeutische Verfahren im wissenschaftlichen Diskurs vernachlässigt (Geuter 2004; Röhricht 2009) und es gibt nur wenige systematische Übersichtsarbeiten zur Empirie von Körperpsychotherapie, die sich hauptsächlich auf einzelne Therapien wie die Achtsamkeitsbasierte Stressreduktionstherapie (Grossman et al. 2004; Strauss et al. 2014) und die Tanztherapie (Koch et al. 2014) konzentrieren. Unter den wenigen Übersichtsarbeiten zeichnen Grossman et al. (2004) ein ambivalentes Bild der Körperpsychotherapie, wobei sie auch mögliche negative Effekte betonen (May 2005), und ein älteres Review, das ein breites Spektrum von Körpertherapien erfasst, konstatiert positive Ergebnisse für Studien, die BPT anbieten (Bloch-Atefi und Smith 2014).

Loew et al. (2006) berichten von positiven Effekten auf die Symptomatik, die Körperwahrnehmung und das Sozialverhalten in acht Studien, in denen verschiedene Methoden der BPT integriert wurden.

Für die Funktionelle Entspannung, insbesondere bei der Behandlung von Asthma, werden acht kontrollierte, teilweise randomisierte Studien aufgeführt, die Therapieerfolge in der Selbsteinschätzung und bei physiologischen Parametern angeben (Loew et al. 2006).

Für die Konzentrative Bewegungstherapie merkt Seidler (2001) an, dass es nur wenige Studien gibt; drei quasi-experimentelle Studien implizieren, dass diese Methode das Wohlbefinden und das Selbstbewusstsein steigert.

Röhricht (2009) konstatiert eine Zunahme der Evidenz und beschreibt einen störungsspezifischen Nutzen körperpsychotherapeutischer Interventionen speziell bei schizophrenen Erkrankungen; er kritisiert jedoch retrospektive Studien, kleine Stichproben und einen Mangel an RCTs.

Mit Blick auf die gestiegene Anzahl empirischer Studien einerseits und das Fehlen einer aktuellen Metaanalyse andererseits haben wir eine systematische Übersichtsarbeit und Metaanalyse durchgeführt (Rosendahl et al. 2021), in die Interventionsstudien eingeschlossen wurden, die 1. das intersubjektive Körpererleben im Sinne der definitorischen Merkmale von Körperpsychotherapie adressierten, 2. ein zwei-faktorielles Design (zwei Gruppen, Messungen vor und nach der Behandlung mit randomisierter Gruppenzuordnung) aufwiesen, 3. deskriptive Statistiken wie Mittelwert und Standardabweichung angeben, die zur Bestimmung von Effektgrößen geeignet sind, 4. in englischer oder deutscher Sprache verfasst sind und mindestens als Abstract über wissenschaftliche Datenbanken verfügbar sind und 5. erwachsene Teilnehmende (18+ Jahre) einschlossen, die eine diagnostizierte psychiatrische Störung oder ein signifikantes psychisches Leiden aufwiesen, das durch verlässliche Maße (z. B. Cut-off-Werte validierter psychometrischer Skalen, Interviews oder eine gründliche klinische Evaluation) belegt wurde. Es gab keine Einschränkungen hinsichtlich Setting (ambulant oder stationär), Format (Einzel- oder Gruppenbehandlung), Dosis und Qualität der Aktivität in der Kontrollgruppe.

Die relevanten Artikel wurden durch die Suche in PubMed (MEDLINE), PsycInfo und PSYNDEX identifiziert; als Indikator für die Qualität der Studien wurde die »Cochrane Collaboration Depression, Anxiety and Neurosis quality assessment rating scale« herangezogen (Moncrieff et al. 2001).

Um die Effektivität der Intervention zu bewerten, wurden die Effektgrößen (standardisierte mittlere Differenzen, Hedges'g) berechnet, wobei eine Effektgröße größer als 0,5 als klinisch relevant eingestuft wurde (Norman et al. 2003). Als primäre Endpunkte wurden Maße der Psychopathologie und des psychologischen Distress gewählt, als sekundäre Outcomes wurden Maße der Copingfähigkeiten, Lebensqualität, Körpererleben und interpersonelle Schwierigkeiten analysiert.

Die Literatursuche ergab 2657 Publikationen in drei Datenbanken, von denen 23 Datensätze aus 18 Studien in die Metaanalyse einflossen. Die gesamte Stichprobe bestand schlussendlich aus 1297 Patienten mit einer Spannweite der Stichprobengröße über die Studien hinweg zwischen 15 und 275 Teilnehmern. Hinsichtlich der Art der Intervention untersuchten drei Studien die Funktionelle Entspannung, eine Bioenergetik, fünf folgten einem nicht schulenspezifischen Manual zur Körperpsychotherapie (Röhricht 2000), drei einem achtsamkeitsbasierten Protokoll, zwei einem affektfokussierten Ansatz, drei hatten einen psychomotorischen und eine Studie einen idiosynkratischen Ansatz (Heimbeck und Hölter 2011). Bis auf vier Studien kam bei allen anderen ein gruppentherapeutisches Setting zum Einsatz, oft als Teil von (multimodalen) Trainingsprogrammen (z. B. als Zusatztherapie zur Psychotherapie und/oder Psychoedukation).

Veränderungen in der Psychopathologie als die am häufigsten untersuchte Outcome-Dimension wurden für 18 Studien berichtet. Die Mehrzahl dieser Studien legt nahe, dass Körperpsychotherapie – im Vergleich zur jeweiligen Kontrollbedingung – eine Verbesserung der Psychopathologie bewirkt, die in acht der 18 Studien auch statistisch signifikant war.

Für den psychischen Distress zeigten die eingeschlossenen Studien einen zumindest kleinen Vorteil von Körperpsychotherapie gegenüber den Kontrollbedingungen, was zu einem moderaten Gesamteffekt führte.

Daten zu Bewältigungsfähigkeiten, Lebensqualität, Körpererleben und interpersonellen Schwierigkeiten waren nur für eine begrenzte Anzahl von Studien verfügbar. Zum Coping zeigten fünf der 18 Studien eine moderate bis hohe, homogene Gesamteffektgröße für Körperpsychotherapie, die statistisch signifikant war.

Zusammenfassend zeigten sich also moderate Effektstärken für körperpsychotherapeutische Interventionen hinsichtlich der primären Outcome-Parameter Psychopathologie und psychischer Distress. Diese Befunde tragen somit zur Verringerung der bisherigen Diskrepanz bei – zwischen der weiten Verbreitung körperpsychotherapeutischer Ansätze, insbesondere in psychosomatischen Kliniken und Tageskliniken, sowie der hohen klinischen Augenscheinplausibilität der Wirksamkeit einerseits und des bisherigen schwachen empirischen Wirksamkeitsnachweises andererseits.

(Claas Lahmann)

13 Krankengeschichten

13.1 Behandlung einer 39-jährigen Patientin mit Asthma bronchiale und kombiniertem Mitralvitium

Frau L. war 39 Jahre alt, als ich ihr zum ersten Mal begegnete. Ihre Familie einfacher Herkunft war in einer Gegend ansässig, in der kleine landwirtschaftliche Betriebe und Industrie in gleicher Weise vertreten waren. Eine strenge christliche Erziehung war in dieser Gegend häufig anzutreffen. Diese setzte in Familie, Schule und Kirche feste Maßstäbe und Grenzen. Frau L. war mit dem Besitzer eines kleinen Maschinenfabrikationsbetriebes verheiratet. Ihre Kinder, ein Sohn und eine Tochter, waren damals 16 und 13 Jahre alt.

Von Kindheit an litt Frau L. unter schweren Asthmaanfällen, die sich besonders in den letzten Jahren häuften und zu zahlreichen Krankenhausaufenthalten führten. Vor mehr als 10 Jahren war sie zusätzlich an einer akuten Polyarthritis mit Herzbeteiligung erkrankt und als Folge davon an einem kombinierten Mitralfehler. Schließlich bestanden Hinweise auf eine ungenügende Herzleistung. Sie kannte ihre Krankheiten, und sie kannte Krankenhäuser und Ärzte. Meistens fügte sie sich; oft war sie mutlos, manchmal auch ärgerlich. Aber immer blieb sie von ihrer Umgebung abhängig – sowohl von den familiären als auch von den verschiedensten medizinisch-fachlichen Hilfeleistungen.

Ich arbeitete damals im Krankenhaus des Badeortes, in dem sich die Patientin zu einer Erholung aufhielt, und sie wurde zu uns als Notfall eingewiesen. Das Bild war bedrohlich. Sie lag da mit blass-zyanotischem, gedunsenem Gesicht, Dyspnoe, Orthopnoe und Ödemen. Dies alles hätten wir Ärzte gerne einer Diagnose zugeordnet, aber sie selbst unterschied sehr genau das Asthma, das sie oft mit dem Wort »Panik« bezeichnete, von der wachsenden Bedrängnis durch die Herzerkrankung. Die Mischung von beidem erlebte sie als etwas Katastrophales. Die Not, in der sie zu uns kam, war ihr also bekannt; ebenso die klinischen Maßnahmen, die nun wie schon so oft abliefen. Keiner wusste etwas anderes.

Weil ihre Not so beängstigend groß war, blieb ich an ihrem Bett sitzen. Mit der Methode der Funktionellen Entspannung war ich zu diesem Zeitpunkt schon vertraut, aber ich hatte sie bisher kaum therapeutisch genutzt. Der Anblick meiner Patientin – ihre Gesichtsfarbe, das gequälte Ringen nach Luft, ihre Angst, dieses ganze Oben- und Außensein – drohten auch mich ratlos und funktionsunfähig zu machen.

In dieser Situation versuchte ich, auf der Bettkante sitzend, meinen eigenen Grund unter mir zu spüren und zu behalten. Ich schaltete mich mit meiner Atmung in ihren kurzen Rhythmus ein, legte eine Hand seitlich an ihre Rippen, atmete weiter mit ihr und stöhnte ihr Ausatmen entlastend offen und eben hörbar mit. Dieses wortlose Mitgehen und Mitempfinden schien ihr wohlzutun. Ihr Gesicht löste sich allmählich etwas, und ihre Rippen schienen unter meiner Hand beim Ausatmen eben spürbar nachzugeben. Sie sah mich mit dem Anflug eines Lächelns erstmalig direkt an und konnte nach einer weiteren Zeitspanne die Orthopnoe aufgeben, um sich im hochgestellten Bett zurückzulehnen. Nach geraumer Zeit, die wir wortlos miteinander verbrachten, schlief sie unter meiner Hand ein. Das war unsere erste Begegnung, und weder sie noch ich, noch die erstaunten Schwestern hätten zu diesem Zeitpunkt oder auch später sagen können oder mögen, was hier gewirkt hatte: die Medikamente, die Erschöpfung der Patientin, meine Anwesenheit oder eine erste Erfahrung mit der Funktionellen Entspannung, eben dieser Andeutung einer Richtungsänderung an und in sich selbst von oben nach unten, von außen nach innen, dieser Richtung des Hergebens und des Loslassens?

Diese erste Begegnung hinterließ bei der Patientin und bei mir einen tiefen Eindruck. Neben der klinischen Behandlung kam ich nun jeden Tag in ihr Krankenzimmer, zunächst eine viertel, dann eine halbe und schließlich, als es ihr besser ging, eine volle Stunde. Wir versuchten gemeinsam mit den Möglichkeiten der Funktionellen Entspannung, wieder Zugang zu ihrem trotz aller Not lebendigen Körper zu finden. Unter Berücksichtigung ihres Rhythmus und auf einfache Weise suchten wir immer wieder ihren jeweils tragenden Grund, ihr haltgebendes inneres Gerüst mit seiner Gelenkigkeit und seinem Spielraum, ihre Räume und deren Möglichkeit zum Raumgewinn und ihre wahrnehmbaren, klaren und doch beweglichen und veränderbaren Grenzen, hinter die es einen Rückzug zu sich selbst gab. Nach zwei bis drei Wochen schrieb sie mir, es sei für sie ein »großes Glücksgefühl«, dass sie sich selbst wieder so lebendig und beweglich spüren könne und dass sie sich so bei sich zu Hause fühle, obwohl sie doch jede körperliche Anstrengung vermeiden müsse. Sie ging gebessert, getröstet und hoffnungsvoll für dieses Mal nach Hause zurück.

In der Folgezeit kam sie wiederholt – im Abstand von wenigen bis mehreren Monaten – zu uns zurück, und das sah in der Regel so aus: Ihr Mann rief an, ob wir ein Bett frei hätten und ob ich da sei. Dann fuhr er sie in 3 bis 4 Stunden im Auto vor unsere Tür. Er brachte sie auch dann, wenn wir kein Bett hatten. Stets war ihr Zustand gleich schlecht, und stets wurden die klinischen Maßnahmen wieder aufgenommen. Aber die Wiederaufnahme der FE-Arbeit gelang zunehmend schneller und müheloser. Sie fing an, sorgfältig Protokoll über unsere Therapiestunden zu führen. Mir kam es oft so vor, als wolle sie sich nur meiner Verfügbarkeit versichern, während sie auch ohne meine direkte Anwesenheit im Zimmer mit sich allein das spielerische Suchen nach ihrem lebendigen Körper und seinen verbliebenen Möglichkeiten fortsetzte.

Einmal schied sie wenige Tage nach der Aufnahme bei uns und ohne Änderung der Medikation zu unser aller Erstaunen Teile des gespeicherten Wassers aus und verlor in kurzer Zeit 7 kg Gewicht. In dieser Zeit sprach sie von der FE als von »unserer Therapie«

und von den Spielregeln als von »unseren Grundregeln«. Die FE schien für sie zunehmend ein Bestandteil ihres Lebens zu werden, den sie mehr und mehr selbst in die Hand nahm. Die Abstände des Kommens zu uns wurden größer, und etwa zwei Jahre nach unserer ersten Begegnung fing sie an, hin und wieder einen Brief an mich zu schreiben. Ich hatte den Eindruck, dass sich in diesen beiden Jahren eine große Wandlung bei ihr und ihrer Umgebung vollzogen hatte. Überließ sie sich zunächst fast nur der Außenhilfe durch ihren Ehemann, die Ärzte und die Krankenhäuser, so entwickelte sie jetzt ein Konzept der Selbsthilfe. Die Briefe aus dieser Zeit wirken beim Nachlesen auf mich wie die Briefes eines erwachsenen, selbstständigen, dankbaren Kindes an die Mutter. Sie erzählte mir von ihrem Leben und Befinden in der zutreffenden Annahme, dass es mich interessieren würde, aber es kam kein ratloser Hilferuf mehr von ihr. Ich zitiere aus einem dieser Briefe: *»Dieser Tage fielen mir die schriftlich festgehaltenen Grundregeln unserer Therapie in die Hände. Immer wieder ist es mir wie ein Wunder, dass ich Sie in höchster Not traf und dass Sie die Methode der Funktionellen Entspannung so intensiv kannten und mir vermitteln konnten. Sie können sich nicht vorstellen, in welchem Maße ich in diesem Jahr gesundheitlich gewonnen habe. Wenn ich nach meinem Asthma gefragt werde, sage ich: ›Asthma habe ich nicht mehr.‹ Nie mehr gerate ich in Panik, wie es früher so oft der Fall war. Immer noch und wahrscheinlich dauernd lebe ich mit einem Digitalis-Präparat, aber ich nehme nur noch jede zweite Woche eine Wassertablette, gewissermaßen zur Kontrolle, und ich wiege nur noch 62 kg. Und ich darf leben, richtig leben in der Familie. Bei all dem herbstlichen Schlechtwetter habe ich weniger Beschwerden als die meisten Herzkranken. Sie haben mir durch unsere Arbeit Mut zur Gelassenheit gemacht, und für unsere Familie war das vergangene Jahr ein erfreuliches Jahr.«*

Ihre Herzfunktion wurde in der Folgezeit wieder schlechter. Sie dachte an eine Herzoperation, aber zwei Krankenhausinternisten in ihrem Heimatraum verweigerten die Überweisung in ein kardiologisches Zentrum. Sie fanden ihr Befinden zu schlecht und eine Operation aussichtslos. Noch ein letztes Mal kam sie stationär zu uns, und ich tauschte mit ihr Gedanken über eine fragliche Herzoperation aus. Sie bezeichnete sich als *»zum Leben zu schwach und zum Sterben zu stark«*, ließ mich aber merken, dass sie eine Untersuchung, möglicherweise auch eine Operation gerne gewagt hätte. Da ich ihren Wunsch wahrnahm und mit ihren und ihrer Familie Kraftquellen vertraut war, ebnete ich ihr die Wege in eine große kardiologische Klinik. Erstaunlich schnell kam es zunächst zur ambulanten, danach zur stationären Untersuchung, und sie konnte ohne lange Wartezeit in eine gerade entstandene Lücke im Operationsplan der Klinik einsteigen. Es wurde eine künstliche Mitralklappe eingesetzt.

Ein viertel Jahr später schrieb sie mir von zu Hause einen ausführlichen Bericht über die sechs Wochen ihres Klinikaufenthaltes. Nach der Operation habe ihre Heilung so große Fortschritte gemacht, dass sie alle nun folgenden Abteilungen, Intensivstation, Chirurgische und Innere Abteilung, in denkbar kürzester Zeit habe durchlaufen können, und alle seien des Lobes voll gewesen über ihre Mithilfemöglichkeit. Jetzt zu Hause sei alles anders als vor der Operation. Sie müsse zwar Marcumar und Digitalis nehmen, sonst aber nichts. Es gehe ihr gut, und sie könne mit gewisser Schonung ihren Alltag wieder aufnehmen. Ihr Mann sehe sie oft von der Seite an, weil sie völlig anders spreche und sich bewege. Zur Anschauung legte sie ein Bild von sich bei. Ich zitiere aus diesem letzten Brief, den ich von ihr bekam, den letzten Satz: *»Ohne Ihre große Hilfe zu meiner eigenen Entwicklung hätte ich das alles nicht so leicht überstanden. Es fehlen mir die Worte, das alles richtig auszudrücken.«*

Die nächste Nachricht zwei Jahre später war die Anzeige ihres Todes. Wenige Wochen später erreichte mich ein langer Brief des Ehemannes, dem bald sein Besuch zu einem Gespräch mit mir folgte. Seine Frau habe während der beiden Jahre, die zwischen der Operation und ihrem Tod an einer Marcumar-Blutung lagen, nahezu wie ein gesunder Mensch gelebt. Sie sei wieder selbst Auto gefahren, sei mit ihm verreist und habe an seinem und der Kinder Leben teilnehmen können. Die Umstände der tödlichen Blutung habe ich nicht näher erfragt, und er hat sie spontan nicht berichtet. Er hatte geschrieben, sie habe sich noch in aller Ruhe und »ohne Zittern in der Stimme« von ihnen allen verabschieden können. Ihm fiel im Gespräch mit ihr das von ihr übernommene Wort »loslassen« ein. Sie habe das Leben wirklich loslassen können, und das helfe ihm und der Familie jetzt sehr. Er bedankte sich, dass seine Frau von uns »geliebt und geachtet« worden sei.

Sechs Jahre dauerte der Kontakt zu dieser Patientin insgesamt. Die ersten vier Jahre davon standen wir miteinander in therapeutischer Beziehung. Die letzten beiden Jahre meldete sie sich nicht mehr; sie schien allein zurechtzukommen. Erst ihr Ehemann nahm nach ihrem Tod die Verbindung mit mir wieder auf und schloss sie zugleich mit dem Bericht über diese letzten beiden Jahre und ihr Lebensende ab.

Ich sehe unsere gemeinsame Zeit so: Meine Patientin kam durch einen Zufall – überwältigt von Angst und Not – in unser Krankenhaus und nahm eine Beziehung zu mir auf. Ihr Leben wurde von den Menschen ihrer Umgebung bestimmt, deren Hilfe sie brauchte. In der therapeutischen Beziehung und mit den Angeboten der Funktionellen Entspannung gewann sie in langsamen Entwicklungsschritten ihren lebendigen Körper, der nicht ein gesunder Körper im herkömmlichen Sinne sein muss, zurück. Sie erfuhr und nutzte ihre erhaltenen Möglichkeiten und ihren verbliebenen Spielraum, gewann Rückzugsmöglichkeiten zu sich selbst innerhalb ihrer Grenzen und lernte dabei, eine Distanz zu wahren – sowohl gegenüber ihren eigenen schweren Leiden als auch gegenüber ihren manchmal übergriffigen Helfern. Als sie zu mir kam, war der Schatten ihres Körpers zu ihrer Realität geworden; als sie starb, hatte sie ihren lebendigen Körper wiedergefunden.

13.2 Behandlung einer 27-jährigen Patientin mit Morbus Crohn

Zu Beginn der Therapie war die Patientin 27 Jahre alt. Seit dem 18. Lebensjahr litt sie an einem Morbus Crohn, der bisher in vier schweren Schüben aufgetreten war und einige stationäre Behandlungen erforderlich gemacht hatte. Sie hatte deshalb eine analytische Psychotherapie begonnen, in deren Verlauf sich ein halbes Jahr nach Behandlungsbeginn die Darmsymptomatik bereits erheblich gebessert hatte. Ein weiteres Jahr später regte ihre Analytikerin an, parallel zu der psychoanalytischen Behandlung mit einer körperbezogenen Psychotherapie – der Funktionellen Entspannung – zu beginnen.

Als sie zu mir kam, berichtete die Patientin folgende Beschwerden: Mit ihrem Bauch habe sie von Kindheit an »nur Ärger gehabt«. Während der Krankheitsschübe habe sie nicht nur an Darmkrämpfen und Durchfällen, sondern auch an Gelenk- und Rückenschmerzen gelitten. Außerdem habe sie sich wegen einer Stenose mit Fistelbildung einer Operation unterziehen müssen.

Auf meine Bitte hin hat die Patientin Jahre später über die Entwicklung, die ihr die Funktionelle Entspannung möglich gemacht hat, nachgedacht und diese zusammenfassend aufgeschrieben. Ihre Mitteilungen sind wörtlich wiedergegeben.

»Liebe Frau M.,

ich habe die für mich wichtigen Stationen meiner FE-Therapie in verschiedene Schwerpunkte gegliedert, ohne sie im Nachhinein noch zeitlich zuordnen zu können. Ich hoffe, Sie können etwas damit anfangen. Für mich war es allemal ein interessanter Rückblick.

Meine Motivation, eine FE-Therapie zu machen: Ich spürte nach den eineinhalb Jahren Psychotherapie, dass mein Körper häufig sehr angespannt war, und ich hatte den Wunsch, zum einen diese Anspannung abzubauen und zum anderen, meinen Körper mehr zu spüren. In der Psychotherapie hatte ich das Gefühl, dass vieles ›nur‹ über den Kopf ging und mein Körper zu wenig einbezogen war. Durch die Therapie nahm ich meinen Körper zum ersten Mal wieder mehr wahr und hatte den Wunsch, daran ›weiterzuarbeiten‹. Ich wollte meinen Körper mehr entdecken und fühlen. Bisher fühlte ich meinen Körper häufig im Zusammenhang mit negativen Gefühlen wie Schmerzen und Angespanntsein, oder wenn ich mit den Zähnen knirschte. Zuerst versuchte ich es mit Autogenem Training. Diese Methode sagte mir jedoch nicht zu. Ich hatte immer das Gefühl, dass bei dieser Methode meine Grenzen missachtet wurden. Bei der FE-Therapie erlebte ich keine Grenzüberschreitung. Hier wurden meine Gefühle und Empfindungen respektiert, und es wurde sehr individuell darauf eingegangen.«

Kommentar: Offensichtlich nahm die Patientin während der Psychotherapie, in deren Verlauf es zu einer Verbesserung der Grundsymptomatik gekommen war, ihren Körper mehr und mehr wahr, und sie merkte, dass dieser, selbst wenn er keine Schmerzen bereitete, dennoch immer angespannt war. So entwickelte sie den Wunsch, ihren Körper, den sie hauptsächlich über Schmerzen und Verspannungen spürte, in seiner Gesamtheit, das heißt in seinen positiven Aspekten, zu entdecken. Man könnte sagen, dass sie die Möglichkeit ahnte, ihren Körper positiv besetzen zu können.

Später betonte sie mehrfach, es sei für sie in unserer therapeutischen Beziehung besonders wichtig gewesen, dass sie mich als Therapeutin nie »übergriffig« erlebt habe und dass ihre Körpergrenzen, die sie zwar nicht direkt spüren konnte, deren Verletzungen sie aber sofort bemerkte, immer respektiert wurden.

»Die erste FE-Stunde bleibt für mich eine wichtige und besondere Stunde. Sie sagten zu mir unter anderem, ich solle mich bequem hinsetzen und es mir bequem machen. Ich machte hier die Erfahrung, dass ich selbst etwas dazu beitragen kann, es mir bequem und angenehm zu machen. Und weiter sagten Sie zu mir, dass ich den Platz einnehmen solle, den ich brauchte. Auch das war eine ganz neue Erfahrung für mich. Und die dritte wichtige Erfahrung in dieser ersten Stunde war die des Gewicht-Abgebens. Ich hatte damals das Gefühl, eine zentnerschwere Last falle von meinen Schultern bzw. ich lasse los und gebe diese Last an den Sessel ab.«

Kommentar: Die Patientin machte es sich bequem, indem sie sich in den Sessel kuschelte. Ich machte ihr den Vorschlag, sich zurückzulehnen. Da merkte sie, dass sie viel mehr Platz vorne für Brustkorb und Bauch gewann, wenn sie sich zurücklehnte, statt in sich einzusacken. Sie merkte, dass sie sich auch Platz nach rechts und links verschaffen konnte, indem sie mit dem Gesäß und dem Rücken zu den Seiten hin- und herrückte.

Als ich anregte, das Gewicht an den Sessel abzugeben, hatte sie das Gefühl, dass eine zentnerschwere Last nicht nur von den Schultern, sondern auch von ihrem Kopf abfiele. Alle drei Erfahrungen (sich zurücklehnen, sich Platz verschaffen, Gewicht abgeben) waren für sie Aha-Erlebnisse. Sehr schnell war sie in der Lage, ihre gewohnheitsmäßig verspannte und zusammengekrümmte Art des »Bequemsitzens« aufzugeben und Neues auszuprobieren.

Dadurch, dass die Patientin bereits in dieser ersten Stunde ermuntert wurde, sich auf der Unterlage zu spüren und eigenen Bedürfnissen nachzugeben, machte sie eine konkrete Erfahrung des eigenen Zustandes und der Möglichkeit, ihn zu verändern. Sie scheint sich in ihrem »Selbst als Agent« angesprochen und bestätigt gefühlt zu haben.

»Das Thema ›Platznehmen‹ trat immer wieder sowohl in der FE-Therapie als auch in der Psychotherapie auf. Durch die verschiedenen ›Übungen‹[1] *der FE (z.B. Schulterblätter zusammenschieben mit der Erfahrung von Weite im Brustraum; oder an der Wand sitzend mich im Ein- und Ausatmen erfahren; darüber hinaus meinen Bezug zu Wand und Raumdecke usw.) habe ich langsam ausprobiert, wieviel Raum ich einnehmen kann und darf und wieviel Platz mir zusteht. In dieser Zeit habe ich mir in unserer Wohnung ›Ecken für mich‹ eingerichtet. So habe ich mir z.B. einen neuen Schreibtisch gekauft und mein Sofa mit Kissen und einer Decke ausgestattet. Was sich noch durch diese Erfahrungen veränderte, war, dass ich nicht mehr so häufig an irgendwelche Gegenstände stieß. Die Anzahl meiner blauen Flecken an den Beinen nahm erheblich ab.«*

Kommentar: Alle nun folgenden Angebote sollten ihr im Grunde die Möglichkeit geben, den ihr zustehenden Platz einzunehmen. Sie machte dabei folgende Erfahrungen:

1. Sie erfuhr ihr knöchernes Gerüst in seiner Struktur und seinem Aufbau.

---

1 Wir bieten methodisch keine Übungen an. Die Patientin, die den Begriff Übungen dennoch immer wieder benutzt, meint damit den Prozess des Suchens und Findens.

2. Sie lernte allmählich, in den Gelenken nicht mehr festzuhalten, und sie stellte dadurch Verbindungen her, durch die sie den Zusammenhalt und die Flexibilität dieses Gerüstes erleben konnte.
3. Sie nahm z. B. ihre Breite von Ohr zu Ohr, von Schulter zu Schulter, von Ellbogen zu Ellbogen und von Hüfte zu Hüfte wahr.
4. Sie entdeckte ihre Tiefe zum einen durch das Spüren der Becken- und Brustkorbwände, zum anderen durch das Erspüren von deren Innenräumen. Diese konnte sie schließlich leibhaft erfahren durch die Volumenänderungen, die durch den Rhythmus bewirkt wurden.

Ihre Körpervorstellung war ursprünglich **zweidimensional**. Sie beschrieb ihre Körpererfahrung wie Zeichnungen auf der frontalen Ebene; hier waren auch meist ihre Empfindungen lokalisiert. Erst allmählich konnte sie sich auch in der sagittalen Ebene, also in der dritten Dimension, erleben, z.B. durch Schaukel- bzw. Kippbewegungen des Beckens, durch Beugen und Aufrichten der Wirbelsäule und durch Bewegungen des Brustbeins im Aus- und Einatmen. Aus den geometrischen Figuren, mit denen sie ihren Körper zu beschreiben versuchte, wurden zunehmend plastische Gebilde. So wurde z.B. ihr Becken, das ursprünglich für sie ein Dreieck mit der Basis nach oben war, zu einer Schale, also zu etwas Plastisch-Dreidimensionalem, das Wertvolles aufbewahrte, auf das sie sich stützte, von dem aus sie sich aufrichtete und wo sie ihre Körpermitte ansiedelte. Übergangsweise hatte sie das Becken als dünnen, kantigen Knochen mit einer besonders dünnen, kantigen Hinterwand empfunden.

Bei der folgenden ungewöhnlichen Erfahrung wurde noch einmal deutlich, wie wenig sie wagte, sich Raum zu nehmen: Sie lag auf dem Bauch, und meine Hand lag auf ihrem Rücken. Gegen alle Erwartungen – und als Hinweis auf verwischte Subjekt-Objekt-Grenzen – spürte sie im Ausatmen ihren Rücken in einer Bewegung zu meiner Hand hin und im Einatmen in einer Bewegung von meiner Hand weg. Erst nach meiner Aufforderung, sich auf die Unterlage zu beziehen, die sie als unbewegliches Gegenüber erlebte, wagte sie allmählich, ihre Wahrnehmungen zu korrigieren und sich zuzugestehen, dass sie mit ihrem Rücken meine Hand beim Einatmen wegdrücken konnte und dass sie beim Ausatmen meine Hand in die Abwärtsbewegung mit einbezog. Dass sie mit dem Einatmen mehr Platz einnahm und meine Hand wegdrücken konnte, dass sie so viel Eigenständigkeit und Kraft hatte, ohne etwas dazu tun zu müssen (nur aufgrund ihrer nicht mehr unterdrückten Entfaltung beim Einatmen!), war ihr unvorstellbar. Auch dies war ein Aha-Erlebnis. Vorher hatte sie sich nur auf meine Hand bezogen und sich dabei zwangsläufig als passiv erlebt, als jemand, der nur reagierte. Jetzt dagegen erlebte sie sich ganz selbstverständlich als aktiv, als jemand, der etwas bewirkt – ein für eine psychosomatisch Erkrankte entscheidendes Erlebnis.

Eine der Folgen dieses »Platzeinnehmens« im Alltag war, dass sie die Gewohnheit aufgab, auf der Bettkante zu schlafen, um jede Nacht dabei erleben zu müssen, dass ihre Bettdecke abrutschte. Sie schlief auf einmal mitten in ihrem Bett.

In gleichem Maße, wie sie sich erlaubte, Platz nach außen im Raum und den anderen gegenüber einzunehmen, fand sie auch Platz in sich. Sie litt z. B. sehr darunter, dass sie sich bei Gesprächen in Gesellschaft nicht selbst schützen konnte, dass sie zu sehr auf die Gesprächspartner einging und das Empfinden hatte, diese würden den Platz in ihrem Bauch »aufbrauchen«. Ich machte ihr den Vorschlag, die nach vorne geneigte, dem Partner stark zugewandte Haltung, die sie oft einnahm, zu verändern, indem sie sich zurücklehnte. Auf diese Weise schaffte sie mehr Distanz und verlagerte ihren Schwerpunkt von vorne zum Gegenüber gerichtet nach hinten und damit mehr nach innen zu sich selbst. Sie erlebte sich mehr bei sich und auf ihre Wirbelsäule zentriert. Danach machte ich ihr das Angebot, das Ausatmen in den Bauch-Becken-Raum hineinströmen zu lassen und dort mit ihrer Aufmerksamkeit zu verweilen in Erwartung dessen, was dann komme. Sie erlebte, wie sich dort durch das Einatmen der Raum nach allen Richtungen »öffnete«. Ich fragte sie, ob es für sie vorstellbar sei, dort die Dinge, die sie für sich behalten wolle, aufzubewahren, nämlich dort, wo sie nun ihren Platz gefunden habe. Das tat ihr sehr gut. Sie lernte, bei sich zu bleiben bzw. zu sich zurückzukommen, ihr »inneres Auge« nach innen in ihren Bauch-Becken-Raum zu richten und sich somit dem Bann des Gesprächspartners zu entziehen. Sie hatte die Gewissheit, dort einen Platz für sich zu haben, wo sie die Dinge, die sie nun für sich behalten wollte, von außen geschützt aufbewahren konnte. Die anale Problematik, die in den Durchfällen in der Form sichtbar wurde, dass sie nichts bei sich behielt und alles hergab, wurde so neben der Psychotherapie auch ganz konkret leiblich angegangen.

»Das Thema ›Räume spüren‹ begann mit Arbeit am Bauchraum. Ich machte die Erfahrung, dass mein Bauch nicht flach ist, sondern ein breiter tiefer Raum. Besonders angenehm für mich war die ›Übung‹, ›das Buchenblatt auf den Boden fallen lassen‹. ›Das Steinchen auf den Grund des Sees‹ fallen zu lassen war eher schwierig, da ich Angst hatte, meine Bauchdecke würde durch das Steinchen verletzt werden, und außerdem kam das Steinchen nie auf dem Grund des Sees an. Heute ist es eine meiner Lieblingsübungen. Bei den verschiedenen ›Übungen‹ im Bauchraum erlebte ich diese Körperzone als angenehm warm und geschmeidig, als Gegensatz zu den Schmerzen, die ich dort oft erlebt hatte. Ich erlebte diesen Raum als Mittelpunkt, von dem aus ich mich aufrichten kann.

Ein wichtiger ›Begegnungspunkt‹ fand auch in diesem Zusammenhang mit der Psychotherapie statt: Mein ›Selbst‹, das ich mir in der Psychotherapie erarbeitet hatte, fand nun im Bauch einen Platz. Das Bild und der Platz vom ›Selbst‹ veränderte sich im Laufe der Zeit. Heute brauche ich kein Bild vom Selbst mehr – nur manchmal, wenn es mir nicht gut geht – und auch keinen bestimmten Platz von ihm im Körper. Ich fühle es ›in mir selbst‹, ›ich bin es selbst‹. Das ›Glocke-schwingen-Lassen‹ im Brustraum hinterlässt bei mir zum einen ein Gefühl von ›mehr Raum schaffen‹, und zum anderen wirkt es sehr beruhigend auf mich.«

Kommentar: Räume erspüren und Platz einnehmen sind Themen, die, was die Erfahrung am Körper betrifft, eng miteinander verbunden sind. Das Erspüren der Räume wurde erst dadurch möglich, dass die Patientin ihre Begrenzungen durch spielerische Bewegungen in den entsprechenden Bereichen (Mundraum, Brustraum, Bauch-Becken-Raum) erfuhr.

Die Bauchwand, von der sie die Vorstellung hatte, es gäbe sie nicht, sondern ihr

Bauch-Becken-Raum wäre nach vorne hin offen, ungeschützt und verletzbar, wurde zunächst als dünne, elastische Wand erlebt, die immer mehr an Konsistenz und Schutz gewann. Der Bauch-Becken-Raum, vorher Schauplatz schrecklicher Schmerzen und verwüstender eitriger Entzündungen, wurde jetzt der »Sitz ihres Selbst«. Ihre anfänglichen Vorstellungen, sie sei in ihrer Körpermitte verletzt, wurde schließlich zu ihrem eigenen freudigen Erstaunen ersetzt durch die Vorstellung einer »heilen Beckenschale, aus der eine Blume wächst«.

Die extrem negative psychische Besetzung dieses Raumes hatte sich in eine positive umgewandelt. Das Bild der Blume sagte viel darüber aus, wie wertvoll diese Entdeckung für sie war, aber sicher auch, wie zart und noch schutzbedürftig ihr neu entdecktes, aus der Verschüttung freigelegtes Selbst war. Dabei sollten wir nicht vergessen, welche Lebendigkeit und Kraft in einer Blume steckt.

Eine weitere Vorstellung, die sie entwickelte, betraf den Brustraum. Sie erspürte einen großen Freiraum durch das Bewegen des Brustkorbes, das sie das »Schwingen einer Glocke« nannte. Allerdings entdeckte sie bei dieser differenzierten Körperarbeit, dass sie mit dem Brustkorb unterhalb des Brustbeines einknickte und dadurch dort in sagittaler Richtung eingeengt war. Diese Haltung wurde mit der zunehmenden Lockerung des Brustbeines und der spielerischen Bewegung des Beckens allmählich korrigiert.

»Die wichtigste Erfahrung im Kopfbereich war das ›Neinsagen‹. Auch hier fand eine starke Verbindung mit der Psychotherapie statt. In der FE-Therapie konnte ich üben, ›nein‹ zu sagen und spüren, was ich dabei empfand. Es war ein ›Probe-Neinsagen‹, und ich habe es damals als entlastend erlebt. Eine weitere wichtige Erfahrung war die Angst, dass mein Kopf beim ›Hängenlassen‹ herunterfallen könnte, aber auch, dass ich meinen Kopf hängen lassen konnte und meine Hände ihn stützen und halten konnten. Dies war eine wichtige Erfahrung, denn ich erlebte dadurch u. a., dass ich die Fähigkeit habe, mich selbst zu stützen und zu halten. Die Übungen im Mundbereich, die mir auch die Erfahrung von ›Raum‹ und ›Loslassen‹ vermittelten, bewirkten auch, dass mein ›Zähneknirschen‹ mit der Zeit nicht mehr auftrat.«

Kommentar: Dass sie bei sich blieb, sich nicht selbst verlor, die Verbindung zu ihrer Wirbelsäule, zu ihrem Becken beibehielt, auch wenn sie »nein« sagte und die entsprechende Kopfbewegung machte, war sicher eine wichtige Erfahrung, da sie bisher gewohnt war, sich anzupassen und nur die Wünsche der anderen zu berücksichtigen. Zu der Befürchtung, ihr Kopf könne beim »Hängenlassen« herunterfallen, möchte ich ergänzend sagen, dass sie sich ursprünglich als extrem zerbrechlich empfand. So hatte sie die Vorstellung, die Innenkanten ihrer Schulterblätter könnten zusammenstoßen und sich verletzen, wenn sie diese zur Wirbelsäule hin zusammenschob. Erst nachdem sie die Erfahrung gemacht hatte, dass sie ihren Kopf stützen und halten bzw. ihn vorsichtig wie eine Kugel auf die Halswirbelsäule verlagern konnte, entwickelte sie die Zuversicht, sie könne ihn auch einfach hängen lassen bzw. wie einen Kasperlekopf in alle Richtungen bewegen.

Ihr Mundraum war oft der leibliche »Spielplatz« ihrer psychischen Konflikte. Sie hatte das Empfinden, der verspannte Mund stelle sich wieder ein, wenn sie sich in Konfliktsituationen nicht zu äußern gewagt hatte. Dabei zog sich gleichzeitig ihr Bauch zusammen und hoch, womit der Zusammenhang zwischen Mund- und Bauchraum, zwischen unterdrückten Äußerungen (verbaler Ausdruck) und Einengung des Mund-Bauch-Raumes (Zähneknirschen, Sichzusammenschnüren) besonders deutlich wurde. Dadurch, dass sie die Wände ihres Mundraumes erspürte und die Einbettung ihrer Zunge in diesem Raum fand, wurde sie darauf aufmerksam, in welchen Situationen sie die Kaumuskulatur verspannte, die Lippen fest zusammenpresste und somit diesen Raum einengte und den Spielraum ihrer Zunge beeinträchtigte. Das führte dazu, dass sie diese Beeinträchtigung nicht mehr in Kauf nahm, sondern sich lieber verbal äußerte.

»In einer der ersten FE-Stunden habe ich durch das Ausatmen an der Wirbelsäule entlang ganz deutlich meinen Körper gespürt. Bei der Übung ›die Wirbelsäule wie eine Schlange bewegen‹ spürte ich deutlich meine Beweglichkeit, auch im übertragenen Sinn. Auch hier konnte ich meine Eindrücke aus der FE-Stunde mit in die Psychotherapie nehmen und umgekehrt. In der Psychotherapie hatte ich gelernt, dass es nicht nur eine Lösung oder einen Weg gibt, und in der FE-Therapie habe ich diese Beweglichkeit körperlich gespürt. Die Übungen an der Wirbelsäule haben mir außerdem das Gefühl von innerem Halt vermittelt und dazu die Erfahrung des Sichaufrichtens (Bild von der Wirbelsäule als aufgefädelte Kette).«

Kommentar: Es war ein mühsamer Prozess, ihre Aufmerksamkeit von vorne (vordere Brustwand) nach hinten (Rücken, Wirbelsäule) zu lenken. Mühsam war es auch, mit ihr Abschnitt für Abschnitt die Wirbelsäule zu spüren, sie in ihrer Gesamtheit erfahren und dadurch die Verbindung zwischen Becken und Kopf finden zu lassen. Sehr hilfreich war, meine Hand jeweils auf einen Abschnitt ihrer Wirbelsäule zu legen und sie anzuregen, sich unter dieser Hand zu rühren und zu spüren – und das in Bauchlage, Seitenlage oder Vierfüßlerstellung. Die Schmerzstelle, die sie oft an der Lendenwirbelsäule hatte, verschwand, so wie später auch die Schmerzstelle zwischen linkem Schulterblatt und Wirbelsäule.

Ein weiterer Aspekt im Umgang mit ihrem »knöchernen Gerüst« zeigt sich in einer Assoziation, die die Patientin in ihren Ausführungen nicht erwähnt hat. Bei dem Angebot, im Sitzen die Knie abwechselnd etwas nach vorn zu schieben und den Rest ihres Körpers dabei mitgehen zu lassen, erinnerte sie sich an ein Spiel, das sie oft als Kind mit dem Vater gespielt hatte und das der Vater »Ri-ra-rutsch« nannte. Hier zeigt sich, dass sie in Erinnerung an »das gute Objekt Vater« die Therapeutin als gutes Objekt annehmen und auch im Sinne eines sinnlich-spielerischen Umgangs mit dem eigenen Körper »verinnerlichen« konnte.

»Das Ein-Aus-Atmen: Noch heute überlasse ich mich gerne dem ›Ein‹ und ›Aus‹, ohne irgendwelche FE-Übungen dabei zu machen, weil es ein schönes Gefühl ist, das Entfalten des Einatmens und das Loslassen des Ausatmens zu erleben. Verbunden damit ist das Gefühl des immer wiederkommenden und gleichmäßigen Rhythmus. Wichtig dabei war für mich auch, den Unterschied beim Ausatmen zu spüren, wenn ich ›in mich atme‹

(zum Bauch hin, einwärts), also etwas bei mir behalte, oder wenn ich den Atem herausblase.«

Kommentar: Da es bei der Patientin ein sehr wichtiges Thema war, sich von anderen nicht aufzehren und bedrängen zu lassen, war natürlich die Erfahrung der immer wiederkehrenden Entfaltung beim Einatmen, insbesondere im Bauch-Becken-Raum, aber auch im Brustkorb von zentraler Bedeutung. Wichtig war gerade für sie die Erfahrung, dass das Ausatmen beim Leise-vor-sich-hin-Stöhnen bauch-beckenwärts der Wirbelsäule entlang fließt und nicht herausgeblasen werden muss, dass sie sich also auch hier nicht zu verausgaben brauchte. Das mit der FE verbundene Spielerische konnte sie immer leichter zulassen.

Auf diese Weise fand sie die Bestätigung, dass sie selbst beim Ausatmen etwas bei sich behielt und ein grundlegender Teil von ihr unaufgebraucht blieb. Da sie oft Schwierigkeiten hatte, das für sie richtige Maß bei ihren Aktivitäten zu finden und einzuhalten und sich dabei nicht zu verausgaben, war es auch sehr wichtig für sie zu entdecken, dass der Einsatz eines Tones, der durch die Länge ihrer Ausatemphase natürlich begrenzt war, ihr unmissverständlich dazu verhalf, die natürliche Begrenzung und das Maß ihrer Bewegung bei der FE zu finden. Dieses Gefühl für Begrenzung und Maß, das auch Thema in ihrer Psychotherapie war, übertrug sie allmählich auf ihre Aktivitäten im Alltag und verinnerlichte sie als ordnendes Prinzip.

»Das Thema ›Abgrenzung‹ war wohl das Wichtigste, aber auch Schwierigste in meiner FE-Therapie. Ich habe über einen langen Zwischenraum meine Haut als äußere Begrenzung nicht wahrnehmen können. Anfangs konnte ich meine Haut unter der Bekleidung nicht spüren. Bei den FE-Übungen habe ich die Haut immer nur ›mit dem inneren Auge‹ vom Körperinnern her erspürt. Wichtig in diesem Zusammenhang war die Erfahrung, wie ich Ihre Hand auf meinem Rücken beim Aus- und Einatmen erlebt habe. Noch zu Beginn der FE-Therapie fragten Sie mich, wie ich Ihre Hand erlebte, und ich antwortete, dass sich beim Aus- und Einatmen mein Rücken zu Ihrer Hand hin- bzw. wegbewegte. Erst viel später veränderte sich diese Empfindung, und ich erlebte, dass ich Ihre Hand beim Einatmen wegdrückte.

Das Auflegen Ihrer Hände hat mir geholfen, meine äußere Abgrenzung deutlich zu spüren. Ich habe Ihre Hände aber auch als ›Begleitung‹ erlebt und als etwas, an das ich mich halten und erinnern kann.

In diesem Zusammenhang erinnere ich mich noch an eine für mich besondere FE-Stunde: Es war die letzte Stunde vor einer längeren Pause (Sommerferien). Sie legten Ihre Hände an meine Fußsohlen und boten mir an, mich an das, was ich im Moment erlebte, in den Sommerferien zu erinnern. Noch heute rufe ich manchmal dieses schöne Gefühl (was ich nicht genau beschreiben kann, aber auch nicht will) in mir ab.

Die Abgrenzung des Bauches durch die Bauchdecke habe ich zum einen durch das Ein- und Ausatmen gespürt und zum anderen durch meine Hand (auch als Schutz) bzw. durch Ihre Hand. Anfangs legte ich meine Hand auf meinen Bauch, um mich darunter zu spüren. Im weiteren Verlauf der FE-Therapie legten Sie Ihre Hand auf meine Hand, und erst in einer der letzten Stunden legten Sie Ihre Hand ohne meine Hand dazwischen auf meinen

Bauch. Sie haben damit meine Grenzen zum einen geachtet und zum anderen haben Sie mir damit geholfen, sie deutlicher zu spüren.

Liebe Frau M., ich hoffe, Sie können mit meinen Aufzeichnungen etwas anfangen. Mir hat es Spaß gemacht, noch einmal vieles ›Revue passieren‹ zu lassen. Beim Schreiben wurde mir deutlich, wie stark meine Psychotherapie die FE-Therapie beeinflusst hat und umgekehrt. Der Verlauf in beiden Therapien war jedoch nicht synchron. Manchmal war ich mit meinen Erfahrungen und Empfindungen in der FE-Therapie weiter als in der Psychotherapie und umgekehrt. Ein gutes Beispiel dafür war das ›Neinsagen‹, das ich mir in der Psychotherapie erarbeitet hatte und in der FE-Therapie ausprobierte. Die FE-Therapie hat zum einen die Psychotherapie ergänzt und angeregt, zum anderen war sie eine von der Psychotherapie getrennte Therapie mit anderen Übertragungen und Inhalten.«

Kommentar: Das Thema Haut als Körpergrenze, Selbst-Grenze und Abgrenzung zum Gegenüber ist für diese Patientin ein ganz wesentliches Thema, wie aus ihren Schilderungen zu entnehmen ist. Interessant und zu ihr passend ist, dass sie ihre Körpergrenzen allmählich von innen nach außen entwickelte, bis ihre Ausdehnung irgendwann mit der äußersten Körperhülle, ihrer Haut, zusammenfiel, d.h., sie wagte erst zum Schluss, ihren Körper ganz auszufüllen, und in gleichem Maße weitete sich ihr Selbst vom Bauch-Becken-Raum auf ihren gesamten Körper aus.

In ihren Ausführungen schildert sie ein Erlebnis während der letzten Stunde vor einer längeren Therapiepause. Ich hatte meine Hände haltgebend an ihre Fußsohlen gelegt und ihr damit eine Erinnerungsmöglichkeit (»Übergangsobjekt«) für die Zeit des Getrenntseins von mir angeboten. Das Erlebnis muss für sie von zentraler Bedeutung gewesen sein. Sie teilte mir jedoch dieses Erlebnis damals nicht mit. Ich finde es sehr wichtig, dass sie dieses Geheimnis auch vor mir als Therapeutin und vor den Lesern ihrer persönlichen Schilderungen »bewahren« darf.

13.3 Entspannen ↔ Erinnern: Behandlung eines 38-jährigen Patienten mit Angstsymptomatik

Ein Patient wird mir von seinem Zahnarzt geschickt, der ihn nicht behandeln kann, weil er zu verspannt sei; eine Zahnbehandlung sei aber dringend nötig.

Der Patient ist als Student nach Berlin gekommen und seit Jahren dort beruflich als Regieassistent am Theater tätig. Er ist 38 Jahre alt, wirkt in seiner fröhlichen Art aber eher jungenhaft. Er ist schlank, und seine Bewegungen muten wie die eines Tänzers an. Er lebt mit einer Freundin zusammen.

Dieser Eindruck passt kaum zu dem, worüber er klagt: Beim Zahnarzt werde er immer sehr ängstlich; er fühle sich wie ausgeliefert, wenn er sich dort zurücklegen und den Mund öffnen müsse. Einige Male habe er dann auch schon die Besinnung verloren: *»Das war schon immer eine Katastrophe. Ich habe dann Angst, nicht mehr Herr über mich* *zu sein. Es ist, wie wenn ich schwimme und den Boden verliere. Darum spanne ich alles ganz stark an, balle die Hände zu Fäusten oder trete heftig mit dem Fuß auf um den Boden zu fühlen – um nicht mehr zu schwimmen, um mich zu spüren. Ich fühle dann eine Hitze aufsteigen und möchte am liebsten noch kaltes Wasser auf mein Gesicht tun und mich irgendwo festhalten. Wenn das aber nicht mehr geht, bin ich weg.«*

Nach dem Bericht des Zahnarztes wollte der Patient zunächst nicht auf dem Behandlungsstuhl Platz nehmen (*»Muss das sein?«*), sondern er ging unruhig am Fenster auf und ab. Auf die Bitte des Zahnarztes, dass er lieber bequem im Sitzen mit ihm reden möchte, nahm der Patient seitwärts und aufrecht sitzend Platz – die Füße auf dem Boden. Er blieb aber extrem unruhig und musste immer wieder aufstehen und umherlaufen. Dann blieb er plötzlich stehen mit »Konzentration nach innen« und verstärkter Atmung. Daher sei es zunächst nur zu Gespräch und Zahnuntersuchung gekommen. Beim Versuch einer Schilderung der früheren Situation beim Zahnarzt, die zur Ohnmacht geführt hatte, kam es sofort zu starker Unruhe. Der Patient habe das Gespräch unterbrochen und sei aufgestanden. Nach einer mehrmals unterbrochenen Untersuchung habe der Zahnarzt dann zunächst die Abklärung dieser Anfälle durch einen Neurologen sowie die Einleitung einer FE-Therapie und erst anschließend den Beginn der Zahnbehandlung empfohlen.

In der ersten FE-Stunde lasse ich mir von dem Patienten vormachen, wie er sich in solchen Situationen verhält. Er steht auf und stampft heftig mit dem Fuß auf, ballt beide Hände und macht ausfahrende Bewegungen mit beiden Armen, wobei er die Luft anhält. Ich frage ihn, ob er Kraft dazu brauche. Er antwortet: *»Ja, schon, ziemlich viel Kraft, das ist eben das Gute.«* Er setzt sich wieder, und ich lasse ihn suchen, wo er seinen Körper ohne Kraftaufwand und ganz in Ruhe spüren kann. Er wird still, schließt die Augen und geht der Frage nach. Ich merke, wie er sucht und wie er weiter sucht nach meinen Fragen: »Wo noch? Was ist da unten? Was ist da hinten?« Er lässt sich bereitwillig ein und macht – mal lachend, mal staunend – mit. Er entdeckt viel und kann es fantasievoll ausdrücken. Er findet seine Entdeckungen »sehr interessant« und nimmt sich vor, das auch mal zu Hause zu probieren.

Nach den ersten drei sehr intensiven Stunden spricht er von dem »angenehm Verlässlichen«, das er erfahren hat: *»Und ich kann darauf bauen, es immer wieder zu erinnern und wieder zu finden, was ich einmal gefunden habe. Am wichtigsten sind mir die Füße, mein fester Stand auf dem Fußboden, ohne aufstampfen zu müssen. Aber vor allem, dass der Atem immer weitergeht, ohne dass ich etwas dazu tun muss; das habe ich überhaupt noch nie gemerkt.«*

In der nächsten Stunde erzählt er, dass er inzwischen beim Zahnarzt gewesen sei; es sei ganz gut gegangen, und er habe gleich schon die nächste Verabredung getroffen. Der Zahnarzt berichtet mir, dass der Patient vor der Behandlung noch etwa 15 Minuten im Wartezimmer »warten« wollte und dass er sich ausgebeten hatte, mit seiner Freundin im Behandlungsraum eine »Vorbereitungszeit« von weiteren 15 Minuten allein verbringen zu dürfen. Es seien dann in wöchentlichen Abständen Behandlungen mit kürzeren Unterbrechungen (aufstehen, besinnen, wieder liegen, Atemübungen) vorgenommen worden, ohne dass Anzeichen einer Ohnmacht auftraten.

In der zweiten Behandlungsstunde bei mir legt er sich hin und breitet sich wohlig aus. Ich frage ihn, ob er »schwimme«. Nach einer Weile sagt er: *»Nein, es ist ganz fest unter mir, ich bin im Kontakt mit der Liege, die ist etwas weich, aber fest. Ich bin erstaunt, wie breit mein Rücken ist, ich kam mir immer so dünn und schmal vor.«* Er legt die Hände auf dem Bauch zusammen und sagt wieder, wie beruhigend das für ihn sei und wie verlässlich er die Atembewegung unter seinen Händen erlebe. Beim Einatmen fühle er sich kräftiger, vitaler, breiter. *»Wissen Sie, wie ich hier so liege, kommt mir plötzlich eine Erinnerung: Ich muss etwa 4 oder 5 Jahre alt gewesen sein, da hatte ich einen Unfall. Ich glaube, ich war gefallen und hatte mir ganz schlimm das Gesicht, den Mund und die vorderen Zähne verletzt. Es blutete ganz schrecklich. Es geschah in unserem Dorf. Meine Mutter war sehr aufgeregt, holte den Arzt und noch eine Person. Ich erinnere mich nur wenig daran, aber ich bekam eine Narkose, die Wunde wurde irgendwie behandelt.«*

In den nächsten Stunden kommt er immer wieder auf dieses Kindheitserlebnis zurück und erinnert sich mehr und mehr an Einzelheiten. *»Ich lag dabei auf dem Küchentisch, der aber, weil die Küche zu klein war, ins Wohnzimmer getragen wurde. Ganz schlimm war die Narkose für mich. Es wurde mir eine Ätherhaube auf die Nase gestülpt, aber es wirkte so furchtbar langsam und unangenehm. Ich wurde ganz kraftlos und körperlos und ohnmächtig, und das dauerte ewig.«* Ein anderes Mal erinnerte er sich weiter: *»Als alles fertig war, trug mich der Arzt von dem Tisch auf das Sofa, und ich schlug ihm mit der Faust ins Gesicht. Das weiß ich jetzt wieder ganz genau.«* Auf meine Frage, wo die Mutter gewesen sei: *»Die saß neben mir und hielt meine Hand und sagte, dass das nicht so schlimm sei. Ja, das war gut.«*

Als »Hausaufgabe« gab ich ihm mit, einmal zu überlegen, ob es so wie beim Zahnarzt auch sonst Situationen gegeben habe, die ihn ängstigten und ihm das Gefühl des Ausgeliefertseins und der Körperlosigkeit vermittelt hätten. Dazu erinnert er sich dann daran, dass er einmal Haschisch geraucht habe, wonach ihm übel geworden und er auch ohnmächtig geworden sei. Er habe es sofort gelassen. Einige Tage zuvor erst habe er in der Vorbereitung für ein Theaterstück eine Gruppe von Skinheads interviewen wollen. *»Die saßen da in einem Lokal versammelt, wie eine verschworene Mannschaft, kräftige Kerle, furchteinflößend. Da ging mir's auch so: Ich fühlte alle Kraft aus meinem Körper schwinden und wollte mich am liebsten an irgendwas festhalten oder aufspringen und kraftvolle Bewegungen machen.«* Er habe sich dann aber an seine Erfahrung mit der FE erinnert, an das Verlässliche, an den Boden, an seinen breiten Rücken und den ihn bewegenden Atem als etwas Kraftvolles. So habe er diese Situation gut überstanden.

Der Zahnarzt berichtete, dass zwei Monate später ein chirurgischer Eingriff, eine Wurzelspitzenamputation, notwendig wurde, die eine Versorgung mit einer Krone in der Front erforderlich machte. Dies seien Therapien, die auch einem »normalen« Patienten psychisch Probleme bereiteten und früher mit diesem Patienten ambulant unmöglich erschienen seien. Zu allen Sitzungen sei er jetzt ohne Begleitung gekommen. Er habe zwar Zeit zur »Vorbereitung« – für FE-Erinnern – gefordert, doch die chirurgischen und prothetischen Behandlungen hätten jetzt ohne besondere Schwierigkeiten durchgeführt werden können.

In den 12 Stunden der FE-Behandlung kam er immer wieder auf das Kindheitserlebnis zurück. Immer wieder tauchte das Bild vor ihm auf und sich erinnernd erlebte er seine Ohnmacht nochmals, wenn auch weniger erschrocken. Er müsse nun nicht mehr aus der Haut fahren und mit einem unnötigen Kraftaufwand dramatisch um sich schlagen und Halt suchen.

Offensichtlich lassen Situationen, die ähnlich ängstigend für ihn sind wie die beim Zahnarzt, das Urerlebnis von Ohnmacht jeweils virulent werden. Es geht dann offenbar immer um eine tödliche Bedrohung, wie damals der Arzt zu einer Bedrohung wurde, als er ihm die Narkose gab, die er so schlimm, so endlos lang, so kraftlos und ausgeliefert erlebte. Er erinnert sich aber auch immer wieder an die Mutter, die bei ihm war, gut zu ihm war und ihn getröstet hat. Bedrohung und Hilfe: Die ungewöhnlich verständnisvolle Zuwendung des Zahnarztes, der ihm Zeit ließ, sich zu besinnen und selbst zu bestimmen, mildert die Panik, an deren Ursache er sich in der FE erinnern und die er verarbeiten konnte. Man darf nun anderthalb Jahre nach Ende der FE-Behandlung, in denen er nie wieder ähnliche Angstreaktionen erlebt hat, annehmen, dass er durch neu erfahrene kraftvolle Körperlichkeit gelernt hat, sich selbst zu helfen.

13.4 »Es ist, als ob etwas Verfestigtes aufgebrochen ist!«: Behandlung einer 30-jährigen Patientin mit Colitis ulcerosa[2]

Der **erste Kontakt** mit der Patientin findet auf der internistischen Intensivstation statt, wo sie seit einer Woche wegen eines sehr schweren Verlaufs einer Colitis ulcerosa behandelt wird. Die Erkrankung war erst kurz zuvor diagnostiziert worden, Beschwerden bestanden allerdings seit bereits eineinhalb Jahren, und seit drei Wochen war sie in stationärer Behandlung. Die Patientin hat bis zu 28 blutige Durchfälle täglich, begleitet von krampfartigen Schmerzen. Auf notwendige Bluttransfusionen reagiert sie mit Schüttelfrost und Fieber, später stellt sich noch eine Herzmuskelentzündung heraus. Sie selbst klagt gar nicht, ist wie »erstarrt«. Sie äußert den Wunsch nach einer Behandlung, die auch ihre seelischen Probleme berücksichtigt. Bis zur Verlegung auf die psychosomatische Station, ca. vier Wochen später, finden regelmäßige, stützende Gespräche statt.

Es handelt sich um eine 30-jährige, deutlich jünger wirkende Patientin mit sehr kurz geschnittenen, hennagefärbten Haaren, die durch ihre Blässe und ihr Untergewicht sehr zerbrechlich erscheint. Obwohl ihr Gesichtsausdruck hart wirkt, klingt ihre Stimme kindlich. Es fällt ihre starre äußere und innere Haltung auf, die sich einerseits in einer reduzierten Mimik und steifem Gang und andererseits in einer trotzigen Auf-

2 Wir danken der Abteilung für Psychosomatische Medizin und Psychotherapie, Universitätskrankenhaus »Rudolf Virchow« (Charlottenburg), Berlin, für die Zusammenarbeit bei diesem hier veröffentlichten Fall.

lehnung äußert. Sie zeigt trotz ihrer lebensbedrohlichen Erkrankung kaum Gefühle und hat große Schwierigkeiten, ihre Hilflosigkeit und Abhängigkeit anzunehmen. In der Therapeutin wird Widersprüchliches ausgelöst: einerseits ein sehr starkes Gefühl von Fürsorglichkeit und Beschützenwollen, andererseits ein Erleben von eigener Distanz und Ärger über den kommandierenden Tonfall der Patientin.

Im Hinblick auf ihre **Familie** ist zu erwähnen, dass sie das ältere von zwei Kindern ist, den 10 Jahre jüngeren Bruder findet sie »ätzend und blöd«. Die Eltern haben spät geheiratet; die Mutter musste aufgrund ihrer Schwangerschaft mit der Patientin ihre Berufsausbildung abbrechen. Der Vater hat nach einem abgebrochenen Studium eine Beamtenlaufbahn eingeschlagen, heute ist er höherer Beamter.

Die Patientin berichtet, dass die Beziehung zu ihren Eltern immer schwierig gewesen sei, besonders weil sie sich zu einem Doppelstudium entschlossen hatte. Sie hätten kein Verständnis dafür, hätten sie lieber verheiratet mit Kindern gesehen. Der Vater werfe ihr vor, dass er nur ihretwegen noch arbeiten müsse, sonst hätte er sich schon längst pensionieren lassen. Tatsächlich ist die Patientin noch finanziell von den Eltern abhängig.

Die schwierige Beziehung zu den Eltern zeigt sich während der Intensivphase eindrücklich. Vor Aufnahme ins Klinikum hat eine fast einjährige Kontaktpause zu den Eltern bestanden, die nur durch kurze telefonische Meldungen jeweils eines Elternteils unterbrochen wurde, dass der andere gerade erkrankt sei und im Krankenhaus liege. Hier im Krankenhaus kommt wieder ein Kontakt zustande, wobei Vater und Mutter jeweils getrennt zu Besuch kommen. Es zeigt sich, dass die Stuhlfrequenz nach Besuchen der Mutter zunimmt, zeitweilig wird deswegen sogar ein Besuchsverbot erwogen.

Bezüglich der **familiären Interaktion** ergibt sich im Verlaufe der Behandlung folgendes Bild: Die Patientin hat die Eltern nie als Paar erlebt, sondern sie wurde von der offenbar ängstlichen, zwanghaften, übergriffigen und versagenden Mutter in eine Koalition gegen den beruflich sehr angespannten Vater eingebunden. Gleichzeitig hatte der Vater eine Sonderrolle inne, die besondere Rücksicht ihm gegenüber bedeutete. Eine beginnende positive Änderung in der Einstellung ihrem Vater gegenüber führte zu einer Abkehr von der Mutter und steht im zeitlichen Zusammenhang mit dem ersten Auftreten der körperlichen Symptomatik.

Erschwerend war für sie eine lesbische Beziehung, in der sie seit mehreren Jahren lebt und die sie gegenüber den Eltern aus Angst vor einem Verlassenwerden verheimlichen muss. Offenbar ist aber die Tatsache, dass sie mit ihrer Lebensgefährtin zusammenlebt, doch allseits bekannt, wird aber von allen tabuisiert. Nach Aussagen der Patientin wurden allerdings ihre früheren Partner von den Eltern meistens auch nicht akzeptiert. Unmittelbar vor der Einweisung ins Krankenhaus hat die Patientin ihr erstes Studium beendet. Nun sei geplant, in einem zweiten Fach zu promovieren.

Zur Therapie: Offensichtlich hat die Patientin weder zu ihren Gefühlen noch zu ihrem Körper Zugang. Beides versucht sie durch Rigidität im Verhalten und durch ihren ausgeprägten Ehrgeiz zu kompensieren. Diese Distanz zu sich selbst wird in einem Traum sehr deutlich. Sie steht vor ihrer Wohnungstür, hat den Schlüssel ins Schlüsselloch gesteckt und versucht, ihn umzudrehen. Es geht nicht, der Schlüssel ist abgebrochen, sie gerät in Panik. Die Wohnung, die sie nicht betreten kann, ist vor allem ihr eigener Körper, aber sicher auch ursprünglich die unzugängliche Mutter.

Da die tiefenpsychologische Einzeltherapie durch die »Körperlosigkeit« sehr zäh verläuft und die Gefahr besteht, an der intellektuellen Oberfläche zu bleiben, wird durch einen körperbezogenen Zugang, nämlich den der Funktionellen Entspannung, im Einzelkontakt versucht, überhaupt ein »Selbst-Gefühl« zu entwickeln.

Es finden insgesamt 15 Sitzungen über einen Zeitraum von vier Monaten statt, in denen ihre panische Angst, sich zu öffnen, sich fallen zu lassen, Flexibilität zu erleben, deutlich wird. Sie befürchtet einerseits, sich aufzulösen, andererseits fantasiert sie Übergriffe und Angriffe von außen, falls sie ihren Schutz aufgäbe. Diese Angst, sich zu öffnen und auch offen zu sein, zeigt sich in allen Therapien (Musik-, Kunst-, Bewegungs- und analytische Gruppentherapie).

Inzwischen sind die Stuhlfrequenz und die Anämie zurückgegangen, auch die Bauchschmerzen haben nachgelassen. Die Patientin hat keine Vorstellung von Funktioneller Entspannung, sie berichtet von Angst vor dem, was sie herausfinden könnte. Entsprechend ist die Behandlung zu Beginn durch einen deutlichen Widerstand gekennzeichnet.

In den ersten Stunden ist ihr Atemrhythmus sehr flach. Sie hält in der Einatemphase an, ein entspanntes Ausatmen findet nicht statt. In der ersten Stunde geht es darum, liegend die Unterlage zu erspüren und Gewicht nach unten abzugeben. Die Patientin kann sich hierauf überhaupt nicht einlassen, sie wünscht sich nur einen oberflächlichen Kontakt (»wie eine Feder auf Wasser«) und hat keine Vorstellung von »getragen werden«, sie will sich selbst tragen. Für sie bedeutet loslassen sich verlieren, versinken, sich »abgeben«. Sie findet es am schönsten, wenn sie den Körper nicht spürt.

Als es einmal darum geht, die Verbindung zwischen Fuß und Knie zu erspüren, sagt sie, dass es mehrere Wege zum Knie gebe, sie müsse sich also für einen einzigen entscheiden. Sie nimmt den kürzesten, geradesten Weg und meint: *»Das ist typisch für mich.«* Sie weigert sich, andere Wege auszuprobieren, weil sie dann zum Fuß »zurückgehen« müsste, was einer Niederlage gleichkäme. Hier zeigt sich, wie konkretistisch sie die »Aufgaben« versteht. Bei dem Angebot, ihre eigene Hand auf ihren Bauch zu legen, spürt sie dessen Begrenzungen und dessen Raum. Sie »merkt« ein Rauf und Runter der Hand im Atemrhythmus. Meine Hand auf ihrer Hand toleriert sie nicht. Obwohl sich ihr Rhythmus merklich vertieft hat, fühlt sie sich erdrückt und glaubt, dagegen ankämpfen zu müssen. Sie möchte nur Angenehmes tun und wartet auf Anweisungen.

Die 5. Stunde findet im Sitzen statt, weil die liegende Position der Patientin Angst macht. Sie fühlt sich auf dem Stuhl sicherer: *»Wenn jetzt jemand käme und mich umstoßen wollte, könnte ich mich festhalten.«* Versucht man, einen Ton zu locken, klingt es wie bei einem Kleinkind, das auf dem Töpfchen sitzt und angestrengt presst.

Im Zusammenhang mit dem Erspüren des Bodenkontaktes erinnert sie sich, dass der Beginn der Erkrankung mit einem Ereignis zeitlich zusammenfiel, das ihr »den Boden unter den Füßen weggerissen hatte«. Die Wohnung wurde ihr nämlich gekündigt. Dabei bedeutet Boden für sie bürgerliche Sicherheit. In der Stunde nimmt sie den

Boden wie weichen Teig wahr, merkt aber, dass er sich durch festeres Auftreten verändert, sie »nimmt sich den Boden«.

In der 7. Stunde erfolgen viele »Neins«. Sie möchte ihr selbstgefundenes Bild des Körpers als Laubbaum, der ausschließlich nach oben wächst, nicht spielerisch weiterentwickeln, sie möchte z.B. nicht in die Breite wachsen, weil der Blitz einschlagen könnte. Sie steht am liebsten »stramm«.

In der nächsten Stunde berichtet sie von einem Traum, in dem ich ihr gesagt habe, sie hätte nur noch 5 Wochen Zeit und müsse sich nun anstrengen. Sie thematisiert ihren Widerstand, der dazu geführt habe, dass sie sich aus allen Therapien »ausgeklinkt« und mit Trotz auf sie kränkende Erlebnisse reagiert habe. Die Verbindung zu ihrem Erleben in der FE stellt sie selbst her: *»Ich habe gedacht, ich bin flexibel und merke nun, dass ich es gar nicht bin.«* Sie erzählt ferner, dass sie zum ersten Mal etwas allein gemacht habe.

In der 9. Stunde kommt es beim »Ankommen« auf dem Stuhl im »Aus« erstmals zu einem spontanen, kleinen Seufzer. Ausgehend von einem Ereignis auf der Station ergibt sich ein Gespräch über Freiheit und Freiräume in einem selbst und über das Thema »Haus«. Sie sucht und spürt ihr Körper-Haus und beschreibt es folgendermaßen: Unter ihren Füßen spüre sie ein »unerschütterliches« Fundament aus Beton, auch die vorderen und hinteren Außenwände, Rücken und Beine, seien stark und stabil. Die Seitenwände spüre sie allerdings nicht. Auch die Zuhilfenahme meiner Hände lasse ihre Arme nur als schwach und instabil spürbar werden. Es ist ein enges Haus mit wenig Platz, in dem sie nicht wohnen möchte. Sie möchte die Fenster öffnen, die sich im Po und in der Brust befinden. Sie tut dies mit einem weiteren »Aus«-Seufzer. Am Ende fragt sie mich, ob ich denn von einem oder von **ihrem** Haus gesprochen hätte. Als ich die Frage zurückgebe, kommen ihr zum ersten Mal seit dreieinhalb Monaten die Tränen. Sie ist traurig, dass sie kein Haus habe bzw. es ihr nicht gefalle. Auf meine Frage, was sie dagegen tun könne, sagt sie »ein neues Haus bauen«. Sie bringt etwas später ein »Haus-Bild« aus der Kunsttherapie mit.

In der darauffolgenden Zeit weint sie häufiger, sie kann insgesamt mehr Gefühle zeigen. Beim Hinsetzen kann sie regelmäßig und für mich hörbar »loslassen«. Gleichzeitig kommt es zu einer langanhaltenden Befundverschlechterung. Die vorgesehene Entlassung muss verschoben werden.

Bei der Suche nach der Beweglichkeit verschiedener Gelenke empfindet sie ihren Kopf als zu schwer, um gerade gehalten zu werden. Als ich sie frage, ob es zur Zeit so sei, dass sie Mühe habe, den Kopf nicht hängen zu lassen, weint sie. Sie probiert, den Kopf hängen zu lassen und verspürt eine Spannung im Nacken, die bei der Gegenbewegung nachlässt. Sie sagt dazu: *»Ich kann doch nicht immer den Kopf hängen lassen!«*

Meistens ist sie aus Angst vor »Entdeckungen« nicht in der Lage, allein etwas auszuprobieren. Einmal tut sie es aber doch und probiert verschiedene Bewegungsmöglichkeiten der Hände aus. Sie merkt, dass während eine Hand »aufdeckt«, die andere »zudeckt«, d.h., die Hände bewegen sich gegenläufig zueinander. Sicher spürt sie unbewusst die Destruktivität der unterdrückten Prozesse und Emotionen und »arbeitet« an der Verhinderung ihrer Bewusstwerdung.

In der 12. Stunde »geschieht« etwas. Wir hatten uns bereits einige Zeit mit dem Thema »Rhythmus« beschäftigt, wobei sie ihre kleinen »Seufzer« nicht mit ihrem Atemrhythmus in Verbindung bringen konnte. Mit Unterstützung meiner Hand lässt sie ihr Brustbein hängen. Sie merkt, dass etwas »leer« wird und dann wieder »voll«, erst leer, dann voll und dass es »geschieht«. Ihr Atemrhythmus wird für mich sichtbar tiefer und für sie spürbar. Erst regt sich Protest: »***Ich** atme doch*!« – und sie hält die Luft an, um zu erfahren, was dann passiert. Als es dann »trotzdem kommt«, weint sie. Sie sagt: *»Es ist, als ob etwas Verfestigtes aufgebrochen ist!«* Sie empfindet Angst und Trauer darüber, das nicht schon früher erfahren zu haben, aber auch Freude, eine Chance für sich zu sehen. Sie erkennt nämlich, dass es neben der Unsicherheit auch etwas Sicheres gibt, ist tief bewegt und sagt, das müsse sie es erst einmal »verdauen«.

In den nächsten zwei Stunden findet keine FE statt, weil es einiges zu besprechen gibt, ihr Zustand hat sich abermals verschlechtert. Sie hatte aber allein gemerkt, dass sie lieber voll ist als leer. Sie möchte am liebsten voll bleiben und sich dann in die Lüfte erheben. Beim »Bein-lang-Machen« war ein Bein »liederlich und unordentlich«, sie musste wieder »Ordnung schaffen«.

An ihrem 30. Geburtstag wünscht sie sich FE. Zum ersten Mal ist es ihr wieder möglich, sich hinzulegen. Sie sucht **ihre Grenzen** und **ihren Raum** und hat das Gefühl, wenig Raum innen zu haben. Ihre Atmung vertieft sich, sie spürt dadurch mehr Raum.

Es wird klar, dass sie noch nicht entlassen werden kann. Sie meldet jetzt mehr Bedarf an Gesprächen an, diese sollen aber nicht auf Kosten der FE gehen. Die Patientin bestimmt nun, wann wir was machen. In den Gesprächen wird ihre inzwischen diagnostizierte Essstörung und auch ihre Partnerbeziehung erstmals thematisiert. Sie bringt Bilder aus der Kunsttherapie mit, die das Thema »Gefräßigkeit« zum Inhalt haben. Sie erscheint viel weniger rigide als früher, zeigt sich »offen« für Neues.

In der FE entdeckt sie ihr »Rückgrat«, wobei sie das Gefühl hat, ihr Brustkorb trage ihre Wirbelsäule, was »nicht stimmen könne«. Ihre Wirbelsäule reicht nur bis zur Mitte des Rückens. Durch das Probieren kleiner Bewegungen an mehreren Stellen der Wirbelsäule merkt sie, dass viel Bewegung möglich ist. Sie findet ihr Steißbein, kann einen Kreis und eine liegende Acht damit »zeichnen«, was ihr allerdings sehr unangenehm ist. Sie bekommt zum ersten Mal in der Stunde Bauchschmerzen. Als sie von sich aus weiter nach oben an die Wirbelsäule geht, werden die Bauchschmerzen besser.

Allein entdeckt sie, dass ihre Wirbelsäule breiter und stabiler geworden sei. Es sei ihr aber noch nicht klar, wie die restlichen Knochen zusammenhängen, am liebsten würde sie sich ein Skelett anschauen.

Inzwischen wünscht sich die Patientin im Gegensatz zu früher die liegende Position. Beim Thema »Kopf und Mund« erforscht sie ganz gründlich und bereitwillig ihre Mundhöhle, Zähne, Wangen etc. Ihre Mundhöhle nimmt sie wie eine rote Höhle wahr, samtig, trocken, weich, warm, mit viel Platz und vielen Bewegungsmöglichkeiten für die Zunge. Ihr Speichel sei wie das Innere eines »Negerkusses«. Sie hat das Gefühl, noch nicht alles erforscht zu haben und möchte weitersuchen.

Als ein neuer Entlassungstermin feststeht, geht es im Gespräch vor allem um die Vorbereitung der Entlassung und die Frage, wie es weitergehen soll. In diesem Zusammenhang berichtet sie stolz über ein sehr positives Erlebnis mit der FE. Sie habe in einer sehr angstbesetzten Situation Bauchschmerzen bekommen und für sich allein durch spürende Bewegung mit dem Mund FE gemacht. Daraufhin seien ihre Bauchschmerzen verschwunden.

Einige Wochen vor Entlassung tritt die »Erforschung« der körperlich-psychischen Haltung und Befindlichkeit in der Funktionellen Entspannung zurück hinter der, von der Patientin auch aktiv betriebenen, kognitiv-verbalen Bearbeitung ihrer Situation, wobei nach wie vor die Schwierigkeit besteht, Einsichten und Erkenntnisse zu erhalten. Sie wird nach insgesamt mehr als 6 Monaten Behandlung in eine ambulante Gruppentherapie entlassen. Die Patientin ist sehr an einer Weiterführung der Funktionellen Entspannung interessiert und gibt an, sehr viel von der Behandlung profitiert zu haben, vor allem hinsichtlich des Erkennens eigener Schwierigkeiten und problematischer Reaktionsweisen, wie z. B. bei Angst und Enttäuschung trotzig und rigide zu werden. Sie habe gelernt zu erkennen, dass es vielfältige Sichtweisen und Möglichkeiten gebe und ist bereit, einiges Neue auszuprobieren. Hauptziel einer weitergehenden Therapie sei aus ihrer Sicht, ihr Kontrollbedürfnis zu ergründen und sich gelöster zu geben.

Zusammenfassung: Die spezifische familiäre Konstellation – soweit wir sie rekonstruieren können – einer kalten, versagenden, aber gleichzeitig ausgesprochen »einengenden« Mutter und eines schwachen, wenig präsenten Vaters hat offenbar bei dieser Patientin die Individuation, die eng mit der Entwicklung eines individuellen Körpergefühls verbunden ist, behindert. In der Körperarbeit wurde besonders deutlich, wie die erlebte Übergriffigkeit der Mutter ein »Sichüberlassen« erschwerte. Unterdrückte destruktive Emotionen führten möglicherweise zur Abspaltung des Körpers und damit auch der Gefühle. Die basale Unsicherheit versuchte sie mit »dem Kopf – deshalb möglicherweise das Doppelstudium – und durch Selbstkontrolle zu kompensieren. Gerade diese Selbstkontrolle, die in einer rigiden psychischen und körperlichen Haltung Ausdruck fand, hat sich im Verlaufe der psychosomatischen Therapie und nicht zuletzt durch die Funktionelle Entspannung deutlich aufgelockert. Die Patientin ist weicher, flexibler und offener geworden, kann Gefühle wie Wut oder Trauer bemerken und auch äußern, wenn auch immer noch z. T. erst einige Tage später. Durch die Entdeckung »ihres Raumes« und »ihres Hauses« konnten Individuationsschritte »nach-entwickelt« werden.

Erfreulicherweise hatte sie ambulant neben der tiefenpsychologischen Gruppentherapie die Funktionelle Entspannung bei einer anderen Therapeutin regelmäßig fortgesetzt. Durch die Aufnahme einer Nebenbeschäftigung wurde sie von den Eltern finanziell unabhängig. Ihre körperliche Situation blieb weitgehend stabil. Erst als sie sich von ihrer Freundin trennte und eine heterosexuelle Beziehung begann, erlitt sie einen Kolitis-Schub und musste für kurze Zeit stationär in der psychosomatischen Klinik, wo auch die Funktionelle Entspannung fortgesetzt wurde, behandelt werden. Nach einer weiteren ambulanten Behandlung geht es ihr inzwischen körperlich und psychisch so gut, dass sie ihr Leben ohne Hilfe der Therapeutin für Funktionelle Entspannung fortsetzt.

13.5 Behandlung einer 49-jährigen Patientin mit somatisierter Depression und Konversionsneurose[3]

Im Juli 1990 wird die 49-jährige Brigitte M. mit der Diagnose »schwere somatisierte Depression und Konversionsneurose« in eine psychosomatische Klinik aufgenommen.

Symptomatik und Beschwerden: Die Patientin klagt besonders über zunehmend eingeschränkte Sehfähigkeit, alles »verschwimme« vor ihren Augen, das Blickfeld sei tunnelförmig eingeengt. Außerdem leide sie unter Rückenschmerzen mit Ausstrahlung in das linke Bein, sie gehe unsicher, die ganze linke Körperseite sei taub. Sie habe Stirn- und Nackenkopfschmerzen. Gelegentlich sei sie durch Gelenkschmerzen, besonders der Fingergelenke, belästigt. Eine schwere chronische Obstipation zwinge sie, täglich ein bis zwei Stunden auf der Toilette zu verbringen; in diesem Zusammenhang habe sie heftige Hämorrhoidenbeschwerden.

Die Patientin beschreibt sich bis zum Auftreten der Sehbeschwerden 1985 als gesund. Danach habe die kontinuierliche Verschlechterung der Augen an ihr »gezerrt«, sie »aus der Bahn gebracht«. 1988, nach einer Erkältung, habe sie die Stimme verloren, sie sei erstmalig in ihrem Leben krankgeschrieben worden. In dieser Zeit sei häufiges Erbrechen aufgetreten, »alles kam hoch«. Im gleichen Jahr wurde eine Netzhautablösung gelasert, dieser Eingriff habe aber keinen Einfluss auf ihre Sehstörung gehabt. Wegen schwerer vaginaler Blutungen erfolgte 1989 eine Hysterektomie. Im selben Jahr sei wegen Harninkontinenz eine operative Blasenkorrektur notwendig geworden. Im gleichen Jahr erbringt eine erneute klinische Untersuchung in einer neurologischen Klinik den Befund eines Pseudotumor cerebri, d.h. einer gutartigen Liquordrucksteigerung. Aus den Krankenblättern geht hervor, dass die Sehstörung nur teilweise mit dieser Diagnose erklärt werden kann. Die sonstigen Beschwerden, wie Taubheitsgefühl und Rückenschmerzen, können nicht auf diese Liquordruckerhöhung zurückgeführt werden. 1990 wird die Patientin mit unverändertem Beschwerdebild wiederum in der neurologischen Abteilung aufgenommen, sorgfältig durchuntersucht und mit obiger Diagnose im Juli in die psychosomatische Abteilung überwiesen.

Indikation zu FE-Behandlung: Während der klinischen Visite auf dieser Abteilung begegnete mir die Patientin erstmalig. Auf Grund ihrer Äußerungen, ihres Verhaltens und ihrer Symptomatik entschieden wir uns für die FE-Therapie. Die gestörte Wahrnehmung und Selbstwahrnehmung der Patientin wurde deutlich, indem sie einerseits bemerkte, sie könne nicht erkennen, ob sie erkrankt sei oder nicht, andererseits zeigte sich die eingeschränkte Selbstwahrnehmung bei der Aufforderung, sich bequem hinzusetzen. Sie blieb stehen und sagte, sie denke, sie sitze schon.

---

3 Wir danken der Abteilung für Psychosomatische Medizin und Psychotherapie, Universitätskrankenhaus »Rudolf Virchow« (Charlottenburg), Berlin, für die Zusammenarbeit bei diesem hier veröffentlichten Fall.

Erster Eindruck: Zur ersten Therapiestunde kommt Frau M. breitbeinig, unsicher, kleinschrittig in den Raum, gesenkten Kopfes, sie fixiert den Boden durch ihre dicken Brillengläser. Sie begrüßt mich laut, fast jovial und breitet sofort wortreich ihre Beschwerden, Gedanken und ihre Vorgeschichte unaufgefordert aus. Dabei sitzt sie stocksteif auf dem Vorderteil des Stuhles. Frau M. wirkt älter, ihre Kleidung ist schmuddelig und fleckig, ihre Fingernägel sind ungepflegt und lang. Auffallend ist ihr graues, naturkrauses Haar, das sie wie eine ungepflegte Mähne umgibt, die sie immer wieder schüttelt. Körperlich ist die Patientin sonst unauffällig. Sie betont ihren guten Schlaf und Appetit.

Ich bin betroffen, dass die Patientin, trotz ihrer sichtbaren Hilflosigkeit, keine Krankheitseinsicht zu haben scheint und fühle mich dann aber zunehmend erschlagen von den Wortkaskaden, den Gedankensprüngen, die in gleichbleibender Lautstärke auf mich einprasseln. Den größten Teil ihrer **Lebensgeschichte** berichtet die Patientin während mehrerer Therapiestunden, ich fasse jetzt zusammen: Sie wuchs als Einzelkind auf, hätte ein Junge werden sollen, sei wild und burschikos gewesen. Zur Mutter habe sie ein eher ambivalentes Verhältnis, sie sei streng, diszipliniert und kühl gewesen. Den Vater, der 1960 an einem Herzinfarkt starb, habe sie fürsorglich erlebt. In der Schule sei sie fleißig gewesen, habe auch Cliquen angehört, erinnere sich aber eher an einsames Tun wie Schmetterlinge sammeln und experimentieren. Nach der mittleren Reife erlernte sie den Beruf einer Verwaltungsbeamtin und arbeitete 30 Jahre als Sozialarbeiterin im Sozialamt. Die Partnersituation wird mir nicht klar. Nach einer 6-jährigen Ehe mit einem Mann, den sie finanziell versorgt hatte, folgte nach der Scheidung 1971 eine neue langjährige, von 1974 bis 1988 dauernde Beziehung. Ihre zunehmende Sehbehinderung habe dann jedoch zur Trennung geführt, da sie den Freund nicht mehr versorgen konnte. Ihr 24-jähriger Sohn, ein Techniker, der im Schichtdienst arbeitet, lebt mit in der 3-Zimmer-Wohnung. Zu ihm bestehe aber kaum Kontakt.

Neben ihrer Arbeit hatte die Patientin keine weiteren Interessen. Ihr Verhältnis zu den Arbeitskollegen bezeichnet sie als gut, sie sei überall beliebt gewesen; man habe viel Verständnis für sie gezeigt. Dennoch fühlte sie sich am Arbeitsplatz zunehmend unsicher wegen der vaginalen Blutungen, die »alles verschmutzten« und wegen der Harninkontinenz, die sie befangen gemacht habe. Erst auf Drängen der Kollegen, die sie als hilflos bezeichnet hätten, habe sie ärztliche Hilfe gesucht. 1989 wurde sie krankgeschrieben, 1990 freigestellt und 1991 voll berentet.

In den ersten Stunden der 31stündigen **Therapie** liegt und sitzt die Patientin maskenhaft lächelnd und unbeweglich. Sie könne die Angebote hören, sie nicht begreifen, sie nicht umsetzen. Gespür bringe sie nur mit Schmerz in Beziehung. Mit dem Vorschlag, es sich bequem zu machen, könne sie genauso wenig anfangen wie mit der Empfehlung auszuprobieren, ob Bewegung oder Lageveränderung den Schmerz lindere. Versuche, sich an die Unterlage zu schmiegen, sich einzukuhlen oder gar anzukuscheln, genieren sie. Sie habe Zuverlässigkeit, Disziplin und Ordnung gelebt, so habe sie ihr Elternhaus ausgestattet. Sie spüre die Liege nicht, nehme weder ihre Körperform noch Temperatur, noch meine Hand wahr. Ihren Atemrhythmus kann ich nicht spüren und nicht sehen.

In der 5. Stunde mache ich ihr wiederholt Bewegungsangebote an einzelnen Gelenken. Dabei nennt sie das Ausatmen mit Stimme »unsachlich«, erklärt sich aber bereit, die gespürten Körperbereiche flüsternd beim Namen zu nennen. Sie sei voll bis oben hin, es gehe nichts mehr rein, aber sie sei auch wie »ausgegossen« und schwer wie ein »Klumpen Blei«. Bei näherer Nachfrage, wo sie das empfinde, wie es für sie sei und was es für sie bedeute, zeigt sie Erstaunen darüber, dass ihr geglaubt werde und Erschrecken, dass sie sich selbst so wichtig nehme. *»Wer sich zu wichtig nimmt, vergisst die Pflicht.«* Sie fühle sich starr, kalt und unlebendig. Das erinnere sie an »sich totstellen, sich abkapseln«, aber auch »nichts mitbekommen«. Wenigstens brauche man dann nicht zu reagieren.

Über die Wahrnehmung von Schwere, Volumen, Temperatur kann sie in den folgenden Stunden zunehmend ihre Unterlage, deren Beschaffenheit, den Bezug zum Raum und meine Hände spüren. Sie nennt dieses Erlebnis wie »mit Brettern vernagelte Fenster öffnen«. Das Spüren von Körperauflage und Unterlage verschiedener Qualität, Platz einnehmen und Raum gewinnen erinnere sie daran, dass sie sich als Kind nur glücklich und aufgehoben gefühlt habe, wenn sie krank gewesen sei. Es sei ihr auch hier peinlich, sich »verwöhnen« zu lassen. Verwöhnen? *»Einfach liegen dürfen!«*

In den folgenden Gesprächen erkennt die Patientin, eigene Bedürfnisse nie hinterfragt zu habe, sie nicht zu kennen. Sie sei bedürfnislos erzogen worden und habe ihren Sohn ebenso gehalten, nämlich *»Manieren beigebracht, zur Ordnung und Pflicht erzogen, was lernen lassen und versorgt«*. Sie habe den Ehemann, auch den späteren Freund nicht vernachlässigt. Körperlich fühle sie sich jetzt beunruhigt, unbeweglich, sehr schwer, aber nicht mehr bleiern. Die Unruhe, die sie spüre, könne auch Unsicherheit sein. Mehr könne sie dazu nicht sagen.

In der 12. Stunde erlebt die Patientin unter meiner Hand Bewegungen im Brustkorb, gegen die sie nichts machen könne, sie rutsche bodenwärts, die Starre auf der Brust löse sich, sie habe Angst wegzuschmelzen. Frau M. weint bitterlich. Sie habe 30 Jahre lang nicht weinen können. *»Nun schmilzt der Eisblock, und ich habe Angst zu vergehen.«* Das Einatmen helfe ihr, ihre Körpergrenzen zu finden, sich wieder zu sammeln. Die Patientin erlebt ihr schmelzendes Nachgeben als Härte aufgeben, angreifbar und hilflos werden. Sie erinnert sich daran, als Kind bei dem Wunsch nach Zärtlichkeit weggestoßen worden zu sein. Sehnsucht nach Wärme habe sie *»schwach wie eine Memme«* gemacht; so sei sie *»wie ein Junge geworden – tüchtig, aber ohne Gefühle«*.

In diesen Tagen äußert die Patientin öfter, dass sie besser im Bett liegen könne, sich sogar räkele, was ihr zwar fremd, aber hilfreich sei, um sich besser einzurichten.

Loslassen, Platz und Raum, Länge und Breite finden erlebe sie als Radiuserweiterung. Verschiedene Stellungen und entsprechend veränderte Empfindungen seien ein Orientierungsgewinn. Ausprobieren, sich verändern habe sie früher für »aus der Bahn geworfen« gehalten. Ihr scheine, sie habe jahrelang eine Stellung gehalten, sich in eine äußere Ordnung gezwungen, die in ihrem Inneren Chaos verursacht habe. Sie erlebe sich jetzt »beim Sortieren«.

Bei der Arbeit am Gerüst beschreibt sie ihre Haltung als einst unanfechtbar mit zusammengebissenen Zähnen. Sie spüre ihr Becken wie einen »Steinblock auf Kreta« und den Kopf wie einen abgeschotteten Ziegelstein. Die Wirbelsäule sei »undefinierbar«. Sie erinnere sie schmerzlich an ihr Ausgegrenztsein. Sich habe sie kaum und die Umwelt wie durch ein umgedrehtes Fernglas wahrgenommen. Schon als Kind in Erstarrung, habe sie sich später im Amt, in der Ehe eingemauert und diese Beschränkung als Schutz gesehen und dabei bis vor fünf Jahren bestens funktioniert.

Es braucht viele Angebote, Versuche, Ermunterungen, das »Drehen und Wenden« zu erproben. Eindrucksvoll ist, wie sie Spielraum im obersten Kreuz als Entlastung des Kopfes, der »menschliche Konturen bekomme«, beschreibt und Kopföffnungen wahrnimmt, mein Parfüm riecht, das wie Leben ins bisher »tote Kopfhaus« einziehe. An subtile Informationen wie feine Gerüche und Geschmack habe sie seit vielen Jahren keine Erinnerung. Freundlich oder böse zu schauen habe sie verlernt. Alle Menschen habe sie gleich wahrgenommen, weder Ab- noch Zuneigung gespürt. In ihrem Elternhaus seien Empfindungen oder Gefühle als unnütz bezeichnet worden. Es gab Gerechtigkeit und Nüchternheit. Man habe ihr nie Geschichten erzählt oder vorgelesen oder sinnliche Genüsse nahegebracht. Mutters Wort dafür war »Firlefanz«.

Eine Grippeerkrankung hielt sie in den vergangenen Tagen im Bett, Pflegehilfe anzunehmen sei ihr schwer gefallen. Sie habe Gefühle wie Angst, Dankbarkeit und Trauer gespürt. Sie erlebe sich körperlich porös, nicht mehr so dicht, sie sei dadurch empfindlicher. Sie müsse öfters weinen, sei einfach traurig, auch weil sie so teilnahmslos dahingelebt habe.

Die Arbeit im Mund, den sie lange verklemmt, verbissen, klein und leblos wie einen »Zwilling zum verstopften Bauch« spürt, weckt Erinnerungen an jahrelange Seifenlaugeneinläufe, die die Mutter dem Kind machte. Sie habe schreckliche Angst gehabt und den Po zusammengekniffen.

Nach vier Monaten Zusammenarbeit wirkt Frau M. sicherer. Sie hat Kontakt zu Mitpatienten, nimmt an Gruppensitzungen teil, zwar schweigsam, aber sichtbar beteiligt. Auf ihren Wunsch hin verbringt sie ein Wochenende zu Hause, wo sie Kontakt zu Nachbarn und zu einer früheren Bekannten aufnimmt. Sie hat Bedenken, nach der Entlassung allein zurechtzukommen. Insgesamt schätzt sie ihre gegenwärtige Situation realistisch ein.

Ihr äußeres Erscheinungsbild hat sich geändert, die Haare sind gebändigt und die Hände gepflegt. Frau M. trägt jetzt Kleider in munteren Farben, die sie sich hat bringen lassen.

Ihre Sehstörung habe sich geringfügig gebessert. Die Ischiasschmerzen seien blasser geworden, das taube Gefühl links könne sie ertragen. Im Vordergrund ihrer Beschwerden stehe die Obstipation, wobei sie den Bauch wie einen »vollgestopften Mülleimer ohne Leben spüre«. Sie erlebe sich in einem Prozess, wo die »Fassade bröckle«, der Bauch aber »Festung bleibe«. Über das Erleben, durch den Atem im Wechsel bewegt zu werden, über Austausch und Geschehenlassen, was sie erst als Aufgewühltsein, dann als In-Schwingung-Kommen beschrieb, konnte Frau M. das stundenlange Klositzen und Pressen aufgeben. Sie konnte statt dessen ihre Bedürfnisse abwarten und musste dadurch weniger Schmerzen erleiden.

Sie selbst beschreibt ihr bisheriges Leben als das einer Marionette. Jetzt erwärmt und bewegt zum Leben, merke sie, dass auch Entscheidungen und Aktivitäten verlangt sind; das habe sie verlernt, und das müsse sie wieder üben. Sie spüre bisher unbekannte Stimmungsschwingungen zwischen Neid, Trauer und Verzweiflung, sich dann mit Mitpatienten auszutauschen sei hilfreich. Die bessere Einschätzung ihrer selbst und die sicherere Orientierung um sich herum ließen sie erkennen, dass sie noch lange psychotherapeutische Hilfe brauche.

13.6 Schmerz und Depression: Behandlung einer 39-jährigen Patientin

Erster Eindruck, Symptomatik, Klagen: Frau C. ist 39 Jahre alt und von stattlicher Gestalt. Ihre Haltung ist auffallend aufrecht. Sie hat schönes, volles Haar und einen lebhaften Gesichtsausdruck. Die Stimme ist angenehm warm, wodurch Sympathie entsteht. Ich bemerke eine Lippen-Kiefer-Spalte, die aber gut versorgt und wenig sichtbar ist. Nach einiger Zeit nehme ich sie nicht mehr als störend wahr.

Der erste Eindruck trügt. Die anfänglich als aufrecht und in gewisser Weise imponierend wirkende Haltung bekommt bei weiterer Beobachtung etwas Starres und Steifes, etwas von einer Schonhaltung. Besonders als sie sich setzt und sich später hinlegen will, geschieht dies erhobenen Hauptes mit einem Minimum an Bewegung und ohne Mitbeteiligung des Rückens und der Extremitäten, als ob sie äußerst vorsichtig dabei vorgehen müsste. Darauf angesprochen, bestätigt sie, sie habe ständig Schmerzen an der gesamten Wirbelsäule, ganz besonders im Bereich der Lendenwirbelsäule und in der Nacken-Schulter-Region. Sie klagt über Verspannungen im Rücken; die Hände seien kraftlos und die Fingerspitzen oft taub, sodass ihr manchmal etwas aus der Hand falle. Sie könne weder länger stehen noch sitzen, und selbst im Liegen habe sie Schmerzen. Ihre Beschwerden sieht sie als Restzustand nach einer Bandscheibenoperation vor 9 Jahren und einer beidseitigen Karpaltunneloperation vor 2 Jahren. Das mache ihr Angst. Sie sei oft verzweifelt und depressiv, weil die Sorge zunehme, dass sie in diesem Zustand ihre Arbeit nicht mehr ausüben könne. Sie ist Ärztin und war zuletzt in einem operativen Fach tätig.

Offenbar geübt darin, über sich selbst zu sprechen, erzählt sie bereitwillig und weit ausholend in klagender, verzweifelter und manchmal auch vorwurfsvoller Weise von ihren Sorgen und ihrer momentanen Situation. Außer auf die Operationen führt sie ihre Beschwerden, derentwegen sie schon seit 2½ Jahren krankgeschrieben ist, auf eine sie sehr belastende Partnerschaft mit sexueller Problematik zurück. Diese Partnerschaft, die schon seit 5 Jahren bestehe, sei sehr schwierig und überzeuge sie auch nicht sehr; sie sei einfach unentschieden. Das Zusammenleben in dieser Unentschiedenheit bedrücke sie sehr: *»Ich stehe überhaupt, solange ich denken kann, unter Druck, und ich war immer angespannt, schon als Kind.«*

Ihrer Aussage nach hatte sie eine schwere Kindheit mit großer Armut. Die Mutter musste immer arbeiten und hatte nie Zeit für sie. Sie wuchs in einem sehr einsam gelegenen Dorf im Wald ohne Kontakte zu anderen Kindern auf. Für ihre jüngeren Geschwister musste sie schon sehr früh verantwortlich sorgen.

Jetzt kommt sie zu mir, weil ihr die Funktionelle Entspannung während eines Kuraufenthaltes empfohlen wurde. Sie steht unter hohem Leidensdruck und hat eine gute Motivation für die Aufnahme einer Therapie, die ihre Fehlhaltung und innere Anspannung bearbeiten soll. Ich habe den Eindruck, ihr mit der Funktionellen Entspannung helfen zu können.

Familiärer Hintergrund, soziale Entwicklung: Im Verlauf der dialogisch geführten FE-Behandlung erschließt sich aus den auftauchenden Erinnerungen ihre Lebensgeschichte. Der Vater, ohne erlernten Beruf, war viel außer Haus, »auf Montage«. Die Mutter, Bauerntochter, war als Hilfsarbeiterin beschäftigt. Wichtig für sie war die Großmutter, die eine Bäuerin war. Die Großmutter war früh verwitwet. Sie hatte allein zwei Kinder großgezogen und ihren Hof versorgt. Diese Großmutter lebte bis zu ihrem Tod immer in der Familie der Patientin. Sie hat die Patientin versorgt und erzogen und später auch ihre Privatschule finanziert: *»Sie wollte etwas Besseres aus mir machen, Lehrerin oder am liebsten Ärztin.«* Bis zu ihrem 20. Lebensjahr hatte die Patientin kein eigenes Zimmer, sondern immer eines zusammen mit der Großmutter, die ihr auch noch bis zum 18. Lebensjahr die Kleidung aussuchte. *»Sie hat mich erzogen. Ich sollte ein ›feiner Mensch‹ werden. Meine Geschwister existierten für sie nicht. Dafür existierte ich nicht für meine Mutter, bis zu meinem 20. Lebensjahr.«*

Für ihre jüngeren Geschwister musste die Patientin schon sehr früh sorgen und eine sie überfordernde Verantwortung tragen, da die Mutter arbeiten ging. Spielen durfte sie nie. Wenn sie es heimlich tat und es herauskam, wurde sie bestraft. Zu dem drei Jahre jüngeren Bruder hat sie keinen Kontakt. Mit der vier Jahre jüngeren Schwester lebt sie in Rivalität: *»Sie ist bildhübsch und verwöhnt. Sie hat die Schule abgebrochen, ist verheiratet und hat zwei Kinder.«* Die Mutter lebt heute in dieser Familie.

Nach der Volksschule besuchte die Patientin das Gymnasium, das sie aber nach 2½ Jahren wegen Krampfanfällen abbrechen musste. *»Das tat bitter weh.«* Sie kam dann für drei Jahre auf eine Realschule, eine von Nonnen geleitete Internatsschule mit hauswirtschaftlichem und kaufmännischem Zweig. Die Erziehung in dieser Klosterschule empfand sie als ausgesprochen körper- und männerfeindlich. Duschen durften sich die Kinder z. B. nur im Hemd. Nach Abschluss der Realschule war sie ein Jahr Krankenpflegeschülerin und danach ein weiteres Jahr auf einer Arzthelferinnen-Schule. Erst mit 18 Jahren besuchte sie ein Abendgymnasium, das sie nach sieben Semestern mit dem Abitur abschloss. Daran schloss sich das Medizinstudium an. Ihren Ausbildungsgang kommentiert sie so: *»Ich war immer sehr ängstlich, mutlos, angepasst und ohne Selbstvertrauen. Körperlich zu groß, zu dick, plump und tolpatschig konnte ich nur eines: Lernen!«*

Krankengeschichte: Im Kleinkindalter erfolgte eine Operation einer Lippen-Kiefer-Spalte. Mit fünf Jahren sei sie von einem »Nachbar-Onkel« sexuell missbraucht worden. Die Mutter habe das verschwiegen, weil er ihr mit Mord gedroht habe. Mit 14 Jahren habe sie erstmals Krampfanfälle gehabt, die dann sieben Jahre lang auftraten. Nach dem Schulsport habe sie immer Rückenschmerzen gehabt.

Mit 30 Jahren erfolgte nach jahrelangen ständigen Rückenschmerzen die Operation eines Bandscheibenvorfalls bei L5/S1 links. Danach sei sie 4 Jahre lang fast beschwerdefrei gewesen. Später seien erneut Schmerzen aufgetreten, die in das linke Bein ausstrahlten. Die Schmerzen seien vor allem während des Nachtdienstes aufgetreten; trotzdem habe sie weitergearbeitet.

Sie habe dann plastische Operationen an beiden Mammae durchführen lassen, weil sie sich »so nicht mochte«. Außerdem erfolge eine beidseitige Operation eines Karpaltunnelsyndroms. Hier bestehen immer noch Restbeschwerden.

Seit 2½ Jahren sei sie nun krankgeschrieben und für berufsunfähig befunden worden wegen belastungsabhängiger Schmerzen im Bereich der LWS und der HWS, die trotz physikalischer Anwendungen und mehrerer Kuraufenthalte nicht besser geworden seien. Damit zusammenhängend habe sich eine depressive Reaktion entwickelt, die eine ambulante psychiatrische Behandlung in Form entlastender Gespräche erforderlich mache. Bevor sie zu mir kam, war sie drei Monate in einer psychosomatischen Klinik.

Verlauf der FE-Therapie: Während des Aufenthalts in der psychosomatischen Klinik hat sie von der Funktionellen Entspannung erfahren, und jetzt ist sie neugierig darauf. Sie habe dort Massagen und krankengymnastische Behandlungen bekommen, aber für sie sei sehr wichtig gewesen, dass es auch eine psychotherapeutische Behandlung in Form von Gesprächen – einzeln und in der Gruppe – gab. *»Die Wochen dort haben mir viel gebracht an Erkenntnissen. Psychisch geht es mir ganz gut, aber körperlich ist alles im argen.«*

Eingangs habe ich das Bild beschrieben, dass sie in ihrer Schmerz-Schonhaltung bietet – eine zunächst aufrecht und tadellos imponierende Haltung, die sich aber bei genauerem Hinsehen als starr und steif erweist; der Gang nur mit minimalen Bewegungen ohne Mitbewegung von Schultern und Armen; der Sitz ohne Hingabe an den tragenden Grund, das gleiche auch im Liegen. Wenn sie sich die Schuhe ausziehen will, bückt sie sich nicht, sondern geht kerzengerade zu Boden, ohne jede Biegung der Wirbelsäule. *»Schmerz überall«*, sagt sie, *»aber mit dieser Haltung geht es noch so einigermaßen. Wenn ich entspanne, tut es viel mehr weh.«* Mit dem FE-Prozess des Suchens erfährt sie ihr Körpergefühl wie folgt: *»Ich stecke ganz und gar wie in einem kräftigen Korsett. Zwei Eisenbänder verbinden oben die Schultern und weiter unten die Hüften miteinander. Das gibt mir meinen Halt, den ich brauche.«* Im Inneren dieses Korsetts findet sie etwas Wichtiges und Lebendiges, aber nur wie auf Sparflamme, ihren Atemrhythmus, mit dem sie weder etwas hergibt noch etwas zu bekommen scheint, »ganz gleichförmig und klein«.

Die FE-Behandlung gestaltet sich wie eine Art »Aufweichungsprozess« des Starren und Fixierten, den sie ungläubig zögernd, aber ohne starken Widerstand allmählich zulässt. Ein für sie hilfreiches Wohlgefühl entsteht, als sie wagt, sich mehr loszulassen und auszubreiten. Sie erlebt, dass keine großen und sie schmerzenden Übungen von ihr erwartet werden, sondern dass kleinste Bewegungsreize ihr ermöglichen, sich ohne Aufwand und Anstrengung schmerzfrei zu bewegen. Mal in der Ein-, mal in der Ausatemphase sich zu rühren macht ihr Unterschiede und Veränderungen deutlich; und wenn sie sich Zeit lässt zum Nachspüren während des Nichtstuns, ist ihr erinnerbar, wo das war, wie das war, in welchen Richtungen das ging und wie das nun ist und wo noch. Dies gelingt zunächst am besten an den Extremitäten und den großen am Rumpf ansetzenden Gelenken. Dabei merkt sie auch eine unmittelbare Wirkung auf ihren Atemrhythmus, der sich aus seiner Kleinheit und Verhaltenheit löst und ihr subjektiv ein Gefühl der Druckveränderung und der Hingabe an den tragenden Grund – und damit des Gewichtigerwerdens – gibt. Eine Erinnerung kommt ihr dabei wieder: *»Ich hatte immer Angst, zu dick zu sein, zu schwer zu werden – wie als Kind – zu groß, zu plump. Jetzt fühle ich mich gut und gewichtig und erleichtert, obwohl ich doch mehr Platz hier einnehme.«*

Bei dem Thema »zu dick sein« sei an ihre Vorgeschichte erinnert. Sie unterzog sich einer plastischen Operation beider Mammae. Sie selbst erinnert sich weiter: *»Es war sehr schlimm für mich als junges Mädchen, wie mein Busen so groß wurde. Alle Männer haben mir nachgeguckt.«*

Der »Aufweichungsprozess« scheint von den Extremitäten zur Mitte, von außen nach innen und von großen zu kleinsten Bewegungsreizen, zu einer immer feineren Wahrnehmung ihrer selbst vor sich zu gehen, bis hin zu nicht mehr sichtbaren, für sie aber spürbaren Bewegungen, eben zu diesem Bewegtsein beim Erinnern dessen, was sie und was sich bewegt hat. Ihre Empfindung dabei drückt sie so aus: *»Es weicht von innen her auf.«* Das alles geht nicht sehr rasch vor sich, doch etwas Wichtiges scheint erreicht. Es ist ihr einsichtig geworden, dass das Korsett, mit dem sie sich von oben bis unten eingeschnürt hat, um Halt zu haben und Haltung bewahren zu können und um Schmerzen zu verhindern, dass gerade dieses Korsett ihr Schmerzen verursacht und Druck macht.

Ihre Längsachse, die Wirbelsäule, bleibt noch lange voller Beschwerden. Die Wirbelsäule spielt für sie in der FE eine wichtige Rolle, da sie als zentrale Achse und als Träger des inneren Gerüstes mit seinen sich kreuzenden Verstrebungen alles zusammenhält. Die Wirbelsäule vermittelt den inneren Halt und ist Ausdruck der Haltung im doppelten Sinn. Ein »kräftiges Korsett« und »Eisenstangen« halten ihr Gerüst zusammen. An der Längsachse rührt sie nicht gerne. Jede kleinste Veränderung ist für sie hochbrisant, weil immer mit einer Emotion verbunden. Die Wirbelsäule ist für sie somit ein sehr sensibler Bereich, mit dem behutsam umgegangen werden muss. Bei ihr löst ein Bewegungsimpuls mit der unteren Wirbelsäule allein schon Staunen aus, dass das überhaupt möglich ist. Sie meint dann aber: *»Das ist komisch und ganz schön keck!«* Im Nachspüren wird ihr ihr Beckenboden bewusst, und im Bauch spürt sie Weite und Öffnung »wie noch nie«.

Ähnlich ergeht es ihr auch, als sie den anderen Pol der Wirbelsäule, die Stelle, wo Kopf und Längsachse gelenkige Verbindung haben, »entdeckt«. Hier probiert sie und findet heraus, dass jede Bewegung dort den Kopf bewegt und – ob zögernd oder eindeutig – Zustimmung oder Ablehnung ausdrückt, Nachgiebigkeit oder Hartnäckigkeit. Gleichzeitig merkt sie, ob das Kiefergelenk »verbissen« festgestellt oder gelöst ist und damit den Mund einengt oder freilässt. Sie erlebt am stärksten die Unfähigkeit des Verneinens: *»Das wird mir sehr schwer, ich gebe lieber klein bei. Ich weiß noch genau und angstvoll, was passierte, wenn ich nicht parierte. Neinsagen war absolut verboten. Ich musste früh schon auf meine kleinen Geschwister aufpassen, wenn die Mutter arbeitete. Spielen konnte ich nur ganz heimlich.«*

Eine Geschichte kommt ihr dabei in den Sinn. Sie sollte die Kleinen zum Zahnarzt in die nahegelegene Stadt bringen, ging aber mit ihnen auf einen Spielplatz und kam viel zu spät heim. Eine Strafe folgte, die mit der Sorge begründet wurde, die man sich um die Kleinen gemacht hatte.

Bei der weiteren Suche nach ihrer zentralen Achse fand sie diese zwischen den Schulterblättern, aber nicht spontan, sondern erst mithilfe der sich in den verschiedenen Richtungen bewegenden Schultergelenke. Nach vorne ausgeführt, erlebte sie ein Sichverkriechen und einen Rückzug zum Buckel hin, nach hinten ausgeführt ein starkes Aus-sich-Herauskommen und angeberisches Sichpräsentieren. Besonders Letzteres erinnert sie wieder erschreckend an den starken Wuchs ihres Busens in der Pubertätszeit. Aber leiser und kleiner, kaum sichtbar und mit dem Kommen und Gehen der Atmung verbunden, wird es ihr möglich und selbstverständlich als Bedürfnis, aus sich herauszukommen.

Es bleibt für sie allerdings noch ein intimes Wagnis: *»Ich komme heraus, aber es darf nicht peinlich sein. Ich werde größer, und es vermittelt mir mehr Selbstwert.«*

Sie nimmt wahr, dass ihre Wirbelsäule im oberen Bereich vom Brustkorb und im unteren Bereich von der Beckenschale schützend umgeben ist. In der Mitte jedoch, an der Hohlkreuzstelle, meint sie, dass die Wirbelsäule freiliege, ohne Schutz, also »eine zerbrechliche Stelle«. Diese Stelle ist auch die empfindlichste Schmerzstelle und für sie von größter Bedeutung. Wiederum kann sie sich nur mit kleinsten, fast nur intendierten und kaum ausgeführten Bewegungen loslassen, sodass das »Eisen« größerer Weichheit und allmählich einer Flexibilität ohne Schmerzen weicht – *»ohne dass ich mich gleich beugen muss und es mir das Kreuz bricht«*.

Zusammenfassung: Die Behandlung dieser Patientin zog sich über 2½ Jahre mit 36 Stunden hin. Der Fall macht deutlich, dass durch die Körperwahrnehmung mithilfe der FE lebensgeschichtlich relevante Erinnerungen und Gefühle auftauchten und in welcher Weise durch die Therapie Fehlhaltungen, die in Zusammenhang mit der Lebensgeschichte stehen, als Körpersprache verständlich wurden. Ausgeprägte Mangelerlebnisse während der Kindheit prägten das Leben dieser Patientin. Gleichzeitig bestand ein massiver Druck, etwas zu werden, etwas darstellen zu müssen, um einmal besser zu sein und es besser zu haben. So entstand ein Streben, sich sozial aus dem eigenen Milieu herauszuentwickeln, und so kam die Patientin auf Umwegen schließlich bis zu einem Universitätsstudium und einem akademischen Beruf.

Mit der FE erlebte die Patientin wahrscheinlich zum ersten Mal, körperlich angenommen zu werden und sich selbst anzunehmen. Veränderung wurde möglich, vor allem mehr Weichheit und mehr Flexibilität. Menschliche Beziehungen und die damit verbundene Sexualität gestalteten sich immer schwierig. Durch ein neugewonnenes Selbstwertgefühl wurde eine langjährige Partnerschaft in der Weise geklärt, dass die Patientin sich trennen konnte. Sie konnte ihre Grenzen erkennen und zu wichtigen Entscheidungen gelangen. Nach langer Arbeitsunfähigkeit hat sie ihre Arbeit in einem für sie geeigneten Rahmen wieder aufgenommen.

Etwa ein dreiviertel Jahr nach dem Ende der Behandlung fasste sie in einem Brief an mich das Ergebnis zusammen: *»Wahrnehmung des Körpers, den eigenen Bedürfnissen nachgeben, sie überhaupt erst einmal gewahr werden! Zur Ruhe kommen, ganz entspannt, um dann aus mir selbst heraus Zuversicht und Kraft zu holen! Mit beiden Beinen auf dem Boden stehen, Sicherheit verspüren und Selbstvertrauen gewinnen! Ohne diese Erfahrung hätte ich mich nicht getraut, wieder voll zu arbeiten. Ich brauche die FE täglich mehrmals, eigentlich dauernd, weil sie mir ein Innehalten und Rückfragen ermöglicht und mich flexibel reagieren lässt. Ich traue mich, manchmal Sachen zu erledigen, anzusprechen, spontan zu reagieren, Wut und Ärger zu zeigen. Und: Keiner nimmt es mir übel.«*

Funktionelle Entspannung als körperbezogene Traumatherapie[4]

An dieser Stelle – am Ende dieser beeindruckenden Falldarstellungen – halte ich es für sinnvoll, den Blick noch einmal aus heutiger, besonders aus traumatherapeutischer Sicht speziell auf die Behandlung von Entwicklungstraumata zu richten, die sich auf Erfahrungen von Vernachlässigung, körperlicher und vor allem sexualisierter Gewalt in der Säuglings- und Kleinkindphase, also auf Erfahrungen überwiegend aus der sogenannten vorsprachlichen Zeit, beziehen.

Diese Erfahrungen sind, wie das Autorenteam der »Subjektiven Anatomie« schon vor 28 Jahren beschrieb, auf das Engste mit dem Körpererleben innerhalb der frühesten Bindungsbeziehungen verbunden und nicht auf innerpsychische Konflikte reduzierbar.

Heute ist aus neurobiologischer Sicht jedoch vieles klarer belegt: Menschen reagieren auf Bedrohungen mit spezifischen physiologischen Reflexen, d. h. völlig unbewussten Systemreaktionen ihres Gesamtorganismus – im Sinne der Aktivierung eines hochintelligenten Alarmsystems.

Fühlt sich ein Mensch sicher, befinden sich alle physiologischen Systeme im Gleichgewicht. Die Systeme, die auf Kontakt, Bindung und soziales Engagement ausgerichtet sind, können sich gut entfalten.

Nimmt das Gesamtsystem menschlicher Organismus – aufgrund von Informationen aus der Umwelt, die in Zeichen seiner vielfältigen Körperrezeptoren umgesetzt sind – jedoch eine wie auch immer geartete Bedrohung wahr, wird im Bruchteil von Sekunden der Organismus auf »Abwehr« der Bedrohung eingestellt. Diesen Vorgang bezeichnet Porges

4 Dieser Kommentar wurde in leicht veränderter Form als Teil des Beitrags »Psychosomatik und Körperpsychotherapie« im »Handbuch der Körperpsychotherapie« (Marlock und Weiss, in Vorb.) im Schattauer-Verlag vorveröffentlicht.

(2010) als »Neurozeption«. Der Begriff ist gut vergleichbar mit der in unserer Publikation beschriebenen Propriozeption.

Ist die Bedrohung voraussichtlich zu »managen«, werden alle Körpersysteme auf »Kampf« eingestellt. Nehmen die Rezeptoren des Körpers jedoch wahr, dass die Bedrohung nicht durch aktive Gegenmaßnahmen zu managen ist, werden sämtliche Körpersysteme – nicht nur das Bewegungssystem, sondern z. B. auch das Herz-Kreislauf-System, das Stoffwechsel- und das Immunsystem – in Richtung »Flucht bzw. Rückzug« verändert.

Wird die Bedrohung existenziell, geschieht sie rasch, überrollend; ist kein Entrinnen möglich, wird der gesamte Organismus in einen physiologischen »Stand-by-Modus« versetzt: Die Verbindung zum Großhirn wird unterbrochen, die Körpersysteme arbeiten nur noch, um das Überleben auf einem minimalen Level zu garantieren. Die Verbindung zwischen »Gefühlshirn« (dem limbischen System) und Großhirn wird unterbrochen, um das Gehirn vor einer Überschwemmung mit den massiv angestiegenen Stresshormonen zu schützen. Dies löst Amnesie und andere Bewusstseinsstörungen aus, die wir Dissoziation nennen.

Toxisch kann dieser Stand-by-Modus dann werden, wenn keine Möglichkeit besteht, den im Körper maximal gesteigerten Stresshormonlevel wieder zu normalisieren, was im Gegensatz zu in der Wildnis lebenden Tieren bei uns Menschen so gut wie die Regel ist. Krankheitsfördernd kann auch die an und für sich sehr intelligente Gedächtnisfunktion des »Gefühlshirns«, der Amygdala, als Teil des limbischen Systems, sein, die sich alle Notfallereignisse als Sinneswahrnehmung merkt – d. h. als Körper-Zeichen, nicht als Geschichten – und bei Sinnes- oder Körperwahrnehmungen, die einer vorherigen Notsituation ähneln, auch bei nur geringfügig oder überhaupt nicht gefährlichen alltäglichen Anlässen, den Gesamtorganismus erneut in den »Notfallmodus« versetzen kann. Die gesamte Umwelt wird bei entsprechenden traumatischen Vorerfahrungen auf diese Weise – durch »Ähnlichkeitsalarm-Meldungen« – möglicherweise zur »Gefahrenzone«. Ständig treten dissoziative Phänomene verschiedenster Art auf, die wiederum Stress und Alltagsbelastung bedeuten. Der Organismus kann sich in solch einem Teufelskreis nicht durch Pausen und Beruhigung regenerieren. Der Traumaforscher van der Kolk (2021) betont, das Belastendste bei traumatischen Erfahrungen sei nicht das bewusste Wieder-Erinnern, sondern dass der Körper sich nicht beruhigen könne.

Hier wird deutlich, was für eine bedeutende Rolle der körperwahrnehmungsbezogenen Körperpsychotherapie, hier am Beispiel der Funktionellen Entspannung, mehr und mehr zukommt, nämlich – aus heutiger Sicht State of the Art – »phasengeleitet« traumatherapeutisch zu arbeiten, im Sinne einer »sanften«, körperbezogenen Traumatherapie. Betont doch die FE den Fokus, Ressourcen im eigenen Körper zu entdecken, die Halt, Rhythmus – anstelle von Erstarrung – und bessere Abgrenzung erlebbar machen.

Zunächst, in der ersten Phase – auch wenn sich alle Phasen zyklisch im Therapieverlauf wiederholen können –, geht es vorrangig um Sicherheit, Stabilisierung und körperbezogene Ressourcenaktivierung.

Erst dann wird, kleinschrittig »titrierend« und respektvoll im Sinne einer vegetativen »Umstimmung«, an den im Körper eingravierten Trauma-Erinnerungen gearbeitet, um sozusagen aus der Dissoziations-Starre wieder in Bewegung zu kommen.

Danach, in der dritten Phase, geht es darum, zur psychophysischen Integration der traumatisch bedingten »subjektiven Pathologie« in die eigene Körper- und Lebensgeschichte zu gelangen, d. h. zur Aufnahme in das »autobiografische Narrativ« in »entgifteter« Form. Auf diese Weise können sich neue Lösungen der Lebensgestaltung »ent-wickeln«. Oder:
Das »Wunderknäuel« wird in der Beziehung zur Um- und Mitwelt neu »gewickelt« – im Sinne einer wieder ermöglichten Lebendigkeit und einer erstarkten Selbstwirksamkeit, d. h. eines wieder zum Leben dazugehörenden »Sense of Agency«.

(Angela von Arnim)

Glossar[1]

Affekt Unser Zumutesein, unsere Gestimmtheit, unsere unmittelbar erfahrene Befindlichkeit (Scharfetter 1991); phänomenologisch lassen sich lokalisierte (z. B. Hunger, Durst, Schmerz) und allgemeine körperbezogene Affekte (z. B. Frische, Müdigkeit, Unruhe) von weniger körperbezogenen Affekten (z. B. Freude, Angst, Schwermut) unterscheiden; ferner können Affekte, die das eigene Zumutesein betreffen (z. B. Wohlbehagen, Zuversicht, Zerrissenheit), solchen Affekten gegenübergestellt werden, die das Zumutesein angesichts des anderen ausdrücken (z. B. Interesse, Zuneigung, Hass); mit den Begriffen Affekt, Gefühl, Emotion und Stimmung werden häufig bestimmte quantitative und zeitliche Aspekte der unmittelbar erfahrbaren Befindlichkeit charakterisiert, wir gebrauchen sie hier jedoch synonym.
Als angeborene **Primäraffekte** gelten seit Darwin Freude, Trauer, Wut, Furcht, Ekel, Überraschung, Interesse und Scham; sie werden auch als kategorial oder diskret bezeichnet und sind universal (Eibl-Eibesfeldt 1984; Krause 1983; Tomkins 1981). Den Primäraffekten stellt Stern (1992) die sogenannten **Vitalitätsaffekte** gegenüber, die keine diskreten Gefühlsinhalte, sondern vielmehr die Dynamik von Gefühlsabläufen ausdrücken (z. B. Ansturm, Ausbruch, Aufwallung, Explosion). Sie können in einer Vielzahl von Handlungsweisen – auch, aber nicht notwendigerweise im Zusammenhang mit kategorialen Affekten – zum Ausdruck kommen. Während die Primäraffekte v. a. durch mimische Signale mitgeteilt werden, lassen sich die Vitalitätsaffekte an der Art der allgemeinen Bewegung, an den »Aktivierungskonturen«, erkennen.

Affektabstimmung »Ausführung von Verhaltensweisen [...], die die Gefühlsqualität eines gemeinsamen Affektzustandes zum Ausdruck bringen, ohne die Verhaltensäußerung des inneren Zustands exakt zu imitieren« (Stern 1992, S. 203). Die Affektabstimmung ist dadurch gekennzeichnet, 1. dass sie das Verhalten des Säuglings nicht exakt wiedergibt, sondern ihm gewissermaßen entspricht, 2. dass diese Entsprechung transmodalen Charakter (→ amodale Wahrnehmung) hat und 3. dass die Entsprechung sich nicht – wie die Nachahmung – auf das äußerlich sichtbare Verhalten, sondern auf den vermuteten oder unmittelbar wahrgenommenen Gefühlszustand »hinter« dem Verhalten bezieht. Im Unterschied zum Imitationsverhalten, das die Mutter bereits in den ersten Lebensmonaten des Säuglings zeigt, führt sie die Affektabstimmung ab etwa dem neunten Monat – als Reaktion auf den »neuen Status des Kindes als potentiell intersubjektiver Partner« (S. 200) – aus.

Akkommodation Die durch J. Piaget (1974, S. 17 f.; Piaget und Inhelder 1991) im Rahmen seines Konzeptes der sensomotorischen Zirkulärreaktion geprägten Begriffe A. und Assimilation kennzeichnen die Tatsache, dass sich Leben immer als Einheit aus Organismus und Umgebung abspielt, ohne dass eine »äußere« und objektive Realität vorausgesetzt wird.

Assimilation (Einpassung; Adaptiertsein) meint die »Auswahl eines biologisch neutralen [...] Phänomens als Bedeutungsträger und die Bedeutungserteilung im Sinne Jakob von Uexkülls« (Uexküll und Wesiack 1988, S. 282) im Sinne der Bedürfnisbefriedigung.
Unter **Akkommodation** (Anpassung; Adaptation) wird die Veränderung eines gestörten Assimilationsschemas verstanden, also das Herstellen neuer Beziehungen zwischen Lebewesen und Umgebung, damit Assimilationsvorgänge wieder möglich werden. Anpassung erfolgt

1 Die Erläuterungen einiger Begriffe der Funktionellen Entspannung wurden z. T. dem Glossar des Buches »Psychosomatische Selbstregulation« (Rosa und Rosa-Wolff 1976) entnommen, z. T. unter der Sichtweise eines körperpsychotherapeutischen Vorgehens verändert.

also nicht an eine äußere Realität, sondern an eine gestörte Einpassung (a. a. O., S. 283 und S. 322).

amodale (auch: transmodale) Wahrnehmung Angeborene (also nicht durch Lernen erworbene) Fähigkeit, Wahrnehmungserlebnisse aus einer Sinnesmodalität (z. B. haptischer Eindruck eines Schnullers) in eine andere (z. B. visueller Eindruck des Schnullers) zu übertragen und so Entsprechungen zwischen den Sinnesmodalitäten zu erkennen; hierzu gehört auch die Fähigkeit, Entsprechungen zwischen quantitativen Eigenschaften unterschiedlicher Modalitäten (z. B. Reizstärke oder Zeitmuster von Helligkeit und Lautstärke) zu erkennen. Es wird vermutet, dass die Übersetzung zwischen den Modi mittels Enkodierung abstrakter (supramodaler) Repräsentationen primärer Wahrnehmungseigenschaften erfolgt (Stern 1992, S. 74 ff.).

Anfassen, therapeutisches Begriff der → Funktionellen Entspannung: durch den Therapeuten angekündigte, meist kurze Berührung mit behutsamer, nicht bedrängender oder verwöhnender, in den → Rhythmus des Patienten einfühlender Hand (vgl. Kap. 11.2.5). Dieses »Anfassen in verantworteter Beziehung« (Fuchs 1989), das keine »Streicheltherapie« ist, erfüllt diagnostische und vor allem als Erfahrung von Halt und Grenze (Krietsch und Heuer 2022) therapeutische Funktionen. Beispiele finden sich u. a. in Kapitel 11.

Assimilation s. Akkommodation

Atemrhythmus s. Rhythmus

Autonomie Selbstständigkeit, Für-sich-selbst-verantwortlich-Sein (*autos* = selbst, *nomos* = Gesetz); hier ist spezieller die Fähigkeit eines Menschen zu Aktivität und Spontaneität gemeint. A. ist nicht Autarkie, also Unabhängigkeit von materiellen und menschlichen Ressourcen, sondern sie ist immer auf die physische Umwelt und die soziale Mitwelt bezogen: jede Verhaltensweise bedarf einer passenden Rückmeldung, einer Gegenleistung bzw. einer passenden Gegenrolle (vgl. die von Christian und Haas [1949] beschriebene Tätigkeit zweier Personen an der Baumsäge, Kap. 6). Die Paradoxie von A. als umweltoffenes und umweltabhängiges Verhalten ist Ausdruck ihrer Zugehörigkeit zu zwei verschiedenen Integrationsebenen (→ Systemtheorie), der individuellen und der bipersonalen Ebene.

Autopoiese Begriff der → Systemtheorie, der den Vorgang bezeichnet, dass ein System die Elemente produziert, die das System hervorbringen und erhalten, was auch Selbstrückbezüglichkeit (Selbstreferenzialität) genannt wird (Jantsch 1975; Maturana 1982). Lebewesen sind autopoietische Systeme, d. h., sie erschaffen und erhalten sich selbst. Auch der eigene Körper kann als autopoietisches System aufgefasst werden: Sensorische und motorische Sensationen werden durch einen Kode, das → Körperschema Heads, mit einem Bezeichneten verknüpft, also interpretiert. Dadurch werden diese als Zeichen für sich »selbst« dechiffriert (vgl. Kap. 6).

Bedeutung Eigenschaft, die ein Element durch seine Funktion in einem System hat oder erwirbt; jeder beliebige Teil der Umgebung eines Lebewesens kann eine Bedeutung erwerben, sobald er seinen Bedürfnissen entspricht; mit Übernahme der Rolle eines Bedeutungsträgers wird der Ausschnitt der Umgebung Teil der subjektiven Umwelt.

Bedeutungserduldung Bereitschaft der → Umgebung zum Ertragen oder Ermöglichen der bedeutungsverwertenden Aktivität des lebenden Systems. Dabei wird im Sinne einer Realitätskontrolle überprüft, ob Bedeutungserteilung und -verwertung richtig waren.

Bedeutungserteilung Vorgang, durch den ein Zeichenträger auf Grund eines biologischen Bedürfnisses bzw. eines Soll-Wertes (des → Interpretanten) zu einem Zeichen für den dadurch bezeichneten Sachverhalt oder Gegenstand der → Umgebung kodiert wird. Der entsprechende Sachverhalt oder Gegenstand wird so zu einem »Objekt« der Umwelt des lebenden Systems.

Bedeutungskopplung »Übersetzung« von einem Zeichensystem in ein anderes, z. B. von endosemiotischen Zeichen für die Sekretion einer Drüse in akustische Zeichen (Pawlowscher Konditionierungsversuch). B. ist Voraussetzung für »Aufwärts«- und »Abwärts«-Effekte (→ Semiotik) zwischen unterschiedlichen Systemebenen.

Bedeutungsverwertung Vorgang, bei dem ein als »Objekt« bezeichneter Teil der → Umgebung durch Interaktion mit dem lebenden System verändert (z. B. assimiliert) wird.

Bezogenheit Von Stern (1992) benutzter Begriff (*domain of relatedness*) für den das interpersonale Erleben kennzeichnenden Aspekt der verschiedenen Bereiche des → Selbstempfindens; er unterscheidet die auftauchende, die Kern-, die intersubjektive und die verbale Bezogenheit.

Bezugssysteme Die Funktionelle Entspannung fokussiert die verkörperte Selbstwahrnehmung auf fünf Bezugssysteme: 1. die Beziehung zum Boden als **»äußerer Halt«**, 2. das Wahrnehmen des knöchernen und gelenkigen Bewegungssystems als **»innerer Halt«**, 3. die Wahrnehmung des **Raums:** Innenraum, Intermediär-Raum und äußerer Raum, 4. die Wahrnehmung der Haut als Kontaktorgan und **Grenze**, 5. die Wahrnehmung der körperlicher Rhythmen, speziell des **Eigenrhythmus**, z. B. im Bereich des respiratorischen Systems.

Biosemiotik s. Semiotik

Bipersonalität Nach Christian und Haas (1949) die überindividuelle Ebene beim gemeinsamen Tun zweier Personen; systemtheoretisch komplexere Systemebene durch Integration zweier Subsysteme: durch → Restriktionen auf den individuellen Ebenen nach einem Plan oder Programm kommt es zu emergenten Eigenschaften (→ Emergenz) auf der bipersonalen Ebene. Kennzeichen dieser Ebene ist die Gegenseitigkeit, in der jeder der beiden Partner »sein Tun nicht einfach dem anderen überantwortet, sondern in der Voraussicht handelt, dass sein Tun auf ihn zurückkommen kann« (Christian und Haas 1949).

Bühne, innere Metapher des **Situationskreis**-Modells für die Innenwelt eines Menschen, als Basis für seine **individuelle Wirklichkeit**.

Container Von Bion (1990) geprägter Begriff für eine wichtige Funktion der Mutter; diese nimmt zu Beginn unseres Lebens als »Behälter« Gefühle in sich auf, die vom Kleinkind (noch) nicht gedeutet oder ertragen werden können; sie »verdaut« diese Gefühle zunächst im eigenen Erleben und gibt sie dann dem Kind in einer jetzt erträglichen Form zurück. In analoger Weise gilt dies auch für körperliche Empfindungen, die die Mutter interpretiert und damit dem Kind zeigt, was diese bezeichnen.Das Konzept des Containers kann auch zum Verständnis der Rolle des Psychotherapeuten in verbalen und körperbezogenen Verfahren herangezogen werden. Bei Körperpsychotherapien besteht der »Gehalt« v. a. aus den körperlichen (Miss-)Empfindungen des Patienten, aber auch aus den in der **Pause** entstehenden Bildern, Fantasien, Erinnerungen, ängstigenden Affekten (vgl. Kap. 10.3), die im Rahmen einer vertrauensvollen Bindungsbeziehung zum Therapeuten geäußert und transformiert werden können.

Effektor Jedes Organ, das durch Aktivität die → Umgebung des Lebewesens verändert (Wirkorgan) und damit zu einem Zeichensender wird.

Eigenrhythmus s. Rhythmus

Emergenz Spontanes und unvorhergesehenes Auftreten von neuen Systemeigenschaften durch die Integration von Subsystemen eines Systems (→ **»Ver-wicklungen«**). In der Metapher für das System lebender Organismus entspricht das den **»Überraschungen«** des **»Wunderknäuels«** (→ Systemtheorie).

Emotion s. Affekt

Empathie Einfühlung als »Weg zum unmittelbaren Verständnis fremdseelischer Vorgänge« (Peters 1984, S. 158). E. heißt nach Rogers (1959) »den inneren Bezugsrahmen eines anderen genau wahrzunehmen unter Einschluß der zugehörigen gefühlsmäßigen Komponenten und Bedeutungen, so als ob man selbst der andere wäre« (zit. n. Geisler 1987, S. 46). Die Fähigkeit zur E. bildet sich während der Entwicklung des subjektiven Selbstempfindens und der intersubjektiven Bezogenheit heraus (vgl. Kap. 9). In heutigen Therapiediskursen wird dem Begriff Empathie der des **Mitgefühls** gegenübergestellt, der – anders als z. B. **Mitleid** – eine Heilungsfantasie einschließt, jedoch respektvoll, gut abgegrenzt und im Vertrauen auf die Selbstheilungskräfte des Patienten.

Empfindung s. Sensation

falsches Selbst s. Selbst

Feldenkrais-Methode Von Moshé Feldenkrais (1978) entwickelte körperbezogene Selbsterfahrungs- und Behandlungsmethode (→ Körpertherapie). Bei diesem v. a. in der Gruppe, aber auch in der Einzelarbeit angewandten und an der Motorik angreifenden Verfahren werden Körperbewegungen – aktiv oder passiv – langsam und wiederholt durchgeführt. Es kommt so zum Wahrnehmen alter und Erlernen neuer Bewegungs- und Haltungsmuster, die über die Verbindung Motorik-Emotion auf Fühlen und Denken zurückwirken (Czetczok 1993; Müller-Braunschweig 1992b).

Funktionelle Entspannung (FE) Die FE wurde von Marianne Fuchs als tiefenpsychologisch fundiertes, körperbezogenes Therapieverfahren zunächst als → Körpertherapie zur Behandlung von funktionellen körperlichen und seelischen Störungen entwickelt (Fuchs 1989; Johnen 1992; Müller-Braunschweig 1990a) und entwickelte sich weiter zur körperbezogenen Psychotherapie bzw. zur wahrnehmungsorientierten → Körperpsychotherapie.Über Entspannen und kleine, an den autonomen (Atem-)Rhythmus gebundene, zu wahrnehmbaren Veränderungen führende Reize erhält der Patient – im Dialog mit dem Therapeuten und unter Berücksichtigung von sogenannten → Spielregeln – (wieder) Zugang zu seinem Körpererleben (→ subjektive Anatomie) (vgl. Kap. 11). In den letzten Jahrzehnten entwickelte sich die Methode, auch im Zusammenhang mit der FE-Therapie schwer traumatisierter oder sogar psychotischer Patienten, zu einer **psychodynamischen** → **Körperpsychotherapie** weiter und wurde bzgl. des methodischen Vorgehens den Bedürfnissen dieser Patienten angepasst. Das Interesse psychosomatischer Mediziner und psychologischer Psychotherapeuten an dieser Art von **wahrnehmungsbezogener Körperpsychotherapie**, die auch im weiteren Sinne als **körperbezogene Traumatherapie** eingesetzt werden kann, ist in den Letzten Jahren stark angewachsen (Arnim et al. 2006, Krietsch und Heuer 2022). An der Weiterbildung in FE interessierte Leser können sich an die Geschäftsstelle der Arbeitsgemeinschaft für Funktionelle Entspannung (A.F.E.) wenden: Bülowstraße 52/A6, 10783 Berlin, Telefon 030 38106556, afedeutschland.de.

Funktionskreis Dieses von J. v. Uexküll (1973) entwickelte kreisförmige Modell fasst Organismen als lebende Systeme auf, die über → Rezeptoren (→ Merken) und → Effektoren (→ Wirken) Zeichen mit ihrer → Umgebung austauschen. Diese Zeichenprozesse bestehen aus den Phasen → Bedeutungserteilung, → Bedeutungsverwertung und → Bedeutungserduldung (→ Semiotik). Lebende Systeme reagieren nicht mechanisch auf physikalische oder chemische Einwirkungen, sondern kodieren alle Veränderungen ihrer Rezeptoren zu Zeichen, die das System über die Bedeutung der → Umgebung für seine biologischen Bedürfnisse informieren (»Bedeutungserteilung«). Effektoren geben durch ein Verhalten, das sich mit dem bezeichneten Sachverhalt, dem Objekt, auseinandersetzt, Antworten auf diese Zeichen (»Bedeutungsverwertung«). Diese Antworten müssen durch die Umgebung ermöglicht werden (»Bedeutungserduldung«), was die Brauchbarkeit der Bedeutungserteilung bestätigt.

Der in der Zeichenlehre von Peirce und Morris nicht berücksichtigte Rückkopplungseffekt der pragmatischen auf die semantische Dimension wird im Funktionskreis-Modell beschrieben. So »vergeht« das Objekt in der Interaktion mit dem Subjekt. Beispielsweise verliert die Nahrung ihre Bedeutung für ein Tier, wenn dieses seinen Hunger gestillt hat.

Gefühl s. Affekt

Gewicht abgeben Begriff der → Funktionellen Entspannung: sich des Eigengewichts weitgehend in der von der jeweiligen Körperhaltung abhängigen Gravitationsrichtung entledigen.

Grund, tragender Begriff der → Funktionellen Bezeichnung für die im Feld der Schwerkraft Sicherheit und äußeren Halt vermittelnde körperliche Beziehung zum Boden als Teil der Umgebung, dem das lebende System die Bedeutung einer nützlichen Umwelt erteilt. Die

Beziehung zum Boden ist eines der fünf körperlichen Bezugssysteme, auf welche die → Funktionelle Entspannung fokussiert. Im weiteren Sinn auch Metapher für eine somatisch evidente, unerschütterliche Sicherheit in sich selbst. Beispiele finden sich in einigen Kasuistiken des Buches.

Grundbedürfnis s. Motivationssystem

ikonische Zeichen Begriff der → Semiotik: Zeichen, die mindestens eine Eigenschaft mit dem von ihnen bezeichneten Objekt gemeinsam haben. Sie bezeichnen das Objekt durch Ähnlichkeit (z. B. ein Foto als Zeichen des Abgebildeten).

indexikalische Zeichen Begriff der → Semiotik: Zeichen, die in einer räumlichen oder zeitlichen Beziehung zu ihrem Objekt stehen oder wenigstens auf das Objekt hinweisen (z. B. Rauch als Zeichen für Feuer).

individuelle Physiologie Im Rahmen der frühen Interaktion kann ein Organsystem durch Konditionierung eine individuelle Vulnerabilität für körperliche Erkrankungen, eine somatisch-psychische Reaktionsbereitschaft erwerben (Adler und v. Uexküll 1987; Paar 1988). Als Beispiel sei der in Kapitel 4 erwähnte Säugling mit Magenkoliken genannt, dessen Mutter wiederholt beim Stillen telefoniert hatte.

individuelle Wirklichkeit die vom Individuum als Bereich für seine Wirkmöglichkeiten erlebte Welt. Es gibt so viele Wirklichkeiten, wie es Menschen gibt. Will man mit anderen Menschen kommunizieren, ist der Aufbau einer »gemeinsamen Wirklichkeit« notwendig (v. Uexküll und Wesiack 1988; → Situationskreis, → Bühne, innere).

Interpret jedes lebende System, das als Zeichenempfänger physikalische, chemische usw. Zeichenträger zu Zeichen kodiert; z. B. werden auf das Ohr treffende Luftwellen (physikalische Zeichenträger) zu Tönen (psychisch erlebten Zeichen) kodiert, die zusätzlich zu gesprochenen Worten (→ symbolischen Zeichen) kodiert werden müssen.

Interpretant die interpretierende und kodierende Instanz eines Zeichenempfängers (→ Interpret); z. B. der Sollwert im → Regelkreis oder das biologische Bedürfnis eines lebenden Systems im → Funktionskreis.

Kode Als K. wurde ursprünglich eine Sammlung von Gesetzen bezeichnet, die Ordnung durch Restriktionen (→ Systemtheorie) schaffen. In der → Semiotik wird unter K. eine Liste von Korrelationen bestimmter Zeichen mit bestimmten bezeichneten Objekten verstanden.
Auch Gefühle können als K. aufgefasst werden, mit dem die Dechiffrierung von Körperempfindungen (→ Sensation) erfolgt. Ebenso kann das → Körperschema als Kode der → Propriozeption verstanden werden.

Konzentrative Bewegungstherapie (KBT) eine auf Elsa Gindler zurückgehende, von H. Stolze und J. E. Meyer wissenschaftlich begründete Gruppenmethode der → Körpertherapie (Becker 1981; Stolze 1989). »Die Konzentrative Bewegungstherapie ist [...] kein übendes Verfahren. [...] Es geht um die Wahrnehmung des eigenen Körpers in Ruhe bzw. Konzentration und Bewegung, um den Bezug zum Raum und den umgebenden Objekten und um Kommunikation im gruppendynamischen Feld« (Becker 1987). An der Weiterbildung interessierte Leser können sich an die Geschäftsstelle des Deutschen Arbeitskreises für Konzentrative Bewegungstherapie (DAKBT) wenden: Telefon 0911 93277327, info@dakbt.de.

Körpererleben s. subjektive Anatomie

Körpermodell In unserer technisierten Welt existieren zwei Modelle vom eigenen Körper nebeneinander: 1. ein abstraktes und objektives biomechanisches Modell, das der heutigen naturwissenschaftlich orientierten Medizin und der medizinischen Ausbildung zugrunde liegt und den Körper als komplizierte Maschine versteht, und 2. ein subjektives Modell des erlebten Körpers, das sich aus den Körperempfindungen und den körperbezogenen Gefühlen, Vorstellungen und Fantasien bildet. Das subjektive und das objektive Körpermodell verhalten sich zueinander wie ein Mensch zu seinem → »Schatten« (vgl. Kap. 1 und die beiden Kasuistiken in Kap. 2).

Körperschema Nach Head (1911/12) ist das K. »ein organisatorisches Prinzip, das gespeicherte Eindrücke der Vergangenheit und aktuelle Eindrücke der Gegenwart in eine Beziehung setzt, aus der organisierte Modelle unseres Selbst hervorgehen«. Das K. kann als (Gefühls-)Kode der → »Propriozeption« (Sherrington) bzw. des »sechsten Sinns« (Sacks) verstanden werden, der die Körperempfindungen als Zeichen für das → Körper-Selbst interpretiert.

Körper-Selbst Summe der (zunächst noch diffusen) Empfindungen von der Körperoberfläche – hier v. a. der Haut (Anzieu 1991) – und aus dem Körperinnern, die sich – in Abgrenzung zum psychischen Selbst – zu einem bewussten und unbewussten Bild des eigenen Körpers organisieren (Lichtenberg 1978; vgl. Joraschky 1986). Das K. bildet sich allmählich durch den unbewussten Dialog des Körpers mit sich selbst (→ Propriozeption). Nach Stern wird das körperliche Selbst »als kohärente physische Entität mit eigenem Willen, einzigartigen Affektregungen und eigener Geschichte erlebt«, es ist »das Empfinden eines Kern-Selbst« (1992, S. 47).

Körpertherapie Die heutigen Methoden der K. – ebenso wie die der → Körperpsychotherapie – haben in Deutschland ihre Wurzeln v. a. in den 20er Jahren dieses Jahrhunderts. Es handelt sich bei diesen Verfahren nicht um eine Behandlung des Körpers, sondern um eine Behandlung (somatischer, psychosomatischer oder psychischer Störungen) mittels körperlicher Erlebens- und Verhaltensmöglichkeiten (Blankenburg und Haltenhof 1993; Müller-Braunschweig 1990a, 1992b). Körpertherapien streben ein Gewahrsein für den Körper an und gehen davon aus, dass Heilung einer inneren Intelligenz des Organismus folgt (Johnson 2006). Dies unterscheidet sie von der Physiotherapie. Als Beispiele sind zu nennen: **Rolfing** – manuelle Arbeit am Binde- und Muskelgewebe, die auf eine Reorganisation der Körperstruktur zielt. **Sensory Awareness** – Arbeit mit der Körperaufmerksamkeit, eine psychagogische Methode, bei der über die Innenwahrnehmung des Körpers unwillkürlich Veränderungen entstehen. **Alexander-Technik** – Muster der Haltung und Bewegung wahrzunehmen wird geschult. **Rosen-Methode** – Entspannung der Muskulatur, um Aufmerksamkeit/Bewusstheit im Körper zu wecken. **Feldenkrais-Arbeit** – Lernen, den Körper bewusst zu bewegen und Bewegungsabläufe wahrzunehmen. **Eutonie** – körperliche Selbstwahrnehmung, bewusste Bewegung. **Qi Gong** – Praxis der Konzentration auf den Körper in Ruhe und Bewegung (Geuter 2019).

Körperpsychotherapie Therapie mit körperlichen und seelischen Mitteln (Geuter 2015). Die Wirkung körperpsychotherapeutischer Verfahren beruht zu einem wesentlichen Teil auf der Tatsache, dass beim Erwachsenen weiterhin Verbindungen zwischen den – beim Säugling noch undifferenzierten – Bereichen → Körper-Selbst und psychisches Selbst bestehen. So können früh erworbene körperliche und psychische Störungen nicht nur verbal, sondern auch über den Körper bzw. das Körper-Selbst erreicht werden. Die Aussage von Thomä und Kächele (1985) über verbale Psychotherapie dürfte entsprechend auch für die K. gelten: Es geht um die Korrektur des »falschen → Körper-Selbst«, des → »Schattens«, unter »günstigeren Bedingungen als denjenigen, die bei der Entstehung« – durch fehlende oder falsche Rückmeldungen – »Pate gestanden haben« (→ Ver-wicklung, Modell des → Wunderknäuels). Für den Therapeuten bedeutet dies die Notwendigkeit, sich auf das Körpererleben des Patienten einstimmen zu können. Für eine körperpsychotherapeutische Arbeit ist eine intensive Selbsterfahrung in einem körperpsychotherapeutischen Verfahren mit einer mehrjährigen Weiterbildung in verkörperter Selbstwahrnehmung erforderlich, um in der therapeutischen Arbeit in ständiger Verbindung mit der eigenen → subjektiven Anatomie sein zu können.

Es gibt eine Vielzahl körperpsychotherapeutischer Verfahren (Geuter 2004, Höll und Meyer 1992). Sie gliedern sich in **wahrnehmungsorientierte** und **neoreichianische Schulen**. Zur **wahrnehmungsfokussierten Gruppe**, deren Fokus auf dem Spüren und Erleben des eigenen Körpers liegt, gehören z. B. Funktionelle Entspannung (Fuchs), Konzentrative Bewegungstherapie (Stolze), Focusing (Gendlin), im weiteren Sinne Hakomi (Kurtz) und Integrative Bewegungstherapie (Petzold). In Psychosomatik, Psychiatrie und Psychotherapie haben seit längerer Zeit die wahrnehmungsorientierten Verfahren wie → Funktionelle Entspannung (FE), die → Konzentrative Bewegungstherapie (KBT) und die eher den künstlerischen Therapien zu-

zuordnende **Tanztherapie** (Koch 2011) einen besonderen Stellenwert (Arnim 2022). Zu den neoreichianischen Schulen, deren Fokus auf Aktivierung, Katharsis und Emotionsabfuhr liegt, gehören Bioenergetik (Lowen), Biodynamik (Boyesen), Biosynthese (Boadella), im weiteren Sinne Pesso Boyden System Psychomotor (Pesso) und Analytische Körperpsychotherapie (Moser u. a.), die besonders in den 1970er-Jahren eine größere Bedeutung hatten und heute besonders im ambulanten und im Selbsterfahrungssektor überwiegend als Gruppenverfahren präsent sind (Geuter 2019).

leibliches Material Begriff der → Funktionellen Entspannung: erfahrbare Körpersysteme, also das Gerüst (Skelettsystem), Gelenke, Innenräume, Haut, Öffnungen, Sinnesorgane und Stimme (Fuchs 1989; vgl. Kap. 11.2).

Loslassen Begriff der → Funktionellen Entspannung: sinnfälliger Ausdruck für den mit dem Ausatmen verbundenen Vorgang einer gezielten und umgrenzten Tonusherabsetzung.

Merken Überbegriff für die Tätigkeit von Rezeptoren (im zellulären Bereich), von Rezeptor-Organen bzw. übergeordneten Strukturen als Zeichenempfänger in kreisförmigen Systemen (→ Systemtheorie). Je nach Grad der Bewusstheit und Einbeziehung komplexerer Zusammenhänge können → Propriozeption, → Viszerozeption, Empfinden (→ Sensation, → Propriozeption) und Erleben unterschieden werden. Im Modell des → Funktionskreises entspricht das M. der → Bedeutungserteilung.

Als **Wahrnehmung** wird das bewusste Merken, das Merken von Merken, bezeichnet.

Mitte Begriff der → Funktionellen Entspannung: Zusammenfassung einzelner Binnenerfahrungen, zentriertes Erleben. Konkret wird der Begriff auch für den Bauch-Becken-Raum verwendet.

Motivationssystem Von Lichtenberg (1991b) beschriebene funktionelle Einheiten, die der Befriedigung von fünf Grundbedürfnissen dienen. Es handelt sich dabei um das Bedürfnis nach physiologischer Homöostase, das Bedürfnis nach Bindung und Verbundenheit, das Bedürfnis nach Selbstbehauptung und Exploration, das Bedürfnis nach aversiven Reaktionen und schließlich das Bedürfnis nach sinnlichem Vergnügen und sexueller Erregung. Diese von Geburt an existierenden Bedürfnisse sind während des ganzen Lebens wirksam.

Die fünf Motivationssysteme können auch als → Kodes verstanden werden, die Teilen der unbelebten und belebten Umgebung eine Bedeutung erteilen, indem sie sie als geeignet zur Befriedigung des jeweiligen Bedürfnisses interpretieren. Alle M. sind an der Erschaffung des Selbst – als primärem Bedürfnis – beteiligt.

Nachspüren Das Nachspüren in der → **Pause** ermöglicht den Zugang zur → **inneren Bühne**. Es entstehen Bilder, Fantasien, Gedächtnisinhalte. Durch das Nachspüren wird **Symbolisierung** gebahnt. → Spielregeln

Pause Teil der biologischen Rhythmen, v. a. in der Atempause spürbar. In der Funktionellen Entspannung ist das Zulassen einer Pause wichtige Voraussetzung für eine vegetative Umstimmung in Richtung des ventralen Vagusnervs innerhalb des vegetativen Nervensystems (→ Polyvagaltheorie; Porges 2010) und im weiteren Sinne für das Ermöglichen von sprachlicher Symbolisierung.

Polyvagaltheorie Das **vegetative Nervensystem** weist nicht nur eine Zweiteilung in **Sympathikus** und **Parasympathikus** auf, sondern der Parasympathikus (**Vagus**) ist zweigeteilt: Der vordere Zweig (**ventraler Vagus**) reguliert die Körpersysteme in Situationen von Sicherheit, während der Sympathikus als Teil des biologischen **Alarmsystems** bei vom System wahrgenommenen Zeichen einer Bedrohung mit Aktivierung i. S. v. Sicherung des Überlebens reagiert, entweder um **Kampf** oder bei intensiverer Bedrohung **Flucht** zu ermöglichen. Ist jedoch eine lebensbedrohliche Situation ohne Möglichkeit des Entrinnens aufgetreten, reguliert der hintere Zweig (**dorsaler Vagus**) durch Erstarren oder Erschlaffen des Organismus mithilfe von **Dissoziation** das Überleben. Die P. (Porges 2010) ist bedeutsam für die **körperbezogene Traumatherapie**.

Pragmatik s. Semiotik

Primäraffekte s. Affekte

Propriozeption Von Sherrington geprägter Begriff für das »Sich-selbst-in-Besitz-Nehmen« bzw. die (Vermittlung von) Wahrnehmungen aus dem eigenen Körper. Man kann P. als Zeichenprozess verstehen, bei dem das → Körperschema als kodierende Instanz motorischen Eindrücken die Bedeutung eines »Selbst« erteilt, das sich in sensorischen Eindrücken spürt. Sacks bezeichnet die P. als lebensnotwendigen sechsten Sinn, »der von den Impulsen der Muskeln, Gelenke und Sehnen abhängig ist [...] und durch den der Körper sich selbst erkennt« (Sacks 1989, S. 68). P. ist also der gewöhnlich nicht bewusste Dialog des Körpers mit sich selbst.

Realität s. individuelle Wirklichkeit

Regelkreis Von Wiener beschriebenes kreisförmiges mathematisches Modell, das den Rückkopplungseffekt (*»feedback«*) der »pragmatischen Dimension« von Zeichenprozessen (»Semiosen«) auf deren »semantische Dimension« (→ Bedeutungserteilung) beschreibt (→ Semiotik). Bei lebenden Systemen beschreiben Regelkreise die durch → Viszerozeption wahrgenommenen autonomen Vorgänge der vegetativen Ebene.

Restriktion s. Systemtheorie.

Rezeptor jedes Organ, das Nachrichten aus seiner → Umgebung aufnimmt (Fühler, Sinnes-, Merkorgan) und damit zu einem Zeichenempfänger wird.

Rhythmus »eigenständiges zeitliches Ordnungs- und Gestaltungsprinzip« (Brockhaus); Platon spricht im Hinblick auf den Menschen vom R. als »Ordnung in der körperlichen Bewegung« (Gesetze, 665a). Im Gegensatz zum Takt zeichnet sich der R. durch »Wiederholung von nicht absolut Gleichem« (Fuchs 1989, S. 33) aus. Rhythmen lassen sich nicht nur auf allen Ebenen einzelner lebender Systeme nachweisen (vgl. Kap. 10.4), sondern auch im interpersonalen Bereich, was etwa in den Begriffen Austausch und Gegenseitigkeit (→ Bipersonalität) anklingt. In der frühen Entwicklung kommt verschiedenen Interaktionsrhythmen zwischen Säugling und Bezugspersonen eine entscheidende Bedeutung zu (vgl. Kap. 9).
In der → Funktionellen Entspannung werden ausgehend vom **Atemrhythmus** polare »Grundeigenschaften der lebendigen Substanz« (Fuchs 1989, S. 33), Ladung und Entladung, Spannung und Entspannung, erfahrbar. Das Finden und Erleben des – als Ordnungsprinzip und Erfahren eines Lebensprinzips wirksamen – **Eigenrhythmus**, also der sicht- und spürbaren rhythmischen Lebensvorgänge, ist das zentrale Ziel der FE.

Sachvorstellungen von Freud (1915) geprägter Begriff für die Sachbesetzungen der Objekte. Im Kontext unserer Erörterungen handelt es sich um das Erleben der → subjektiven Anatomie. Durch Bildung sprachlicher Zeichen (→ Symbole) werden die S. in → Wortvorstellungen übersetzt (»überbesetzt«, Freud). Dieser Übersetzungsvorgang kann auch als → Bedeutungskopplung oder als → Ver-Wicklung bezeichnet werden (vgl. Loewald 1986).

Salutogenese Die salutogenetische Perspektive in Medizin und Psychologie fragt nicht wie der pathogenetische Ansatz nach den krankmachenden Bedingungen, sondern in erster Linie nach den gesundheitserhaltenden und -wiederherstellenden Faktoren – trotz unvermeidlicher, auch massiver Belastungen. Gesundheit – besser: Gesund-Sein – wird dabei nicht als Zustand, sondern als salutogenetischer Prozess verstanden, ganz im Sinne V. v. Weizsäckers (1986, S. 94): »Die Gesundheit eines Menschen ist eben nicht ein Kapital, das man aufzehren kann, sondern sie ist überhaupt nur dort vorhanden, wo sie in jedem Augenblick des Lebens erzeugt wird. Wird sie nicht erzeugt, dann ist der Mensch bereits krank.«
Salutogenetische Prozesse finden sich auf allen bio-psycho-sozialen Ebenen. Beispiele für solche *»resources of resistence«* (Antonovsky 1979) sind die immunologischen und physiologischen Schutz- und Abwehrmechanismen, das körperliche und seelische Kohärenzerleben, psychische Abwehr- und Bewältigungsprozesse sowie die soziale Unterstützung. Gesundsein in diesem Verständnis kann auch als Gefühl der → Autonomie verstanden werden, d. h. als das Erleben des freien und eigenverantwortlichen Verfügen-Könnens über die eigenen Kräfte; Krankheit wäre demnach eine Einschränkung dieses Erleben- bzw. Verhalten-Könnens (Blankenburg 1978).

»Schatten« Unter Sch. wird hier das »objektive«, durch Experten vermittelte und von vielen Patienten übernommene medizinische → Körpermodell verstanden, das den erlebten Körper (→ subjektive Anatomie) und seine Botschaften verdrängt und dadurch zum Auftreten von Krankheiten führen kann (vgl. Kap. 2 und Kap. 3). Wie in dem von J. v. Uexküll berichteten Schattenmärchen (vgl. Kap. 1) führt dieser Vorgang dazu, dass der erlebte Körper allmählich zum »getreuen Diener seines Schattens« herabsinkt. Auf soziokultureller Ebene (vgl. Kap. 4) tragen die Entsinnlichung und die Entemotionalisierung in technisch hochentwickelten Gesellschaften – Elias (1990) sprach von Affektdämpfung – zum schattenhaften Erleben des Körpers bei.

»sechster Sinn« von O. Sacks geprägter Begriff für die → Propriozeption.

Selbst nach E. Jacobson (1973, S. 17) »die gesamte Person eines Individuums, einschließlich seines Körpers und seiner Körperteile, wie auch seiner psychischen Organisation«. Das S. existiert »vor allem im Erleben unserer Selbst, also als subjektive Erfahrung« (Deneke 1989, S. 578). Innerhalb des umfassenden Selbstsystems (Gesamtselbst) lassen sich im Laufe der Entwicklung hinsichtlich der Erlebensinhalte mehrere Aspekte unterscheiden. Während der Ausdruck → Körper-Selbst das Bild vom eigenen Körper meint, wird unter **psychischem Selbst** die »Gesamtheit aller Fantasien, Gedanken, Gefühlserfahrungen, Erinnerungen etc.« verstanden, die die »unverzichtbaren Elemente unserer persönlichen Eigenart ausmachen« (Deneke 1989, S. 578). Der Terminus **soziales Selbst** schließlich fokussiert auf das Erleben der eigenen Persönlichkeit, wie sie sich durch die bestätigenden Rückmeldungen der menschlichen Mitwelt allmählich als dichtes Netz aus unsichtbaren Beziehungsfäden aufbaut.

Der Begriff des **falschen Selbst** wurde von Winnicott (1960b) geprägt. Ist die Mutter nicht in der Lage, die Bedürfnisse des Säuglings und seine Omnipotenz aufzunehmen und zu verstärken, kann dieser kein wahres Selbst als Grundlage sowohl echter Beziehungen als auch der Symbolbildungsfähigkeit entwickeln. Der Säugling muss sich dann vielmehr an seine Mutter und ihre Bedürfnisse anpassen, was Winnicott als Gefügigkeit bezeichnet. Diese durch soziale Isolation und gestörte Symbolbildung gekennzeichnete falsche Existenz ist das falsche Selbst (Schacht 1990; Stork 1982).

Selbstempfinden Nach Stern (1992) das meist außerhalb des Bewusstseins bleibende subjektive Organisationsprinzip für das Erleben der eigenen Person und der Beziehung zu anderen. Es handelt sich um »ein invariantes Gewahrseinsmuster, das nur anlässlich der Aktivitäten oder psychischen Vorgänge des Säuglings zum Vorschein kommt« (S. 20). Stern postuliert vier verschiedene, z. T. wesentlich früher als die Selbstbewusstheit und die Sprache auftretende Bereiche des Selbstempfindens, die zwar in unterschiedlichen sensiblen Entwicklungsperioden entstehen, aber »das ganze Leben hindurch aktiv bleiben und weiterhin in Entwicklung begriffen sind« (S. 380). Diese sind das Empfinden eines auftauchenden, eines Kern-, eines subjektiven und eines verbalen Selbst. Zu den Selbstempfindungen gehören jeweils entsprechende Bereiche interpersonalen Erlebens (Bezogenheit).

Selbstorganisation s. Autopoiese

Semantik s. Semiotik

Semiotik Zeichenlehre; die Lehre und Erforschung aller Zeichenprozesse einschließlich der sprachlichen Zeichenprozesse (Krampen et al. [Hrsg.] 1981; Nöth 1985). Die **Biosemiotik** im engeren Sinn beschäftigt sich mit den Zeichenprozessen lebender Systeme (→ Funktionskreis). Ein Zeichen setzt eine dreistellige Korrelation voraus, und zwar zwischen 1. dem Zeichen bzw. Zeichenträger selbst, 2. der Bedeutung des Zeichens (→ Interpretant) und 3. dem bezeichneten Objekt bzw. Sachverhalt (Designat).

Es werden drei Zeichenklassen unterschieden: → ikonische, → indexikalische und → symbolische Zeichen (Symbole).

Zeichenprozesse, die sich durch kreisförmige Modelle (→ Regel-, → Funktions-, → Situationskreis) abbilden lassen, bestehen aus drei Schritten: dem Empfang des Zeichenträgers, der → Bedeutungserteilung und der → Bedeutungsverwertung.

Morris hat drei Dimensionen der Semiotik unterschieden: die **Syntaktik** untersucht die Eignung von Zeichenträgern für ihre Verwendung als Zeichen und die Beziehung der Zeichen untereinander; die **Semantik** interessiert sich für die Bedeutung von Zeichen bzw. die Beziehung zwischen Zeichenträger und bezeichnetem Objekt; die **Pragmatik** schließlich untersucht die Wirkung von Zeichen auf das Verhalten des Interpreten. In komplexen Systemen laufen zwischen den Elementen jeder Integrationsstufe Zeichenprozesse ab, die jeweils anderen → Koden gehorchen. Übersetzungen zwischen den Integrationsebenen, die Voraussetzungen von »Aufwärts-« bzw. »Abwärts-Effekten« sind, kommen durch → Bedeutungskopplungen, z. B. in Form von Konditionierungen physischer und psychischer Abläufe bei lebenden Systemen, zustande.

Sensationen Körperempfindungen; wir erleben unseren Körper durch S., die durch das → Körperschema als Zeichen für eben diesen Körper dechiffriert werden.

Situationskreis Das S.-Modell beschreibt den Aufbau der individuellen Wirklichkeit des Menschen (v. Uexküll und Wesiack 1988). Die aus dem eigenen Körper und insbesondere aus der belebten und unbelebten Umgebung stammenden Informationen und Daten werden als **Problemsituation** aufgefasst. Aufgrund der Offenheit und Mehrdeutigkeit der meisten dieser Problemsituationen besteht keine zwangsläufige Kopplung von → **Bedeutungserteilung** und → **Bedeutungsverwertung** – wie sie für den die tierische Umwelt konstituierenden → Funktionskreis charakteristisch ist. Vielmehr werden **vorläufige Deutungen**, sogenannte **Bedeutungsunterstellungen**, vorgenommen und die zur **Problemlösung** möglichen angeborenen oder erworbenen Programme in der Fantasie auf ihre Brauchbarkeit überprüft. Erst wenn durch dieses spielerische **»Probehandeln«** eine praktikable Lösung gefunden wurde, erfolgt die Bedeutungsverwertung durch aktives Handeln. Deshalb wird die innere Welt des Menschen im Situationskreis-Modell als **»innere Bühne«** bezeichnet, auf der Vergangenheit erinnert, Gegenwart verstanden und Zukunft geplant werden kann.

soziales Selbst s. Selbst

Spielraum Von Winnicott (1958) geprägter Ausdruck für einen Interaktionsmodus, bei dem sich das Kleinkind in Gegenwart der Mutter in einem Gleichgewichtszustand befindet und ohne bedrängende innere Bedürfnisse oder äußere Anforderungen seinen Intentionen nachgehen und Initiativen entwickeln kann. Die paradoxe Erfahrung, in Gegenwart eines anderen Menschen allein zu sein, ist die Grundlage zum Entdecken des eigenen Selbst. Andere Begriffe für den S. sind Intermediärraum oder »privater Raum in der Zeit« (Sander 1983). Im S. bildet sich die erste Syntax der Konversation zwischen Mutter und Kind.

Spielregeln Begriff der → Funktionellen Entspannung: drei – bewusst paradox formulierte – methodische Anleitungen der FE als Voraussetzungen (bewussten) Wahrnehmens körperlicher Empfindungen (Fuchs 1989; vgl. Kap. 11.2):
1. Alles Empfinden, Entspannen oder Bewegen im Aus(-atmen) beginnen! (»Tun im Lassen«). 2. Alles nur zwei- bis dreimal wahrnehmen! (»Weniger ist mehr«). 3. Nachspüren – sich überlassen.

Nachspüren bedeutet, keine neuen Reize zu setzen, sondern sich den Veränderungen zu überlassen und sich einfühlend zu erinnern: »Was ist, wenn ich nichts tue?«

Die drei S. der Funktionellen Entspannung weisen deutliche Entsprechungen zur therapeutischen Devise der Psychoanalyse auf: »Erinnern, Wiederholen und Durcharbeiten« (Freud 1914).

Stimmung s. Affekt

Subjektive Anatomie S. A. bedeutet zunächst die spontane oder methodisch angeleitete Wahrnehmung des eigenen Körpers und seiner Teile als erlebtes, dynamisches und sich entwickelndes System. Gegenstand ist also der durch den Horizont der Körperoberfläche begrenzte »innerste (Erlebens-)Raum« (vgl. Kap. 3). Je nachdem, ob der Akzent auf den motorischen oder sensorischen Eindrücken liegt, ob Wirken oder → Merken im Vordergrund steht, erlebt

sich der Körper als »Subjekt«, d. h. als Körper, der wir sind oder als »Objekt«, d. h. als Körper, den wir haben.
Zusätzlich zu dieser Gegenüberstellung von Körper-Sein und Körper-Haben lassen sich weitere, polar angeordnete Aspekte des Körpererlebens beschreiben (Blankenburg und Haltenhof 1993, 1994). So stellt etwa Buytendijk den durch Stimmungen, Empfindungen und Affekte gekennzeichneten »pathischen Leib« dem technischen »Arbeitsleib« mit verfügbaren Organen gegenüber. Neben dem primärprozesshaften Körpererleben in Form von → Sachvorstellungen gehört zur S. A. auch die sekundärprozesshafte Entwicklung einer entsprechenden Terminologie in → Wortvorstellungen.

Symbole Zeichen, die weder durch Ähnlichkeit (wie die → ikonischen Zeichen) noch durch räumliche oder zeitliche Beziehung (wie die → indexikalischen Zeichen), sondern durch soziale Übereinkunft ein Objekt bezeichnen (z. B. Worte einer Sprache).

Symbolisierung In der körperpsychotherapeutischen Arbeit mit FE wird die Fähigkeit, Körperwahrnehmungen in **Sprache** umzusetzen, als Symbolisierung bezeichnet. Nach Plassmann (1993) geht es hier um eine **»semiotische Progression«**, während der Verlust an Körperwahrnehmung, z. B. in traumatisch erlebten Situationen, auch mit einer Unfähigkeit zur sprachlichen Symbolisierung einhergeht, einer **»semiotischen Regression«**.

Syntaktik s. Semiotik

Systemtheorie Die S. (Bertalanffy 1968; Medawar und Medawar 1977; Popper und Eccles 1982) entwirft Modelle hierarchischer Ordnung, in denen relativ einfache Systeme (z. B. Zellen oder Individuen) als Elemente oder Subsysteme komplexerer Systeme (z. B. Organe oder Familie) verstanden werden. Umgekehrt werden die komplexeren Einheiten als Integrationsebenen gesehen, da sie die jeweiligen Subsysteme eingliedern. Dieser Integrationsvorgang führt jeweils zum spontanen und unvorhersehbaren Auftreten neuer, auf der Ebene der jeweiligen Subsysteme nicht vorhandener Eigenschaften, was als → **Emergenz** bezeichnet wird. Emergenzen finden sich in allen biologischen Systemen, sie werden in der Sprache der **»Wunderknäuel«**-Metapher als **»Überraschungen«** bezeichnet (vgl. Kap. 8). Emergenzen entstehen in der Tierwelt z. B. als Resultat der Abstimmung von Subpopulationen eines Dohlenschwarms, die zunächst in unterschiedliche Richtungen fliegen wollen, jedoch plötzlich alle gemeinsam losfliegen. Oder in der Physiologie als Ergebnis des Verhältnisses von Neuronenpopulationen, die die Ein- bzw. die Ausphase des Atemrhythmus steuern. Dieses emergente Entstehen neuer Eigenschaften setzt andererseits **Restriktionen** der Subsysteme voraus, d. h., die Möglichkeiten der Elemente sind auf der komplexeren Integrationsstufe beschränkt. Ein Wegfall dieser Restriktionen gefährdet die Integrität des übergeordneten Systems. Zur Kommunikation innerhalb und zwischen den einzelnen Integrationsebenen → Semiotik.

transmodale Wahrnehmung s. amodale Wahrnehmung

Übereinstimmung Mit diesem Begriff werden unterschiedliche Phänomene bezeichnet. Einmal wird darunter das durch die → amodale Wahrnehmung beim einzelnen zustande kommende Erleben der Identität eines Objektes verstanden, das zunächst mit unterschiedlichen Sinnen erfahren wurde. Zum zweiten meint dieser Begriff das Ineinandergreifen besonders der frühen Kommunikation von primärer Bezugsperson und Säugling. Dieser Vorgang wird auch als *»fit«* oder *»match«* bezeichnet. Schließlich bezieht sich eine weitere Bedeutung des Begriffs auf das in der Selbsterfahrung oder in einer körperbezogenen oder verbalen Psychotherapie gewonnene Gefühl der Stimmigkeit von Körpererleben und Benennung, von → Sach- und Wortvorstellung.

Überraschung Synonym für → Emergenz, s. Wunderknäuel

Umgebung die → Umwelt des (menschlichen) Beobachters, die dieser um das beobachtete Lebewesen ausgebreitet sieht und aus der er durch Abstraktion und in Abstimmung mit anderen Beobachtern in seiner Vorstellung das Konzept einer objektiven Welt aufgebaut hat. Die U. entspricht der Welt, die wir mithilfe von → Situationskreisen aufbauen.

Umwelt der Teil der Umgebung eines lebenden Systems, dem dieses auf Grund seiner biologischen Organisation und seiner biologischen Bedürfnisse eine Bedeutung erteilt. Alle anderen Gegebenheiten der Umgebung existieren für das Lebewesen nicht, sie fallen gewissermaßen in das »affektive Nichts« (Piaget). Die U. entspricht der Welt, die mithilfe von → Funktionskreisen aufgebaut wird.

Verhaltenszustände Von Wolff (1966) beschriebene Zustände (*»states«*) unterschiedlicher Wachheit und Aktivität, die der Säugling von Geburt an immer wieder durchläuft: Halbschlaf, wache Inaktivität, wache Aktivität, Quengeligkeit, Non-REM-Schlaf, REM-Schlaf. Der wachen Inaktivität kommt für die Untersuchungen der empirischen Säuglingsforschung als Zeitfenster besondere Bedeutung zu.

Ver-Wicklung Von J. v. Uexküll (1973) geprägter Begriff, mit dem wir die zunehmende Komplexität unserer Erlebnisformen bezeichnen. Frühere Erlebnisweisen werden gewissermaßen in spätere eingewickelt, es kommt zu einer Abfolge von Stufen einer fortschreitenden Ver-Wicklung. Die frühen Erlebnisformen bestehen jedoch lebenslang fort und können – etwa durch körperpsychotherapeutische Zugangswege wieder gefunden werden. In vergleichbarer Weise versteht Stern (1992) die Aufeinanderfolge der verschiedenen Bereiche des → Selbstempfindens.

Zur Verdeutlichung dieses Modells der Ver-Wicklung dient uns das Bild eines **Wunderknäuels** mit seinem Kern und den verborgenen **Überraschungen**.

Viszerozeption überwiegend nicht bewusste Wahrnehmung vegetativer Vorgänge, die in mehreren Stufen abläuft: nicht bewusste automatische Regulationsvorgänge, unbestimmte Befindlichkeiten, Allgemeingefühle und lokalisierbare Wahrnehmungen (Schmidt und Thews 1990).

Vitalitätsaffekte s. Affekte, von Stern (1992) auch als »Vitalitätskonturen« bezeichnet.

Wahrnehmung s. amodale Wahrnehmung, s. auch das bewusste → Merken, d. h. das »Merken von Merken«, s. auch → Propriozeption: Propriozeptive Wahrnehmung bedeutet, »das Unbemerkte im Körper wieder zu merken« (Uexküll 1994).

Wirken Überbegriff für die Tätigkeit von Effektor-Organen bzw. komplexeren Strukturen als umweltverändernde Zeichensender in kreisförmigen Systemen (→ Systemtheorie). Im Modell des → Funktionskreises entspricht das W. der → Bedeutungsverwertung.

Wohnhülle von J. v. Uexküll benutzter Begriff für den von den Rezeptoren einfacher lebender Systeme (Einzeller) ohne Nervensystem gebildeten Ausschnitt aus der → Umgebung.

Wortvorstellungen von Freud (1915) geprägter Begriff für sprachliche Zeichen; im Hinblick auf die → subjektive Anatomie handelt es sich um die entsprechende Terminologie. Die W. entsprechen als → Symbolen den → Sachvorstellungen. Diese Entsprechung ist in der ursprünglichen, noch nicht nach unterschiedlichen sensorischen Modalitäten differenzierten Einheit zu Beginn des Seelenlebens begründet (vgl. Loewald 1986).

Wunderknäuel Bildliches Modell (vgl. Kap. 8) als Metapher für die Entstehungsgeschichte der → Subjektiven Anatomie und für die Hypothese, dass Entwicklung in Wahrheit → Verwicklung bedeutet, und zwar vom Einfachen zum Komplexen. Auf jeder neuen → Systemebene entstehen → Emergenzen, die im Modell als → »Überraschungen« bezeichnet werden.

Zeichen(-lehre) s. Semiotik

Literatur

1./2. Auflage

Adler R, Uexküll Th v (1987). Individuelle Physiologie. Schweiz Rundschau Med (Praxis) 78: 1275–80.

Antonovsky A (1979). Health, Stress and Coping. San Francisco: Jossey Brass.

Antonovsky A (1987). The salutogenic perspective: Towards a new view of health and illness. Advances 4(1): 47–55.

Anzieu D (1991). Das Haut-Ich. Frankfurt/Main: Suhrkamp.

Arnim A v (1993). Die Entstehungsgeschichte der subjektiven Anatomie. Fundamenta Psychiatrica 7: 64–71.

Balint M (1973). Psychotherapeutische Aspekte der Regression. Reinbek: Rohwolt.

Bateson G (1981). Ökologie des Geistes. Frankfurt/Main: Suhrkamp.

Baumgart M (1991). Psychoanalyse und Säuglingsforschung: Versuch einer Integration unter Berücksichtigung methodischer Unterschiede. Psyche 45: 780–809.

Becker H (1981). Konzentrative Bewegungstherapie. Integrationsversuch von Körperlichkeit und Handeln in den psychoanalytischen Prozeß. Stuttgart, New York: Thieme.

Becker H (1987). Psychoanalyse, Handlung und Körper. Grenzen und Möglichkeiten am Beispiel der Konzentrativen Bewegungstherapie (KBT). Prax Psychother Psychosom 32: 170–7.

Beckmann D (Hrsg) (1991). Säuglinge und ihre Eltern. Psychosozial 14: Heft 46.

Beebe B (1985). Mother-infant mutual influence and precursors of psychic structure. Vortrag a. d. Tagung »Frontiers in self psychology«, New York, 3. 10. 1985.

Bertalanffy L v (1968). General System Theory. New York: Braziller.

Bettelheim B (1983). Die Geburt des Selbst. Frankfurt/Main: Fischer.

Bion WR (1990). Lernen durch Erfahrung. Frankfurt/Main: Suhrkamp.

Blankenburg W (1978). Grundlagenprobleme der Psychopathologie. Nervenarzt 49: 140–6.

Blankenburg W, Haltenhof H (1993). Leibphänomenologische Grundlagen für die Bewegungstherapie in der Psychiatrie. In: Hölter G (Hrsg). Mototherapie mit Erwachsenen. Schorndorf: Hofmann; 34–42.

Blankenburg W, Haltenhof H (1994). Selbst und Leib. Ein phänomenologischer Zugang. Psycho 20: 48–51.

Boadella D (1991). Befreite Lebensenergie (1987). Deutsche Ausgabe: München: Kösel.

Bohleber W (1989). Neuere Ergebnisse der empirischen Säuglingsforschung und ihre Bedeutung für die Psychoanalyse (Zu D. Stern: The Interpersonal World of the Infant. New York, 1985). Psyche 42: 564–71.

Bohleber W (1991). Psychoanalyse und Säuglingsforschung. Psyche 45: 741–4.

De Boor C (1965). Zur Psychosomatik der Allergie, insbesondere des Asthma bronchiale. Bern: Huber.

Bowlby J (1975). Bindung. Eine Analyse der Mutter-Kind-Beziehung. München: Kindler.

Bräutigam W (1991). Bindung und Sexualität in psychoanalytischen Theorien und in der Praxis. Psychother Psychosom Med Psychol 41: 295–305.

Bräutigam W, Christian P (1986). Psychosomatische Medizin. Stuttgart, New York: Thieme.

Brazelton TB, Cramer BG (1991). Die frühe Bindung. Die erste Beziehung zwischen dem Baby und seinen Eltern. Stuttgart: Klett-Cotta.

Brazelton TB, Koslowski B, Main M (1974). The origins of reciprocity: The early mother-infant interaction. In: Lewis M, Rosenblum L (eds).The Effect of the Infant on its Caregiver. New York: Wiley.

Brucks U (1992). Die Relevanz des Begriffs »Körperschema« für die Erkrankungen des Bewegungssystems. Dipl.-Arbeit Fachbereich Psychologie, Hamburg; 49.

Budjuhn A (1992). Die psycho-somatischen Verfahren. Konzentrative Bewegungstherapie und Gestaltungstherapie in Theorie und Praxis. Dortmund: Verlag modernes Lernen.

Bühler K (1930). Die geistige Entwicklung des Kindes. Jena: Fischer.

Bühler KE, Haltenhof H, Kress S (1992). Leistungsmotivation bei essentiellen Hypertonikern: Eine empirische Studie. Z Psychosom Med 38: 269–80.

Bürgin D (1982). Über einige Aspekte der pränatalen Entwicklung. In: Nissen G (Hrsg). Psychiatrie des Säuglings- und des frühen Kleinkindalters. Bern, Stuttgart, Wien: Huber; 23–55.

Bürgin D, Rost B (1990). Pädiatrie. In: Uexküll Th v, et al. (Hrsg). Psychosomatische Medizin. 4. Aufl. München, Wien, Baltimore: Urban & Schwarzenberg; 1000–31.

Canzler P (1989). Das Kreuz mit dem Rücken – zur Psychosomatik der Körperhaltung. Vortrag am Institut für Psychotherapie und Psychoanalyse Heidelberg-Mannheim (DGPPT) am 9. 6. 1989.

Carl A, Fischer-Antze J, Gaedtke H, Hoffmann SO, Wendler W (1989). Vergleichende Darstellung gruppendynamischer Prozesse bei Konzentrativer Bewegungstherapie und Analytischer Gruppentherapie. – Zugleich ein Versuch zur formalen Beschreibung dieser Prozesse. In: Stolze H (Hrsg). Konzentrative Bewegungstherapie. 2. Aufl. Berlin, Heidelberg, New York: Springer.

Christian P, Haas R (1949). Wesen und Formen der Bipersonalität. Grundlagen einer medizinischen Soziologie. Beiträge aus der Allgemeinen Medizin, H. 7. Stuttgart: Enke.

Ciompi L (1993). Die Hypothese der Affektlogik. Spektrum der Wissenschaft 2: 76–87.

Czetczok HE (1994). Die Feldenkrais-Methode. Loseblattsammlung Naturheilverfahren, Kap. 7: Körperorientierte Psychotherapie. Berlin, Heidelberg, New York: Springer.

de Vries IIP, Visser GHH, Prechtl HFR. The emergence of fetal behavior. I: Qualitative aspects. In: Early Human Development, Bd. 7.

Deneke FW (1989). Das Selbst-System. Psyche 43: 577–608.

Diederichs P (1980). Neuere Entwicklungen in der geburtshilflichen Psychosomatik. Materialien Psychoanalyse 6: 181–97.

Dürr HP (1992). Ökologische Zähmung der widerspenstigen Ökonomie. Vortrag in der Wirtschaftshochschule St. Gallen, Mai 1992 (Wiedergabe i. d. Frankfurter Rundschau Nr. 160 v. 13. 7. 1992).

Duus P (1990). Neurologisch-topische Diagnostik. Stuttgart, New York: Thieme.

Eckhardt A (1989). Das Münchhausen-Syndrom. Formen der selbstmanipulierten Krankheit. München, Wien, Baltimore: Urban & Schwarzenberg.

Eger-Keil P (1991). Vom autistischen Säugling zum kompetenten Interaktionspartner – Ein Wandel auch innerhalb der psychoanalytischen Entwicklungspsychologie. Psychosozial 14(46): 47–54.

Ehrensperger Th (1991). Psychosomatische Medizin und bioenergetische Analyse. In: Hoffmann-Axthelm D (Hrsg). Der Körper in der Psychotherapie. Oldenburg: Trans Form.

Eibl-Eibesfeldt I (1984). Die Biologie des menschlichen Verhaltens. Grundriß der Humanethologie. München: Piper.

Ekman P (1977). Bewegungen mit kodierter Bedeutung. Gestische Embleme. In: Posner R, Reinecke HP (Hrsg). Zeichenprozesse. Semiotische Forschung in den Einzelwissenschaften. Wiesbaden: Akad. Verlagsgesellschaft Athenaion.

Ekman P, Friesen WV (1984). Handbewegungen. In: Scherer KR, Walbott H (Hrsg). Nonverbale Kommunikation: Forschungsberichte zum Interaktionsverhalten. 2. Aufl. Weinheim, Basel: Beltz.

Ekman P, Friesen WV (1986). A new pancultural facial expression of emotion. Motiv Emot 10: 159–68.

Elias N (1990). Über den Prozeß der Zivilisation. Soziogenetische und psychogenetische Untersuchungen, Bd. 1 u. 2. Taschenbuch Wissenschaft Nr. 158, 159. Frankfurt/Main: Suhrkamp.

Emde RN (1991a). Die endliche und die unendliche Entwicklung. I. Angeborene und motivationale Faktoren aus der frühen Kindheit. Psyche 45: 745–79.

Emde RN (1991b). Die endliche und die unendliche Entwicklung. II. Neuere psychoanalytische Theorie und therapeutische Überlegungen. Psyche 45: 890–913.

Erikson EH (1973a). Identität und Lebenszyklus. Drei Aufsätze. Frankfurt/Main: Suhrkamp.

Erikson EH (1973b). Kindheit und Gesellschaft. 5. Aufl. Stuttgart: Klett.

Feiereis H (1990). Bulimia nervosa. In: Uexküll Th v, et al. (Hrsg). Psychosomatische Medizin. 4. Aufl. München, Wien, Baltimore: Urban & Schwarzenberg; 614–34.

Feldenkrais M (1978). Bewußtheit durch Bewegung. Frankfurt/Main: Suhrkamp.

Fink P (1992). Surgery and medical treatment in persistent somatizing patients. J Psychosom Res 36: 439–47.

Flitner A (1987). Für das Leben – Oder für die Schule? Pädagogische und politische Essays. Reihe Pädagogik. Weinheim, Basel: Beltz.

Fonagy P (1991). Der Prozeß der Veränderung und die Veränderung psychischer Prozesse. Vortrag auf der Tagung der Deutschen Psychoanalytischen Vereinigung, Wiesbaden, Nov. 1991.

Freud S (1914 [1973]). Erinnern, Wiederholen und Durcharbeiten. Gesammelte Werke, Bd. XX. Frankfurt/Main: Fischer.

Freud S (1915 [1973]). Das Unbewußte. Gesammelte Werke, Bd. XX. Frankfurt/Main: Fischer.

Freud S (1917 [1973]). Vorlesungen zur Einführung in die Psychoanalyse (1917). Gesammelte Werke, Bd. XI. Frankfurt/Main: Fischer.

Freud S (1923 [1973]). Das Ich und das Es. Gesammelte Werke, Bd. XIII. Frankfurt/Main: Fischer.

Freud S (1930 [1973]). Das Unbehagen in der Kultur. Gesammelte Werke, Bd. XIV. Frankfurt/Main: Fischer.

Freud WE (1987). Die Zweckmäßigkeit des Begriffs der emotionellen Besetzung (Kathexis) für die pränatale Psychologie. In: Fedor-Freybergh PG (Hrsg). Pränatale und perinatale Psychologie und Medizin. Alvsjö, Schweden: Saphir.

Fthenakis WE (1992). Zur Rolle des Vaters in der Entwicklung des Kindes. Prax Psychother Psychosom 37: 179–89.

Fuchs M (1985). Funktionelle Entspannung in der Kinderpsychotherapie. München, Basel: E. Reinhardt.

Fuchs M (1987). Wie wurde die Funktionelle Entspannung zu einer psychosomatischen Therapie? In: Pesendörfer F (Hrsg). I.H. Schultz zum 100. Geburtstag. Wien: Universitätsverlag Literas.

Fuchs M (1989). Funktionelle Entspannung. Theorie und Praxis einer organismischen Entspannung über den rhythmisierten Atem. 4. Aufl. Stuttgart: Hippokrates.

Fuchs M (1992). Persönliche Mitteilung in einem Brief vom 08. 07. 1992.

Garfinkel PE, Garner DM, Rodin G (1986). Anorexia nervosa, Bulimie. In: Kisker KP, Lauter H, Meyer JE, Müller C, Strömgren E (Hrsg). Psychiatrie der Gegenwart. Bd. 1. 3. Aufl. Berlin, Heidelberg: Springer; 103–24.

Geisler L (1987). Arzt und Patient – Begegnung im Gespräch. Wirklichkeit und Wege. Frankfurt/Main: Pharma-Verlag.

Geissler P (1996). Neue Entwicklungen in der Bioenergetischen Analyse. Materialien zur analytischen körperbezogenen Psychotherapie. Frankfurt/Main, Berlin, New York: Lang.

Goethe JW v (1986). West-östlicher Divan, Buch des Sängers, Talismane (1. Aufl. 1815). Frankfurt/Main: Suhrkamp.

Greenberg M (1992). Ein Vater wird geboren. Die Entfaltung der Vater-Kind-Beziehung. Frankfurt/Main: Fischer.
Gschwend G (1991). Die neurophysiologischen Grundlagen der Rehabilitation. Lübeck: Hansisches Verlagskontor.
Hannah T (1990). Beweglich sein – ein Leben lang (mit Tonbandkassette). München: Kösel.
Hartmann H (1960). Ich-Psychologie und Anpassungsproblem. Psyche 14: 81–164.
Hartmann HP, Milch W (1992). Transference and countertransference difficulties in treating suicidal patients. Vortrag a. d. 15. Annual Conference on the Psychology of the Self. Los Angeles, Okt. 1992.
Head H (1911/12). Sensory disturbance from cerebral lesions. Brain 34: 187.
Head H (1926). Aphasia and Kindred Disorders of Speach. London: University Press.
Heisterkamp G (1993). Heilsame Berührungen. Praxis leibfundierter analytischer Psychotherapie. München: Pfeiffer.
Helmich P, Hesse H, Köhle K et al. (1991). Psychosoziale Kompetenz in der ärztlichen Primärversorgung. Ein Lehrbuch für Ärztinnen, Ärzte und Studierende. Berlin, Heidelberg: Springer.
Herzelt F (Hrsg) (1993). Ullstein Musiklexikon. Frankfurt/Main: Ullstein.
Hinrichsen KV (1991). Funktionsentwicklung des ZNS beim Menschen. Dt Ärztebl 88, Heft 47, 21. 11. 1991, C 2289–94.
Hirsch M (Hrsg) (1989). Der eigene Körper als Objekt. In: Der eigene Körper als Objekt. Zur Psychodynamik selbstdestruktiven Körperagierens. Berlin, Heidelberg: Springer; 1–8.
Hirsch M (1993). Zur Psychodynamik selbstdestruktiven Körperagierens – Selbstbeschädigung als psychosomatisches Modell. Fundamenta Psychiatrica 7: 72–6.
Hoffer W (1966). Mund, Hand und Ich-Integration. Psyche 18: 81–8.
Hoffmann SO (1987). Forschungstendenzen im Bereich von Psychotherapie und Neurosenlehre. Psychother Med Psychol 37: 10–4.
Hoffmann-Axthelm D (Hrsg) (1991). Der Körper in der Psychotherapie. Bd. 2. Körper und Seele. Oldenburg: Trans Form.
Höll R, Meyer R (1992). Stellenwert körperorientierter Psychotherapieverfahren. Vortragsmanuskript. DGPN-Kongress, Köln, 29. 9. 1992.
Hönigswald R (1926). Vom Problem des Rhythmus. Leipzig, Berlin: Teubner.
Jacobson E (1938). Progressive Relaxation. Chicago: University of Chicago Press.
Jacobson E (1973). Das Selbst und die Welt der Objekte. Frankfurt/Main: Suhrkamp.
Jantsch E (1975). Design for Evolution. Selforganisation and Planning in the Life of Human Systems. New York: Braziller.
Johnen R (1990). Salutogenese versus Pathogenese – zur Bedeutung des Körpererlebens im Konzept der Salutogenese nach Antonovsky. Vortrag, Marburg, 23. 6. 1990.
Johnen R (1991a). Funktionelle Entspannung als Zugang zur subjektiven Anatomie. Vortrag, Dresden, 34. Arbeitstagung des DKPM, 8. 3. 1991.
Johnen R (1991b). Die Funktionelle Entspannung. Vortrag a. d. 41. Lindauer Psychotherapie-Wochen, Lindau, 25. 4. 1991b.
Johnen R (1992). Funktionelle Entspannung. Kap. 9.04. In: Bühring M, Kemper FH (Hrsg). Naturheilverfahren und unkonventionelle medizinische Richtungen. Berlin, Heidelberg: Springer.
Johnen R, Cluß P (1991). Die Funktionelle Entspannung als Methode zur Arbeit am Körper-Selbst. Vortrag auf der 35. Arbeitstagung des DKPM, Heidelberg, 15. 11. 1991.
Johnen R, Müller-Braunschweig H (1989). Psychoanalytische Aspekte der Funktionellen Entspannung. In: Fuchs M (Hrsg). Funktionelle Entspannung. 4. Aufl. Stuttgart: Hippokrates; 149–76.
Joraschky P (1983). Das Körperschema und das Körperselbst als Regulationsprinzipien der Organismus-Umwelt-Interaktion. München: Minerva.
Joraschky P (1986). Das Körperschema und das Körper-Selbst. In: Brähler E (Hrsg). Körpererleben. Berlin, Heidelberg: Springer.

Jorch G (1990). Frühgeborene – der vorzeitige Start ins extrauterine Leben. In: Hinrichsen KV (Hrsg). Humanembryologie. Berlin, Heidelberg, New York: Springer.
Kächele H (1989). Entwicklung und Beziehung in neuem Lichte. Prax Psychother Psychosom 34: 241–9.
Kant I (1900). Fortschritte der Metaphysik. Ges. Schriften, Bd. XX: 270. Preuss. Akad. d. Wissenschaften.
Kant I (1913). Kritik der reinen Vernunft. Leipzig: Insel; 84–5.
Kenyon L, Ketterer MW, Gheorgiade M, Goldstein F (1991). Psychological factors related to prehospital delay during acute myocardial infarction. Circulation 84: 1969–76.
Kernberg OF (1978). Borderline-Störungen und pathologischer Narzißmus. Frankfurt/Main: Suhrkamp.
Khan MMR (1982). Das Werk von D. W. Winnicott. In: Eicke D (Hrsg). Tiefenpsychologie (Die Psychologie des 20. Jahrhunderts). Bd. 3. Weinheim, Basel: Beltz; 219–53.
Kipp J, Poluda-Korte ES (1985). Tagtraum, Computerspiele und Computerfaszination – Fragen und Fallbeispiele zu einem Zeitphänomen. Arbeitsgruppe auf der Tagung der Deutschen Psychoanalytischen Vereinigung, Tagungsband, Wiesbaden, 1985.
Klages L (1921). Vom Wesen des Bewußtseins. Leipzig: Barth.
Klatt F (1921). Die schöpferische Pause. Jena: Diederichs.
Klaus MH, Kennell JH (1976). Maternal-Infant-Bonding. St. Louis: CV Mosby.
Kleist H v. Über das Marionettentheater. Frankfurt/Main: Insel.
Köhle K, Simons C (1990). Anorexia nervosa. In: von Uexküll T (Hrsg). Psychosomatische Medizin. 4. Aufl. München, Wien, Baltimore: Urban & Schwarzenberg; 582–613.
Köhler L (1986). Von der Biologie zur Phantasie. Forschungsbeiträge zum Verständnis der frühkindlichen Entwicklung aus den USA. In: Stork J (Hrsg). Zur Psychologie und Psychopathologie des Säuglings. Stuttgart, Bad Canstatt: Frommann-Holzboog; 73–92.
Köhler L (1990). Neuere Ergebnisse der Kleinkindforschung. Ihre Bedeutung für die Psychoanalyse. Forum Psychoanal 6: 32–51.
Krampen M, Oehler K, Posner R, von Uexküll T (Hrsg) (1981). Die Welt als Zeichen. Klassiker der modernen Semiotik. Berlin: Severin und Siedler.
Krause R (1983). Zur Onto- und Phylogenese des Affektsystems und ihrer Beziehungen zu psychischen Störungen. Psyche 37: 1016–43.
Krause R (1988). Eine Taxonomie der Affekte und ihre Anwendung auf das Verständnis der »frühen Störungen«. Psychother Med Psychol 37: 77–86.
Krause R (1992). Die Zweierbeziehung als Grundlage der Psychotherapie. Psyche 46: 587–612.
Krietsch S (1990). Die Grundstörung nach Balint und Möglichkeiten der Therapie mit der Funktionellen Entspannung. AFE intern.
Krietsch S, Heuer B (1997). Schritte zur Ganzheit. Bewegungstherapie mit schizophrenen Kranken. Stuttgart: Fischer.
Krietsch-Mederer S (1988). Die Funktionelle Entspannung – eine Methode für die Einzeltherapie in psychiatrischer Praxis und Klinik. Krankengymnastik 40: 277–9.
Krüll M (1990). Die Geburt ist nicht der Anfang. Stuttgart: Klett-Cotta.
Krystal H (1977). Aspects of affect theory. Bull Menninger Clin 41: 1–26.
Kutter P (1981). Sein oder Nichtsein, die Basisstörung der Psychosomatose. Prax Psychother Psychosom 26: 47–60.
Lacey JI, Bateman DE, Lehn RV (1953). Autonomie response specifity: An experimental study. Psychosom Med 15: 8–21.
Lamparter U, Schmidt HU, Deneke FW (1993). Zur Frage der pränatalen akustischen Wahrnehmung – eine Literaturübersicht aus psychosomatischer Sicht. Psychother Psychosom Med Psychol 1: 30–5.
Laplanche J, Pontalis JB (1972). Das Vokabular der Psychoanalyse. Frankfurt/Main: Suhrkamp.

Lefebvre P (1980). The narcisstic impass as a determinat of psychosomatic disorders. Psychiatr J Univ Ottawa 5: 5–11.
Levenson RW (1979). Effects of thematically relevant and general Stressors on specifity on responding in asthmatic and nonasthmatic subjects. Psychosom Med 41: 28–39.
Lichtenberg JD (1978). The testing of reality from the standpoint of the body self. J Am Psychoanal Assoc 26: 357–83.
Lichtenberg JD (1987). Die Bedeutung der Säuglingsbeobachtung für die klinische Arbeit mit Erwachsenen. Z Psychoanal Theorie Praxis II, 2: 123–45.
Lichtenberg JD (1989a). Psychoanalysis and motivation. London: Analytic Press.
Lichtenberg JD (1989b). Modellszenen, Affekte und das Unbewußte. In: Wolf ES et al. (Hrsg). Selbstpsychologie. Wien, München: Verlag Internationale Psychoanalyse; 73–106.
Lichtenberg JD (1991a). Psychoanalyse und Säuglingsforschung, 1983. Deutsche Ausgabe: Berlin, Heidelberg, New York: Springer.
Lichtenberg JD (1991b). Motivational-funktionale Systeme als psychische Strukturen. Eine Theorie. Forum Psychoanal 7: 85–97.
Loew Th, Weber A, Martus P, Hahn E, Siegfried W (1996). Die Wirkung von Funktioneller Entspannung bei akuter Bronchokonstriktion – vergleichbar mit dem Effekt eines Sympathomimetikums? Forsch Komplementär Med 3: 110–5. (In engl. Sprache erschienen in: Psychother Psychosom 1996; 65: 124–8.)
Loewald H (1986). Primärprozeß, Sekundärprozeß und Sprache. In: Psychoanalyse. Aufsätze aus den Jahren 1951–1979. Stuttgart: Klett-Cotta; 163–92.
Luborsky L (1988). Einführung in die analytische Psychotherapie. Ein Lehrbuch. Berlin, Heidelberg, New York: Springer.
Maaser R, Besuden F, Bleichner F, Schütz R (1994). Theorie und Methode der körperbezogenen Psychotherapie. Stuttgart, Berlin, Köln: Kohlhammer.
Maturana HR (Hrsg) (1982). Die Organisation des Lebendigen. In: Erkennen. Die Organisation und Verkörperung von Wirklichkeit. Braunschweig: Vieweg.
Maurer Y (1986). Körperzentrierte Psychotherapie. Behandlungskonzepte, Erfahrungen, Beispiele. Stuttgart: Hippokrates.
Mc Dougall J (1987). Ein Körper für zwei. Forum Psychoanal 3: 265–87.
Medawar PB, Medawar JS (1977). The Life Science, Current Ideas of Biology. New York, Hagerstown: Harper and Row.
Mentzos S (1985). Neurotische Konfliktverarbeitung. Geist und Psyche. Frankfurt/Main: Fischer.
Mentzos S (Hrsg). (1992). Der Syndromwechsel und seine Bedeutung für die Psychosentheorie. In: Psychose und Konflikt. Göttingen: Vandenhoek und Rupprecht.
Mertens W (1991a). Einführung in die psychoanalytische Therapie, Bd. 3. Stuttgart: Kohlhammer.
Mertens W (1991b). Was hat sich in den theoretischen Grundlagen der Psychotherapie gewandelt? In: Buchheim P, Cierpka M, Seifert T (Hrsg). Lindauer Texte. Berlin, Heidelberg, New York: Springer.
Milch WE, Putzke M (1991). Auswirkungen der Kleinkindforschung auf das Verständnis von Psychosen. Forum Psychoanal 7: 271–82.
Moersch E et al. (1980). Zur Psychopathologie von Herzinfarktpatienten. Psyche 24: 493–581.
Moser T (1989). Körpertherapeutische Phantasien. Psychoanalytische Fallgeschichten neu betrachtet. Frankfurt/Main: Suhrkamp.
Moser T (1991). Der Körper in der Psychotherapie und die Angst vor der Sexualisierung. Prax Psychother Psychosom 36: 283–96.
Müller U (1966). Der Rhythmus. Bern, Stuttgart: Huber.
Müller-Braunschweig H (1964). Frühe Objektbeziehung und künstlerische Produktion. Jahrbuch der Psychoanalyse 3: 116–49.
Müller-Braunschweig H (1975). Die Wirkung der frühen Erfahrung. Stuttgart: Klett.

Müller-Braunschweig H (1977). Aspekte einer psychoanalytischen Kreativitätstheorie. Psyche 31: 821–43.

Müller-Braunschweig H (1989). Bild, Körperbild und Psychoanalyse. In: Janssen PL, Paar G (Hrsg). Reichweite der psychoanalytischen Therapie. Berlin, Heidelberg: Springer.

Müller-Braunschweig H (1990a). Körperorientierte Psychotherapie. In: Uexküll Th v, et al. (Hrsg). Psychosomatische Medizin. 4. Aufl. München: Urban & Schwarzenberg.

Müller-Braunschweig H (1990b). Zur Verbindung des Körpererlebens mit der frühen Entwicklung. Vortrag a. d. Tagung »Therapeutische Aspekte des Körpererlebens in der modernen Medizin«, Marburg, 23. 06. 1990b.

Müller-Braunschweig H (1992a). Der unheimliche Körper. Psychother Psychosom Med Psychol 42: 16–23.

Müller-Braunschweig H (1992b). Psychohygiene und körperorientierte Psychotherapie: Allgemeine Grundlagen. In: Bühring M, Kemper FH (Hrsg). Naturheilverfahren und unkonventionelle medizinische Richtungen. Berlin, Heidelberg, New York: Springer.

Müller-Braunschweig H (1996). Zur Wirkung analytisch orientierter Körperarbeit bei frühen Störungen. Bemerkungen zur Diskussion zwischen J. Scharff und T. Ettl über szenische und körperbezogene Intervention im analytischen Prozeß. Z Psychoanal Theorie Prax XI: 227–38.

Mushatt C (1975). Mind-body environment: toward understanding the impact of loss on psyche and soma. Psychoanal Quarterly 44: 81–105.

Nissen G (Hrsg) (1982). Psychiatrie des Säuglings- und des frühen Kleinkindalters. Entwicklungspsychologische, psychodynamische und psychopathologische Aspekte. Bern, Stuttgart, Wien: Huber.

Nöth W (1985). Handbuch der Semiotik. Stuttgart: J. B. Metzler.

Ohlmeier D (1989). Zur Traumaverarbeitung bei schweren Körperkrankheiten – am Beispiel einer Gruppe von Herzinfarktkranken. Gruppenpsychother Gruppendynamik 25: 329–42.

Overbeck G (1984). Krankheit als Anpassung. Der sozio-psychosomatische Zirkel. Frankfurt/ Main: Suhrkamp.

Paar GH (1988a). Beziehung als Zeitgeber. Zum Werk von Myron A. Hofer. Prax Psychother Psychosom 33: 302–9.

Paar GH (1988b). Psychosomatische Aspekte bei Patienten mit Morbus Crohn – Versuch einer Standortbestimmung. Psychother Med Psychol 38: 376–89.

Papousek H (1975). Soziale Interaktion als Grundlage der kognitiven Frühentwicklung. In: Hellbrügge T (Hrsg). Fortschritte der Sozialpädiatrie. München, Wien, Baltimore: Urban & Schwarzenberg.

Papousek H, Papousek M (1990). Frühe Eltern-Kind-Interaktion in ihrer Bedeutung für die kindliche Entwicklung. Kinderarzt 21: 191–4.

Papousek H, Papousek M, Giese R (1986). Neue wissenschaftliche Ansätze zum Verständnis der Mutter-Kind-Beziehung. In: Stork J (Hrsg). Zur Psychologie und Psychopathologie des Säuglings. Stuttgart, Bad Canstatt: Frommann-Holzboog; 53–71.

Papousek M (1989). Frühe Phasen der Eltern-Kind-Beziehungen. Ergebnisse der entwicklungspsychologischen Forschung. Prax Psychother Psychosom 34: 109–22.

Pesso A (1986). Dramaturgie des Unbewußten. Eine Einführung in die psychomotorische Therapie. Stuttgart: Klett-Cotta.

Peters UH (1984). Wörterbuch der Psychiatrie und medizinischen Psychologie. 3. Aufl. München, Wien, Baltimore: Urban & Schwarzenberg.

Piaget J (1974). Der Aufbau der Wirklichkeit beim Kinde. Stuttgart: Klett.

Piaget J, Inhelder B (1991). Die Psychologie des Kindes. 4. Aufl. München: dtv.

Piontelli A (1987). Infant Observation from before birth. Int J Psychoanal 68: 453–63.

Piontelli A (1990). Über die Kontinuität zwischen pränatalem und postnatalem Leben: eine Illustration. In: Stork J (Hrsg). Neue Wege im Verständnis der allerfrühesten Entwicklung des Kindes, Biedersteiner Beiträge, Band 1. Stuttgart, Bad Cannstatt: Frommann-Holzboog.

Plassmann R (1989). Artifizielle Krankheiten und Münchhausen-Syndrome. In: Hirsch M (Hrsg). Der eigene Körper als Objekt. Berlin, Heidelberg: Springer; 118–54.
Plassmann R (1993). Organwelten. Grundriß einer analytischen Körperpsychologie. Psyche 47: 261–82.
Platon (1957). Der Staat, Gesetze 664a, 665a. Deutsch: Sämtliche Werke, 3 Bände. Heidelberg: Lampert Schneider.
Plessner H (1976). Die Frage nach der Conditio humana. Frankfurt/Main: Suhrkamp.
Popper KR, Eccles JC (1982). Das Ich und sein Gehirn (1977). 2. Aufl. München: Piper.
Rad M v, Zepf S (1990). Psychoanalytische Konzepte psychosomatischer Symptom- und Strukturbildung. In: von Uexküll T et al. (Hrsg). Psychosomatische Medizin. München, Wien: Urban & Schwarzenberg.
Reiche R (1991). Haben frühe Störungen zugenommen? Psyche 45: 1045–66.
Reiff H (1988). Rheumatoide Arthritis: Die Wiederherstellung des Körperbildes am Beispiel einer psychoanalytischen Behandlung. Psychother Med Psychol 38: 202–87.
Richter HE (1991). Eltern, Kind und Neurose. Die Rolle des Kindes in der Familie. Reinbek: Rowohlt.
Richter D, Stauber M (1990). Gynäkologie und Geburtshilfe. In: von Uexküll T et al. (Hrsg). Psychosomatische Medizin. 4. Aufl. München, Wien, Baltimore: Urban & Schwarzenberg; 941–71.
Riemann H (1979). Musiklexikon. Wiesbaden: Brockhaus.
Rohrmeier F (1982). Langzeiterfolge psychosomatischer Therapien. Berlin, Heidelberg, New York: Springer.
Rosa KR, Rosa-Wolff L (1976). Psychosomatische Selbstregulation. Stuttgart: Hippokrates.
Roth J, LeRoit D (1987). Chemical cross talk. Why human cells understand the molecular messages of plants. The Sciences 27: 2.
Rumpf H (1988). Die übergangene Sinnlichkeit. Drei Kapitel über die Schule. Weinheim, München: Juventa.
Sacks O (1987). Der Mann, der seine Frau mit einem Hut verwechselte. Reinbek: Rohwolt.
Sacks O (1989). Der Tag, an dem mein Bein fortging. Reinbek: Rowohlt.
Sander L (1975). Infant and caretaking environment: Investigation and conceptualization of adaptive behavior in a System of increasing complexity. In: Anthony EJ (ed). Explorations in Child Psychiatry. New York: Plenum Press; 129–66.
Sander L (1983). Polarity, paradox and the organizing process in development. In: Call JD, Galenson E, Tyson R (eds). Frontiers in Infant Psychiatry. New York: Basic Books; 333–46.
Sandler J (1976). Countertransference and roleresponsiveness. Int Rev Psychoanal 3: 43–7.
Sandler J, Rosenblatt B (1984). Der Begriff der Vorstellungswelt. Psyche 38: 235–53.
Schacht L (1990). Die früheste Kindheitsentwicklung und ihre Störungen aus der Sicht Winnicotts. In: von Uexküll T (Hrsg). Psychosomatische Medizin. 4. Aufl. München, Wien, Baltimore: Urban & Schwarzenberg; 93–107.
Schachter S, Singer JE (1962). Cognitive, social and psychological determinants of emotional state. Psychol Rev 69: 379–99.
Scharfetter C (1991). Allgemeine Psychopathologie. Eine Einführung. Stuttgart, New York: Thieme.
Scharff JM (1995a). Zwischen Freud und Ferenczi: die inszenierende Interaktion (Teil 1). Z Psychoanal Theorie Prax X: 349–74.
Scharff JM (1995b). Zwischen Freud und Ferenczi: die inszenierende Interaktion (Teil 2). Z Psychoanal Theorie Prax X: 442–60.
Schmidt MH (1988). Entwicklung und ihre Varianten in der Kindheit. In: Kisker KP et al. (Hrsg). Psychiatrie der Gegenwart. 3. Aufl., Bd 7. Berlin, Heidelberg: Springer; 3–28.
Schmidt RF, Thews G (Hrsg) (1990). Physiologie des Menschen. 24. Aufl. Berlin, Heidelberg, New York: Springer.

Schmoll D, Haltenhof H (1993). Eine schizophrene Sprachhemmung als spezifische Symbolisierungsstörung. Anwendung der Kleinkindforschung auf einen Fall von Schizophrenia simplex. Fundamenta Psychiatrica 7: 142–7.

Schrödinger E (1961). What's Life. Cambridge: Cambridge University Press, 1944. Deutsch: Was ist Leben, die lebende Zelle mit den Augen eines Physikers betrachtet. München: Lehner.

Schüffel W (1993). Unveröffentl. Mitteilung.

Schüffel W, Herrmann JM, Dahme B, Richter R (1990). Asthma bronchiale. In: von Uexküll T (Hrsg). Psychosomatische Medizin. 4. Aufl. München: Urban & Schwarzenberg; 745–60.

Schüßler G, Bertl-Schüßler A (1989). Psychoanalytische Theorien der frühen Kindheit und Ergebnisse der Verhaltensforschung: Ist eine Revision notwendig? Prax Psychother Psychosom 34: 270–81.

Schüßler G, Bertl-Schüßler A (1992a). Neue Ansätze zur Revision der psychoanalytischen Entwicklungstheorie. I. Das Konzept von D. N. Stern. Z Psychosom Med 38: 77–87.

Schüßler G, Bertl-Schüßler A (1992b). Neue Ansätze zur Revision der psychoanalytischen Entwicklungstheorie. II. Das Konzept von J. D. Lichtenberg und Grundsätze einer neuen psychoanalytischen Entwicklungstheorie. Z Psychosom Med 38: 101–14.

Schusser G (1987). Zum Zusammenhang von Schwangerschaftsverlauf und postnataler Mutter-Kind-Aktion. In: Fedor-Freybergh PG (Hrsg). Pränatale und perinatale Psychologie und Medizin. Alvsjö, Schweden: Saphir.

Schwartz RA, Schwartz IU (1982). Psychiatric disorders associated with Crohn's disease. Int J Psychiat Med 12: 67–73.

Sebeok TA (1979). Theorie und Geschichte der Semiotik. Reinbek: Rowohlt.

Senf W, Schneider-Gramann G (1990). Was hilft in der Psychotherapie? Rückblicke ehemaliger Patienten. In: Tschuschke V, Czogalik C (Hrsg). Psychotherapie – welche Effekte verändern? Berlin, Heidelberg, New York: Springer.

Shevrin H, Toussieng P (1965). Vicissitudes of the need for tactile Stimulation in instinctual development. The psychoanalytic study of the child. New York: International University Press; 20: 310–39.

Silver AS (1988). Psychosemiotic structures: An interdisciplinary study of the relationship between psychoanalysis and the semiotic of C. S. Peirce. In: Grotstein JS (ed). Do I Dare Disturb the Universe? A Memorial to W. R. Bion. London: Maresfield Library, H. Karnac (Books); 270–315.

Spitz RA (1989). Vom Säugling zum Kleinkind. Naturgeschichte der Mutter-Kind-Beziehungen im ersten Lebensjahr. 9. Aufl. Stuttgart: Klett-Cotta.

Steffen H (1983). Kinderheilkunde. In: Hahn P (Hrsg). Psychosomatik (Die Psychologie des 20. Jahrhunderts). Bd 2. Weinheim, Basel: Beltz; 146–87.

Stern DN (1979). Mutter und Kind. Stuttgart: Klett-Cotta.

Stern DN (1985). The interpersonal world of the infant. A view from psychoanalysis and developmental psychology. New York: Basic Books.

Stern DN (1991). Tagebuch eines Babys. Was ein Kind sieht, spürt, fühlt und denkt. 2. Aufl. München: Piper.

Stern DN (1992). Die Lebenserfahrung des Säuglings. Stuttgart: Klett-Cotta.

Stolze H (1989). »Agieren« und »Erinnern« in der Konzentrativen Bewegungstherapie. In: Stolze H (Hrsg). Konzentrative Bewegungstherapie. 2. Aufl. Berlin, Heidelberg, New York: Springer.

Stork J (1982). Die seelische Entwicklung des Kleinkindes aus psychoanalytischer Sicht. In: Eicke D (Hrsg). Tiefenpsychologie (Die Psychologie des 20. Jahrhunderts). Bd. 2. Weinheim, Basel: Beltz.

Stork J (Hrsg) (1986). Zur Psychologie und Psychopathologie des Säuglings – neue Ergebnisse in der psychoanalytischen Reflexion. Stuttgart, Bad Cannstatt: Frommann-Holzboog.

Stork J (Hrsg) (1990). Neue Wege im Verständnis der allerfrühesten Entwicklung des Kindes. Erkenntnisse der Psychopathologie des Säuglingsalters. Stuttgart, Bad Canstatt: Frommann-Holzboog.
Taylor GJ (1992). Psychosomatics and self-regulation. In: Barrow JB, Eagle MN, Wolitzky BL (eds). The Interface of Psychoanalysis and Psychology. Washington: American Psychological Association.
Thomä H (1992). Der Körper in der Psychoanalyse. In: Buchheim P, Cierpka M, Seifert T (Hrsg). Lindauer Texte. Berlin, Heidelberg, New York: Springer; 123–45.
Thomä H, Kächele H (1985). Lehrbuch der psychoanalytischen Therapie. Bd. 1: Grundlagen. Berlin, New York: Springer.
Tomkins SS (1962). Affect, Imagery, Consciousness, Vol. I: The Positive Affects. New York: Springer.
Tomkins SS (1963). Affect, Imagery, Consciousness, Vol. II: The Negative Affects. New York: Springer.
Tomkins SS (1981). The quest for primary motives: Biography and autobiography of an idea. J Pers Soc Psychol 41: 306–29.
Tress W (1990). Psychodynamische Wirkfaktoren psychotherapeutischer Verläufe. In: Tschuschke V, Czogalik C (Hrsg). Psychotherapie – welche Effekte verändern? Berlin, Heidelberg, New York: Springer.
Trier J (1949). Rhythmus. In: Studium Generale, Heft 3. Berlin: Springer.
Tschuschke V, Czogalik D (1990). Psychotherapie – wo sind wir jetzt und wohin müssen wir kommen? Versuch einer Integration. In: Tschuschke V, Czogalik C (Hrsg). Psychotherapie – welche Effekte verändern? Berlin, Heidelberg, New York: Springer.
Tulving E (1983). Elements of episodic memory. New York: Oxford University Press.
Uexküll J v (1936). Nie geschaute Welten. Berlin: Fischer.
Uexküll T v (1971). Das Körperschema. Referat auf d. Symposium: Philosophische Probleme der Anthropologie. Bad Homburg: Werner Reimers Stiftung, 1971.
Uexküll J v (1983). Theoretische Biologie. Frankfurt/Main: Suhrkamp; 289.
Uexküll T v (1986). Geschichte der deutschen Psychosomatik. Psychother Med Psychol 36: 18–24.
Uexküll T v, Wesiack W (1979). Wissenschaftstheorie und Psychosomatik. In: von Uexküll T (Hrsg). Lehrbuch der Psychosomatischen Medizin, München, Wien, Baltimore: Urban & Schwarzenberg; 5–92.
Uexküll T v, Wesiack W (1988). Theorie der Humanmedizin. Grundlagen ärztlichen Denkens und Handelns. München, Wien, Baltimore: Urban & Schwarzenberg.
Uexküll T v, Wesiack W (1990). Wissenschaftstheorie und Psychosomatische Medizin. Ein bio-psycho-soziales Modell. In: Adler R et al. (Hrsg). Psychosomatische Medizin. München, Wien, Baltimore: Urban & Schwarzenberg.
Veldman F (1987). Life Welcomed und Affirmed, The Sr. Cloud Visitor, Newspaper of the Catholic Diocese of St. Cloud, Minnesota, Vol. LXXI, No. 24 of 11.11.82. In: Fedor-Freybergh PG (Hrsg). Pränatale und perinatale Psychologie und Medizin. Alvsjö, Schweden: Saphir.
Vogel G, Angermann H (1971). dtv-Atlas zur Biologie, Bd. I u. II. 4. Aufl. München: dtv.
Weissberg PS, Springer KJ (1961). Environmental factors in creative function. Arch Gen Psychiatry 5: 554–64.
Weizsäcker V v (1950). Der Gestaltkreis. Stuttgart: Thieme.
Weizsäcker V v (1986a). Der kranke Mensch (1951). In: Gesammelte Schriften, Bd. 9. Frankfurt/Main: Suhrkamp; 325–641.
Weizsäcker V v (1986b). Gesammelte Schriften, Bd. 8. Frankfurt/Main: Suhrkamp; 94–5.
Welsch W (1990). Ästhetisches Denken. Stuttgart: Reclam.

Wesiack W (1990). Psychoanalyse und psychoanalytisch orientierte Therapieverfahren. Anhang: Die neuen Narzißmustheorien und ihr Einfluß auf die psychoanalytische Therapie. In: von Uexküll T et al. (Hrsg). Psychosomatische Medizin. München: Urban & Schwarzenberg.

Willi J (1990). Die stationäre Psychotherapie in psychoökologischer Sicht. Prax Psychother Psychosom 35: 163–74.

Willi J, Constam E, Brassel-Ammann L (1986). Entwicklung der Persönlichkeit. In: Willi J, Heim E (Hrsg). Psychosoziale Medizin. Bd. 1. Berlin, Heidelberg, New York: Springer.

Winnicott DW (1958). The capacity to be alone. Int J Psychoanal 39.

Winnicott DW (1960a). Primäre Mütterlichkeit. Psyche 7: 393–9.

Winnicott DW (1960b). The theory of the parent-infant-relationship. Int J Psychoanal 41: 585–95.

Winnicott DW (1974). The Maturational Process in the Facilitating Environment. London: Hogart 1965. Deutsch: Reifungsprozesse und fördernde Umwelt. München: Kindler.

Winnicott DW (1985). Kind, Familie und Umwelt. 3. Aufl. München, Basel: E. Reinhardt.

Winnicott DW (1990). Der Anfang ist unsere Heimat. Essays zur gesellschaftlichen Entwicklung des Individuums. Stuttgart: Klett-Cotta.

Wisdom J (1991). Neurobiologie des Träumens. Spektrum der Wissenschaft 1: 126–35.

Wolf ES (1989). Das Selbst in der Psychoanalyse. In: Wolf ES et al. (Hrsg). Selbstpsychologie. München, Wien: Intern. Psychoanalyse.

Wolff HG (1953). Stress and Disease. Springfield, Illinois: Thomas.

Wolff PH (1966). The causes, controls, and organization of behavior in the neonate. Psychol Issues 17(5): 17.

Zaman T, Pauli HG (1991). Ein experimentelles Curriculum in ärztlicher Ausbildung im europäisch deutsch-sprachigen Raum. Institut für Ausbildungs- und Examensforschung IAE der Medizinischen Fakultät Bern, 1991. Im Auftrag der Carl-Gustav-Carus-Stiftung.

Zelnik M, Buchholz ES (1992). Innere Repräsentanz und Säuglingsforschung. Psyche 46: 810–46.

Zimmer K (1991). Das Leben vor der Geburt. Die Bundesministerin für Familie und Senioren (Hrsg). München: Kösel.

3. Auflage 2022

Appleton M (2014). The Influence of Birth Trauma on the Physical and Emotional Well-being of the Baby. This article is based on a talk given at Annual Congress of the International Society for Pre and Perinatal Psychology and Medicine, Maastricht, Netherlands, November 2014. https://conscious-embodiment.co.uk/wp-content/uploads/2017/08/The-Influence-of-Birth-Trauma-on-the-Physical-and-Emotional-Wellbeing-of-the-Baby.pdf (letzter Zugriff: 03. 12. 2021).

Arnim A v (1996). Funktionelle Entspannung. In: Herrmann JM, Lisker H, Dietze GJ (Hrsg). Funktionelle Erkrankungen. München: Urban & Schwarzenberg; 205–219.

Arnim A v (1994/1997). Das Wunderknäuel. In: Uexküll Th v, Fuchs M, Müller-Braunschweig H, Johnen R (Hrsg). Subjektive Anatomie. Theorie und Praxis körperbezogener Psychotherapie. Stuttgart: Schattauer; 102–17.

Arnim A v (1998). Funktionelle Entspannung als Therapie bei Autodestruktion. In: Wiesse J, Joraschky P (Hrsg). Psychoanalyse und Körper. Psychoanalytische Blätter, Bd. 7. Göttingen: Vandenhoeck & Ruprecht; 9–26.

Arnim A v (2000). Was bedeuten die neueren Konzepte zur frühen Entwicklung für die Therapie er Funktionellen Entspannung? In: Funktionelle Entspannung. Beiträge zu Theorie und Praxis 28; 28–50.

Arnim A v (2001). Frühes Trauma und körperbezogene Psychotherapie. In: Milch WE, Wirth HJ (Hrsg). Psychosomatik und Kleinkindforschung. Gießen: Psychosozial-Verlag; 199–215.

Arnim A v (2002). Integrierte Medizin und körperbezogene Psychotherapie. In: Uexküll Th v, Geigges W, Plassmann R (Hrsg). Integrierte Medizin. Modell und klinische Praxis. Stuttgart: Schattauer; 257–89.

Arnim A v (2008). Funktionelle Entspannung bei Patientinnen mit Anorexia Nervosa. In: Joraschky P, Lausberg H, Pöhlmann K (Hrsg). Körperorientierte Diagnostik und Psychotherapie bei Essstörungen. Gießen: Psychosozial-Verlag; 229–54.

Arnim A v (2009a). Funktionelle Entspannung. In: Thielen M (Hrsg). Körper – Gefühl – Denken. Körperpsychotherapie und Selbstregulation. Gießen: Psychosozial-Verlag; 123–34.

Arnim A v (2009b). »Das bin ja ich!« – FE und Körperbildskulpturen bei einer Schmerzpatientin. In: Herholz I, Johnen R, Schweitzer D (Hrsg). Funktionelle Entspannung – Das Praxisbuch. Mit Funktioneller Entspannung zum therapeutischen Erfolg. Stuttgart, New York: Schattauer; 103–9.

Arnim A v (2009c). Von der Propriozeption zur Narration. Körperbild-Skulpturen und -Narrative in der Psychosomatik. In: Küchenhoff J (Hrsg). Körper. Konstruktionen. Jahrbuch für Literatur und Psychoanalyse 28. Würzburg: Königshausen & Neumann; 119–46.

Arnim A v (2010). Der Start ins Leben und die Epigenetik – frühe Umwelteinflüsse auf die Genregulation.In: Funktionelle Entspannung. Beiträge zu Theorie und Praxis 37; 54–64.

Arnim A v (2018). Lebenszyklen und Körperrhythmen. Eine umkreisend-einschwingende Annäherung an das Thema. In: Thielen M, Arnim A v, Willach-Holzapfel A (Hrsg). Lebenszyklen – Körperrhythmen. Körperpsychotherapie über die Lebensspanne. Gießen: Psychosozial-Verlag; 19–46.

Arnim A v (2019a). Der Körper und die Geschichte der Organismus-Umwelt-Beziehung. Die »Wunderknäuel«-Metapher. Vortrag, Folien mit Tonspur (Süddeutsche PT-Tage Stuttgart 2019, auf Basis der DVD, mit Genehmigung des Verlags Auditorium Netzwerk). Website der AFE-Deutschland: https://afe-deutschland.de/das-wunderknauel-angela-von-arnim/.

Arnim A v (2019b). Bis auf's Messer – wie der weibliche Körper wahrgenommen und gestaltet wird. In: Funktionelle Entspannung. Beiträge zu Theorie und Praxis 45; 4–34.

Arnim A v, Joraschky P (2009). Körperbildskulpturtest bei Fibromyalgiepatientinnen. In: Joraschky P, Loew T, Röhricht F (Hrsg). Körpererleben und Körperbild. Ein Handbuch zur Diagnostik. Stuttgart: Schattauer; 192–201.

Arnim A v, Joraschky P (2015). Körperpsychotherapie bei schwer traumatisierten Menschen. In: Egle TU, Joraschky P, Lampe A, Seiffge-Krenke I, Cierpka M (Hrsg). Sexueller Missbrauch, Misshandlung, Vernachlässigung. 4. Aufl. Stuttgart: Schattauer; 634–43.

Arnim A v, Bonay-Märki A, Dürr-Pehl I, Graap P, Gudden C (2002a). Die Arbeit mit der Körperbildskulptur in störungsspezifischen Therapiegruppen mit Funktioneller Entspannung. In: Mattke D (Hrsg). Störungsspezifische Konzepte und Behandlung in der Psychosomatik. Frankfurt/Main: VAS; 417–25.

Arnim A v, Müller A, Fell A, Graap H, Student S, Pöhlmann K (2002b). Kognitiv-verhaltenstherapeutische vs. Körpertherapeutische Behandlung von Patientinnen mit Fibromyalgiesyndrom: Erste Ergebnisse einer Vergleichsstudie. Vortrag. 53. DKPM-Arbeitstagung, 06.–09.3.2002, Ulm. Abstracts in: PPmP 52: 72–121.

Arnim A v, Müller-Braunschweig H, Joraschky P (2006). Körperbezogene Psychotherapie-Verfahren bei traumatisierten Menschen. In: Remmel A, Kernberg OF, Vollmoeller W, Strauss B (Hrsg). Handbuch Körper und Persönlichkeit. Entwicklungspsychologie, Neurobiologie und Therapie von Persönlichkeitsstörungen. Stuttgart: Schattauer; 401–25.

Arnim A v, Lausberg H, Joraschky P (2007). Körperbild-Diagnostik. In: Geissler P (Hrsg). Analyse der Lebensbewegungen. Wien, New York: Springer; 165–96.

Aßmann S, Borkenhagen A, Arnim A v (2010). Körperbilddiagnostik. Psychotherapeutenjournal 9(3): 261–270.

Beebe B (2019). Bindung im Werden. Gießen: Psychosozial-Verlag.

Beebe B, Lachmann FM (2004). Säuglingsforschung und die Psychotherapie Erwachsener. Stuttgart: Klett-Cotta.

Bloch-Atefi A, Smith J (2014). The effectiveness of body-oriented psychotherapy: A review of the literature. Psychotherapy and Counselling Federation of Australia. http://pacja.org.au/?p=2552 (letzter Zugriff: 19. 05. 2021).

Bowlby J (2016). Frühe Bindung und kindliche Entwicklung. 7. Aufl. München: Ernst Reinhardt Verlag.

Braun MG (2014). Der Einsatz von Körperpsychotherapie an deutschen Kliniken für Psychosomatik – eine repräsentative Querschnitterhebung. Doctoral Dissertation, University of Regensburg.

Bürgin D, Rost B (1990). Pädiatrie. In: Uexküll Th v, et al. (Hrsg). Psychosomatische Medizin. 4. Aufl. München, Wien, Baltimore: Urban & Schwarzenberg; 1000–31.

Christian P (1989). Anthropologische Medizin. Theoretische Pathologie und Klinik psychosomatischer Krankheitsbilder. Stuttgart: Springer; 261 ff.

Cierpka M (Hrsg) (2015): Regulationsstörungen: Beratung und Psychotherapie für Eltern mit kleinen Kindern. New York: Springer.

De Punder K, Heim C, Przesdzing I, Wadhwa PD, Entringer S (2018). Characterization in humans of in vitro leukocyte maximal telomerase activity capacity and association with stress. Philos Trans R Soc Lond B Biol Sci 373(1741): 20160441.

Downing G (1996). Körper und Wort in der Psychotherapie. Kempten: Kösel.

Entringer S, Epel ES (2020). The stress field ages: A close look into cellular aging processes. Psychoneuroendocrinology 113: 104537.

Entringer S, Heim C (2015). Auswirkungen lebensgeschichtlich früher Stresserfahrung auf Gesundheit und Krankheitsrisiko. Vortrag auf der Tagung »Stellt die frühe Kindheit Weichen?«, 25.–26. 09. 2015, Heidelberg.

Entringer S, Kumsta R, Nelson EL, Hellhammer DH, Wadhwa PD, Wust S (2008a). Influence of prenatal psychosocial stress on cytokine production in adult women. Dev Psychobiol 50: 579–87.

Entringer S, Wüst S, Kumsta R, Layes IM, Nelson EL, Hellhammer DH, Wadhwa PD (2008b). Prenatal psychosocial stress exposure is associated with insulin resistance in young adults. Am J Obstet Gynecol 199: 498.e1–7.

Entringer S, Kumsta R, Hellhammer DH, Wadhwa PD, Wust S (2009). Prenatal exposure to maternal psychosocial stress and HPA axis regulation in young adults. Horm Behav 55: 292–8.

Entringer S, Buss C, Wadhwa PD (2010). Prenatal stress and developmental programming of human health and disease risk: concepts and integration of empirical findings. Curr Opin Endocrinol Diab Obes 17: 507–16.

Entringer S, Buss C, Andersen J, DeMet A, Wadhwa PD (2011a). Ecological momentary assessment of maternal cortisol profiles over a multiple-day period predicts the length of human gestation. Psychosom Med 73(6): 469–74.

Entringer S, Epel ES, Kumsta R, Lin J, Hellhammer DH, Blackburn EH, Wust S, Wadhwa PD (2011b). Stress exposure in intrauterine life is associated with shorter telomere length in young adulthood. Proc Natl Acad Sci U S A 108: E513–8.

Entringer S, Buss C, Wadhwa PD (2012). Prenatal stress, telomere biology, and fetal programming of health and disease risk. Sci Signal 5(248): pt12.

Entringer S, Epel ES, Lin J, Buss C, Shahbaba B, Blackburn EH, Simhan HN, Wadhwa PD (2013). Maternal psychosocial stress during pregnancy is associated with newborn leukocyte telomere length. Am J Obstet Gynecol 208: 134.e1–7.

Entringer S, Buss C, Wadhwa PD (2015a). Prenatal stress, development, health and disease risk: A psychobiological perspective – 2015 Curt Richter Award Paper. Psychoneuroendocrinology 62: 366–75.

Entringer S, Epel ES, Lin J, Blackburn EH, Buss C, Simhan HN, Wadhwa PD (2015b). Maternal estriol (E3) concentrations in early gestation predict infant telomere length. J Clin Endocrinol Metab 100(1): 267–73.
Entringer S, Buss C, Rasmussen JM, Lindsay K, Gillen DL, Cooper DM, Wadhwa PD (2017). Maternal cortisol during pregnancy and infant adiposity: a prospective investigation. J Clin Endocrinol Metab 102(4): 1366–74.
Fuchs M (1994). Funktionelle Entspannung. Theorie und Praxis einer organismischen Entspannung über den rhythmisierten Atem. 5. Aufl. Stuttgart: Hippokrates.
Fuchs T (2017). Zwischen Psyche und Gehirn. Zur Standortbestimmung der Psychiatrie. Nervenarzt 88: 520–8.
Fuchs T (2021). Zwischenleibliche Resonanz: Wie wir Gefühle teilen. Vortrag auf der 36. Jahrestagung der Arbeitsgemeinschaft Funktionelle Entspannung (A. F.E.), 05.–06. 11. 2021, Onlinetagung: Zwischenleiblichkeit mit Funktioneller Entspannung erfahren und gestalten – online zwischen Experimentierfreude und Trauer. Unveröffentlichte Mitteilung.
Geuter U (2004). Körperpsychotherapie und Erfahrung – Zur Geschichte, wissenschaftlichen Fundierung und Anerkennung einer psychotherapeutischen Methode. Report Psychologie 2: 98–111.
Geuter U (2015). Körperpsychotherapie: Grundriss einer Theorie für die klinische Praxis. Berlin, Heidelberg: Springer.
Geuter U (2019). Praxis Körperpsychotherapie. 10 Prinzipien der Arbeit im therapeutischen Prozess. Berlin, Heidelberg: Springer.
Glover V (2011). Annual Research Review: Prenatal stress and the origins of psychopathology: an evolutionary perspective. J Child Psychol Psychiatry 52: 356–67.
Gluckman PD, Hanson MA (2004). Living with the past: evolution, development, and patterns of disease. Science 305: 1733–6.
Grossman P, Niemann L, Schmidt S, Walach H (2004). Mindfulness-based stress reduction and health benefits: A meta-analysis. J Psychosom Res 1: 35–43.
Gyllenhammer LE, Entringer S, Buss C, Wadhwa PD (2020). Developmental programming of mitochondrial biology: a conceptual framework and review. Proc Biol Sci 287(1926): 20192713.
Harms T (2017a). Auf die Welt gekommen: Die neuen Baby-Therapien (Neue Wege für Eltern und Kind). Gießen: Psychosozial-Verlag.
Harms T (2017b). Körperpsychotherapie mit Säuglingen und Eltern: Grundlagen und Praxis (Neue Wege für Eltern und Kind). Gießen: Psychosozial-Verlag.
Harrer ME (2013). Burnout und Achtsamkeit. Stuttgart: Klett-Cotta.
Harrer ME (2017). Achtsamkeit. Vortrag Süddeutsche Psychotherapietage, Stuttgart 2017. Unveröffentlichte Mitteilung.
Heim C, Binder EB (2012). Current research trends in early life stress and depression: review of human studies on sensitive periods, gene-environment interactions, and epigenetics. Exp Neurol 233: 102–11.
Heim C, Newport DJ, Heit S, Graham YP, Wilcox M, Bonsall R, Miller AH, Nemeroff CB (2000). Pituitary-adrenal and autonomic responses to stress in women after sexual and physical abuse in childhood. JAMA 284: 592–7.
Heim C, Mletzko T, Purselle D, Musselman DL, Nemeroff CB (2008). The dexamethasone/corticotropin-releasing factor test in men with major depression: role of childhood trauma. Biol Psychiatry 63: 398–405.
Heim C, Nater UM, Maloney E, Boneva R, Jones JF, Reeves WC (2009a). Childhood trauma and risk for chronic fatigue syndrome: association with neuroendocrine dysfunction. Arch Gen Psychiatry 66: 72–80.
Heim C, Young LJ, Newport DJ, Mletzko T, Miller AH, Nemeroff CB (2009b). Lower CSF oxytocin concentrations in women with a history of childhood abuse. Mol Psychiatry 14: 954–8.

Heim C, Mayberg HS, Mletzko T, Nemeroff CB, Pruessner JC (2013). Decreased cortical representation of genital somatosensory field after childhood sexual abuse. Am J Psychiatry 170: 616–23.

Heimbeck A, Hölter G (2011). Bewegungstherapie und Depression – Evaluationsstudie zu einer unspezifischen und einer störungsorientierten bewegungstherapeutischen Förderung im klinischen Kontext. Psychother Psychosom Med Psychol 5: 200–7.

Hellmuth C, Lindsay KL, Uhl O, Buss C, Wadhwa PD, Koletzko B, Entringer S (2017). Association of maternal pre-pregnancy BMI with metabolomic profile across gestation. Int J Obes (Lond) 41(1): 159–69.

Hidas G, Raffai J, Vollner J (2021). Nabelschnur der Seele. Psychoanalytisch orientierte Förderung der vorgeburtlichen Bindung zwischen Mutter und Baby. 3. Aufl. Gießen: Psychosozial-Verlag.

Johnen R (1998). Das Sprechen des Körpers als Ressource für Gesundheit: das Unterrichtsprojekt »Subjektive Anatomie«. In: Schüffel W, Brucks U, Johnen R, Köllner V, Lamprecht F, Schnyder U (Hrsg). Handbuch der Salutogenese – Konzept und Praxis. Wiesbaden: Ullstein Medical Belagsgesellschaft mbH & Co.

Johnson DH (2006). Der Vorrang des erfahrungsorientierten Vorgehens in der Körperpsychotherapie. In: Marlock G, Weiss H (Hrsg). Handbuch der Körperpsychotherapie. Stuttgart: Schattauer; 91–99.

Keil A (2015). Wenn die Organe ihr Schweigen brechen und die Seele streikt. Krankheit und Gesundheit neu denken. 3. Aufl. München: Scorpio.

Kern E (2015). Personzentrierte Körperpsychotherapie. München: Ernst Reinhardt Verlag.

Koch S (2011). Embodiment: Der Einfluss von Eigenbewegung auf Affekt, Einstellung und Kognition. Empirische Grundlagen und klinische Anwendungen. Berlin: Logosverlag.

Koch S, Kunz T, Lykou S, Cruz R (2014). Effects of dance movement therapy and dance on health-related psychological Outcomes: A meta-analysis. Arts Psychother 1: 46–64.

Krietsch S, Heuer B (1997). Schritte zur Ganzheit. Bewegungstherapie mit schizophrenen Kranken. Stuttgart: Fischer.

Krietsch S, Heuer B (2022). Schritte zur Ganzheit. Bewegungstherapie mit schizophrenen Kranken. 2. Aufl. Gießen: Psychosozial-Verlag.

Lahmann C, Loew TH, Tritt K, Nickel M (2008a). Efficacy of functional relaxation and patient education in the treatment of somatoform heart disorders: a randomized, controlled, clinical investigation. Psychosomatics 49(5): 378–85.

Lahmann C, Schoen R, Henningsen P, Ronel J, Muehlbacher M, Loew T, Tritt K, Nickel M, Doering S (2008b). Brief relaxation versus music distraction in the treatment of dental anxiety: a randomized controlled clinical trial. J Am Dent Assoc 139: 317–24.

Lahmann C, Nickel M, Schuster T, Sauer N, Ronel J, Noll-Hussong M, Tritt K, Nowak D, Rohricht F, Loew T (2009). Functional relaxation and hypnotherapeutic intervention as complementary therapy in asthma: a randomized, controlled clinical trial. Psychother Psychosom 78: 233–9.

Lahmann C, Henningsen P, Schulz C, Schuster T, Sauer N, Noll-Hussong M, Ronel J, Tritt K, Loew T (2010a). Effects of functional relaxation and guided imagery on IgE in dust-mite allergic adult asthmatics: a randomized, controlled clinical trial. J Nerv Ment Dis 198: 125–30.

Lahmann C, Röhricht F, Sauer N, Noll-Hussong M, Ronel J, Henrich G, von Arnim A, Loew T (2010b). Functional relaxation as complementary therapy in irritable bowel syndrome: a randomized, controlled clinical trial. J Altern Complement Med 16: 47–52.

Lazarides C, Epel ES, Lin J, Blackburn EH, Voelkle MC, Buss C, Simhan HN, Wadhwa PD, Entringer S (2019). Maternal pro-inflammatory state during pregnancy and newborn leukocyte telomere length: a prospective investigation. Brain Behav Immun 80: 419–26.

Lazarides C, Ward EB, Buss C, Chen WP, Voelkle M, Gillen DL, Wadhwa PD, Entringer S (2020). Psychological stress and cortisol during pregnancy: An ecological momentary assessment (EMA)-Based within- and between-person analysis. Psychoneuroendocrinology 121: 104848.

Leutzinger-Bohlleber M, Emde RN, Pfeifer R (Hrsg) (2013). Embodiment. Ein innovatives Konzept für Entwicklungsforschung und Psychoanalyse. Göttingen: Vandenhoeck & Ruprecht.

Loew TH, Tritt K, Lahmann C, Röhricht F (2006). Körperpsychotherapien – wissenschaftlich begründet? Eine Übersicht über empirisch evaluierte Körperpsychotherapieverfahren. PDP 5: 6–19.

Marlock G, Weiss H (in Vorb.). Handbuch der Körperpsychotherapie. 2. Aufl. Stuttgart: Schattauer.

May J (2005). The outcome of body psychotherapy research. USABP J 2: 93–115.

Meany M (2001). Epigenetic alteration effects the activity of gene expression. DNA-Methylation is associated with gene silencing. Science 294: 2113–4.

Merleau-Ponty M (1945 [1976]). Phänomenologie der Wahrnehmung. de Gruyter Studienbuch. Phänomenologisch-psychologische Forschungen, Bd. 7. 6. Aufl. Berlin: de Gruyter.

Metzinger T (2013). The myth of cognitive agency: subpersonal thinking as a cyclically recurring loss of mental autonomy. Front Psychol 4: 931.

Michalsen A (2017). Heilen mit der Kraft der Natur: Meine Erfahrung aus Praxis und Forschung. Berlin: Inselverlag.

Michalsen A (2019). Mit Ernährung heilen: Besser essen – einfach fasten – länger leben. Neuestes Wissen aus Forschung und Praxis. Berlin: Inselverlag.

Moncrieff J, Churchill R, Drummond DC, McGuire H (2001). Development of a quality assessment instrument for trials of treatments for depression and neurosis. Int J Methods Psychiatr Res 3: 126–33.

Norman GR, Sloan JA, Wyrwich KW (2003). Interpretation of changes in health-related quality of life: The remarkable universality of half a standard deviation. Med Care 582–92.

Papousek M (2008). Vom ersten Schrei zum ersten Wort. Anfänge der Sprachentwicklung in der vorsprachlichen Kommunikation. 5. Aufl. Bern: Huber.

Piaget J (1969). Das Erwachen der Intelligenz beim Kinde. Stuttgart: Klett-Cotta.

Porges SW (2010). Die Polyvagal-Theorie. Neurophysiologische Grundlagen der Therapie. Paderborn: Junfermann.

Rengglie F (2018). Früheste Erfahrungen – ein Schlüssel zum Leben. Wie unsere Traumata aus Schwangerschaft und Geburt ausheilen können (Überarbeitete Neuausgabe von: Das goldenene Tor zum Leben). Gießen: Psychosozial-Verlag.

Röhricht F (2000). Body-oriented psychotherapy in mental illness: a manual for research and practice. Göttingen: Hogrefe.

Röhricht F (2009). Body oriented psychotherapy. The state of the art in empirical research and evidence-based practice: A clinical perspective. Body Mov Dance Psychother 2: 135–56.

Rosendahl S, Sattel H, Lahmann C (2021). Effectiveness of Body Psychotherapy. A Systematic Review and Meta-Analysis. Front Psychiatry 12: 709798.

Roth G (2018). Wie das Gehirn die Seele macht. 3. Aufl. Stuttgart: Klett-Cotta. www.youtube.com/watch?v=wqMIC2QSN1o (letzter Zugriff: 04. 12. 2021).

Roth G, Strüber N (2018). Wie das Gehirn die Seele macht. 3. Aufl. Stuttgart: Klett-Cotta.

Rudolf G (2020). Strukturbezogene Psychotherapie (SP): Leitfaden zur psychodynamischen Therapie struktureller Störungen. 4. Aufl. Stuttgart: Schattauer.

Sander LW (2009). Die Entwicklung des Säuglings, das Werden der Person und die Entstehung des Bewusstseins. Stuttgart: Klett-Cotta.

Schmitz H (1989). Leib und Gefühl. Materialien zu einer philosophischen Therapeutik. Paderborn: Junfermann.

Seidler KP (2001). Konzentrative Bewegungstherapie (KBT). Ergebnisse der empirischen Forschung. Psychotherapeut 4: 223–31.

Shalev I, Entringer S, Wadhwa PD, Wolkowitz OM, Puterman E, Lin J, Epel ES (2013). Stress and telomere biology: a lifespan perspective. Psychoneuroendocrinology 38: 1835–42.

Stern D (2007). Die Lebenserfahrung des Säuglings. 9. Aufl. Stuttgart: Klett-Cotta.

Storch M (2012). Ressourcen aktivieren mit Mottozielen. www.youtube.com/watch?v=t3ToA8WTTPE (letzter Zugriff: 04.12.2021).

Storch M, Cantieni B, Üther G, Tschacher W (2017). Embodiment. Die Wechselwirkung von Körper und Psyche verstehen und nutzen. 3. Aufl. Göttingen: Hogrefe.

Strauss C, Cavanagh K, Oliver A, Pettman D (2014). Mindfulness-based interventions for people diagnosed with a current episode of an anxiety or depressive disorder: A meta-analysis of randomised controlled trials. PloS One 4: e96110.

Strotzka H (1975). Psychotherapie: Grundlagen, Verfahren, Indikationen. München: Urban & Schwarzenberg.

Stumm G, Pritz A (Hrsg) (2000). Wörterbuch der Psychotherapie. Wien: Springer.

Tronick E (2007). The Neurobehavioral and Social-Emotional Development of Infants and Children. New York, London: W. W. Norton & Company.

Ulrich G (1997). Biomedizin. Die folgenschweren Wandlungen des Biologiebegriffs. Stuttgart: Schattauer.

Van der Kolk B (2014). The Body Keeps the Score: Brain, Mind, and Body in the Healing of Trauma. New York: Viking, ISBN 9780670785933. Deutsche Ausgabe: Van der Kolk B (2021). Verkörperter Schrecken: Traumaspuren in Gehirn, Geist und Körper und wie man sie heilen kann. 7. Aufl. Lichtenau: Probst. ISBN 978-3944476131.

Varela FJ, Thompson E, Rosch E (2017). The Embodied Mind. Revised Edition. Cambridge, Massachusetts, USA: MIT Press.

Verner G, Epel E, Lahti-Pulkkinen M, Kajantie E, Buss C, Lin J, Blackburn E, Räikkönen K, Wadhwa PD, Entringer S (2021). Maternal psychological resilience during pregnancy and newborn telomere length: a prospective study. Am J Psychiatry 178: 183–92.

Vythilingam M, Heim C, Newport J, Miller AH, Anderson E, Bronen R, Brummer M, Staib L, Vermetten E, Charney DS, Nemeroff CB, Bremner JD (2002). Childhood trauma associated with smaller hippocampal volume in women with major depression. Am J Psychiatry 159: 2072–80.

Weizsäcker V v (1949). Der Gestaltkreis, Theorie der Einheit von Wahrnehmen und Bewegen. Stuttgart: Thieme.

Wolf B (2012). Körperpsychotherapie studieren – Eine Bedarfsanalyse an psychosomatischen Kliniken unterstützt die Gründung eines deutschlandweit einmaligen Studienschwerpunktes in Körperpsychotherapie (KPT). Psychother Psychosom Med Psychol 62: 136–8.

Weiterführende Literatur

Arnim A v (2017a). Das Recht auf ein Genital wie ein Partybrötchen. Intimchirurgische Körpermodifikationen als Körperpsychotherapie? In: körper – tanz – bewegung. Z Körperpsychotherapie Kreativtherapie 1: 12–23.

Arnim A v (2017b). Der weibliche Körper, Heimat oder Kriegsschauplatz? In: Krüger-Kirn H, Schroeter B (Hrsg). Verkörperungen von Weiblichkeit. Gendersensible Betrachtung körperpsychotherapeutischer Prozesse. Gießen: Psychosozial-Verlag; 105–129.

Arnim A v, Joraschky P (2000). Körperbezogene Therapieverfahren. In: Egle TU, Hoffmann SO, Joraschky P (Hrsg). Sexueller Missbrauch, Misshandlung, Vernachlässigung. 2. Aufl. Stuttgart: Schattauer; 433–446.

Baily T, Alvarez-Jimenez M, Garcia-Sanchez AM, Hulbert C, Barlow E, Bendall S (2018). Childhood Trauma Is Associated With Severity of Hallucinations and Delusions in Psychotic Disorders: A Systematic Review and Meta-Analysis. Schizophr Bull 44(5): 1111–1122.

Balint M (2001). Der Arzt, sein Patient und die Krankheit. 10. Aufl. Stuttgart: Klett-Cotta.

Damasio A (2004). Descartes' Irrtum. Fühlen, denken und das menschliche Gehirn. München: List.

Damasio A (2021). Wie wir denken, wie wir fühlen. Die Ursprünge unseres Bewusstseins. München: Hanser.

Fellitti VJ, Anda RF (2010). The Relationship of Adverse Childhood Experiences to Adult Medical Disease, Psychiatric Disorders, and Sexual Behavior: Implications for Healthcare. In: Lanius R, Vermetten E (eds). The Hidden Epidemic: The Impact of Early LifeTrauma on Health and Disease. Cambridge: University Press.

Felitti VJ, Anda RF, Nordenberg D, Williamson DF, Spitz AM, Edwards V, Koss MP, Marks JS (1998). Relationship of childhood abuse and household dysfunction to many of the leading causes of death in adults. The Adverse Childhood Experiences (ACE) Study. Am J Prev Med 14(4): 245–258.

Fuchs M (2013). Funktionelle Entspannung. Theorie und Praxis eines körperbezogenen Psychotherapieverfahrens. Berlin: Pro Business GmbH.

Fuchs M (2014). Verkörperte Emotionen – Wie Gefühl und Leib zusammenhängen. Psychol Med 25: 13–20.

Gallese V (2003). The manifold nature of interpersonal relations: the quest for a common mechanism. Philos Trans R Soc Lond B Biol Sci 358(1431): 517–528. doi: 10.1098/rstb.2002.1234.

Hausteiner-Wiehle C, Henningsen P (2015). Kein Befund und trotzdem krank? Mehr Behandlungszufriedenheit im Umgang mit unklaren Körperbeschwerden – bei Patient und Arzt. Stuttgart: Schattauer.

Joraschky P, Arnim A v (2018). Körperpsychotherapie bei schwer traumatisierten Patienten. In: Egle TU, Hoffmann SO, Joraschky P (Hrsg). Sexueller Missbrauch, Misshandlung, Vernachlässigung. 4. Aufl. Stuttgart: Schattauer; 634–643.

Koch S, Gaida J, Kortum R, Bodingbauer B, Manders E, Thomas E, Sieber M, Arnim A v, Hirjak D, Fuchs T (2016). Body image in autism: An exploratory study on the effects of dance movement therapy. Autism Open Access 6: 2.

Lahmann C (2003). Psychosomatische Informationsvermittlung und Funktionelle Entspannung bei Funktionellen Herzbeschwerden. Baden-Baden: Deutscher Wissenschaftsverlag.

Lahmann C (2009a). FE und Wissenschaft – Einsatz von FE-Elementen bei Zahnarztangst. In: Herholz I, Johnen R, Schweitzer D (Hrsg). Funktionelle Entspannung: Das Praxisbuch. Stuttgart: Schattauer; 183–187.

Lahmann C (2009b). FE manualisiert – FE bei somatoformen Herzbeschwerden. In: Herholz I, Johnen R, Schweitzer D (Hrsg). Funktionelle Entspannung: Das Praxisbuch. Stuttgart: Schattauer; 243–246.

Lahmann C (2014). Psychosomatische Grundversorgung funktioneller Körperbeschwerden und chronischer Schmerzen. In: Angerer P, Glaser J, Gündel H, Henningsen P, Lahmann C, Letzel S, Nowak D (Hrsg). Psychische und psychosomatische Gesundheit in der Arbeit: Wissenschaft, Erfahrungen und Lösungen aus Arbeitsmedizin, Arbeitspsychologie und Psychosomatischer Medizin. Heidelberg: Ecomed Medizin.

Lausberg H (2019). The NEUROGES® Analysis System for Nonverbal Behavior and Gesture: The Complete Research Coding Manual including an Interactive Video Learning Tool and Coding Template. Berlin: Peter Lang GmbH, Internationaler Verlag der Wissenschaften.

Levine P (2011). Sprache ohne Worte: Wie unser Körper Trauma verarbeitet und uns in die innere Balance zurückführt. München: Kösel.

Main M (2002). Organisierte Bindungskategorien von Säugling, Kind und Erwachsenem. In: Brisch KH, Grossmann KE, Grossmann K, Köhler L (Hrsg). Bindungen und seelische Entwicklungswege: Grundlagen, Prävention und klinische Praxis. Stuttgart: Klett-Cotta.

McGowan PO, Sasaki A, Huang TC, Unterberger A, Suderman M, Ernst C, Meaney MJ, Turecki G, Szyf M (2008). Promoter-wide hypermethylation of the ribosomal RNA gene promoter in the suicide brain. PLOS One 3(5): e2085.

Moscovici HK (2005). Vor Freude tanzen, vor Jammer halb in Stücke gehn. Pionierinnen der Körpertherapie. 2. Aufl. Schiedlberg: Bacopa.

Rauwald M (Hrsg) (2013). Vererbte Wunden. Transgenerationale Weitergabe traumatischer Erfahrungen. Weinheim, Basel: Beltz.

Röhricht F, Geuter U (2020). Klinische Körperpsychotherapie. In: Egle T, Heim C, Strauß B, Känel R v (Hrsg). Psychosomatik. Neurobiologisch fundiert und evidenzbasiert. Ein Lehr- und Handbuch. Stuttgart: Kohlhammer; 735–742.

Rosa H (2016). Beschleunigung und Entfremdung. Entwurf einer Kritischen Theorie spätmoderner Zeitlichkeit. Unter Mitarbeit von Robin Celikates. 5. Aufl. Berlin: Suhrkamp.

Roth G, Egle UT (2018). Neurobiologische Aspekte der Psychotherapie, Vorlesung Lindauer Psychotherapiewochen, unveröff. Mitteilung.

Roth G, Strüber N (2018). Wie das Gehirn die Seele macht. 3. Aufl. Stuttgart: Klett Cotta.

Schubert C (2015). Psychoneuroimmunologie und Psychotherapie. Stuttgart: Schattauer.

Biografische Angaben der Mitarbeiterinnen und Mitarbeiter

von Arnim, Angela, Dr. med.

Geboren 1953 in Bennigsen bei Hannover. Fachärztin für Psychosomatische Medizin und psych odynamische Psychotherapie, Internistin, Ärztin für Öffentliches Gesundheitswesen. Körperpsychotherapeutin. Lehrbeauftragte der Arbeitsgemeinschaft Funktionelle Entspannung. 1971 bis 1977 Medizinstudium an der Medizinischen Hochschule Hannover. 1977 bis 1979 Mitarbeit Allgemeinpraxis und Weiterbildung Anästhesie in Berlin. 1979 bis 1986 Weiterbildung Innere Medizin am Klinikum Nürnberg. 1987 bis 1992 Öffentliches Gesundheitswesen in Neumarkt, München und Erlangen (Sozialpsychiatrie, Arbeit mit Müttern und Säuglingen). Ausbildung in psychodynamischer Psychotherapie, Psychoanalyse und Funktioneller Entspannung (bei Marianne Fuchs) in Nürnberg und Erlangen. 1993 bis 2006 Psychosomatische Abteilung der Psychiatrischen Universitätsklinik Erlangen, zuletzt leitende Oberärztin und kommissarische Abteilungsleiterin. Seit 2007 in freier Praxis in Berlin. Schwerpunkte: Therapieforschung mit körperbezogener Psychotherapie bei somatoformen Störungen (Colonirritabile-Studie, Fibromyalgiestudie), Körperbildstörungen, Körperbilddiagnostik, Körperbildskulpturtest, Körperpsychotherapie bei körperlichen Erkrankungen, somatoformen und Traumafolgestörungen. Mitglied der Thure-von-Uexküll-Akademie für Integrierte Medizin (AIM); Lehrbeauftragte mit Schwerpunkt psychodynamische Körperpsychotherapie am Institut für Psychotherapie Potsdam (IfP); Dozentin für Subjektive Anatomie, Funktionelle Entspannung und Körperbildskulpturtest an der SRH Hochschule Heidelberg, Masterstudiengang Tanz- und Bewegungstherapie.

Cluß, Peter, Dr. med.

Geboren 1934 in Frankfurt am Main. Verheiratet, fünf Kinder. Von 1954 bis 1961 zunächst Chemie-, später Medizinstudium in Heidelberg und Tübingen. 1961 bis 1967 Weiterbildung zum Kinderarzt in den Heilbronner Kliniken. 1967 bis 1970 Oberarzt in Bethel/Eckardtsheim (epileptologische und jugendpsychiatrische Tätigkeit). 1965 bis 1970 Weiterbildung in Psychoanalyse und Psychotherapie. 1970 Niederlassung als Kinderarzt mit psychosomatischer Ausrichtung und als Psychotherapeut in Neckarsulm. Ab 1973 Teilnahme an Balint-Gruppen, seit 1979 Balint-Gruppen-Leiter.

Seit 1974 Erfahrungen mit körperbezogenen Psychotherapieverfahren (KBT, FE). Anwendung der Funktionellen Entspannung in der Praxis ab 1982; 1987 Lehrauftrag der Arbeitsgemeinschaft Funktionelle Entspannung (AFE). Mitwirkung an der »Psychologisierung des Arztens« (Schultz) in psychosomatischer und psychotherapeutischer Fort- und Weiterbildung. Lebt jetzt in Neckarsulm im Ruhestand.

Fuchs, Marianne

Geboren 1908 in Stuttgart als drittes von vier Geschwistern. Nach dem Schulabschluß von 1926 bis 1928 Ausbildung zur Gymnastiklehrerin und »Bewegungstherapeutin« in München (Malmberg, Mensendieck, Orff). 1928 bis 1936 in Marburg freie Praxis, Mitarbeit an der Psychiatrischen Universitätsklinik (Kretschmer, Mauz), Unterricht für Krankengymnastinnen und Lehramtskandidaten sowie Weiterbildung in der Atemtherapie der Schlaffhorst-Andersen-Schule (Handschuck, Sander). 1931 Heirat. 1936 Umzug nach Heidelberg. »Weiterbildung« durch Ehe und drei Kinder. Neuanfänge und Begegnungen mit der Anthropologischen Medizin (R. Siebeck, V. v. Weizsäcker). Ab 1946 freie Mitarbeit an der Medizinischen Universitätsklinik Heidelberg und Weiterbildung durch die Psychotherapeutin Annemarie Sänger, der Gründerin der »Psychagogischen Ausbildung«, bei der die Funktionelle Entspannung beteiligt war. Ab 1959 Mitarbeit bei den Lindauer Psychotherapiewochen. 1974 1. Aufl. des Lehrbuches »Funktionelle Entspannung« (Hippokrates). 1976 Gründung der »Arbeitsgemeinschaft für Funktionelle Entspannung (AFE)«. 1985 Beginn der zum vorliegenden Buch führenden Begegnung mit Thure von Uexküll. Gestorben 2010 in Düsseldorf.

Hahn, Barbara

Geboren 1942 in Rostock. Ärztin/Psychotherapie. Therapeutin für FE mit Lehrfunktion. Nach dem Abitur Pflegepraktikum an der Charité/Berlin. Medizinstudium in Berlin und Heidelberg. 1965 Heirat. Unterbrechung des Studiums (Geburt von zwei Kindern). 1984 Approbation. 1984/85 Assistenzärztin in einem Psychiatrischen Landeskrankenhaus. Begegnung mit Marianne Fuchs 1968. Weiterbildung in FE ab 1979. Zertifikat 1986. Freiberufliche Tätigkeit als Therapeutin für FE. Freie Mitarbeit an der Abteilung für Allgemeine Klinische und Psychosomatische Medizin der Medizinischen Universitätsklinik Heidelberg. 1989 USA-Aufenthalt. Methodenaustausch Funktionelle Entspannung/Alexander-Technik. 1989 Beginn der Weiterbildung in tiefenpsychologisch-fundierter Psychotherapie. Nach Abschluss Niederlassung in Weinheim/Bergstraße. 1993–1996 Mitarbeit am Unterrichtsprojekt »Subjektive Anatomie« für Medizinstudenten der Universität Marburg. Seit 2007 Ruhestand mit freiberuflicher Tätigkeit in Funktioneller Entspannung und körperbezogener Psychotherapie.

Haltenhof, Horst, Prof. Dr. med.

Geboren 1954 in Alsfeld/Hessen. Zivildienst und Ausbildung zum Krankenpflegehelfer. Medizinstudium in Marburg. Promotion 1981. Mehrjährige ärztliche Tätigkeit in Pathologie, Innerer Medizin und Psychosomatik. Weiterbildung zum Psychiater an der Psychiatrischen Universitätsklinik Marburg und der Neurologischen Klinik der Städtischen Kliniken Kassel. Oberarzt der Psychiatrischen Universitätsklinik Marburg. Oberarzt und stellvertretender Leiter der Abteilung Sozialpsychiatrie und Psychotherapie der Medizinischen Hochschule Hannover. Habilitation 2001. Chefarzt der Klinik für Psychiatrie, Psychotherapie und Psychosomatik am Vogtlandklinikum Plauen. Chefarzt der Klinik für Psychiatrie und Psychotherapie am Heinrich-Braun-Klinikum Zwickau. Seit Juli 2015 vorzeitiger Ruhestand.

Hickman, Barbara

Geboren 1941 in Berlin. 1962 staatliches Examen als Masseur und medizinischer Bademeister (Fachschule Dr. Rohrbach, Kassel). 1962 Heirat, 1963 und 1965 Geburt der Kinder Jeanette und John. 1963 bis 1971 USA-Aufenthalt mit krankengymnastischer Tätigkeit in einem Akutkrankenhaus und in einem Rehabilitationszentrum, Weiterbildung in körperbezogenen Therapiemethoden, Gestalttherapie und Psychodrama in Austin/Texas. 1972 bis 1974 Psychotherapeutische Klinik Stuttgart-Sonnenberg. Entwicklung einer »Bewegungsspielgruppe« für Patienten zur Förderung der Wahrnehmung von Körperempfindungen, Gefühlen und mitmenschlichen Körperkontakten. Seit 1975 Psychosomatische Klinik Schömberg. Ab 1975 Weiterbildung in Konzentrativer Bewegungstherapie, Abschluß 1982. 1976 bis 1979 Psychodrama-Weiterbildung am Moreno Institut Stuttgart. Seit 1983 Leiterin der Fachabteilung für nonverbale Therapiemethoden an der Psychosomatischen Klinik Schömberg. Seit 1984 Teil-Lehrbeauftragte des Deutschen Arbeitskreises für Konzentrative Bewegungstherapie (DAKBT), Referentin und Gruppenleiterin für KBT-Weiterbildung, seit 1993 auch bei den Lindauer Psychotherapiewochen (LPW). Gestorben im Jahr 2000 in Pforzheim.

Janz, Gabriele

Geboren 1923 in Hamburg. Nach dem Abitur Ausbildung zur Buchhändlerin. Schwesternpraktikum an der Ludolf-Krehl-Klinik in Heidelberg. Erste Begegnung mit V. v. Weizsäcker und der anthropologischen Medizin, Begegnung mit Marianne Fuchs und der Funktionellen Entspannung. Ausbildung zur staatlich anerkannten Krankengymnastin in Heidelberg. Heirat und Geburt von drei Kindern. Freie Mitarbeit an der Abteilung für Psychosomatische Medizin bei Alexander Mitscherlich, Heidelberg. Heute Therapeutin für Funktionelle Entspannung in freier Praxis in Berlin mit dem Schwerpunkt funktionelle Störungen und psychosomatische Erkrankungen. Lehrbeauftragte der Arbeitsgemeinschaft für Funktionelle Entspannung (AFE). Lebt weiterhin in Berlin.

Johnen, Rolf, Dr. med.

Geboren 1941 in Lammersdorf/Eifel. Nach dem Studium der Philosophie, Theologie und Medizin in Frankfurt, Paris und Bonn ein Jahr Forschungsarbeit am physiologisch-chemischen Institut der Universität Bonn und drei Jahre Arbeit als Abteilungsleiter im Bereich der klinischen Entwicklung eines pharmazeutischen Unternehmens. Weiterbildung zum Arzt für Innere Medizin und Kardiologie an der Medizinischen Fakultät der Universität Tübingen und anschließend ein Jahr Tätigkeit als Oberarzt an einer kardiologischen Fachklinik. Von 1983 bis 1993 internistischer Chefarzt einer Psychosomatischen Fachklinik. In dieser Zeit Weiterbildung zum Facharzt für Psychotherapeutische Medizin mit Zusatzweiterbildungen in Psychoanalyse, Sozialmedizin, Rehabilitationsmedizin und Funktioneller Entspannung. Von 1993 bis 1998 ärztlicher Direktor dieser Klinik. Von 1999 bis 2017 Tätigkeit als niedergelassener Arzt für Psychotherapeutische Medizin und Psychoanalyse; Schwerpunkte bei der Behandlung von psychosomatischen Störungen und von Traumafolgestörungen.

Lahmann, Claas, Univ.-Prof. Dr. med.

Geboren 1975 in Erlangen. Facharzt für Psychosomatische Medizin und Psychotherapie, Spezielle Schmerztherapie, Psychoanalyse. Medizinstudium in Erlangen. Facharztausbildung am Universitätsklinikum Regensburg sowie der TU München. Seit 2016 Lehrstuhlinhaber und Ärztlicher Direktor der Klinik für Psychosomatische Medizin und Psychotherapie am Universitätsklinikum Freiburg. Arbeits- und Forschungsschwerpunkte sind unter anderem somatoforme und somatopsychische Störungen, Körperpsychotherapie und Embodiment sowie Arbeitspsychosomatik.

Löhlein, Liselotte, Dr. med.

Geboren 1920 in Leszno (Polen). Studium der Medizin in Breslau, Würzburg, Innsbruck, Marburg. Nach Staatsexamen und Promotion 1944 Notdienstverpflichtung an ein frontnahes Krankenhaus im Osten. Anfang 1945 Flucht mit den Kranken dieses Hauses nach Westdeutschland. Mehrere Jahre chirurgische und gynäkologisch-geburtshilfliche Krankenhaustätigkeit. Anschließend Weiterbildung in Innerer Medizin. Internistin seit 1951. 1953 bis 1962 Unterbrechung regelmäßiger ärztlicher Tätigkeit aus familiären Gründen (vier Kinder). Nach dieser Zeit 10 Jahre internistische Oberärztin an einem Akutkrankenhaus und weitere zehn Jahre an einer kardiologischen Rehabilitationsklinik im klinischen Bereich und auch in der Abteilung für Klinische Psychologie. Seit 1963 berufsbegleitende Psychotherapieweiterbildung und Begegnung mit M. Fuchs und der Funktionellen Entspannung. Lehrbeauftragte der Arbeitsgemeinschaft für Funktionelle Entspannung (AFE). Nach 1983 vorwiegend körperorientierte Psychotherapie (FE) in freier Praxis. Gestorben 2016 in Detmold.

Müller-Braunschweig, Hans, Prof. Dr. phil.

Geboren 1926 in Berlin als Sohn der Psychoanalytiker Carl und Ada Müller-Braunschweig. Studium der Psychologie und Kunstgeschichte an der Humboldt- und der Freien Universität Berlin. Nach dem Diplom Mitarbeit in einer Schauspielgruppe und drei Semester Kunsthochschule (Graphik). Arbeit in der Erziehungsberatung, Dozent an einer Fachschule. Heirat mit der Tanzpädagogin Heide Wilhelm. Zwei Töchter. Psychoanalytische Ausbildung. 1962 bis 1988 Mitarbeiter am Zentrum für Psychosomatik und Psychotherapie (H.-E. Richter) der Universität Gießen. Promotion bei A. Mitscherlich über Symbolbildung in psychopathologischen und kreativen Prozessen. 1970 bis 1984 Leiter des Gießener Psychoanalytischen Institutes. Lehranalytiker (DPV). 1976 Habilitation im Fachbereich Humanmedizin mit der Filmuntersuchung eines Säuglings. Ab 1984 Selbsterfahrung in verschiedenen Schulen körperbezogener Psychotherapie. Gestorben 2014 in Gießen.

Schüffel, Wolfram, Prof. Dr. med.

Geboren 1938 in Pirna/Elbe. 1964 Heirat mit der Ärztin Janet Edmund-Davies aus London. 1968 Geburt und Tod der ersten Tochter Sarah. 1971 und 1972 Geburt der Kinder Judith und Patrick. Studium der Medizin in Hamburg, Berlin und Heidelberg; Staatsexamen 1968. Medizinalassistent u. a. in der Psychosomatischen Klinik Heidelberg

(A. Mitscherlich). Ab 1968 Mitarbeiter der Abteilung Innere Medizin, Psychosomatik (Th. von Uexküll) des Zentrums für Innere Medizin der Universität Ulm. Hier Weiterbildung zum Internisten und Psychotherapeuten; Habilitation 1975. Im Jahr 1976 Annahme des Rufes auf den Lehrstuhl Psychosomatische Medizin im Zentrum für Innere Medizin der Philipps-Universität Marburg. Seit Gründung des DKPM 1974 Vorstandsmitglied und dessen Sekretär. Angesichts des Versorgungsbedarfes der eigenen stationären Patienten Suche nach einer adäquaten psychosomatischen Therapie. Im Frühjahr 1986 Zusammentreffen mit Marianne Fuchs bei der 24. Arbeitstagung des DKPM in Schömberg (F. Lamprecht, R. Johnen). Anläßlich der 25-jährigen Jubiläumstagung des DKPM im Herbst 1986 in Marburg Gründung der DKPM-Arbeitsgruppe »Subjektive Anatomie/Funktionelle Entspannung«. Erste Vorstellungen der Arbeitsergebnisse dieser Arbeitsgruppe: European Conference on Psychosomatic Research 1988 in Marburg (Preconference), DKPM-Tagungen in Dresden 1990, Heidelberg 1991. Arbeitsschwerpunkte: Ausbildungs-, Sozialisationsfragen (Anamnesegruppen; psychosomatische Grundversorgung), Umgang mit Streß- und Extrembelastungen (Grubenunglück von Borken 1988, DRK-Einsatz Ostanatolien 1990, UN-Sanitätseinsatz der Bundeswehr Kambodscha 1993), Salutogenese/Gesundheitsförderung (Wartburggespräche). Initiator der Wartburggespräche und Mitbegründer der European Society on Traumatic Stress Studies. 2005 emeritiert. Weiterhin Privatpraxis, Vortragstätigkeit, Supervisionen und Unterrichtstätigkeit für vorklinische Studenten.

von Uexküll, Thure, Prof, Dr. med.

Geboren 1908 in Heidelberg als Sohn des Biologen Jakob von Uexküll. Ab 1928 Studium der Medizin, Staatsexamen 1934 in Hamburg. 1945 bis 1955 Assistent und Oberarzt an der Medizinischen Universitätsklinik (G. v. Bergmann) München. Habilitation. Psychoanalyse. Erste psychosomatische Arbeiten. Philosophische Arbeiten und Publikationen mit Ernesto Grassi. 1952 bis 1953 Rockefeller-Stipendium in den USA. 1955 bis 1965 Direktor der Medizinischen Poliklinik der Universität Gießen. Publikationen u. a. 1963 »Grundfragen der Psychosomatischen Medizin« (Rowohlt). 1965 bis 1977 Mitglied des Gründungsausschusses der Universität Ulm und Leiter der Abteilung für Innere Medizin und Psychosomatik. Seit 1977 emeritiert. 1979 gemeinsam mit R. Adler, J. M. Herrmann, K. Köhle, O. W. Schonecke und W. Wesiack (Hrsg.) »Lehrbuch der Psychosomatischen Medizin«, 1. Aufl. (Urban & Schwarzenberg). Gemeinsam mit W. Wesiack 1988 »Theorie der Humanmedizin« (Urban & Schwarzenberg). Gemeinsam mit P. Helmich et al. 1991 »Psychosoziale Kompetenz in der ärztlichen Primärversorgung« (Springer). Gestorben 2004 in Freiburg.

Woelk, Teodora

Geboren als Teodora Bernardini 1944 in Allerona bei Orvieto, Italien. Medizinstudium zum Teil in Rom, zum größeren Teil in Köln und in Heidelberg. Als approbierte Ärztin einige Jahre Tätigkeit im psychiatrischen Bezirkskrankenhaus Erlangen. 1977 Begegnung mit Marianne Fuchs, Beginn der Selbsterfahrung, später therapeutische Tätigkeit mit Funktioneller Entspannung. Erwerb des Zusatztitels Psychotherapie am Institut für Psychoanalyse und Psychotherapie in Gießen. Umfangreiche Erfahrungen mit psychosomatisch Kranken während der dreijährigen Arbeit in der. Ambulanz der Psychosomatischen Klinik in Gießen. Seit 1984 Arbeit in eigener Praxis in Wetzlar mit analytisch orientierter Psychotherapie und mit FE in jeweils individuellem Setting. Häufig FE-Behandlungen parallel zu von Psychoanalytikern durchgeführten Therapien. Lebt seit 2013 im Ruhestand in Gießen.

Sachverzeichnis

www.klett-cotta.de/schattauer

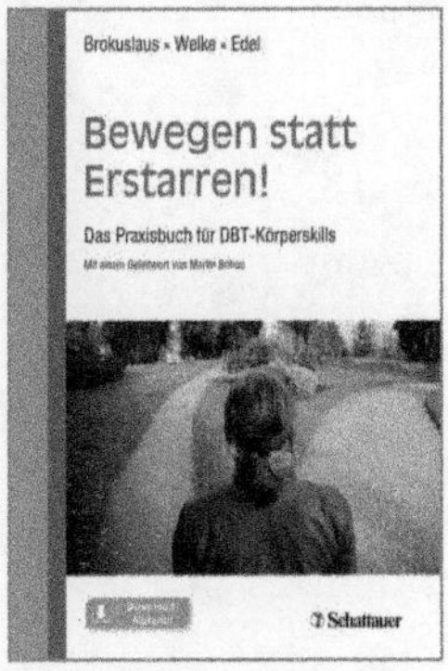

Ilona Brokuslaus, Thorsten Welke, Arno Edel

Bewegen statt Erstarren!

Das Praxisbuch für DBT-Körperskills

Die Dialektisch Behaviorale Therapie (DBT) ist eine emotionsfokussierte und erfahrungsorientierte Verhaltenstherapie. Emotionen drücken sich wesentlich im Körper aus und sind über diesen erfahr- und auch veränderbar. Aus diesem Grund ist es in der DBT besonders sinnvoll, den »Erfahrungsraum Körper« in die Behandlung von Borderline-PatientInnen zu integrieren. Das Buch stellt DBT-Körperskills vor, die in der Einzel- oder Gruppentherapie vermittelt werden können. Das Themenspektrum reicht von Warm-Up-Übungen über Atemübungen, den Umgang mit Nähe und Distanz, den Einbezug der Körpersprache bis hin zu Selbstwert und Grundübungen des Jonglierens.

Mit einem Geleitwort von Martin Bohus

2021. 224 Seiten, gebunden, inkl. Download-Material
€ 35,– (D) | ISBN 978-3-608-40057-1

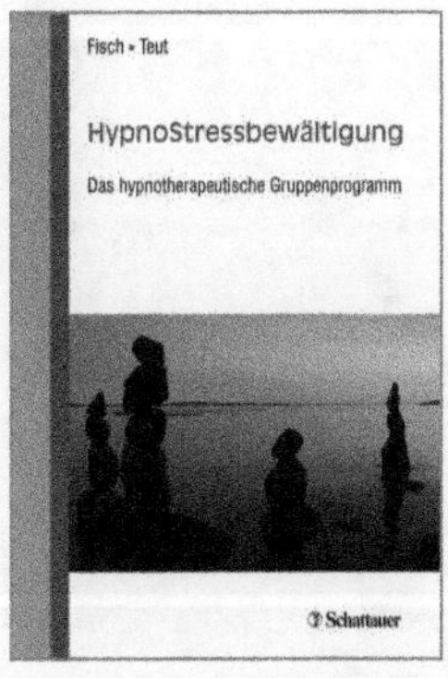

Silvia Fisch, Michael Teut

HypnoStressbewältigung

Das hypnotherapeutische Gruppenprogramm

Dieses Manual wurde im Zeichen der Stressprävention entwickelt. Es beschreibt, wie Sie als Psychotherapeutin, Hypnotherapeut und Ärztin in fünf Sitzungen einen hypnotherapeutischen Stressbewältigungskurs durchführen können. Das Ziel: Ihre GruppenteilnehmerInnen lernen, mit Hypnose und Selbsthypnose tief zu entspannen, Ressourcen zu aktivieren und mit herausfordernden Situationen besser umzugehen. So soll depressiven Verstimmungen, Ausgebranntsein und anderen Stressfolgeerkrankungen vorgebeugt werden. Hypnose und Hypnotherapie erweisen sich in vielen Bereichen der Medizin und Psychotherapie als wirksam. Fisch und Teut, beides ausgewiesene ExpertInnen in klinischer Hypnose, geben eine übersichtliche und detaillierte Darstellung des Ablaufs des Gruppenprogramms HypnoStressbewältigung.

2021. 112 Seiten, broschiert
€ 28,– (D) | ISBN 978-3-608-40060-1

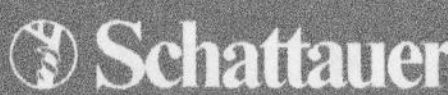